CASOS CLÍNICOS
DO
DSM-5-TR®

Tradução
ANDRÉ GARCIA ISLABÃO

Revisão técnica
JOSÉ ALEXANDRE DE SOUZA CRIPPA (Coordenação)
Psiquiatra. Professor titular do Departamento de Neurociências e Ciências do Comportamento da Faculdade de Medicina de Ribeirão Preto da Universidade de São Paulo (FMRP-USP).

FLÁVIA DE LIMA OSÓRIO
Psicóloga. Professora Doutora do Departamento de Neurociências e Ciências do Comportamento da FMRP-USP.

JOSÉ DIOGO RIBEIRO DE SOUZA
Psiquiatra. Doutorando no Programa de Pós-Graduação em Saúde Mental da FMRP-USP.

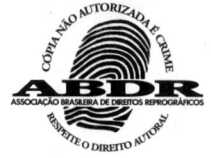 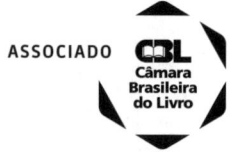

B262c   Barnhill, John W.
         Casos clínicos do DSM-5-TR / John W. Barnhill ; tradução : André Garcia Islabão ; revisão técnica : José Alexandre de Souza Crippa (coord.), Flávia de Lima Osório, José Diogo Ribeiro de Souza. – Porto Alegre : Artmed, 2024.
         xxii, 399 p. ; 25 cm.

         ISBN 978-65-5882-193-9

         1. Psiquiatria – Transtorno mental. I. Título.

CDU 616.89

Catalogação na publicação: Karin Lorien Menoncin – CRB 10/2147

CASOS CLÍNICOS DO DSM-5-TR®

John W. Barnhill

*Professor of Clinical Psychiatry DeWitt Wallace Senior Scholar
Vice Chair for Psychosomatic Medicine Department of Psychiatry
Weill Cornell Medical College*

*Chief, Consultation-Liaison Service New York-Presbyterian
Hospital/Weill Cornell Medical Center*

*Faculty, Columbia University Center for Psychoanalytic
Training & Research New York, New York*

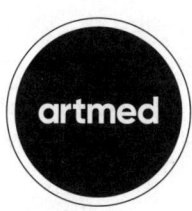

Porto Alegre
2024

Obra originalmente publicada sob o título *DSM-5-TR clinical cases*

ISBN 9781615373611

First Published in the United States by American Psychiatric Association Publishing, Washington, DC.

Copyright © 2023. All rights reserved.

First Published in Brazil by Grupo A Educação S.A.

Grupo A Educação S.A. is the exclusive publisher of DSM-5-TR® Clinical Cases, © 2024 authorized by John W. Barnhill, MD in Portuguese for distribution in Brazil.

Permission for use of any material in the translated work must be authorized in writing by American Psychiatric Association.

Gerente editorial: *Letícia Bispo de Lima*

Colaboraram nesta edição:

Editora: *Mirian Raquel Fachinetto*

Preparação de originais e leitura final: *Mirela Favaretto*

Capa sobre arte original: *Kaéle Finalizando Ideias*

Editoração: *Tipos – Design editorial e fotografia*

Reservados todos os direitos de publicação ao
GA EDUCAÇÃO LTDA.
(Artmed é um selo editorial do GA EDUCAÇÃO LTDA.)
Rua Ernesto Alves, 150 – Bairro Floresta
90220-190 – Porto Alegre – RS
Fone: (51) 3027-7000

SAC 0800 703 3444 – www.grupoa.com.br

É proibida a duplicação ou reprodução deste volume, no todo ou em parte, sob quaisquer formas ou por quaisquer meios (eletrônico, mecânico, gravação, fotocópia, distribuição na Web e outros), sem permissão expressa da Editora.

IMPRESSO NO BRASIL
PRINTED IN BRAZIL

Colaboradores

Alan M. Steinberg, Ph.D.
Chief Science Officer, Behavioral Health Innovations (Los Angeles, CA)

Andrea DiMartini, M.D.
Professor of Psychiatry, Surgery, and Clinical and Translational Science, University of Pittsburgh School of Medicine (Pittsburgh, PA)

Anna Dickerman, M.D.
Associate Professor of Clinical Psychiatry, Weill Cornell Medicine (New York City)

Anne E. Becker, M.D., Ph.D.
Maude and Lillian Presley Professor of Global Health and Social Medicine, Harvard Medical School (Boston, MA)

Anthony J. Rothschild, M.D.
Irving S. and Betty Brudnick Endowed Chair and Professor of Psychiatry, T.H. Chan School of Medicine, University of Massachusetts (Worcester, MA)

Anthony O. Ahmed, Ph.D.
Associate Professor of Psychology in Clinical Psychiatry, Weill Cornell Medicine (White Plains, NY)

Arden D. Dingle, M.D.
Professor of Psychiatry & Behavioral Sciences, School of Medicine, University of Nevada (Reno, NV)

Barbara J. Kocsis, M.D.
Psychiatrist, Sacramento, California

Barbara L. Milrod, M.D.
Professor of Psychiatry and Behavioral Sciences. Albert Einstein College of Medicine (New York City)

Benjamin Brody, M.D.
Associate Professor of Clinical Psychiatry, Weill Cornell Medicine (New York City)

Brian Palen, M.D.
Associate Professor of Medicine, University of Washington School of Medicine (Seattle, WA)

Britney Lambert, M.D.
Fellow, Department of Psychiatry and Behavioral Sciences, Baylor College of Medicine (Houston, TX)

Carlo Faravelli, M.D.
Professor of Psychiatry, University of Florence (Florence, Italy)

Carlos Blanco, M.D., Ph.D.
Director, Division of Epidemiology, Services, and Prevention Research, National Institute on Drug Abuse, National Institutes of Health (Bethesda, MD)

Carol A. Tamminga, M.D.
Lou and Ellen McGinley Distinguished Chair and McKenzie Chair in Psychiatry, University of Texas Southwestern Medical School (Dallas, TX)

Catherine Crone, M.D.
Associate Professor of Psychiatry, George Washington University School of Medicine (Washington, DC)

Catherine Lord, Ph.D.
George Tarjan Distinguished Professor of Psychiatry, Geffen School of Medicine at UCLA (Los Angeles, CA)

Charles F. Reynolds III, M.D.
UPMC Endowed Professor in Geriatric Psychiatry, University of Pittsburgh School of Medicine (Pittsburgh, PA)

Charles H. Silberstein, M.D.
Psychiatrist, Martha's Vineyard, Massachusetts

Charles L. Scott, M.D.
Professor of Psychiatry and Behavioral Sciences, University of California Davis School of Medicine (Sacramento, CA)

Cheryl C. Munday, Ph.D.
Retired Professor of Psychology, College of Liberal Arts and Education, University of Detroit Mercy (Detroit, MI)

Christopher M. Layne, Ph.D.
Associate Professor of Psychology, Nova Southeastern University (Colorado Springs, CO)

Christopher McDougle, M.D.
Nancy Lurie Marks Professor of Psychiatry, Harvard Medical School (Boston, MA)

Collin Shumate, M.D.
Fellow, Department of Psychiatry and Behavioral Sciences, University of California Davis School of Medicine (Sacramento, CA)

Coreen Domingo, D.P.H., M.P.H.
Assistant Professor of Psychiatry and Behavioral Sciences, Baylor College of Medicine (Houston, TX)

Cynthia A. Graham, Ph.D.
Professor in Sexual and Reproductive Health, Department of Psychology, University of Southampton (Southampton, England)

Cynthia R. Pfeffer, M.D.
Professor of Psychiatry, Weill Cornell Medicine (New York City)

Dan J. Stein, M.D., Ph.D.
Professor and Chair of the Department of Psychiatry, Faculty of Health Sciences, University of Cape Town (Cape Town, South Africa)

Daniel S. Schechter, M.D.
Associate Professor of Psychiatry, Lausanne University (Vaud, Switzerland)

Daphne Simeon, M.D.
Associate Clinical Professor of Psychiatry, Icahn School of Medicine at Mount Sinai (New York City)

Daryl Shorter, M.D.
Associate Professor of Psychiatry, Baylor College of Medicine (Houston, TX)

David H. Rubin, M.D.
Assistant Professor of Psychiatry, Harvard Medical School (Boston, MA)

David Mataix-Cols, Ph.D.
Honorary Senior Research Fellow, Institute of Psychiatry, King's College London (London, England)

Deborah L. Cabaniss, M.D.
Professor of Clinical Psychiatry, Vagelos College of Physicians and Surgeons, Columbia University (New York City)

Dolores Malaspina, M.D., M.P.H.
Professor of Psychiatry, Neuroscience, and Genetics and Genomic Science, Icahn School of Medicine at Mount Sinai (New York City)

Donald M. Hilty, M.D.
Professor of Psychiatry and Behavioral Sciences, University of California Davis School of Medicine (Sacramento, CA)

Edward V. Nunes, M.D.
Professor of Psychiatry, Vagelos College of Physicians and Surgeons, Columbia University (New York City)

Elizabeth L. Auchincloss, M.D.
Clinical Professor of Psychiatry, Weill Cornell Medicine (New York City)

Emil F. Coccaro, M.D.
George T. Harding III, M.D., Endowed Chair in Psychiatry and Professor, Department of

Psychiatry and Behavioral Health, Wexner Medical Center, Ohio State University (Columbus, OH)

Eugene Beresin, M.D.
Professor of Psychiatry, Harvard Medical School (Boston, MA)

Eve K. Freidl, M.D.
Associate Professor of Psychiatry, Icahn School of Medicine at Mount Sinai (New York City)

Evelyn Attia, M.D.
Professor of Psychiatry, Vagelos College of Physicians and Surgeons, Columbia University and Professor of Clinical Psychiatry, Weill Cornell Medicine (New York City)

Frank Yeomans, M.D., Ph.D.
Clinical Associate Professor of Psychiatry, Weill Cornell Medicine (New York City)

George S. Alexopoulos, M.D.
Professor Emeritus of Psychiatry, Weill Cornell Medicine (White Plains, NY)

Heather B. Howell, M.S.W.
Clinical Social Worker, Yale University School of Medicine (New Haven, CT)

Helen Blair Simpson, M.D., Ph.D.
Professor of Psychiatry, Vagelos College of Physicians and Surgeons, Columbia University (New York City)

Holly A. Swartz, M.D.
Professor of Psychiatry, University of Pittsburgh School of Medicine (Pittsburgh, PA)

Ian Jones, M.R.C.Psych., Ph.D.
Professor of Psychiatry, Division of Psychological Medicine and Clinical Neurosciences, Cardiff University School of Medicine (Cardiff, Wales)

J. Christopher Perry, M.P.H., M.D.
Professor of Psychiatry, Faculty of Medicine and Health Sciences, McGill University (Montreal, Quebec, Canada)

J. Paul Fedoroff, M.D.
Professor of Psychiatry, University of Ottawa (Ottawa, Ontario, Canada)

James A. Bourgeois, O.D., M.D.
Professor of Psychiatry, University of California Davis School of Medicine (Sacramento, CA)

James E. Galvin, M.D., M.P.H.
Professor of Neurology and of Psychiatry & Behavioral Sciences, Miller School of Medicine, University of Miami (Miami, FL)

James E. Mitchell, M.D.
Chester Fritz University Professor of Psychiatry, School of Medicine, University of North Dakota (Fargo, ND)

James L. Levenson, M.D.
Rhona Arenstein Professor of Psychiatry, Virginia Commonwealth University School of Medicine (Richmond, VA)

Jamie Miller Abelson, M.S.W.
Program Manager, Curtis Center for Health Equity Research and Training, University of Michigan (Ann Arbor, MI)

Janna Gordon-Elliott, M.D.
Associate Professor of Clinical Psychiatry, Weill Cornell Medicine (New York City)

Jason P. Caplan, M.D.
Chair of Psychiatry, St. Joseph's Hospital and Medical Center (Phoenix, AZ)

Jeffrey H. Newcorn, M.D.
Professor of Psychiatry and Pediatrics, Icahn School of Medicine at Mount Sinai (New York City)

Jennifer J. Thomas, Ph.D.
Associate Professor of Psychology in the Department of Psychiatry, Harvard Medical School (Boston, MA)

Jessica Daniels, M.D.
Psychiatrist, Edward P. Boland Department of Veterans Affairs Medical Center (Leeds, MA)

John T. Walkup, M.D.
Margaret C. Osterman Professor and Chair of Psychiatry, Ann and Robert H. Lurie Children's Hospital of Chicago; Professor of Psychiatry, Feinberg School of Medicine, Northwestern University (Chicago, IL)

John W. Barnhill, M.D.
Professor of Clinical Psychiatry and DeWitt Wallace Senior Scholar, Weill Cornell Medicine, and Adjunct Clinical Professor of Psychiatry, Vagelos College of Physicians and Surgeons, Columbia University (New York City)

Jonathan Avery, M.D.
Stephen P. Tobin and Dr. Arnold M. Cooper Associate Professor in Consultation-Liaison Psychiatry, Weill Cornell Medicine (New York City)

José R. Maldonado, M.D.
Professor of Psychiatry and John and Terry Levin Family Professor of Medicine, Stanford University School of Medicine (Stanford, CA)

Joseph F. Goldberg, M.D.
Clinical Professor of Psychiatry, Icahn School of Medicine at Mount Sinai (New York City)

Joseph F. Murray, M.D.
Associate Professor of Clinical Psychiatry, Weill Cornell Medicine (New York City)

Juan D. Pedraza, M.D.
Assistant Professor of Psychiatry, Icahn School of Medicine at Mount Sinai (New York City)

Julie B. Penzner, M.D.
Associate Professor of Psychiatry and Behavioral Sciences, Duke University School of Medicine (Durham, NC)

Katharina Meyerbröker, Ph.D.
Assistant Professor of Clinical Psychology, University of Utrecht (Utrecht, Netherlands)

Katharine A. Phillips, M.D.
Professor of Psychiatry and DeWitt Wallace Senior Scholar, Weill Cornell Medicine (New York City)

Kathy P. Parker, Ph.D., R.N.
Psychiatric Nurse Practitioner, Rochester, New York

Kimberly A. Yonkers, M.D.
Professor and Katz Family Chair in Psychiatry, T.H. Chan School of Medicine, University of Massachusetts (Worcester, MA)

Kristin Cadenhead, M.D.
Professor of Psychiatry, University of California San Diego School of Medicine (La Jolla, CA)

Larry J. Siever, M.D.
Formerly Director, Mood and Personality Disorders Program, Icahn School of Medicine at Mount Sinai (New York City)

Lauren Z. Rynar, Ph.D.
Assistant Professor, Department of Psychiatry and Behavioral Sciences, Rush University Medical College (Chicago, IL)

Lianne K. Morris Smith, M.D.
Psychiatrist, New York, New York

Loes Jongerden, M.A.
Psychologist, GGZ Ingeest (Amstelveen, Netherlands)

Lorena Fernández de la Cruz, Ph.D.
Associate Professor, Centre for Psychiatry Research, Department of Clinical Neuroscience, Karolinska Institutet (Stockholm, Sweden)

Lori L. Davis, M.D.
Clinical Professor of Psychiatry, University of Alabama Health System (Birmingham, AL)

Lorin M. Scher, M.D.
Roy T. Brophy Endowed Chair and Professor of Psychiatry and Behavioral Sciences, University of California Davis School of Medicine (Sacramento, CA)

Marc A. Schuckit, M.D.
Professor of Psychiatry, University of California San Diego School of Medicine (La Jolla, CA)

Margaret Altemus, M.D.
Associate Professor of Psychiatry, Yale University School of Medicine (New Haven, CT)

Maria A. Oquendo, M.D.
Ruth Meltzer Professor and Chair of Psychiatry, Perelman School of Medicine, University of Pennsylvania (Philadelphia, PA)

Matthew J. Friedman, M.D., Ph.D.
Professor of Psychiatry, Geisel School of Medicine, Dartmouth College (Hanover, NH)

Colaboradores

Maurice M. Ohayon, M.D., D.Sc., Ph.D.
Professor of Psychiatry and Behavioral Sciences,
Stanford University School of Medicine
(Stanford, CA)

Mayumi Okuda, M.D.
Assistant Professor of Psychiatry, Vagelos College
of Physicians and Surgeons, Columbia University
(New York City)

Megan Mroczkowski, M.D.
Assistant Professor of Psychiatry, Vagelos College
of Physicians and Surgeons, Columbia University
(New York City)

Melissa Nau, M.D.
Psychiatrist, Park City, Utah

Michael F. Walton, M.D.
Associate Professor, Department of Psychiatry
and Behavioral Sciences, University of Washington
School of Medicine, Seattle; Medical Director, St.
Luke's Behavioral Health (Boise and McCall, ID)
Heather Warm, M.D. Psychiatrist, San Francisco,
California

Michael Gitlin, M.D.
Professor of Clinical Psychiatry, Geffen School of
Medicine at UCLA (Los Angeles, CA)

Ming T. Tsuang, M.D., Ph.D., D.Sc.
Behavioral Genomics Endowed Chair and
University Professor, University of California, and
Distinguished Professor of Psychiatry, University
of California San Diego School of Medicine
(La Jolla, CA)

Nancy J. Needell, M.D.
Assistant Professor of Clinical Psychiatry, Weill
Cornell Medicine (New York City)

Otto Kernberg, M.D.
Professor Emeritus of Psychiatry, Weill Cornell
Medicine (New York City)

Paul S. Appelbaum, M.D.
Elizabeth K. Dollard Professor of Psychiatry,
Medicine, and Law, Vagelos College of
Physicians and Surgeons, Columbia University
(New York City)

Peter D. Kramer, M.D.
Clinical Professor Emeritus of Psychiatry and
Human Behavior, Alpert Medical School, Brown
University (Providence, RI)

Peter V. Rabins, M.D., M.P.H.
Richman Family Professor of Alzheimer's and
Related Diseases, Johns Hopkins University School
of Medicine (Baltimore, MD)

Petros Levounis, M.D., M.A.
Professor and Chair of Psychiatry, Rutgers New
Jersey Medical School (Newark, NJ)

Rajiv Tandon, M.D.
Professor Emeritus of Psychiatry, Homer Stryker
M.D. School of Medicine, Western Michigan
University (Kalamazoo, MI)

Raymond Raad, M.D., M.P.H.
Psychiatrist, New York, New York

Richard A. Friedman, M.D.
Professor of Clinical Psychiatry, Weill Cornell
Medicine (New York City)

Richard Balon, M.D.
Professor of Clinical Psychiatry and Anesthesiology,
Wayne State University School of Medicine
(Detroit, MI)

Richard J. Loewenstein, M.D.
Clinical Professor of Psychiatry, School of
Medicine, University of Maryland
(Baltimore, MD)

Robert Boland, M.D.
Brown Foundation Endowed Chair and Professor
of Psychiatry, Baylor College of Medicine
(Houston, TX)

Robert E. Hales, M.D., M.B.A.
Professor of Psychiatry and Behavioral Sciences,
University of California Davis School of Medicine
(Sacramento, CA)

Robert Haskell, M.D.
Psychiatrist, Department of Mental Health, Los
Angeles County Department of Children and
Family Services (Los Angeles, CA)

Robert L. Findling, M.D., M.B.A.
Professor and Chair, Department of
Psychiatry, Virginia Commonwealth University
(Richmond, VA)

Robert Michels, M.D.
Walsh McDermott University Professor of Medicine
and University Professor of Psychiatry, Weill
Cornell Medicine (New York City)

Robert S. Pynoos, M.D., M.P.H.
Professor of Psychiatry and Biobehavioral
Sciences, Geffen School of Medicine at UCLA
(Los Angeles, CA)

Roberto Lewis-Fernández, M.D.
Professor of Clinical Psychiatry, Vagelos College
of Physicians and Surgeons, Columbia University
(New York City)

Robyn Thom, M.D.
Instructor of Psychiatry, Harvard Medical School
(Boston, MA)

Roger D. Weiss, M.D.
Professor of Psychiatry, Harvard Medical School
(Boston, MA)

Rosemary Tannock, Ph.D.
Canada Research Chair, University of Toronto
(Toronto, Ontario, Canada)

Russell F. Lim, M.D.
Clinical Professor of Psychiatry and Behavioral
Sciences, University of California Davis School of
Medicine (Sacramento, CA)

Ryan E. Lawrence, M.D.
Associate Professor of Psychiatry, Vagelos College
of Physicians and Surgeons, Columbia University
(New York City)

Salman Akhtar, M.D.
Professor of Psychiatry, Thomas Jefferson Medical
College (Philadelphia, PA)

Silvia Bernardi, M.D.
Assistant Professor of Clinical Psychiatry, Vagelos
College of Physicians and Surgeons, Columbia
University (New York City)

Sofia E. Matta, M.D.
Psychiatrist, Salem Hospital, Mass General Brigham
(Salem, MA)

Stephen J. Ferrando, M.D.
Har Esh Professor and Chair, Department of
Psychiatry and Behavioral Sciences, New York
Medical College (Valhalla, NY)

Stephen Ross, M.D.
Associate Professor of Psychiatry, Grossman School
of Medicine, New York University (New York City)

Stewart Adelson, M.D.
Clinical Associate Professor of Psychiatry, Weill
Cornell Medicine (New York City)

Stuart C. Yudofsky, M.D.
Distinguished Professor Emeritus, Menninger
Department of Psychiatry & Behavioral Sciences,
Baylor College of Medicine (Houston, TX)

Susan Bögels, Ph.D.
Professor in Psychology, University of Amsterdam
(Amsterdam, Netherlands)

Susan L. McElroy, M.D.
Professor of Psychiatry, University of Cincinnati
College of Medicine (Cincinnati, OH)

Susan Samuels, M.D.
Assistant Professor of Clinical Psychiatry, Weill
Cornell Medicine (New York City)

Theodore A. Stern, M.D.
Ned H. Cassem Professor of Psychiatry, Harvard
Medical School (Boston, MA)

Thomas R. Kosten, M.D.
Jay H. Waggoner Endowed Chair and Professor of
Psychiatry, Baylor College of Medicine (Houston, TX)

Thomas W. Meeks, M.D.
Associate Professor of Psychiatry, Oregon Health &
Science University (Portland, OR)

Trisha Suppes, M.D., Ph.D.
Professor of Psychiatry and Behavioral Sciences,
Stanford University School of Medicine
(Stanford, CA)

Victoria E. Cosgrove, Ph.D.
Clinical Associate Professor of Psychiatry, Stanford University School of Medicine (Stanford, CA)

Vishesh K. Kapur, M.D., M.P.H.
Professor of Medicine, University of Washington School of Medicine (Seattle, WA)

William C. Wood, M.D.
Clinical Assistant Professor of Psychiatry, Weill Cornell Medicine (New York City)

William S. Stone, Ph.D.
Associate Professor of Psychology, Department of Psychiatry, Harvard Medical School (Boston, MA)

CONFLITO DE INTERESSES

Os colaboradores a seguir declararam apresentar alguma conexão financeira ou outra afiliação com apoiador comercial, fabricante de produto comercial, fornecedor de serviço comercial, organização não governamental e/ou agência governamental:

Anthony J. Rothschild, M.D.
Bolsa/apoio à pesquisa: Allergan, Eli Lilly (medicamentos para pesquisa clínica financiada pelo National Institutes of Health – NIH), Janssen, National Institute of Mental Health, Otsuka, Pfizer (medicamentos para pesquisa clínica financiada pelo NIH), Praxis, Irving S. and Betty Brudnick Endowed Chair in Psychiatry (University of Massachusetts Medical School). Consultoria: Janssen, Praxis, Sage Therapeutics, Xenon Pharmaceuticals e várias farmacêuticas produtoras de medicamentos genéricos. Royalties: American Psychiatric Association Publishing (livros), Lippincott Williams & Wilkins (Editor-in-Chief do Journal of Clinical Psychopharmacology), University of Massachusetts Medical School (Escala Rothschild para Taquifilaxia de Antidepressivos [RSAT®]) e Wolters Kluwer Health (UpToDate®).

Christopher McDougle, M.D.
Consultoria: Acadia Pharmaceuticals, Precidiag, Receptor Life Sciences e Sage Therapeutics. Royalties: Oxford University Press e Springer Publishing.

Collin Shumate, M.D.
Ajuda de custo para viagem: APA/APAF Public Psychiatry Fellowship (financiamento para participar de conferências da APA).

David Mataix-Cols, Ph.D.
Royalties: Wolters Kluwer Health (UpToDate®).

George S. Alexopoulos, M.D.
Conselho consultivo: Eisai e Janssen.
Palestra: Otsuka.

Holly A. Swartz, M.D.
Royalties: American Psychiatric Association Publishing e Wolters Kluwer (UpTo-Date®). Consultoria: Clinical Education Alliance, Intracellular Therapeutics, Mediflix, Medscape/WebMD e Physicians Postgraduate Press. Remuneração editorial: American Psychiatric Association Publishing.

Jennifer J. Thomas, Ph.D.
Royalties: Cambridge University Press e Oxford University Press.

Joseph F. Goldberg, M.D.
Palestras: Abbvie, Alkermes, Axsome, Intracellular Therapies e Sunovion. Consultoria: BioXcel, Jazz Pharmaceuticals, Lundbeck, Otsuka, Sunovion e Supemus. Royalties: American Psychiatric Association Publishing e Cambridge University Press.

Katharine A. Phillips, M.D.
Royalties: American Psychiatric Association Publishing (autor), Guilford Publications (autor), International Creative Management, Inc. (autor), Oxford University Press (autor) e Wolters Kluwer (UpToDate®). Honorários: Informa Exhibitions (palestrante na Miami Cosmetic Surgery e Aesthetic Dermatology Conference), L'Oreal (apresentação para Medscape), Merck Manual (autor), OCD scales (desenvolvedor), e outras instituições acadêmicas e sociedades de classe (palestrante), Simple e Practical Medical Education (autor).

Peter V. Rabins, M.D., M.P.H.
Royalties: The Johns Hopkins University Press (livros).

Robert L. Findling, M.D., M.B.A.
Apoio à pesquisa, consultoria e/ou palestras: Acadia, Adamas, Aevi, Afecta, Akili, Alkermes, Allergan, American Academy of Child & Adolescent Psychiatry, American Psychiatric Association Publishing, Arbor, Axsome, Daiichi-Sankyo, Emelex, Gedeon Richter, Genentech, Idorsia, Intra-Cellular Therapies, Kempharm, Luminopia, Lundbeck, Med-Avante-ProPhase, Merck, MJH Life Sciences, NIH, Neurim, Otsuka, PaxMedica, PCORI, Pfizer, Physicians Postgraduate Press, Q BioMed, Receptor Life Sciences, Roche, Sage, Signant Health, Sunovion, Supernus Pharmaceuticals, Syneos, Syneurx, Takeda, Teva, Tris e Validus.

Robyn Thom, M.D.
Apoio à pesquisa: Precidiag. Royalties: Oxford University Press.

Roger D. Weiss, M.D.
Consultoria: Alkermes.

Trisha Suppes, M.D., Ph.D.
Financiamento para pesquisa ou medicamento para bolsas clínicas: Compass Pathways, Merck, National Institute on Drug Abuse, National Institutes of Health, VA Cooperative Studies Program, VA OR&D PRIME Care. Consultoria/Conselho de Assessoria/palestras: Merck Research Laboratories, Sunovion Pharmaceuticals. Honorários de educação médica continuada: Clinical Education Alliance, Integrity Continuing Education, Medscape (WebMD). Royalties: American Psychiatric Association Publishing, Hogrefe Publishing, Jones & Bartlett, Wolters Kluwer Health (UpTo-Date). Interesses financeiros/acionista: PsiloTec Health Solutions.

Os colaboradores a seguir declararam que não apresentam conflito de interesses nem conexões financeiras relacionadas ao conteúdo deste livro:

Anna Dickerman, M.D.
Arden D. Dingle, M.D.
Barbara L. Milrod, M.D.
Benjamin Brody, M.D.
Brian Palen, M.D.
Catherine Crone, M.D.
Charles H. Silberstein, M.D.
Charles L. Scott, M.D.
Cheryl C. Munday, Ph.D.
Cynthia A. Graham, Ph.D.
Daphne Simeon, M.D.
Donald M. Hilty, M.D.
Eugene Beresin, M.D.
Eve K. Freidl, M.D.
Frank Yeomans, M.D., Ph.D.
James L. Levenson, M.D.
Jamie Miller Abelson, M.S.W.
John T. Walkup, M.D.
John W. Barnhill, M.D.
Jonathan Avery, M.D.
José R. Maldonado, M.D.
Joseph F. Murray, M.D.
Julie B. Penzner, M.D.
Katharina Meyerbröker, Ph.D.

Lauren Z. Rynar, Ph.D.
Lorena Fernández de la Cruz, Ph.D.
Lorin M. Scher, M.D.
Marc A. Schuckit, M.D.
Maria A. Oquendo, M.D.
Matthew J. Friedman, M.D., Ph.D.
Megan Mroczkowski, M.D.
Michael F. Walton, M.D.
Ming T. Tsuang, M.D., Ph.D., D.Sc.
Paul S. Appelbaum, M.D.
Peter D. Kramer, M.D.
Petros Levounis, M.D., M.A.
Richard A. Friedman, M.D.
Richard Balon, M.D.
Robert E. Hales, M.D., M.B.A.
Robert Michels, M.D.
Rosemary Tannock, Ph.D.
Ryan E. Lawrence, M.D.
Stewart Adelson, M.D.
Susan Samuels, M.D.
Theodore A. Stern, M.D.
Thomas R. Kosten, M.D.
Victoria E. Cosgrove, Ph.D.
William S. Stone, Ph.D.

Sumário

Introdução xxiii
Robert Haskell

CAPÍTULO 1
Transtornos do neurodesenvolvimento

Introdução 1
Robert Haskell

Caso 1.1 ■ Uma segunda opinião para autismo 3
Catherine Lord

Caso 1.2 ■ Ataques de raiva 7
Robyn Thom, Eugene Beresin, Christopher McDougle

Caso 1.3 ■ Dificuldades acadêmicas 10
Stewart Adelson, Rosemary Tannock

Caso 1.4 ■ Problemas escolares 14
Arden D. Dingle

Caso 1.5 ■ Inquietação e distração 18
Robert Haskell, John T. Walkup

CAPÍTULO 2
Espectro da esquizofrenia e outros transtornos psicóticos

Introdução 23
John W. Barnhill

Caso 2.1 ■ Emocionalmente perturbada 25
Carol A. Tamminga

Caso 2.2 ■ Cada vez mais estranho 28
William S. Stone, Ming T. Tsuang

Caso 2.3 ■ Alucinações de natureza espiritual 31
Lianne K. Morris Smith, Dolores Malaspina

Caso 2.4 ■ Controle da mente 35
Rajiv Tandon

Caso 2.5 ■ Triste e psicótico 37
Anthony O. Ahmed

Caso 2.6 ■ Psicose e maconha 40
Melissa Nau, Heather Warm

Caso 2.7 ■ Infestação de pulgas 43
Julie B. Penzner

CAPÍTULO 3
Transtorno bipolar e transtornos relacionados

Introdução 47
John W. Barnhill

Caso 3.1 ■ Emocionalmente perturbado 50
Donald M. Hilty

Caso 3.2 ■ Ciclos de depressão 53
Michael Gitlin

Caso 3.3 ■ Preocupação suicida 56
Maria A. Oquendo

Caso 3.4 ■ Depressões episódicas 59
Victoria E. Cosgrove, Trisha Suppes

Caso 3.5 ■ Irritabilidade e tristeza 63
Robert L. Findling

Caso 3.6 ■ Deus me curou! 66
Stephen J. Ferrando

Caso 3.7 ■ Estranhamente silencioso 69
Jessica Daniels

Caso 3.8 ■ Uma mudança pós-parto 72
Ian Jones

Caso 3.9 ■ Deprimida e ansiosa 75
Holly A. Swartz

CAPÍTULO 4
Transtornos depressivos

Introdução 79
John W. Barnhill

Caso 4.1 ■ Instável e irritável 82
William C. Wood

Caso 4.2 ■ Tristeza pós-parto 85
Kimberly A. Yonkers, Heather B. Howell

Caso 4.3 ■ Luto e depressão 87
Richard A. Friedman

Caso 4.4 ■ Perda de interesse pela vida 91
Anthony J. Rothschild

Caso 4.5 ■ Desespero 93
Cheryl C. Munday, Jamie Miller Abelson

Caso 4.6 ■ Sentindo-se triste durante anos 96
Benjamin Brody

Caso 4.7 ■ Variações de humor 98
Margaret Altemus

Caso 4.8 ■ Estresse, drogas e infelicidade 101
Edward V. Nunes

Caso 4.9 ■ Anedonia e sono agitado 104
Thomas W. Meeks

Caso 4.10 ■ Características mistas, mas não bipolar 107
Joseph F. Goldberg

Caso 4.11 ■ Dificuldades no trabalho 111
Peter D. Kramer

Caso 4.12 ■ Insônia e queixas físicas 114
Russell F. Lim

CAPÍTULO 5
Transtornos de ansiedade

Introdução...117
John W. Barnhill

Caso 5.1 ■ Medos e preocupações... 119
Loes Jongerden, Susan Bögels

Caso 5.2 ■ Pânico..122
Carlo Faravelli

Caso 5.3 ■ Timidez adolescente..125
Barbara L. Milrod

Caso 5.4 ■ Medo de voar 128
Katharina Meyerbröker

Caso 5.5 ■ Sempre aflita 130
Ryan E. Lawrence, Deborah L. Cabaniss

Caso 5.6 ■ Ansiedade e cirrose..133
Andrea DiMartini, Catherine Crone

CAPÍTULO 6
Transtorno obsessivo-compulsivo e transtornos relacionados

Introdução...137
John W. Barnhill

Caso 6.1 ■ Depressão 139
Mayumi Okuda, Helen Blair Simpson

Caso 6.2 ■ Germes 142
Dan J. Stein, Helen Blair Simpson, Katharine A. Phillips

Caso 6.3 ■ Preocupações com a aparência 145
Katharine A. Phillips

Caso 6.4 ■ Depressão e ansiedade 148
David Mataix-Cols, Lorena Fernández de la Cruz

Caso 6.5 ■ Arrancando os cabelos 151
Dan J. Stein

CAPÍTULO 7
Transtornos relacionados a trauma e a estressores

Introdução 155
John W. Barnhill

Caso 7.1 ■ Comportamentos perigosos 157
Daniel S. Schechter

Caso 7.2 ■ Duas reações ao trauma 160
Matthew J. Friedman

Caso 7.3 ■ Um acidente de carro 163
Robert S. Pynoos, Alan M. Steinberg, Christopher M. Layne

Caso 7.4 ■ Facilmente irritado 165
Lori L. Davis

Caso 7.5 ■ Estressado 168
Cheryl C. Munday, Jamie Miller Abelson

Caso 7.6 ■ Câncer de pulmão 171
Anna Dickerman, John W. Barnhill

Caso 7.7 ■ *Overdose* 173
Megan Mroczkowski, Cynthia R. Pfeffer

Caso 7.8 ■ *Burnout* 176
John W. Barnhill

CAPÍTULO 8
Transtornos dissociativos

Introdução 183
John W. Barnhill

Caso 8.1 ■ Triste e sozinho 185
Richard J. Loewenstein

Caso 8.2 ■ Sentindo-se irreal 188
Daphne Simeon

Caso 8.3 ■ Dissociações 191
Roberto Lewis-Fernández

CAPÍTULO 9
Transtorno de sintomas somáticos e transtornos relacionados

Introdução 195
Anna Dickerman, John W. Barnhill

Caso 9.1 ■ Dor e depressão 197
James A. Bourgeois

Caso 9.2 ■ Queixas somáticas 200
James L. Levenson

Caso 9.3 ■ Doença de Lyme crônica 203
Robert Boland

Caso 9.4 ■ Convulsões 207
Jason P. Caplan, Theodore A. Stern

Caso 9.5 ■ Dor abdominal 209
Joseph F. Murray

Caso 9.6 ■ Falta de ar 212
Janna Gordon Elliott

CAPÍTULO 10
Transtornos alimentares

Introdução 217
John W. Barnhill

Caso 10.1 ■ Dor de estômago 219
Susan Samuels

Caso 10.2 ■ Ficando abaixo da curva de crescimento 222
Eve K. Freidl, Evelyn Attia

Caso 10.3 ■ Cefaleia e fadiga 224
Jennifer J. Thomas, Anne E. Becker

Caso 10.4 ■ Fora de controle 228
James E. Mitchell

Caso 10.5 ■ Ganho de peso? 230
Susan L. McElroy

CAPÍTULO 11
Transtornos da eliminação

Introdução 235
John W. Barnhill

Caso 11.1 ▪ Ataques de raiva e queixas somáticas 236
David H. Rubin

CAPÍTULO 12
Transtornos do sono-vigília

Introdução 239
John W. Barnhill

Caso 12.1 ▪ Dificuldade de manter o sono 241
Charles F. Reynolds III

Caso 12.2 ▪ Ansiosa e sonolenta 244
Maurice M. Ohayon

Caso 12.3 ▪ Sonolência 247
Brian Palen, Vishesh K. Kapur

Caso 12.4 ▪ Coceira e formigamento 250
Kathy P. Parker

CAPÍTULO 13
Disfunções sexuais

Introdução 253
John W. Barnhill

Caso 13.1 ▪ Disfunção sexual 254
Cynthia A. Graham

Caso 13.2 ▪ Problemas sexuais 258
Richard Balon

CAPÍTULO 14
Disforia de gênero

Introdução 261
John W. Barnhill

Caso 14.1 ■ Reatribuição de gênero 263
Sofia E. Matta, John W. Barnhill

CAPÍTULO 15
Transtornos disruptivos, do controle de impulsos e da conduta

Introdução 267
John W. Barnhill

Caso 15.1 ■ Desconhece as regras 269
Juan D. Pedraza, Jeffrey H. Newcorn

Caso 15.2 ■ Impossível de conviver 272
Emil F. Coccaro

CAPÍTULO 16
Transtornos relacionados a substâncias e transtornos aditivos

Introdução 275
Jonathan Avery

Caso 16.1 ■ Álcool 276
Marc A. Schuckit

Caso 16.2 ■ Abstinência de álcool 279
Roger D. Weiss

Caso 16.3 ■ Adição 281
Petros Levounis

Caso 16.4 ■ Dor no joelho 284
Jonathan Avery, Stephen Ross

Caso 16.5 ■ Rumo ao fundo do poço 287
Charles H. Silberstein

Caso 16.6 ■ Estresse e abuso de substâncias 290
Britney Lambert, Coreen Domingo, Thomas R. Kosten, Daryl Shorter

Caso 16.7 ■ Jogo 293
Silvia Bernardi, Carlos Blanco

CAPÍTULO 17
Transtornos neurocognitivos

Introdução 297
John W. Barnhill

Caso 17.1 ■ Disforia 298
John W. Barnhill

Caso 17.2 ■ Agitado e confuso 302
José R. Maldonado

Caso 17.3 ■ Deprimido e retraído 304
Peter V. Rabins

Caso 17.4 ■ Desarrumada e esgotada 307
George S. Alexopoulos

Caso 17.5 ■ Rígido e esquecido 310
James E. Galvin

Caso 17.6 ■ Paranoia e alucinações 314
Lorin M. Scher, Collin Shumate, Barbara J. Kocsis

Caso 17.7 ■ Repentinamente rebelde 318
Stuart C. Yudofsky, Robert E. Hales

CAPÍTULO 18
Transtornos da personalidade

Introdução 323
John W. Barnhill

Caso 18.1 ■ Conflitos de personalidade 326
Lauren Z. Rynar, Larry J. Siever

Caso 18.2 ■ Estranhamente isolado 329
Salman Akhtar

Caso 18.3 ■ Preocupado e estranhamente aflito 332
Kristin Cadenhead

Caso 18.4 ■ Injustiça 335
Charles L. Scott

Caso 18.5 ■ Frágil e raivoso 338
Frank Yeomans, Otto Kernberg

Caso 18.6 ■ Ideação suicida dolorosa 341
Elizabeth L. Auchincloss

Caso 18.7 ■ Insatisfação 344
Robert Michels

Caso 18.8 ■ Timidez 347
J. Christopher Perry

Caso 18.9 ■ Falta de autoconfiança 349
Raymond Raad, Paul S. Appelbaum

Caso 18.10 ■ Controle do relacionamento 352
Michael F. Walton

CAPÍTULO 19
Transtornos parafílicos

Introdução 357
John W. Barnhill

Caso 19.1 ■ Sadomasoquismo 361
J. Paul Fedoroff

Caso 19.2 ■ Problemas de relacionamento 364
Richard Balon

Caso 19.3 ■ Ofensas sexuais 367
Nancy J. Needell

Caso 19.4 ■ Algumas perversões 370
John W. Barnhill

Índice de assuntos 375

Índice de casos 397

Introdução

O livro *Casos clínicos do DSM-5-TR* foi pensado para acompanhar o DSM-5-TR. Cada um dos 104 casos apresentados começa com uma vinheta clínica que é seguida pela discussão do caso. Os casos são organizados de maneira a se enquadrarem em um dos 19 capítulos principais do DSM-5-TR. Assim, um caso sobre o transtorno da personalidade *borderline* será encontrado no capítulo de transtornos da personalidade. Por sua vez, casos que apresentam mais de um transtorno concomitante, serão encontrados no capítulo do transtorno considerado primário (embora, os transtornos associados também devam ser foco de atenção clínica).

Pediu-se a cada um dos 133 coautores que descrevesse o processo de pensamento em detalhes para favorecer o raciocínio clínico e conduzir a uma compreensão diagnóstica do paciente. O limite de cerca de mil palavras para a combinação de apresentação e discussão do caso indica que nenhuma das duas é exaustiva, mas essa concisão permite que o livro destaque as formas pelas quais os clínicos experientes transformam os dados clínicos complexos em um diagnóstico diferencial de maneira eficiente. Isso também permite que o leitor tenha uma experiência de aprendizado única. Ao longo do livro, ele é encorajado a considerar ativamente os possíveis diagnósticos que concluem cada discussão. Você concordaria ou não? Você gostaria de ter mais informações? Que tipos de transtornos associados podem ser considerados? O que é provável que o paciente desenvolva nos próximos meses ou anos?

Casos clínicos do DSM-5-TR é uma atualização dos casos clínicos que acompanharam o DSM-5. Os autores, os casos e as discussões são, em grande medida, os mesmos, embora o livro tenha sido revisado para incluir as alterações do DSM-5-TR, além de expandir suas considerações sobre etnia, raça e outros fatores demográficos.

Traduzido para uma dezena de idiomas, este texto foi lido por vários médicos, residentes e estudantes da área de saúde mental, bem como por não profissionais. Esperamos que os leitores considerem esta edição atualizada ainda mais interessante e útil.

CAPÍTULO 1
Transtornos do neurodesenvolvimento

Introdução

ROBERT HASKELL, M.D.

Em sua abordagem aos transtornos mentais que se desenvolvem ao longo do ciclo de vida de um paciente, o DSM-5, naturalmente, inicia pelos transtornos do neurodesenvolvimento. Como grupo, esses transtornos costumam ser diagnosticados pela primeira vez na infância ou na adolescência. Individualmente, eles passaram por um misto de redução, reorganização e esclarecimento, o que inclui uma das mudanças mais controversas do DSM-5: a definição de autismo e seus critérios diagnósticos.

No DSM-5-TR, o transtorno do espectro autista (TEA) descreve pacientes anteriormente diagnosticados como transtorno autista, transtorno de Asperger, transtorno desintegrativo da infância, transtorno de Rett e transtorno global do desenvolvimento sem outra especificação, os quais agora não são mais considerados entidades clínicas distintas. Os novos critérios incluem: 1) déficits persistentes e globais em comunicação e interação social e 2) padrões restritos e repetitivos de comportamento, interesses e atividades. Com essa definição, o TEA pode ser subcategorizado pela presença ou ausência de comprometimento intelectual e/ou de alguma condição médica associada. Além disso, a identificação de três níveis de gravidade ajuda a esclarecer a necessidade de serviços adicionais de atendimento social ou ocupacional. Por exemplo, um paciente que necessita de "apoio muito substancial" pode exibir inflexibilidade comportamental extrema ou ter apenas 20 palavras inteligíveis em seu discurso.

O transtorno de déficit de atenção/hiperatividade (TDAH) continua sendo subdividido em duas dimensões de sintomas (desatenção e hiperatividade/impulsividade), sendo um requisito básico a presença de, no mínimo, seis sintomas de uma dimensão específica ou da combinação de ambas. Por exemplo, a desatenção pode ser percebida pela presença de comportamentos como o cometimento de erros por descuido, a incapacidade de terminar o dever de casa e a perda de livros. Critérios para hiperatividade/impulsividade incluem inquietação, falta de paciência e loquacidade. O diagnóstico em geral é incompleto quando não há a inclusão de especificadores dimensionais (predominantemente desatento, predominantemente hiperativo/impulsivo ou combinado). Vários desses sintomas devem estar presentes antes dos 12 anos de idade, o que configura uma mudança em relação ao requisito do DSM-IV, no qual sintomas causadores do prejuízo deviam estar presentes antes dos 7 anos. Outra mudança é a redução na quantidade de critérios sintomáticos para adultos: de seis para cinco dentro de uma dimensão específica. Tais alterações refletem evidências de que "afrouxar" os critérios permite a identificação de indivíduos que apresentam sintomas, sofrimento e disfunção bastante semelhantes aos de indivíduos já diagnosticados com TDAH e que, potencialmente, podem se beneficiar de atenção clínica. Assim como em todo o DSM-5, fica a cargo do clínico profissional diagnosticar apenas os indivíduos que preenchem critérios sintomáticos e cujos níveis de sofrimento e disfunção atingem um limiar clínico relevante.

O DSM-5 substituiu o termo retardo mental do DSM-IV por *deficiência intelectual* (*transtorno do desenvolvimento intelectual*), e, no DSM-5-TR, a ordem dos dois nomes no diagnóstico foi invertida para *transtorno do desenvolvimento intelectual (deficiência intelectual)* a fim de indicar que o termo mencionado primeiro é o preferido. Os três critérios fundamentais para esse diagnóstico permanecem inalterados: déficits na função intelectual, déficits na adaptação (em áreas como comunicação, trabalho ou lazer) e início em idade precoce. O diagnóstico não depende de testes formais da inteligência; em vez disso, o DSM-5-TR convida o clínico a realizar uma avaliação conjunta da gravidade, de leve a profunda, de acordo com três áreas importantes da vida: conceitual, social e prática. Por exemplo, uma pessoa com um transtorno do desenvolvimento intelectual grave pode ter pouca compreensão de conceitos como tempo ou dinheiro, pode usar a linguagem para comunicar, mas não para explicar, e provavelmente necessita de assistência para todas as atividades da vida cotidiana.

Os transtornos da comunicação observados pela primeira vez na infância incluem: transtorno da linguagem (anteriormente dividido em transtorno da linguagem expressiva e da linguagem receptiva); transtorno da fala, no qual o paciente exibe comprometimento na capacidade de produzir os elementos básicos das palavras, mas não apresenta condição médica congênita, nem adquirida, que explique o comprometimento; transtorno da fluência com início na infância (gagueira); e um novo diagnóstico: transtorno da comunicação social (pragmática), no qual o paciente exibe dificuldades persistentes no uso social de comunicação verbal e não verbal – muito provavelmente um nicho diagnóstico para alguns dos indivíduos que apresentam traços de TEA, mas não preenchem todos os critérios.

O transtorno específico da aprendizagem é um novo diagnóstico abrangente dentro do DSM-5. Especificadores para leitura, expressão escrita e matemática foram elaborados para auxiliar professores e pais a manterem o foco em necessidades acadêmicas mais específicas da criança.

O capítulo sobre transtornos do neurodesenvolvimento se encerra com os transtornos motores, incluindo o transtorno do desenvolvimento da coordenação, o transtorno do movimento estereotipado e os transtornos de tique. Um tique é um movimento não rítmico de curta duração e de início repentino. Tais movimentos podem ser divididos em tiques motores, como sacudir os ombros e piscar os olhos, e tiques vocais, como fungar, bufar e produzir espontaneamente uma palavra ou frase. O transtorno de Tourette é o mais complexo entre os transtornos de tique; ele descreve pacientes que exibem múltiplos tiques motores e pelo menos um tique vocal durante período superior a um ano e que não podem ter esses sintomas explicados por uma condição médica, nem pelos efeitos fisiológicos de uma substância como a cocaína.

Inevitavelmente, os transtornos do neurodesenvolvimento compartilham sintomas com uma gama de transtornos psiquiátricos. Os clínicos devem examinar diagnósticos diferenciais cientes de que o diferencial é muito mais amplo no caso de crianças com até 12 anos. Algumas vezes os transtornos do neurodesenvolvimento contribuem para o surgimento de outros transtornos; por exemplo, um transtorno da aprendizagem pode favorecer ansiedade, e o TDAH sem tratamento pode deixar o paciente vulnerável ao abuso de substâncias. Os casos a seguir tentam desembaraçar alguns desses problemas diagnósticos e explorar as comorbidades que tornam o tratamento de transtornos do neurodesenvolvimento uma das tarefas mais desafiadoras da psiquiatria.

Leituras recomendadas

Brown TE (ed): ADHD Comorbidities. Washington, DC, American Psychiatric Publishing, 2009.
Cepeda C, Gotanco L: Psychiatric Interview of Children and Adolescents. Washington, DC, American Psychiatric Association Publishing, 2019.
Hansen RL, Rogers SJ (eds): Autism and Other Neurodevelopmental Disorders. Washington, DC, American Psychiatric Publishing, 2013.

CASO 1.1

Uma segunda opinião para autismo

CATHERINE LORD, Ph.D.

Ashley, 17 anos, foi encaminhada para uma reavaliação diagnóstica após ter recebido vários diagnósticos de autismo e deficiência intelectual durante quase toda sua vida. Recentemente, descobriu-se que ela apresenta síndrome de Kleefstra, e a família gostaria de reconfirmar os primeiros diagnósticos e avaliar o risco genético para os futuros filhos de suas irmãs mais velhas.

Na época da reavaliação, Ashley frequentava uma escola com enfoque em habilidades funcionais. Ela conseguia se vestir sozinha, mas era incapaz de tomar banho sem assistência ou de ficar em casa desacompanhada. Ela conseguia decodificar (p. ex., ler palavras) e soletrar em nível de 3ª série, mas compreendia pouco do que lia. Mudanças em seu horário e expectativas funcionais elevadas costumavam deixá-la irritada. Quando perturbada, Ashley frequentemente feria a si mesma (p. ex., mordia o punho) e a outras pessoas (p. ex., dava beliscões e puxava os cabelos).

Em testes formais, realizados na época da reavaliação, Ashley apresentou um QI não verbal de 39 e um QI verbal de 23, com um QI total de 31. Seus escores de adaptação foram ligeiramente maiores, com um total geral de 42 (sendo 100 a média).

De acordo com sua história clínica, Ashley foi atendida pela primeira vez aos 9 meses de idade, depois que os pais perceberam atrasos significativos na função motora. Ela caminhou aos 20 meses, aprendeu a usar o banheiro aos 5 anos de idade e falou sua primeira palavra aos 6. Recebeu um diagnóstico de atraso do desenvolvimento aos 3 anos e de autismo, obesidade e encefalopatia estática aos 4. Uma das primeiras avaliações identificou possível dismorfologia facial; testes genéticos na época não acrescentaram dados relevantes.

Seus pais informaram que Ashley sabia centenas de palavras individuais e várias frases simples. Ela sempre teve interesse por placas de carro e passava horas desenhando-as. Sua habilidade mais desenvolvida era a memória; ela conseguia desenhar representações precisas de placas de carros de estados diferentes. Ashley sempre foi muito ligada a seus pais e a suas irmãs e, embora fosse afetuosa com bebês, demonstrava pouco interesse em outros adolescentes.

Sua história familiar era pertinente: o pai tinha dislexia; um tio paterno, epilepsia; e um primo por parte de mãe possivelmente apresentava "síndrome de Asperger". Suas irmãs estavam na faculdade e eram bem-sucedidas.

O exame de Ashley revelou uma jovem acima do peso, com contato visual inconsistente, que frequentemente espiava com o canto dos olhos. Tinha um lindo sorriso e, às vezes, ria para si mesma, mas na maior parte do tempo suas expressões faciais eram reduzidas. Ela não iniciava atenção compartilhada tentando olhar nos olhos de outra pessoa. Com frequência, ignorava o que os outros lhe diziam. Para solicitar um objeto desejado (p. ex., uma revista de capa brilhosa), balançava de um pé para o outro e apontava. Quando lhe ofereceram um objeto (p. ex., uma pequena caixa decorada), ela o levou até o nariz e os lábios para examiná-lo. Ashley falava em uma voz aguda com entonação incomum. Durante a entrevista, ela usou várias palavras e algumas frases curtas um pouco automatizadas, mas comunicativas, como "Quero me limpar" e "Você tem uma caminhonete?".

Nos meses que antecederam a avaliação, os pais perceberam que ela estava ficando cada vez mais apática. Uma avaliação médica concluiu que infecções do trato urinário eram a causa mais provável para seus sintomas, mas os antibióticos pareciam deixá-la ainda mais apática. Uma avaliação médica mais aprofundada levou a testes genéticos mais minuciosos, e Ashley foi diagnosticada com síndrome de Kleefstra, uma falha genética rara associada a diversas condições médicas, incluindo transtorno do desenvolvimento intelectual. Os pais afirmaram que também foram avaliados e que o resultado desse exame foi "negativo".

Os pais queriam saber, especificamente, se os resultados do teste genético afetavam os diagnósticos anteriores de Ashley e o acesso a novos serviços. Além disso, queriam saber se suas outras duas filhas deveriam ser testadas para estabelecer o risco de transmissão de genes para autismo, deficiência intelectual e/ou síndrome de Kleefstra.

Discussão

Em relação ao diagnóstico, os testes cognitivos de Ashley e suas habilidades adaptativas limitadas no dia a dia são consistentes com transtorno do desenvolvimento intelectual, um termo do DSM-5-TR que equivale à "deficiência intelectual", o termo anteriormente preferido. Além disso, Ashley manifesta dois agregados de sintomas que formam o núcleo do diagnóstico do TEA: 1) déficits na comunicação social e 2) padrões restritos e repetitivos de comportamentos, interesses ou atividades. Ashley também preenche o requisito de TEA do DSM-5-TR no que se refere a apresentar sintomas no início do período de desenvolvimento e uma história de comprometimento significativo. Um quinto requisito para TEA é que as perturbações não sejam mais bem explicadas por transtorno do desenvolvimento intelectual, o que é uma questão mais complicada no caso de Ashley.

Durante vários anos, clínicos e pesquisadores têm discutido os limites entre TEA e transtorno do desenvolvimento intelectual. Conforme o QI diminui, a proporção de crianças e adultos que preenchem os critérios para TEA aumenta. A maioria dos indivíduos com QI inferior a 30 apresenta TEA, bem como transtorno do desenvolvimento intelectual.

Para que Ashley preencha os critérios do DSM-5-TR tanto para TEA quanto para transtorno do desenvolvimento intelectual, a presença de déficits e comportamentos específicos associados ao TEA deve ser maior do que seria normalmente observado em pessoas com seu desenvolvimento intelectual geral. Em outras palavras, se seus déficits fossem decorrentes unicamente das capacidades intelectuais limitadas, seria de se esperar que ela apresentasse as habilidades sociais e lúdicas de uma criança típica de 3 a 4 anos de idade. A interação social de Ashley não é, nem nunca foi, similar à de uma criança típica em idade pré-escolar. Ela apresenta expressões faciais limitadas, contato visual fraco e interesse mínimo em seus pares. Em comparação com sua "idade mental", Ashley demonstra uma restrição significativa tanto em sua gama de interesses quanto em sua compreensão das emoções humanas básicas. Ademais, ela manifesta comportamentos que não são habitualmente observados em qualquer idade.

A heterogeneidade do autismo acarretou conflitos significativos. Alguns defendem, por exemplo, que crianças com transtorno do desenvolvimento intelectual muito grave não deveriam receber o diagnóstico de TEA. Outros sustentam que crianças com TEA e maior capacidade intelectual deveriam ser alocadas em sua própria categoria, síndrome de Asperger. Contudo, as pesquisas não sustentam nenhuma dessas distinções. Por exemplo, estudos indicam que crianças com sintomas de TEA e transtorno do desenvolvimento intelectual grave, frequentemente, têm irmãos com TEA e capacidades intelectuais mais desenvolvidas. Ainda há muito a se descobrir sobre o TEA, mas o QI não parece ser um fator-chave de distinção.

Do ponto de vista pragmático, o fator crítico é se um diagnóstico de TEA fornece informações que ajudam a guiar o tratamento e a disponibilidade dos serviços. Para Ashley, o diagnóstico de TEA encoraja o foco no suporte às habilidades sociais e em ambientes menos estruturados. Isso requer atenção a diferenças em sua motivação e em sua necessidade de estruturação. O diagnóstico de TEA também destaca a importância de olhar atentamente para suas forças (p. ex., memorização e representação visual) e fraquezas cognitivas (p. ex., compreensão, interação social e capacidade de se adaptar a mudanças). Tudo isso desempenha um papel importante em seus esforços para viver da forma mais independente possível.

Os pais de Ashley também estão preocupados com o impacto dos testes genéticos recentes sobre o tratamento dela e sobre o planejamento familiar de suas irmãs. Centenas de genes individuais podem contribuir para as questões neurológicas complexas envolvidas no autismo, mas a maioria dos casos de TEA não apresenta uma causa específica. A condição genética de Ashley, síndrome de Kleefstra, está comprovadamente associada tanto a transtorno do desenvolvimento intelectual quanto a sintomas de TEA. Quando uma condição genética, uma condição médica ou um fator ambiental parecem implicados, sua ocorrência é listada como especificador, mas o diagnóstico de TEA não chega a ser afetado.

O conhecimento da causa genética para o transtorno do desenvolvimento intelectual e para o TEA de Ashley é importante por diversos motivos. Ele faz seus médicos se lembrarem de investigar comorbidades médicas comuns na síndrome de Kleefstra, como problemas cardíacos e renais (que podem levar, por exemplo, a infecções recorrentes no trato urinário). Conhecer a causa genética também amplia as fontes de informação ao conectar a família de Ashley com outras famílias que são afetadas por essa síndrome rara.

Um aspecto particularmente importante desse novo diagnóstico genético é seu efeito sobre as irmãs de Ashley. Em quase todos os relatos de caso, a síndrome de Kleefstra ocorreu sem precedentes, ou seja, há uma probabilidade muito baixa de que outro membro da família apresente uma anormalidade na região genética afetada. Em casos raros, um dos pais não afetado apresenta uma translocação ou um mosaicismo cromossômico que conduz à síndrome, mas os resultados negativos dos exames nos pais de Ashley apontam que eles não são portadores genéticos. Embora isso não seja necessariamente válido para situações envolvendo outros transtornos genéticos relacionados ao autismo, esse diagnóstico genético particular de Ashley, provavelmente, indica que suas irmãs não correm um risco muito aumentado de terem filhos com TEA, apesar de não estarem protegidas contra o risco habitual. Essas informações podem ser reconfortantes e úteis para elas. Resta o fato de que, embora a genética indubitavelmente desempenhe um papel importante no TEA e no transtorno do desenvolvimento intelectual, a maioria dos casos não pode ser predita com segurança, e o diagnóstico é estabelecido por meio de observação contínua e longitudinal durante a infância.

Diagnóstico

- Transtorno do desenvolvimento intelectual (deficiência intelectual) grave.
- Transtorno do espectro autista, com comprometimentos intelectual e da linguagem concomitantes, associado à síndrome de Kleefstra.

Leituras recomendadas

Kleefstra T, Nillesen WM, Yntema HG: Kleefstra syndrome. GeneReviews October 5, 2010.
Lord C, Pickles A: Language level and nonverbal social-communicative behaviors in autistic and language-delayed children. J Am Acad Child Adolesc Psychiatry 35(11):1542–1550, 1996.
Muhle RA, Reed, HE, Stratigos K, et al: The emerging clinical neuroscience of autism spectrum disorder: a review. JAMA Psychiatry 75(5):514–523, 2018.
Willemsen MH, Vulto-van Silfhout AT, Nillesen WM, et al: Update on Kleefstra syndrome. Mol Syndromol 2(3–5):202–212, 2012.

CASO 1.2

Ataques de raiva*

ROBYN THOM, M.D.
EUGENE BERESIN, M.D.
CHRISTOPHER McDOUGLE, M.D.

Brandon, um menino de 12 anos de idade, foi levado por sua mãe para avaliação psiquiátrica devido a ataques de raiva que pareciam estar contribuindo para o declínio de seu rendimento escolar. A mãe ficou emocionalmente perturbada ao relatar que nunca foi fácil lidar com o menino, mas tudo piorou depois que ele entrou na 7ª série. Logo após iniciar o ano letivo, Brandon começou a se queixar de dores abdominais nas manhãs em que tinha aula e, com frequência, ficava relutante em ir à escola.

Os professores relataram que Brandon era academicamente competente, mas tinha pouca capacidade de fazer amigos. Parecia desconfiar das intenções de colegas que tentavam ser simpáticos com ele, mas tentava se aproximar de outros que, aos risos, fingiam interesse nos carrinhos e caminhões de brinquedo que ele levava à escola. Os professores perceberam que ele chorava com frequência e dificilmente falava em aula. Nos últimos meses, vários professores ouviram-no gritando com outros meninos, em geral no corredor, mas às vezes no meio da aula. Os professores não identificavam a causa, mas não o puniam, porque presumiam que ele estava reagindo a provocações. Ele ficava constrangido com essas crises e não queria ir às aulas de natação, pois não gostaria que seus colegas perguntassem o motivo de suas crises na escola.

Ao ser entrevistado sozinho, Brandon respondeu com resmungos não espontâneos quando perguntado sobre a escola, os colegas e a família. Quando o examinador perguntou se ele se interessava por carrinhos de brinquedo, no entanto, Brandon ficou animado. Pegou vários carros, caminhões e aviões de sua mochila e, embora não mantivesse bom contato visual, falou com detalhes sobre veículos, usando, aparentemente, nomenclatura específica (p. ex., carregadeira frontal, B-52, Jaguar). Ao ser novamente questionado sobre a escola, Brandon pegou seu celular e mostrou uma série de mensagens de texto: "burro!!!!" "debiloide!!!!, gaguinho, abobado, aLiEn!, TODO MUNDO TE ODEIA". Enquanto o examinador lia a sequência de mensagens que Brandon havia salvado, as quais, aparentemente, eram reveladas pela primeira vez, o menino acrescentou que os outros sussurravam "palavras ruins" para ele durante a aula e gritavam em seus ouvidos no corredor. "E eu odeio barulho alto." Ele também contou ao examinador que algumas vezes desejava nunca ter nascido.

Em termos de desenvolvimento, Brandon falou a primeira palavra aos 11 meses de idade e começou a usar frases curtas aos 3 anos. Sempre foi atraído por caminhões, carros e trens. De acordo com a mãe, sempre foi "muito tímido" e nunca teve um melhor

---

* Os autores gostariam de agradecer a Arshya Vahabzadeh, M.D., por suas contribuições para este caso na edição anterior.

amigo. Com o passar do tempo, ficou mais evidente que ele tinha problemas com piadas e brincadeiras de adolescentes, pois "ele considera as coisas literalmente". A mãe de Brandon encarava esse comportamento como "um pouco estranho", mas acrescentou que não era muito diferente do comportamento do pai do menino, um advogado bem-sucedido que tinha interesses parecidos. Ambos eram "apegados à rotina" e "não tinham senso de humor". A mãe de Brandon observou que ele se esforçava para ocultar seu interesse em caminhões, carros e trens fora de casa, mas falava animadamente sobre eles ao ser estimulado. Brandon contou para a mãe que ele tenta parecer "normal" ao interagir com os colegas na escola, o que é cansativo. Ele costuma ficar nervoso na companhia dos colegas e geralmente tenta evitar a socialização.

Durante o exame, Brandon permaneceu retraído e, de modo geral, não foi espontâneo. Seu contato visual ficou abaixo da média. Sua fala era coerente e objetiva. Por vezes, ele se atrapalhou nas palavras, fez muitas pausas e chegou a repetir rapidamente palavras ou partes de palavras. Afirmou que se sentia bem, mas acrescentou que tinha medo da escola, particularmente na companhia das outras crianças. Pareceu triste, animando-se apenas ao falar sobre seus carros de brinquedo. Ele negou pensamentos ou planos suicidas atuais, bem como ideias homicidas e sintomas psicóticos. Sua cognição estava preservada.

Discussão

Brandon apresenta sintomas compatíveis com TEA. No DSM-5, o TEA incorpora vários transtornos anteriormente distintos: transtorno autista (autismo) do DSM-IV, transtorno de Asperger e transtorno global do desenvolvimento sem outra especificação. O TEA se caracteriza por dois domínios de sintomas principais: déficits de comunicação social e um conjunto fixo de interesses e comportamentos repetitivos.

É evidente que Brandon tem dificuldade considerável em interagir socialmente com seus pares: ele é incapaz de fazer amizades, não participa de brincadeiras interativas e tem dificuldade em identificar deixas sociais. Normalmente, pessoas com TEA têm dificuldade em interpretar de forma correta a relevância de expressões faciais, linguagem corporal e outros comportamentos não verbais. Brandon não tem senso de humor e "leva as coisas ao pé da letra". Esses sintomas preenchem os critérios do TEA para déficits em comunicação social.

Com relação ao segundo domínio de sintomas do TEA, Brandon apresenta interesses fixos e comportamentos repetitivos que causam sofrimento significativo. Ele parece interessado em carros e trens, mas tem pouco interesse em outras coisas e apresenta *insight* limitado de que outras crianças podem não compartilhar de seu entusiasmo. Ele requer "monotonia", sendo que o sofrimento aumenta se sua rotina for alterada. Portanto, Brandon satisfaz os dois critérios sintomáticos principais para TEA do DSM-5.

Brandon também se atrapalha com palavras, faz pausas demais e repete palavras ou partes delas. Esses sintomas são compatíveis com gagueira, que é classificada como um dos transtornos da comunicação no DSM-5, mais especificamente o transtorno da fluência com início na infância. Em geral, persistente e caracterizado por repetições frequentes ou prolongamento de sons, palavras interrompidas, pausas na fala e circunlocuções, o transtorno da fluência com início na infância pode resultar em disfunção significativa de natureza social, acadêmica e profissional.

Outros transtornos da comunicação do DSM-5 são dificuldades na produção da fala (transtorno da fala), dificuldades no uso da linguagem falada e escrita (transtorno da linguagem) e dificuldades nos usos sociais da comunicação verbal e da comunicação não verbal (transtorno da comunicação social [pragmática]). Embora essas dificuldades não sejam identificadas no relato de caso, Brandon deve ser avaliado para cada uma delas, uma vez que comprometimentos na linguagem são tão habituais no TEA que chegam a ser listados como especificadores em vez de diagnósticos comórbidos distintos.

Muitas pessoas com TEA têm sintomas de ansiedade comórbida. Os transtornos de ansiedade mais comuns nesse transtorno são fobias específicas, transtorno de ansiedade social e agorafobia. No caso de Brandon, os sinais que sugerem que ele deve receber avaliação adicional para um transtorno de ansiedade incluem: dores abdominais, evitação de atividades sociais e sensações frequentes de constrangimento em situações sociais. A Parent-Rated Anxiety Scale for ASD (PRAS-ASD)* é uma escala confiável e válida para medir a ansiedade em jovens com TEA.

Antes do DSM-5, Brandon teria satisfeito os critérios para transtorno de Asperger, o qual identificava um grupo de indivíduos com características de base do autismo (déficits sociais e interesses fixos) e inteligência normal. Talvez por compartilhar sintomas do espectro autista com seu próprio pai, Brandon fosse visto como "um pouco estranho", mas sem problemas que merecessem atenção clínica especial. A ausência de um diagnóstico contribuiu para que Brandon se tornasse alvo indefeso de *bullying*, uma ocorrência frequente entre pessoas com TEA.

Brandon experimentou pensamentos suicidas passivos. Pessoas com TEA têm risco elevado de pensamentos suicidas e de suicídio concretizado, e será importante que Brandon receba, periodicamente no futuro, avaliações cuidadosas, de caráter preventivo, sobre a presença desses sintomas. Sem intervenções adequadas tanto para os sintomas principais de TEA quanto para a gagueira, Brandon corre risco grave de trauma psicológico contínuo e abandono escolar.

A paixão continuada de Brandon por um único objeto (neste caso, caminhões, carros e trens) é típica de crianças com TEA. Brandon é sensível ao fato de que seus pares não compartilham mais de sua paixão (se é que já o fizeram), de modo que ele esconde seus interesses. Da mesma forma, ele quer evitar a natação devido ao seu comportamento na na escola. Em ambos os casos, seu constrangimento é doloroso, mas também há pontos positivos: Brandon percebe que seus comportamentos são incomuns e deseja ter amigos; seu *insight* e o desejo de socializar são fatores prognósticos positivos e sugerem que o tratamento apropriado pode ser benéfico.

Diagnóstico

- Transtorno do espectro autista que requer apoio para os déficits na comunicação social e para os comportamentos restritos e repetitivos, sem comprometimento intelectual concomitante, com comprometimento da linguagem concomitante – transtorno da fluência com início na infância (gagueira).

---

* N. de R.T. Esta escala ainda não foi validada para o Brasil.

Leituras recomendadas

Matthias C, LaVelle JM, Johnson DR, et al: Exploring predictors of bullying and victimization of students with autism spectrum disorder (ASD): findings from NLTS 2012. J Autism Dev Disord 51(12):4632–4643, 2021.

Scahill L, Lecavalier L, Schultz RT, et al: Development of the parent-rated anxiety scale for youth with autism spectrum disorder. J Am Acad Child Adolesc Psychiatry 58(9):887–896, 2019.

Thom RP, Friedman NDB, Nasir R, Politte LC, Nowinski LA, McDougle CJ: Neurodevelopmental Disorders: Autism Spectrum Disorder, in Tasman's Psychiatry, 5th Edition. Edited by Tasman A, Riba MB, Alarcon RD, et al. Berlin, Springer Nature, in press.

Toth K, King BH: Asperger's syndrome: diagnosis and treatment. Am J Psychiatry 165(8):958–963, 2008.

CASO 1.3

Dificuldades acadêmicas

STEWART ADELSON, M.D.
ROSEMARY TANNOCK, Ph.D.

Carlos era um estudante universitário de 19 anos de origem hispânica em seu primeiro ano em uma universidade pública de uma grande cidade. Ele foi encaminhado por seu orientador ao serviço de psiquiatria ambulatórial do hospital para obter ajuda em suas dificuldades acadêmicas. Desde o início da faculdade, seis meses atrás, saía-se mal nos testes e não conseguia administrar seus horários de estudo. A preocupação em ser reprovado estava resultando em insônia, má concentração e uma sensação geral de desesperança. Depois de uma semana árdua, ele disse à família que pensava em desistir. Sua mãe prontamente o levou à clínica que havia fornecido ajuda tanto a Carlos quanto a seu irmão mais novo antes. Ela questionava especificamente se o "TDAH" de Carlos poderia estar causando esses problemas ou se ele havia superado o transtorno.

Carlos havia sido atendido na mesma clínica quando tinha nove anos e, na época, fora diagnosticado com TDAH, predominantemente do tipo combinado. Documentos da avaliação clínica da época indicaram que ele tinha problemas na escola por não seguir instruções, não completar os deveres de casa, levantar do assento durantes as aulas, perder coisas, não esperar sua vez e não prestar atenção. Tinha problemas de concentração, exceto em relação a videogames, os quais ele "poderia ficar jogando por horas a fio". Aparentemente, Carlos levou tempo para começar a falar, mas, fora isso, seu nascimento e história de desenvolvimento foram normais. Ele repetiu a primeira série devido à imaturidade do comportamento e às dificuldades em aprender a ler. Não havia registro sobre as facilidades ou/dificuldades para aprender o inglês, seu segundo idioma. Sua família, que migrou para os Estados Unidos, vinda da República Dominicana, quando ele tinha 5 anos, era católica e frequentava a igreja todos os domingos. Seus pais trabalhavam em manutenção e limpeza em um hospital municipal local.

Durante um processo de avaliação realizado quando Carlos tinha 9 anos, uma testagem psicopedagógica feita por um psicólogo clínico confirmou problemas de leitura (especificamente problemas de fluência e de compreensão da leitura). Contudo, Carlos não preencheu os critérios adotados pela escola para incapacidade de aprendizagem, que exigiam evidências de uma discrepância de 20 pontos entre QI e pontuação no teste de desempenho escolar. Com isso, ele não se qualificou para receber atendimento educacional especial. O avaliador observou que Carlos queria sair-se bem nos estudos e ficava ansioso por causa de seu desempenho abaixo do esperado. Acreditava-se que sua ansiedade era uma reação a suas dificuldades escolares e aos desafios que encontrava para satisfazer as expectativas acadêmicas da família. O pediatra de Carlos recomendou farmacoterapia, mas seus pais não quiseram seguir um tratamento medicamentoso. Eles citaram as experiências negativas com um jovem conhecido que usava substâncias controladas e vagava a esmo pelas ruas. Em vez disso, a mãe relatou ter assumido um emprego extra a fim de pagar por aulas particulares para ajudar o filho "a se concentrar e a ler". Sendo o mais velho de quatro irmãos, Carlos respondeu bem a essa intervenção e era agora o primeiro membro da família a chegar à faculdade.

A residente da psiquiatria revisou cuidadosamente o histórico escolar de Carlos; seus sintomas, incluindo a evolução e a gravidade da tristeza, ansiedade, insônia e desesperança; e seu histórico social e de desenvolvimento. Ela também obteve dados com a família e nos registros escolares. Ela usou a Entrevista de Formulação Cultural Central do DSM-5-TR revisado para ajudar a obter uma melhor compreensão das experiências de aculturação de Carlos, dos sentimentos prévios da família em relação às recomendações clínicas e sobre quais intervenções terapêuticas seriam relevantes e aceitáveis para Carlos e a família.

A residente de psiquiatria descobriu que Carlos tinha um histórico infantil de "nervosismo" identificado por uma curandeira local como *ataque de nervos*. A família abordou o problema com preces de apoio e um chá de ervas tradicionais. Aparentemente, eles não revelaram isso ao psiquiatra naquele momento por acharem que era irrelevante e por não quererem desrespeitar sua autoridade. Durante esses episódios não revelados de ansiedade aguda, Carlos experimentava tremores e agitação, palpitações, falta de ar, medo de se machucar e medo de ser separado de seus cuidadores. A avaliação do pediatra não revelou nenhuma causa fisiológica.

Carlos relatou que, desde que havia iniciado a faculdade, era incapaz de se manter concentrado enquanto lia ou assistia a aulas. Distraía-se facilmente e, portanto, tinha dificuldade em entregar trabalhos escritos no prazo. Reclamou de sentimentos de inquietação, agitação e preocupação, além de dificuldades para dormir, baixa energia e uma incapacidade de "se divertir" como seus colegas. Ele relatou que os sintomas depressivos "aumentavam e diminuíam" ao longo da semana, possivelmente influenciados pelos problemas de concentração; era difícil ter certeza. Ele negou o uso de substâncias.

Carlos afirmou que teve ótimos professores no ensino médio, que o compreendiam e o ajudavam a entender o significado do que lia, além de permitirem que gravasse o áudio das aulas e usasse outros formatos (p. ex., vídeos, apresentações visuais ou *wikis*) para apresentar seus trabalhos finais. Sem esse apoio na faculdade, afirmou sentir-se "sozinho, burro, um fracasso – incapaz de lidar com os desafios".

Embora tenha sido aconselhado por um professor do ensino médio a fazê-lo, Carlos não se registrou no setor de atendimento ao estudante com deficiência da universidade.

Ele preferiu não ser visto como diferente de seus colegas e acreditou que conseguiria cursar a faculdade sem ajuda.

Sua história familiar era positiva para TDAH em seu irmão mais novo. Foi relatado que um primo tinha "dislexia" e abandonou uma faculdade local após um semestre. Seu histórico social e de desenvolvimento revelou que seus amigos gostavam dele durante o período da escola. Seu grupo consistia em meninos e meninas, que geralmente eram mais interessados na escola do que nos esportes. Carlos negava já ter namorado ou ser sexualmente ativo, bem como ter qualquer interesse significativo nessas atividades.

Ao exame, ele estava bem asseado, educado e falava bem. Vestia *jeans* limpos, uma camiseta e um moletom com capuz que puxava para cobrir o rosto. Ficou sentado, quieto e encurvado; suspirou bastante e quase não fez contato visual com o clínico. Com frequência tamborilava os dedos e se mexia no assento, mas respondeu adequadamente às perguntas. Sua fluência em inglês pareceu firme, mas falava com um leve sotaque espanhol e murmurava e pronunciava mal algumas palavras polissilábicas (p. ex., disse "literaltúria" em vez de "literatura" e "intimar", quando evidentemente quis dizer "intimidar"). Ele negou ter pensamentos suicidas. Parecia motivado para melhorar. Em uma consulta posterior com a residente de psiquiatria, Carlos perguntou se as conversas eram confidenciais. Ao ser informado de que eram, admitiu, de forma hesitante, que se sentia sobrecarregado pelas novas relações com os colegas de faculdade. Ele disse: "No local onde cresci, todos eram dominicanos, mas na faculdade apenas eu sou". Também disse tranquilamente que talvez "gostasse de meninos em vez de meninas" e revelou dois episódios recentes de pânico "como quando era criança", os quais ocorreram em situações sociais, mas não quis entrar em detalhes sobre isso.

Após essas duas consultas iniciais, a psiquiatra sugeriu prolongar a avaliação para que pudessem otimizar uma estratégia de tratamento. Ela disse a Carlos que gostaria de compreender melhor seus sintomas de humor e ansiedade, e também a forma como ele se sentia sendo o primeiro da família a ir para a faculdade (i.e., transições de papéis), além de falar um pouco mais sobre suas preocupações em relação à sua orientação sexual. Carlos também foi encaminhado para uma nova testagem psicopedagógica. A reavaliação psicopedagógica confirmou que suas capacidades de leitura e de escrita estavam muito abaixo do esperado para sua idade. Apontou ainda que as dificuldades de aprendizagem não podiam ser atribuídas a transtorno do desenvolvimento intelectual, falta de correção da acuidade visual ou auditiva, adversidade psicossocial ou falta de proficiência no idioma de instrução acadêmica. A conclusão da avaliação foi que Carlos apresentava dificuldades específicas em fluência e compreensão de leitura, bem como em ortografia e expressão escrita.

Discussão

Carlos apresenta uma história de TDAH diagnosticado na infância. Ele também parece ter ansiedade e crises de pânico que reapareceram na faculdade. Sua ansiedade/pânico prévia não foi identificada pelo pediatra (embora tenha sido diagnosticada como *ataque de nervos* e tratada por um curandeiro tradicional na comunidade). Ele também parece ter um episódio depressivo maior de início recente, de intensidade leve, no contexto de estressores relacionados a aculturação, transição para a faculdade e incertezas sobre a orientação sexual.

Quando Carlos foi avaliado pela primeira vez, aos 9 anos, os critérios do DSM-IV exigiam seis dos nove sintomas listados em qualquer uma das duas categorias: desatenção ou hiperatividade/impulsividade (bem como início antes dos 12 anos). Ele foi diagnosticado com TDAH tipo combinado, o que indica que o clínico especializado identificou pelo menos seis sintomas em cada uma dessas esferas.

Atualmente, Carlos está com 19 anos, e o relato de caso indica que ele pode ter cinco sintomas diferentes de desatenção e dois sintomas relacionados à hiperatividade-impulsividade, o que parece indicar uma melhora sintomática. A remissão parcial de TDAH é comum com a idade, especialmente no que se refere aos sintomas de hiperatividade. Nos parâmetros do DSM-IV, o TDAH de Carlos estaria em remissão. O DSM-5 tem um limiar menor de cinco sintomas em ambas as categorias, em vez de seis, de modo que Carlos continuaria preenchendo os critérios sintomáticos para TDAH.

A ansiedade e a depressão de Carlos poderiam até mesmo estar causando sua desatenção; no entanto, um TDAH não pode ser diagnosticado se houver uma probabilidade maior de outra explicação. Carlos parece ter tido TDAH na infância, mas aquela avaliação não revelou sintomas que foram identificados pelo curandeiro local como *ataques de nervos*.

Além de tentar esclarecer a causa de sua desatenção (e se ele realmente tem TDAH), a avaliação atual pode também explorar a perspectiva de Carlos sobre ser o primeiro da família a ir para a faculdade e sobre sua identidade como o "único dominicano no *campus*". Também seria útil explorar com cuidado as questões relacionadas à sua orientação sexual. Isso pode incluir sentimentos e fantasias sexuais, os gatilhos para seus ataques de pânico recentes e suas opiniões (e as da família) sobre o comportamento homossexual. O relato de caso menciona que familiares de Carlos são católicos praticantes e que buscaram um curandeiro tradicional para tratar os seus *ataques de nervos*. Seria útil compreender como Carlos e a família combinam aspectos do catolicismo e das religiões afro-caribenhas; essa compreensão pode esclarecer a perspectiva de Carlos sobre todas as suas preocupações, incluindo a ansiedade, a depressão e o "gostar de meninos".

Carlos pode muito bem ter transtornos do humor e de ansiedade concomitantes ao TDAH. Problemas acadêmicos são comuns no TDAH, mesmo na ausência de algum transtorno específico da aprendizagem, embora esses transtornos também seja comórbidos com TDAH. Ainda antes de sua nova avaliação psicológica, Carlos parecia apresentar múltiplas questões em sua história que aumentam a probabilidade de um transtorno específico da aprendizagem. Sua fala no idioma materno, o espanhol, foi atrasada; sua leitura foi lenta tanto em espanhol como em inglês; e ele recebeu (e prosperou dessa forma) auxílio educacional no ensino médio. Tudo isto aponta para um transtorno específico da aprendizagem, assim como sua história familiar positiva para deficiência de aprendizagem.

A avaliação psicopedagógica anterior de Carlos não confirmou um transtorno da aprendizagem porque ele não satisfez a discrepância necessária entre QI e desempenho escolar para um diagnóstico de transtorno específico da aprendizagem. Com base em uma década a mais de evidências, o DSM-5 eliminou esse critério de discrepância para transtorno específico da aprendizagem. Essa alteração nos critérios justifica o encaminhamento de pacientes adolescentes mais velhos para reavaliação.

A nova realização de testes psicológicos indicou um transtorno específico da aprendizagem moderadamente grave. Como as dificuldades de aprendizagem de Carlos se iniciaram quando ele estava em idade escolar e continuam a causar prejuízo acadêmico, ele satisfaz os critérios diagnósticos do DSM-5 para esse transtorno. Com a documentação de ambos TDAH e transtorno específico da aprendizagem, Carlos conseguirá ter acesso a auxílio educacional/acadêmico especial, o que deve permitir que ele prossiga seus estudos na faculdade com mais afinco.

Diagnóstico

- Transtorno depressivo maior, leve, episódio único.
- História de transtorno de pânico; excluir atual.
- História de TDAH com apresentação predominantemente desatenta, de gravidade leve a moderada; excluir atual.
- Transtorno específico da aprendizagem, com prejuízos na leitura (fluência e compreensão) e na expressão escrita (ortografia e organização da expressão escrita), todos, atualmente, de gravidade moderada.

Leituras recomendadas

Adelson SL, American Academy of Child and Adolescent Psychiatry (AACAP) Committee on Quality Issues (CQI): Practice parameter on gay, lesbian, or bisexual sexual orientation, gender nonconformity, and gender discordance in children and adolescents. J Am Acad Child Adolesc Psychiatry 51(9):957–974, 2012.

Aggarwal NK, Lewis-Fernández R: An introduction to the Cultural Formulation Interview. Focus 18(1):77–82, 2020

Morgan PL, Staff J, Hillemeier MM, et al: Racial and ethnic disparities in ADHD diagnosis from kindergarten to eighth grade. Pediatrics 132(1):85–93, 2013.

Pham AV, Riviere A: Specific learning disorders and ADHD: current issues in diagnosis across clinical and educational settings. Curr Psychiatry Rep 17(6):38, 2015.

CASO 1.4

Problemas escolares

ARDEN D. DINGLE, M.D.

Daphne, uma menina de 13 anos no 9º ano do ensino fundamental, foi levada para avaliação psiquiátrica devido a problemas acadêmicos e comportamentais. Suas maiores dificuldades eram relacionadas a começar e terminar tarefas escolares e seguir instruções, além de ter recebido notas baixas em matemática. Quando solicitada a completar tarefas, Daphne discutia e ficava irritável. Ela passou a ser cada vez mais resistente em ir à escola, pedindo para ficar em casa com a mãe. Essas dificuldades eram evidentes desde o início da infância, mas pioraram muito este ano. Como Daphne ficava cada vez mais desconfortável, seus pais passaram a exigir menos dela para realizar as atividades que a incomodavam.

Testes psicológicos indicaram que a inteligência de Daphne estava acima da média, seu rendimento escolar estava adequado à idade em todas as matérias (exceto em matemática) e havia alguma dificuldade nas habilidades visuoespaciais. Os resultados dos testes foram compartilhados com a escola, que ofereceu uma tutoria adicional. Daphne compareceu a apenas algumas sessões, alegando que elas não ajudavam. Seus pais entraram em contato com os conselheiros da escola e os professores de Daphne, solicitando outros serviços para auxiliá-la. Eles ouviam repetidamente que a filha precisava ser mais assertiva e pedir ajuda; vários professores comentaram que ela deveria ser mais motivada e se esforçar mais. Alguns anos antes, seu pediatra havia dado a Daphne o diagnóstico de TDAH e receitado um estimulante, que ela usou durante uma semana, mas seus pais pararam de administrá-lo porque ela parecia agitada.

Em casa, a supervisão intensa dos pais em relação às tarefas escolares frequentemente levava a discussões com choro e gritaria. Seu comportamento e suas atitudes eram mais evidentes quando ela estava fora da escola. Ela tinha duas amigas de longa data, mas não fez novos amigos íntimos em vários anos. Em grupos com outras crianças, ela preferia jogar com aqueles mais jovens do que ela. Quando seus amigos escolhiam a atividade ou não seguiam suas regras, ela normalmente se retraía. Em geral, permanecia quieta em grupos e na escola, mas era mais interativa em meio a familiares e com pessoas que ela conhecia bem.

Desde o início da infância, Daphne tinha dificuldade em pegar no sono, necessitando de uma luz acesa à noite e que seus pais a tranquilizassem. Reconhecendo que mudanças a incomodavam, os pais raramente a forçavam a realizar novas atividades. Ela se comportava bem durante o verão, que passava com os avós. Seus pais relataram que não havia nenhum trauma ou estressor em particular, nem problemas médicos ou de desenvolvimento. Daphne começou a menstruar cerca de dois meses antes da avaliação. Sua história familiar era relevante no que diz respeito a parentes de primeiro e de segundo graus com transtornos do humor, de ansiedade e da aprendizagem.

Na primeira consulta, Daphne estava tímida e tensa. Fez pouco contato visual e teve dificuldade em falar sobre qualquer coisa que não fosse sua coleção de cavalos de plástico. Após 15 minutos ela ficou mais confortável, revelando que não gostava da escola porque exigia muito trabalho. Ela achava que as outras crianças pareciam não gostar dela porque ela era burra e não falava sobre roupas e namorados. Algumas vezes eles faziam piadas a respeito dela e começavam a rir sempre que o professor a chamava. Havia vários colegas com interesses semelhantes em animais, com os quais ela almoçava, mas não conseguia relaxar, nem acreditar que eles realmente queriam ser seus amigos. Daphne sempre tinha medo de cometer erros, de tirar notas baixas e de desapontar as outras pessoas. Algumas vezes ela estava tão preocupada com o que dizer ou fazer que não prestava atenção nos colegas, nem nos professores, e com frequência tinha dificuldade em tomar uma decisão, com medo de não estar certa. Ela era incapaz de identificar quaisquer pontos positivos ou aspectos de sua vida que estivessem indo bem. Ela desejava ter mais amigos, queria ser mais inteligente e, pelo que conseguia se lembrar, sempre se sentiu assim. Essas dificuldades a deixavam triste, mas negava sentimentos depressivos persistentes ou pensamentos suicidas. Ela parecia ansiosa, mas ficou animada ao falar sobre sua coleção de miniaturas de cavalos, seus amigos de longa data e sua família.

Discussão

Daphne tem sintomas de desatenção, ansiedade, dificuldades acadêmicas, relacionamento limitado com colegas e baixa autoestima que estão causando sofrimento e comprometimento em seu funcionamento. Biologicamente, ela está passando pelas mudanças hormonais da puberdade, tendo como pano de fundo uma história familiar de transtornos do humor, de ansiedade e da aprendizagem. Psicologicamente, está vivendo com a crença de que é inadequada, provavelmente em conexão com as dificuldades atuais acadêmicas e sociais. Em termos de desenvolvimento, seu funcionamento emocional e social parece estar um pouco atrasado, com interesses e estratégias de enfrentamento de uma idade menor do que a esperada. Socialmente, tem um ambiente familiar acolhedor que se destaca pela proteção a ela, possivelmente interferindo na aquisição de habilidades relacionadas à independência e à autonomia. Enquanto isso, o sistema educacional não proporcionou o apoio necessário para que Daphne obtivesse sucesso acadêmico.

Os problemas acadêmicos de Daphne podem ser explicados, em parte, por um transtorno específico da aprendizagem com prejuízo na matemática. Ela tem dificuldades persistentes nessa área, evidenciadas pela testagem que demonstrou que seu desempenho é inferior ao seu nível intelectual e à sua idade cronológica. Seu rendimento escolar em outras áreas acadêmicas e seu nível de funcionamento adaptativo, de modo geral, parecem ser adequados à idade, indicando que sua inteligência global e seu funcionamento adaptativo são normais e que ela não apresenta transtorno do desenvolvimento intelectual.

Pode ser difícil distinguir entre transtornos de ansiedade e do humor em indivíduos da idade de Daphne. Neste caso, um transtorno de ansiedade é mais provável porque os sintomas são crônicos e persistentes em vez de episódicos, como costuma ocorrer com sintomas depressivos. A tristeza de Daphne está relacionada à sua sensação de insucesso e à preocupação com sua competência. Com a exceção de uma perturbação do sono, ela não apresenta sintomas neurovegetativos. Sua dificuldade em dormir parece fundada em ansiedade, assim como sua inaptidão social, sua relutância em se submeter às demandas escolares e sua reação exagerada quando se depara com tarefas indesejadas. Além da ansiedade em relação a suas capacidades, ela parece estar preocupada com segurança, o que pode explicar seu aspecto tenso. Ela lida com a ansiedade evitando ou controlando atividades. Embora algumas de suas preocupações sejam compatíveis com outros transtornos de ansiedade, como transtorno de ansiedade social ou transtorno de ansiedade de separação, suas angústias vão além dessas esferas. Devido ao âmbito global de sua ansiedade, o diagnóstico mais adequado é transtorno de ansiedade generalizada (TAG).

O TAG é caracterizado por preocupação e ansiedade excessivas persistentes. Os critérios sintomáticos incluem inquietação, má concentração, irritabilidade, tensão muscular, perturbação do sono e cansaço fácil. Embora três dos seis critérios sejam necessários para adultos, um diagnóstico de TAG pode ser estabelecido para crianças com apenas um sintoma além de ansiedade e preocupação excessivas.

Dificuldades sociais são comuns em crianças e adolescentes, sobretudo entre os que apresentam transtornos psiquiátricos. As questões de Daphne estão relacionadas à sua ansiedade quanto a ser competente e ao desejo de que os outros gostem dela. As atribulações acadêmicas e a ansiedade retardaram seu desenvolvimento, tornando-a emocional e socialmente imatura.

Sua imaturidade poderia sugerir um TEA. Embora tenha dificuldade em iniciar interações sociais e apresentar reciprocidade com colegas (apresentou baixo contato visual durante o exame), não tem problemas de comunicação, nem rigidez ou comportamentos estereotipados associados ao autismo. Seu comportamento melhora com a familiaridade, e ela expressa interesse em seus pares.

Suas habilidades de linguagem, fala e comunicação parecem ser adequadas em seu nível de desenvolvimento, tornando improvável a existência de transtornos nessas áreas.

O transtorno de oposição desafiante (TOD) também poderia ser considerado, uma vez que Daphne é resistente e não colabora na escola e em casa na hora de realizar seu trabalho escolar. Contudo, essa atitude não se repete em outras situações, e seus comportamentos não preenchem os requisitos para nível e frequência de sintomas do TOD. Eles são mais bem interpretados como uma manifestação de ansiedade e uma tentativa de lidar com ela.

Desatenção é um sintoma que ocorre em uma gama de diagnósticos. Indivíduos com TDAH têm problemas com atenção, impulsividade e/ou hiperatividade que ocorrem em vários contextos antes dos 12 anos de idade e causam prejuízo significativo. Embora Daphne tenha vários sintomas compatíveis com desatenção, eles parecem estar restritos ao ambiente escolar. Ela também não parece apresentar problemas significativos com comportamentos relacionados a impulsividade ou regulação de atividade. O TDAH deve permanecer uma possibilidade diagnóstica, mas outros diagnósticos explicam melhor as suas dificuldades.

As contribuições do ambiente para os problemas de Daphne não devem ser minimizadas. Seus diagnósticos psiquiátricos centrais – um transtorno específico da aprendizagem com prejuízo na matemática e TAG – não parecem ter sido adequadamente abordados em casa ou na escola. Com serviços mais adequados, Daphne provavelmente se sentiria menos ansiosa e com menos sofrimento emocional, além de ter muito mais chances de obter sucesso em seus trabalhos e permanecer em seu trajeto de desenvolvimento adequado.

Embora o relato de caso indique que o diagnóstico e o tratamento de Daphne demoraram, não sabemos muito sobre sua origem demográfica. Em geral, sabemos que os transtornos da aprendizagem em crianças costumam passar despercebidos, sobretudo nas crianças cujas famílias são pobres, membros de grupos historicamente marginalizados, imigrantes ou que vivem em circunstâncias adversas. Os pais de Daphne tentaram obter um diagnóstico (e tratamento) mais abrangente, aparentemente com pouco sucesso, e, embora seus esforços para protegê-la dos estressores fossem bem intencionados, podem ter impedido que ela obtivesse experiências bem-sucedidas e aumentasse seu senso de competência.

Seria útil compreender melhor a perspectiva de Daphne sobre sua ansiedade, seu desempenho acadêmico e qualquer outra coisa que ela considere interessante ou problemática. Ela ouviu comentários críticos negativos que podem ter se transformado em *bullying* e constrangimento. É provável que uma avaliação que analise especificamente essas experiências comuns não apenas encontre outros problemas, mas também seja considerada empática pelos pacientes, os quais podem, de outro modo, suportar em silêncio esses constrangimentos pessoais.

Diagnóstico

- Transtorno específico da aprendizagem com prejuízo na matemática.
- Transtorno de ansiedade generalizada.

Leituras recomendadas

Burenkova OV, Naumova OY, Grigorenko EL: Stress in the onset and aggravation of learning disabilities. Dev Rev 61:100968, 2021.

Creswell C, Waite P, Hudson J: Practitioner review: anxiety disorders in children and young people – assessment and treatment. J Child Psychol Psychiatry 61(6):628–643, 2020.

Fletcher JM, Grigorenko EL: Neuropsychology of learning disabilities: the past and the future. J Int Neuropsychol Soc 23(9–10):930–940, 2017.

Grigorenko EL, Compton DL, Fuchs LS, et al: Understanding, educating, and supporting children with specific learning disabilities: 50 years of science and practice. Am Psychol 75(1):37, 2020.

Strawn JR, Lu L, Peris TS, et al: Research review: pediatric anxiety disorders – what have we learnt in the last 10 years? J Child Psychol Psychiatry 62(2):114–139, 2021.

CASO 1.5
Inquietação e distração

ROBERT HASKELL, M.D.
JOHN T. WALKUP, M.D.

Ethan, um menino de 9 anos de idade, foi encaminhado para uma clínica psiquiátrica por seu professor, o qual percebeu que sua atenção estava diminuindo. Na época, Ethan estava na 5ª série de uma escola particular regular para meninos. O professor informou aos pais que, embora ele estivesse entre os melhores alunos da turma no outono, suas notas haviam caído durante o semestre de primavera. Ele tinha tendência a ficar inquieto e distraído quando o trabalho acadêmico começava a ficar mais complicado; desse modo, o professor sugeriu que os pais o submetessem a uma testagem neuropsicológica.

Em casa, segundo a mãe, Ethan parecia mais emotivo ultimamente: "Às vezes ele parece choroso, o que não é comum". Ela negou quaisquer dificuldades em casa e descreveu o marido, o filho, a filha de 8 anos e a si mesma como uma "família feliz". Ela percebeu, no entanto, que Ethan parecia apreensivo quanto a ficar sozinho. Ele ficou mais "carente" e, com frequência, seguia seus pais pela casa e odiava ficar sozinho em um aposento. Ethan também começou a ir para a cama dos pais no meio da noite, algo que nunca havia feito antes. Embora ele tivesse alguns bons amigos entre os vizinhos e na escola e gostasse que outras crianças frequentassem sua casa, se recusava a dormir na casa dos outros.

A mãe concordou que ele parecia mais inquieto e relatou ter percebido que ele frequentemente parecia sacudir os ombros, fazer caretas e piscar, o que ela interpretou como um sinal de ansiedade. Esses movimentos pioravam quando ele ficava cansado ou frustrado, mas sua frequência diminuía quando ele executava atividades calmas que exigiam concentração, como a prática de clarinete ou o dever de casa, sobretudo quando ela o ajudava.

Sua mãe também mencionou que Ethan havia subitamente se tornado "supersticioso". Sempre que passava por uma porta, movia-se para a frente e para trás até que tocasse os dois marcos da porta simultaneamente com as mãos, duas vezes, em rápida sucessão. Ela esperava que os hábitos mais evidentes de Ethan passassem até o verão, quando a família tirava suas férias anuais. Ela achava que era o momento certo de levá-los à Disneylândia, mas o pai de Ethan sugeriu levá-lo para uma pescaria ("programa de homem"), enquanto a esposa e a filha visitariam familiares em Nova York.

A mãe de Ethan diz que o filho "sempre foi fácil de lidar, mas sensível". Ele foi o resultado de uma gravidez planejada, sem complicações e atingiu todos os marcos de desenvolvimento no momento certo. Nunca teve história de problemas médicos, nem de infecções recentes, mas a mãe mencionou que ele começou a frequentar regularmente a enfermaria da escola reclamando de dores de barriga.

Durante o exame, Ethan revelou ser um menino de constituição delicada, com pele sardenta e cabelos louros. Estava um pouco inquieto, puxando as calças e mexendo-se no assento. Ouvir o relato da mãe sobre seus novos movimentos pareceu provocá-los, e o clínico percebeu também que Ethan eventualmente piscava com força, revirava os olhos e fazia barulhos de limpar a garganta. Ethan disse que às vezes se preocupava que "coisas ruins" acontecessem com seus pais. Suas preocupações, entretanto, eram vagas, e ele parecia temer apenas que ladrões invadissem sua casa à noite.

Discussão

Ethan apresenta um declínio em seu desempenho escolar, o que a família atribui a um grupo de sintomas de ansiedade cujo início é relativamente recente. Sente desconforto ao ficar sozinho, reluta em dormir na casa de outras pessoas, teme que coisas ruins aconteçam a seus pais e visita a enfermaria da escola com frequência. Aparentemente, ele preenche os critérios para transtorno de ansiedade de separação nos termos do DSM-5, cujos sintomas precisam persistir durante apenas um mês em crianças e adolescentes.

A mãe de Ethan também indica que ele se tornou mais inquieto. Ela associa o sacudir de ombros, as caretas e as piscadas ao início recente da ansiedade de separação. Nem os pais, nem o professor parecem reconhecer esses movimentos como tiques, que são movimentos não ritmados de curta duração e de início repentino. Ethan parece apresentar uma variedade de tiques, incluindo os observados pelo entrevistador: alguns motores (piscadas, sacudidas de ombros) e alguns vocais (zunidos, grunhidos, limpeza da garganta, fungadas, estalos). Os tiques podem ser simples – ou seja, durarem apenas milissegundos – ou complexos – com maior duração ou seguirem uma sequência de movimentos. Embora os tiques possam ter uma ampla variação durante o curso de um transtorno de tique, eles tendem a recorrer em um repertório específico em qualquer momento do transtorno.

O transtorno de tique específico (caso ocorra) é determinado pelo tipo e pela duração dos movimentos. No transtorno de Tourette, devem estar presentes ambos os tiques, motores e vocais, enquanto nos transtornos de tique motor ou vocal persistentes (crônicos), apenas tiques motores ou vocais estão presentes. Ethan apresenta uma mistura de tiques, mas, no momento da avaliação, eles estão presentes há cerca de seis meses – não o mínimo de um ano necessário para transtorno de Tourette ou transtorno de tique persistente. Portanto, Ethan é diagnosticado com transtorno de tique transitório.

Tiques ocorrem em 15 a 20% das crianças, e, aparentemente, de 0,6 a 1% desenvolvem transtorno de Tourette. Em média, os tiques surgem entre 4 e 6 anos de idade, atingem seu auge dos 10 aos 12 anos, e sua gravidade costuma diminuir durante a adolescência. Os tiques observados na idade adulta provavelmente estavam presentes na infância, mas não foram percebidos. Eles costumam se agravar com a ansiedade, a excitação e a exaustão e declinar durante atividades calmas ou que exijam concentração – motivo pelo qual a pescaria com o pai pode ser a melhor opção de Ethan para as férias de verão.

A ansiedade provavelmente explica a desatenção de Ethan na sala de aula. Embora o TDAH, subtipo desatento, não possa ser descartado, parece mais provável que tiques e ansiedade o deixem distraído, uma vez que ele não apresenta história anterior de desatenção ou hiperatividade. Seu sucesso no semestre de outono descarta um transtorno da aprendizagem, de modo que não há necessidade de testagem específica. (Como regra, a testagem deve sempre ser solicitada diante do tratamento de um problema confundidor como a ansiedade.)

Ethan manifesta rituais diante de portas, o que sugere transtorno obsessivo-compulsivo (TOC), um transtorno que costuma ocorrer de forma concomitante com a ansiedade e os transtornos de tique. Embora essa possibilidade possa ser mais bem explorada, um diagnóstico de TOC – como o de outros transtornos psiquiátricos – exige não apenas sintomas, mas também uma avaliação clínica que identifique os sintomas como causadores de sofrimento ou prejuízo. Sem informações adicionais sobre se os rituais têm impacto sobre ele, Ethan não preencheria os critérios para TOC.

Diagnóstico

- Transtorno de tique transitório.
- Transtorno de ansiedade de separação.

Leituras recomendadas

Martino D, Ganos C, Pringsheim TM: Tourette syndrome and chronic tic disorders: the clinical spectrum beyond tics. Int Rev Neurobiol 134:1461–1490, 2017.

Olfson M, Crystal S, Gerhard T, et al: Patterns and correlates of tic disorder diagnoses in privately and publicly insured youth. J Am Acad Child Adolesc Psychiatry 50(2):119–131, 2011.

Plessen KJ: Tic disorders and Tourette's syndrome. Eur Child Adolesc Psychiatry 22 (suppl 1):S55–S60, 2013.

Walkup JT, Ferrão Y, Leckman JF, et al: Tic disorders: some key issues for DSM-V. Depress Anxiety 27:600–610, 2010.

CAPÍTULO 2

Espectro da esquizofrenia e outros transtornos psicóticos

Introdução

JOHN W. BARNHILL, M.D.

A esquizofrenia é o transtorno psicótico prototípico. Além de ser a psicose mais comum, ela normalmente envolve anormalidades em todos os cinco domínios de sintomas enfatizados: alucinações, delírios, pensamento (discurso) desorganizado, comportamento motor grosseiramente desorganizado ou anormal (incluindo catatonia) e sintomas negativos. Assim como os transtornos do neurodesenvolvimento no DSM-5, a esquizofrenia é vista como um transtorno neuropsiquiátrico com aspecto genético complexo e curso clínico com propensão de início durante um estágio previsível de desenvolvimento. Enquanto os transtornos do neurodesenvolvimento tendem a se iniciar durante a infância, os sintomas da esquizofrenia costumam se desenvolver durante o final da adolescência e o início da idade adulta.

O diagnóstico de esquizofrenia passou por pequenas revisões no DSM-5. Por exemplo, devido à estabilidade diagnóstica limitada, à baixa confiabilidade e à baixa validade, os subtipos de esquizofrenia foram eliminados. Isso incluía categorias como tipo desorganizado, tipo paranoide e tipo residual.

Há muito tempo associada à esquizofrenia, a catatonia continua sendo um dos critérios diagnósticos potenciais para a maioria dos diagnósticos psicóticos – incluindo a esquizofrenia –, mas também pode ser designada como especificador para outras condições psiquiátricas e médicas (não psiquiátricas), que abrangem os transtornos depressivo e bipolar. "Catatonia com outra especificação" também pode ser diagnosticada quando os critérios forem inconclusivos ou incompletos para catatonia ou condição médica psiquiátrica ou não psiquiátrica comórbida.

O diagnóstico de esquizofrenia do DSM-5 continua a exigir a persistência de dois dos cinco critérios sintomáticos (delírios, alucinações, discurso desorganizado, comportamento desorganizado ou catatônico e sintomas negativos). Uma alteração relevante no DSM-5 foi a eliminação de um *status* especial para tipos específicos de delírios e alucinações, sendo que qualquer um deles anteriormente seria adequado para preencher os critérios sintomáticos para esquizofrenia. Uma segunda alteração era a exigência de que um dos dois critérios sintomáticos fosse um sintoma positivo, como delírios, alucinações ou discurso desorganizado.

Com base em uma pesquisa recente, o DSM-5-TR expandiu sua discussão sobre os impactos do estresse e das experiências do início da vida no desenvolvimento da esquizofrenia. Por exemplo, negligência e traumas precoces parecem ter associação com taxas aumentadas e maior gravidade da esquizofrenia. Da mesma forma, requerentes de asilo podem ter taxas mais elevadas, assim como os membros de minorias étnicas quando vivem em áreas com menores proporções de grupos étnicos. Vários tipos de trauma estão mais comumente implicados nessas taxas de esquizofrenia, incluindo discriminação, estigmatização e níveis reduzidos de suporte social.

Os critérios para o transtorno esquizoafetivo ficaram mais rígidos no DSM-5. Assim como ocorria no DSM-IV, um diagnóstico de transtorno esquizoafetivo exige que o paciente preencha critérios para esquizofrenia e tenha sintomas – seja de transtorno depressivo maior, seja de transtorno bipolar – concomitantes aos sintomas ativos de esquizofrenia. Do mesmo modo que ocorria anteriormente, é necessário um período de duas semanas de delírios ou alucinações sem sintomas proeminentes de humor. A mudança significativa no DSM-5 é que os critérios para um transtorno do humor maior deveriam ser preenchidos durante a maior parte da duração total das fases ativa e residual da doença. Portanto, o diagnóstico esquizoafetivo do DSM-5 requer mais atenção ao curso longitudinal do que anteriormente. Além disso, espera-se que a exigência diagnóstica de que os sintomas de humor principais estejam presentes durante a maior parte do curso do transtorno psicótico (o que inclui tanto a fase ativa como a fase residual) conduza a uma redução significativa na quantidade de pessoas que preenchem os critérios para transtorno esquizoafetivo.

O transtorno delirante continua voltado para a presença de delírios na ausência de outros sintomas ativos de esquizofrenia, de transtornos depressivo ou bipolar, e por uso de substância pertinente. Delírios bizarros estão agora incluídos como critérios sintomáticos para transtorno delirante, enquanto delírios, que são considerados parte do transtorno dismórfico corporal (TDC) e do transtorno obsessivo-compulsivo (TOC), não devem levar a um diagnóstico de transtorno delirante, e sim a um diagnóstico primário ou de TDC ou de TOC, junto com o especificador "*insight* ausente/crenças delirantes".

O transtorno psicótico breve e o transtorno esquizofreniforme permaneceram essencialmente inalterados no DSM-5. Eles se diferenciam da esquizofrenia primariamente com base na duração dos sintomas, com episódio psicótico breve se referindo a pessoas que apresentam sintomas por menos de um mês, e esquizofreniforme se referindo a pessoas com sintomas que duram de um a seis meses. O DSM-5-TR discute as evidências indicativas de que o episódio psicótico breve costuma ter um prognóstico favorável, apesar das taxas de recaída, que podem ser de mais de 50%. Da mesma forma, embora a maioria das pessoas com um diagnóstico esquizofreniforme provisório receba posteriormente um diagnóstico de esquizofrenia ou de transtorno esquizoafetivo, um terço delas parece se recuperar dentro do período de seis meses.

Neste capítulo, não são abordados especificamente os casos que envolvem apresentações atípicas ou incompletas ou que abrangem situações como as de pronto-socorro, em que as informações costumam ser incompletas. No DSM-5, essas categorias diagnósticas são chamadas de "outro transtorno do espectro da esquizofrenia e outro transtorno psicótico especificado", "catatonia não especificada" e "transtorno do espectro da esquizofrenia e outro transtorno psicótico não especificado".

Essas categorias de "outros especificados" e "não especificados" refletem a realidade de que pensamentos, sentimentos e comportamentos humanos se encontram em um contínuo, assim como seus transtornos, e são opções diagnósticas em grande parte do DSM-5. Essas zonas cinzentas de diagnóstico são especialmente importantes no que se refere aos transtornos do espectro da esquizofrenia. Para muitos indivíduos que desenvolvem uma doença crônica como esquizofrenia ou transtorno esquizoafetivo, há um período no qual eles começam a apresentar sintomas, mas ainda não são diagnosticados. Foi proposto tratar essa questão no DSM-5, criando-se um novo diagnóstico: *síndrome psicótica atenuada*. Psiquiatras ainda não conseguem predizer com certeza quais pacientes têm maior probabilidade de desenvolver sintomas totalmente psicóticos, mas essa predição é precisa o suficiente para que a síndrome seja mencionada em dois locais. No primeiro deles, a síndrome psicótica atenuada pode ser usada como um especificador no capítulo em questão, no qual estaria listada como "outro transtorno do espectro da esquizofrenia e outros transtornos psicóticos especificados (síndrome psicótica atenuada)". A condição também é discutida, de forma mais detalhada, no capítulo sobre "Condições para estudos posteriores" na Seção III do DSM-5.

Leituras recomendadas

Bailey T, Alvarez-Jimenez M, Garcia-Sanchez AM, et al: Childhood trauma is associated with severity of hallucinations and delusions in psychotic disorders: a systematic review and meta-analysis. Schizophr Bull 44:1111–1122, 2018.
Bromet EJ, Kotov R, Fochtmann LJ, et al: Diagnostic shifts during the decade following first admission for psychosis. Am J Psychiatry 168(11):1186–1194, 2011.
Fusar-Poli P, Cappucciati M, Bonoldi I, et al: Prognosis of brief psychotic episodes: a metaanalysis. JAMA Psychiatry 73(3):211–220, 2016.
Lieberman JA, Stroup TS, Perkins DO, Dixon LB (eds): American Psychiatric Association Publishing Textbook of Schizophrenia. Washington, DC, American Psychiatric Association Publishing, 2020.

CASO 2.1

Emocionalmente perturbada

CAROL A. TAMMINGA, M.D.

Felicia Allen era uma mulher solteira de 32 anos, levada ao pronto-socorro (PS) pela polícia após aparentemente ter tentado roubar um ônibus em Chicago. Como ela parecia ser uma "pessoa emocionalmente perturbada", foi solicitada uma avaliação psiquiátrica.

De acordo com o relatório da polícia, Felicia ameaçou o motorista com uma faca, assumiu o controle do ônibus de linha urbana quase vazio e causou uma colisão.

Uma história mais completa foi obtida junto a uma amiga de Felicia, que estava no ônibus, mas não havia sido presa. De acordo com o relato, elas embarcaram no ônibus a caminho de um *shopping center* próximo. Felicia ficou frustrada quando o motorista recusou suas notas de dólar, solicitando o valor exato. Ela remexeu em sua bolsa, mas em vez de procurar moedas, sacou uma faca de cozinha que carregava para proteção. O motorista fugiu, então ela sentou-se no lugar dele, conduziu o ônibus para o lado oposto da rua e colidiu com um carro estacionado.

Ao exame, notou-se que Felicia era uma jovem corpulenta, estava algemada e com um curativo na testa. Ela estava irrequieta e se balançava para a frente e para trás na cadeira, enquanto parecia estar resmungando consigo mesma. Ao ser perguntada sobre o que estava dizendo, fez contato visual momentâneo e apenas repetiu "Desculpe, desculpe". Não respondeu a outras perguntas.

Mais informações foram obtidas de um psiquiatra que havia ido ao PS logo após o acidente. Ele afirmou que Felicia e sua amiga eram residentes antigas do hospital psiquiátrico público onde ele trabalhava. Elas haviam recém-começado a receber bilhetes de ônibus semanais como parte de um esforço para a recuperação social; essa tinha sido a primeira viagem de ônibus da paciente sem a companhia de um funcionário do hospital.

De acordo com o psiquiatra, Felicia havia recebido um diagnóstico de "esquizofrenia paranoide resistente a tratamento com início na infância". Ela havia começado a ouvir vozes aos 5 anos de idade. Grande, forte, invasiva e psicótica, ela vinha sendo internada quase que constantemente desde os 11 anos. Suas alucinações auditivas em geral consistiam em uma voz crítica comentando seu comportamento. Seu pensamento era concreto, mas quando relaxada, conseguia ser autorreflexiva. Era motivada a agradar aos outros e afirmou várias vezes que seu maior objetivo era "ter meu próprio quarto na minha própria casa, com meus próprios amigos". O psiquiatra disse não ter certeza sobre o que a havia motivado a sacar uma faca. Ultimamente, ela não tinha alucinações e sentia-se menos paranoide, mas ele se questionava se ela estaria mais psicótica do que havia deixado transparecer. Era possível que ela estivesse apenas impaciente e irritada. O psiquiatra também achava que ela praticamente não tinha passado nenhum período de vida com desenvolvimento normal e, portanto, tinha muito pouca experiência com o mundo real.

Felicia estava sendo medicada com clozapina há um ano, com bons resultados para as alucinações auditivas. Embora tivesse ganhado 18 kg durante o uso do medicamento, tinha menos problemas para sair da cama pela manhã e seu nível de funcionamento era melhor. Ela esperava conseguir um emprego e viver de forma mais independente, e a viagem de ônibus era mais um passo nessa direção. Devido a essas melhoras e objetivos, ela insistia em continuar usando a clozapina apesar do ganho ponderal.

Discussão

Roubar um ônibus não é razoável e reflete a característica concreta do pensamento e a incapacidade de Felicia em lidar de forma eficiente com o mundo. Sua disfunção cognitiva a faz se comportar de maneira bizarra. Ela resmunga e fala consigo mesma, o que sugere alucinações auditivas, e vive em um hospital psiquiátrico público, o que indica transtorno mental grave e persistente.

Esquizofrenia, no DSM-5, requer pelo menos dois de cinco sintomas: delírios, alucinações, discurso desorganizado, comportamento desorganizado ou anormal e sintomas negativos. O funcionamento deve estar prejudicado, e sinais contínuos da doença devem persistir durante um período mínimo de seis meses. Mesmo sem outras informações sobre a história de Felicia, o diagnóstico de esquizofrenia é evidente.

A psicose da paciente se iniciou quando ela era criança. Sintomas de início precoce normalmente não são reconhecidos porque as crianças são propensas a encararem sua experiência psicótica como algo "normal". Identificar o sintoma (p. ex., ouvir vozes que não estão presentes) e associá-lo a um marco (p. ex., frequentar uma determinada série ou escola) pode ajudar o paciente adulto a reconhecer o início do sintoma retrospectivamente. Embora os sintomas e tratamentos sejam semelhantes para ambos os casos, a esquizofrenia com início na infância é, com frequência, mais grave do que a esquizofrenia com início na idade adulta. Sintomas psicóticos potentes são, por si sós, debilitantes, mas também destituem o jovem da aprendizagem social e do desenvolvimento cognitivo que ocorrem durante os anos críticos da infância.

O comportamento de Felicia no ônibus provavelmente reflete não apenas a psicose e a disfunção cognitiva que fazem parte da esquizofrenia, mas também sua experiência reduzida em contextos sociais da vida real. Além de tratar seus sintomas psicóticos com clozapina, a equipe psiquiátrica parece estar tentando remediar suas perdas ao conectá-la a uma "amiga" e ao organizar o passeio até o *shopping*. A equipe terapêutica também parece bastante ativa e envolvida, como indica a presença quase imediata do psiquiatra no PS após o incidente com o ônibus.

A esquizofrenia é um transtorno heterogêneo e afeta diversos domínios. Provavelmente há múltiplos tipos de esquizofrenia, diferenciados por identificadores ainda desconhecidos. Devido à insuficiência de evidências de validade, o DSM-5 aboliu categorias como esquizofrenia tipo paranoide. Em vez disso, ele esboça várias formas pelas quais o diagnóstico pode ser subcategorizado. Uma delas é por meio da atividade geral e da cronicidade dos sintomas (p. ex., primeiro episódio ou episódios múltiplos; em episódio agudo, em remissão parcial ou em remissão completa). Outra forma de categorização é a avaliação da gravidade de cada um dos cinco sintomas essenciais de esquizofrenia, por meio de uma escala de 0 a 4.

Por exemplo, Felicia conseguiu tentar um passeio com uma "amiga", e seu psiquiatra do hospital chegou ao PS rapidamente. Isso pode refletir um programa de tratamento engajado e ativo, mas quando combinado com sua atitude escusatória e o relato de seus esforços para obter independência, eles provavelmente indicam uma ausência relativa de sintomas negativos como anedonia, círculos sociais reduzidos e alogia. Esse comportamento dirigido a atividades é incomum em pacientes com esquizofrenia e sugere que ela não está deprimida. É difícil determinar a capacidade cognitiva da paciente sem a realização de testes. Seu pensamento obviamente concreto é representado por uma incapacidade de compreender o processo de pagar pela viagem de ônibus ou de abstrair deixas comportamentais. É difícil determinar, a partir deste relato, se ela tem as características adicionais referentes a prejuízos na memória operacional semelhantes à esquizofrenia ou referentes à disfunção de atenção, mas ela deveria passar por testes. O treinamento e a remediação cognitiva podem ser especialmente úteis, e a cognição pode ser testada com o uso de uma escala como a Brief Assessment of Cognition in Schizophrenia.

Além de avaliar a extensão dos sintomas positivos, é crucial para a área da psiquiatria compreender melhor, categorizar e acompanhar os sintomas negativos e a disfunção cognitiva da esquizofrenia. Embora as intervenções mais eficazes para a esquizofrenia estejam há muito tempo relacionadas a medicamentos antipsicóticos que amenizam os sintomas positivos, tratamentos futuros provavelmente se concentrarão cada vez mais nas perturbações comportamentais, cognitivas e emocionais específicas que também fazem parte integral da esquizofrenia.

Diagnóstico

- Esquizofrenia, episódios múltiplos, atualmente em episódio agudo.

Leituras recomendadas

Heckers S, Barch DM, Bustillo J, et al: Structure of the psychotic disorders classification in DSM 5. Schizophr Res 150(1):11–14, 2013.

Lieberman JA, Stroup TS, Perkins DO, Dixon LB (eds): American Psychiatric Association Publishing Textbook of Schizophrenia. Washington, DC, American Psychiatric Association Publishing, 2020.

Tandon R, Gaebel W, Barch DM, et al: Definition and description of schizophrenia in the DSM-5. Schizophr Res 150(1):3–10, 2013.

CASO 2.2

Cada vez mais estranho

WILLIAM S. STONE, Ph.D.
MING T. TSUANG, M.D., Ph.D., D.Sc.

Gregory Baker era um jovem afro-americano de 20 anos, levado ao PS pela polícia do *campus* universitário de onde havia sido suspenso vários meses antes. A polícia foi chamada por um professor, o qual relatou que Gregory havia entrado na sala de aula gritando "Eu sou o Coringa, estou procurando o Batman". Quando Gregory se recusou a deixar o local, o professor chamou os seguranças.

Embora Gregory tivesse um bom desempenho escolar na adolescência, seu comportamento ficou cada vez mais estranho no ano anterior. Ele parou de se encontrar com os amigos e passava a maior parte do tempo deitado na cama olhando para o teto. Ele vivia com vários familiares, mas raramente falava com eles. Foi suspenso da faculdade por faltas. Sua irmã afirmou que o havia visto várias vezes murmurando baixinho para si mesmo e percebeu que, às vezes, à noite, ele parava no telhado da casa e mexia os braços como se estivesse "conduzindo uma orquestra". Ele negou ter intenção de pular do telhado ou de ter pensamentos de autoagressão, mas afirmou que se sentia livre e em sintonia com a música quando estava no telhado. Embora seu pai e sua irmã tentassem encorajá-lo a marcar um atendimento com alguém no departamento de saúde para estudantes da universidade, Gregory nunca havia se consultado com um psiquiatra, nem passado por internação hospitalar anterior.

Durante os meses que antecederam o incidente, Gregory ficou cada vez mais obcecado por uma amiga, Anne, que morava na mesma rua. Embora ele insistisse em afirmar para a família que estavam noivos, Anne informou à irmã de Gregory que eles mal haviam conversado e que decididamente não estavam namorando. A irmã também relatou que ele havia escrito várias cartas para Anne, mas nunca as havia enviado; em vez disso, elas simplesmente se empilhavam em sua escrivaninha.

Seus familiares afirmaram que, pelo que sabiam, ele nunca havia usado substâncias ilícitas, nem álcool, e seu exame toxicológico resultou negativo. Ao ser perguntado sobre o uso de drogas, Gregory pareceu zangado e não respondeu.

Durante o exame no PS, Gregory aparentava ter bons cuidados pessoais de higiene e, de modo geral, não era cooperativo. Parecia contido, resguardado, desatento e preocupado. Zangou-se quando a equipe do PS levou o jantar a ele. Insistiu em voz alta que toda a comida do hospital estava envenenada e que só beberia um tipo específico de água engarrafada. Percebeu-se que ele tinha delírios paranoides, românticos e de grandiosidade. Ele parecia estar internamente preocupado, embora negasse alucinações. Relatou sentir-se "mal", mas negou depressão e não apresentava perturbações do sono, nem de apetite. Sua orientação era adequada em relação a pessoas e espaços, mas menos em relação ao tempo. Ele se recusou a fazer testes cognitivos formais. Seu *insight* e julgamento foram considerados ruins.

A avó de Gregory morrera em um hospital psiquiátrico público onde viveu durante 30 anos. Seu diagnóstico era desconhecido. Sua mãe era relatada como "louca"; ela havia abandonado a família quando Gregory era jovem, e ele foi criado pelo pai e pela avó paterna.

Por fim, Gregory concordou em ser internado na unidade psiquiátrica, afirmando: "Não me importo de ficar aqui. Provavelmente Anne já esteja aqui, então posso passar meu tempo com ela".

Discussão

O caso de Gregory envolve um cenário bastante familiar no qual um jovem com funcionamento elevado sofre um declínio significativo. Além de ter delírios paranoides, românticos e de grandiosidade, Gregory parece estar reagindo a estímulos internos (i.e., alucinações auditivas) e demonstrando sintomas negativos (passar o dia deitado na cama). Esses sintomas persistiram e se intensificaram ao longo do ano anterior. A história não indica medicamentos, substâncias de abuso, nem outros distúrbios médicos ou psiquiátricos que poderiam causar esses sintomas. Portanto, ele satisfaz os critérios do DSM-5 para esquizofrenia. Embora uma história familiar de transtorno psiquiátrico não seja um requisito para seu diagnóstico, a mãe e a avó de Gregory parecem também ter desenvolvido transtornos mentais importantes.

Contudo, a esquizofrenia é um transtorno heterogêneo. Por exemplo, os sintomas psicóticos mais proeminentes de Gregory são delírios. Outro indivíduo com esquizofrenia poderia apresentar, de forma mais evidente, desorganização do discurso e do comportamento, sem nenhum delírio. O DSM-5 tenta lidar com essa heterogeneidade fomentando um ponto de vista dimensional em vez de assumir uma perspectiva categórica. Em outras palavras, em vez de esclarecer se o paciente tem esquizofrenia "paranoide" ou "desorganizada", o DSM-5 encoraja avaliação de uma variedade de especificadores. Um especificador importante, o de curso, requer uma avaliação longitudinal para determinar se é o primeiro episódio ou se são episódios múltiplos, bem como se é um caso de episódio agudo, em remissão parcial ou em remissão completa.

O DSM-5 solicita uma pontuação específica dos sintomas. Por exemplo, o episódio atual está acompanhado de catatonia? Em uma escala de cinco pontos (de 0 a 4), qual é a gravidade de cada um dos cinco sintomas cardeais de esquizofrenia? O DSM-5 também encoraja uma avaliação nos domínios de cognição, mania e depressão. Por exemplo, alguns comportamentos de Gregory (p. ex., interromper uma aula para declarar sua identidade como o Coringa) podem parecer sintomáticos de mania, mas não são acompanhados por perturbações no sono, no humor ou no nível de atividade. De modo análogo, Gregory disse que se sentia "mal", mas não deprimido. Essas observações clínicas provavelmente distinguem o caso de Gregory das outras subcategorias de indivíduos com esquizofrenia. Conforme citado, Gregory se negou a realizar uma avaliação cognitiva. Embora isso não colabore para o diagnóstico formal, os déficits cognitivos, como os sintomas negativos, contribuem muito para as diferenças individuais na esquizofrenia e para diferenças em desfechos clínicos e capacidades funcionais.

O diagnóstico de esquizofrenia pode ser obtido sem avaliar esses especificadores de gravidade. Ainda assim, o uso de pontuações dimensionais melhora a capacidade de avaliar Gregory quanto à presença de sintomas fundamentais de esquizofrenia de um modo mais personalizado. A inclusão de dimensões que atravessam categorias diagnósticas facilitará o desenvolvimento de um diagnóstico diferencial que inclui transtorno bipolar e transtorno esquizoafetivo. Essas avaliações podem esclarecer o prognóstico funcional de Gregory nas principais áreas da vida (p. ex., opções de moradia ou vínculos empregatícios). Por fim, a repetição de avaliações dimensionais pode facilitar uma compreensão longitudinal da sintomatologia de Gregory, de seu desenvolvimento e das prováveis respostas ao tratamento.

Diagnóstico

- Esquizofrenia, primeiro episódio, atualmente em episódio agudo.

Leituras recomendadas

Andreasen NC: The core dimensions of schizophrenia, in New Oxford Textbook of Psychiatry, 3rd Edition. Edited by Geddes JR, Andreasen NC, Goodwin GM. New York, Oxford University Press, 2020, pp 565–573.

Green MF, Horan WP, Lee J: Nonsocial and social cognition in schizophrenia: current evidence and future directions. World Psychiatry 18(2):146–161, 2019.

Stone WS, Faraone SV, Tsuang MT: Schizoaffective and schizotypal disorders/acute and transient psychotic disorders, in New Oxford Textbook of Psychiatry, 3rd Edition. Edited by Geddes JR, Andreasen NC, Goodwin GM. New York, Oxford University Press, 2020, pp 609-618.

CASO 2.3
Alucinações de natureza espiritual

LIANNE K. MORRIS SMITH, M.D.
DOLORES MALASPINA, M.D., M.P.H.

Hakim Coleman, um veterano do exército norte-americano de 25 anos que ingressou em uma faculdade comunitária, se apresentou no PS com a namorada e a irmã. Ao exame, observou-se que ele era um jovem alto, magro e bem-arrumado e que usava óculos. Falava suavemente, com uma latência de discurso aumentada. Seu afeto estava embotado, exceto quando ficou ansioso ao discutir seus sintomas.

Hakim afirmou ter ido ao PS por sugestão da irmã e disse valer a pena fazer um "*checkup* geral" devido a vários dias com "enxaquecas" e "alucinações de natureza espiritual" que persistiam há três meses. Sua dor de cabeça consistia em sensações "agudas, penetrantes" em várias regiões bilaterais na cabeça e uma sensação de "campainha" ao longo da linha média do encéfalo que parecia piorar quando ele pensava em seus vícios.

Hakim descreveu seus vícios como "álcool, cigarros, desrespeito aos pais, garotas". Ele negava culpa, ansiedade ou preocupação com quaisquer obrigações militares durante sua missão no Iraque, embora sua irmã dissesse que as responsabilidades militares eram de natureza confidencial. Ele tinha entrado para uma igreja evangélica quatro meses antes no contexto de estar "envolto em culpa" devido a "todas as coisas que tinha feito". Há três meses começou a "ouvir vozes tentando me fazer sentir culpado" quase todos os dias. A última alucinação auditiva havia sido no dia anterior. Durante os últimos meses, ele ficou mais retraído e percebeu que estranhos estavam comentando sobre seus pecados anteriores.

Hakim acreditava que suas enxaquecas e sentimentos de culpa poderiam ser decorrentes da abstinência de álcool. Por vários anos esteve acostumado a beber três ou quatro latas de cerveja durante a maior parte da semana, até "parar", quatro meses antes, depois de começar a frequentar a igreja. Ele ainda bebia "uma ou duas cervejas" semana sim, semana não, mas depois se sentia culpado. Negou sintomas de abstinência de álcool, como tremores e sudorese. Ele costumava fumar maconha até duas vezes por mês durante anos, mas parou totalmente quando se afiliou à igreja. Ele negava o uso de outras drogas ilícitas, exceto por um único uso de cocaína, sem ocorrências especiais, três anos antes. Às vezes dormia apenas algumas poucas horas e relatava pesadelos. De resto, Hakim negava sintomas depressivos, maníacos ou psicóticos e ideação violenta.

Em relação ao transtorno de estresse pós-traumático (TEPT), o resultado de Hakim na PTSD Checklist for DSM-5 (PCL-5) de 20 itens estava abaixo do escore de corte (entre

31 e 33 de 80) que indicaria um provável TEPT em veteranos de guerra. Ele negava que sua experiência militar tivesse sido incomum ou especialmente assustadora, terrível ou traumática. Quanto a outros estressores, sentia-se sobrecarregado por suas responsabilidades atuais, as quais incluíam frequentar aulas e atividades quase diárias na igreja. No início do ano acadêmico, só tirava notas A, mas agora tirava notas B e C.

A namorada e a irmã do paciente foram entrevistadas separadamente. Elas concordaram que Hakim havia se tornado socialmente isolado e quieto, quando antes era divertido e extrovertido. Ele também nunca havia sido particularmente religioso antes desse episódio. Sua irmã acreditava que Hakim havia sofrido uma "lavagem cerebral" pela igreja. A namorada, no entanto, o acompanhava nas cerimônias religiosas e relatou que vários membros da congregação a informaram que, embora eventualmente conversassem com novos membros que se sentiam culpados por seus comportamentos anteriores, nunca tinham lidado com alguém que tivesse sofrido alucinações, e, portanto, estavam preocupados com Hakim.

Um exame físico do paciente, incluindo um exame neurológico, não revelou nada digno de nota, assim como testes laboratoriais de rotina, um exame de nível de álcool no sangue e um exame toxicológico de urina. Uma tomografia computadorizada (TC) sem contraste de crânio foi normal.

Discussão

O diagnóstico diferencial para um jovem veterano militar com psicose de início recente e história de transtorno por uso de substância é amplo. As possibilidades primárias incluem um transtorno psicótico independente, TEPT, um transtorno do humor com características psicóticas, um transtorno psicótico induzido por substância, um transtorno psicótico devido a outra condição médica e uma síndrome cultural.

Embora sua condição de veterano e alguns sintomas sugiram TEPT, é importante reconhecer que esquizofrenia e TEPT são altamente comórbidas, com vários sintomas que ocorrem em ambos os diagnósticos. Pode haver muita confusão entre transtornos psicóticos independentes e TEPT, com a subidentificação de transtornos psicóticos, o que também pode ser precipitado por trauma. O TEPT pode incluir *flashbacks* com uma qualidade alucinatória, e a hipervigilância pode alcançar proporções paranoides. Ao mesmo tempo, um diagnóstico de TEPT exige um evento traumático e um agregado de sintomas característicos. Para Hakim, porém, os sintomas psicóticos são predominantes, e – apesar de ter servido em uma zona militar – ele nega experiências traumáticas significativas.

Hakim parece se enquadrar em um diagnóstico de transtorno esquizofreniforme, que difere de esquizofrenia por duas características básicas: a duração total do transtorno esquizofreniforme – incluindo as fases prodrômica, ativa e residual – é superior a um mês, mas inferior a seis meses. Diferentemente da esquizofrenia, não há critério que determine comprometimento social ou ocupacional. Tanto para transtorno esquizofreniforme quanto para esquizofrenia, o paciente deve preencher ao menos dois dos cinco critérios sintomáticos. Hakim descreve alucinações ("ouço vozes que tentam me fazer sentir culpado") e sintomas negativos (afeto embotado, abulia e isolamento social). O relato de caso não menciona delírios, nem desorganização do discurso ou do comportamento.

Embora irrelevante para os critérios do DSM-5, é de interesse o relato de Hakim a respeito de dois sintomas schneiderianos, além das alucinações auditivas: ideias de referência e possíveis alucinações cenestésicas com base na descrição de suas cefaleias atípicas ("campainha" no cérebro).

Vários outros transtornos devem ser considerados antes de concluir-se por um transtorno do espectro da esquizofrenia. Por exemplo, Hakim nega especificamente depressão e mania proeminentes, ambas as quais podem causar sintomas psicóticos. Várias condições médicas também podem causar psicose, mas elas também não parecem explicar a situação de Hakim.

O próprio paciente está convencido de que seus sintomas são decorrentes do uso de álcool. De fato, o álcool pode causar sintomas psicóticos, seja durante a intoxicação aguda, após o uso pesado prolongado ou durante a abstinência aguda, mas o hábito recente de beber de Hakim parece ser modesto, talvez "uma ou duas cervejas" a cada duas semanas. Ele nega ter apresentado sintomas de abstinência ou outras complicações. Suas alucinações começaram meses depois da redução do consumo de álcool, e os sintomas psicóticos persistiram durante meses. Além disso, seus testes laboratoriais, incluindo a situação hepática e o hemograma total, resultaram normais, o que seria incomum em pacientes que fazem uso crônico de álcool, que normalmente acompanha psicose induzida por essa substância ou sua abstinência significativa.

O uso crônico de maconha por Hakim poderia estar implicado no desenvolvimento da psicose, mas seu consumo da droga tem sido apenas esporádico, e ele aparentemente estava há meses sem usá-la antes do início das alucinações. Sua história é confirmada por um exame toxicológico negativo, o qual, em um usuário moderado a pesado, provavelmente seria positivo por uma a quatro semanas após a cessação.

As preocupações de Hakim com álcool e maconha aparentam estar vinculadas à culpa hiper-religiosa em vez de a um transtorno por uso de substância real. A possibilidade de uma condição médica foi considerada, mas seus testes laboratoriais normais e os resultados de seu exame físico não forneceram evidências para tanto.

Transtornos esquizofreniformes duram pelo menos um mês, mas menos de seis meses. Com relação a Hakim, seu período de um a dois meses iniciais de preocupação religiosa e ruminações de culpa seria considerado uma fase prodrômica. Os três meses anteriores à visita ao PS representariam a fase ativa da psicose. Como os sintomas psicóticos duraram de quatro a cinco meses e continuam, seria possível afirmar que ele apresenta transtorno esquizofreniforme provisório. Obviamente, todos os indivíduos que desenvolvem esquizofrenia passam por um período de seis meses no qual se poderia afirmar que eles apresentam transtorno esquizofreniforme, mas cerca de um terço das pessoas com transtorno esquizofreniforme não progride para esquizofrenia ou transtorno esquizoafetivo.

Outras três possibilidades diagnósticas que merecem ser mencionadas são TEPT, transtorno dissociativo e síndrome cultural compartilhada. O caso não aprofunda a experiência militar de Hakim; no entanto, embora ele negue a experiência de trauma, a vivência em uma zona de guerra ativa pode ser uma exposição traumática. Ele não relatou características sintomáticas de TEPT, mas não está claro o quanto a avaliação pesquisou sistematicamente a existência desses sintomas. Ao se levar em consideração que a esquiva é uma característica fundamental do TEPT – o que torna pouco provável que o paciente relatasse sintomas espontaneamente sem ser perguntado –, seria válido explorar a possibilidade com cuidado em todas as pessoas de risco elevado.

Os familiares de Hakim indicam que seus sintomas se iniciaram à época em que ele começou a frequentar uma igreja evangélica e se preocupam que ele possa ter sofrido uma "lavagem cerebral". O DSM-5 inclui uma categoria possivelmente pertinente, listada sob "outros transtornos dissociativos especificados", no capítulo sobre transtornos dissociativos. Esse diagnóstico é reservado para indivíduos que passam por uma perturbação de identidade devido à persuasão prolongada e coercitiva no contexto de experiências como prisão política de longo prazo ou recrutamento por seitas.

Também é possível que as crenças incomuns de Hakim sejam uma manifestação não patológica de crenças religiosas compartilhadas com outros membros de sua igreja.

Aparentemente, esses sintomas psicóticos surgiram antes de seu ingresso na igreja e podem o ter motivado a se filiar ao que, anteriormente, não despertava seu interesse. Além disso, embora fosse à igreja com frequência, não há evidências de que ele tivesse se vinculado a um culto ou a uma seita religiosa particularmente manipulativos. Outros membros da congregação também encaram suas alucinações como anômalas, indicando que suas noções não fazem parte de uma mentalidade religiosa ou cultural compartilhada.

O diagnóstico inicial de transtorno esquizofreniforme provisório é temporário. Um acompanhamento longitudinal vai esclarecer se os sintomas de Hakim serão atenuados ou se progredirão para um transtorno psicótico crônico.

Diagnóstico

- Transtorno esquizofreniforme (provisório).

Leituras recomendadas

Bromet EJ, Kotov R, Fochtmann LJ, et al: Diagnostic shifts during the decade following first admission for psychosis. Am J Psychiatry 168(11):1186–1194, 2011.

Heckers S, Barch DM, Bustillo J, et al: Structure of the psychotic disorders classification in DSM 5. Schizophr Res 150(1):11–14, 2013.

O'Conghaile A, DeLisi LE: Distinguishing schizophrenia from posttraumatic stress disorder with psychosis. Curr Opin Psychiatry 28(3):249–255, 2015.

Prins A, Bovin MJ, Smolenski DJ, et al: The Primary Care PTSD Screen for DSM-5 (PC-PTSD-5): development and evaluation within a veteran primary care sample. J Gen Intern Med 31(10):1206–1211, 2016.

Wortmann JH, Jordan AH, Weathers FW, et al: Psychometric analysis of the PTSD Checklist-5 (PCL-5) among treatment-seeking military service members. Psychol Assess 28(11):1392–1403, 2016.

CASO 2.4

Controle da mente

RAJIV TANDON, M.D.

Itsuki Daishi, um estudante de engenharia de 23 anos vindo do Japão, foi encaminhado à clínica de saúde mental estudantil da universidade por um professor que ficou preocupado com sua frequência irregular às aulas. Quando se encontraram para falar sobre o declínio de seu desempenho, Itsuki disse ao professor que estava sendo atrapalhado pelos "aparelhos de escuta" e pelas "máquinas de controle do pensamento" colocados em seu apartamento.

Embora de início estivesse cauteloso em conversar com um psiquiatra, Itsuki ressaltou que estava aliviado por finalmente ter a oportunidade de conversar em um local onde ainda não haviam sido colocadas escutas. Ele disse que seus problemas tinham começado três meses antes, após retornar de uma viagem ao Japão. Sua primeira indicação de algo errado foi quando um colega espirrou e sorriu para ele de um jeito esquisito; mais tarde, na mesma semana, ele notou dois estranhos espreitando de maneira suspeita fora de seu apartamento.

Itsuki concluiu que aqueles estranhos que espreitavam tinham instalado pequenos dispositivos controladores da mente em seu apartamento, os quais visavam a enfraquecer sua determinação e prepará-lo para uma enxurrada de desinformações de repórteres da Fox News que tentavam convertê-lo em um seguidor de Donald Trump. Após o enfraquecimento de sua determinação, Itsuki só conseguia assistir a Fox News, até que percebeu que os repórteres começaram a comentar incessantemente de forma indireta e crítica sobre ele. Ele logo entendeu que eles o tinham definido como alvo por sua "inteligência superior" e porque ele logo seria escolhido como primeiro-ministro do Japão.

Sua conclusão foi que os republicanos de Trump queriam um aliado em Tóquio. Itsuki indicou que estava tentando ficar forte, mas era difícil impedir que os repórteres colocassem ideias em sua cabeça.

O paciente relatou ter ficado cada vez mais vigilante, temendo que todos na faculdade e no prédio estivessem "conspirando". Ele dormia pouco e se retraiu, parando de frequentar as aulas, mas continuou a se alimentar e a manter sua higiene.

Ele negava sentir-se animado ou eufórico. Descrevia seu nível de energia como "ok" e seu pensamento como coerente, "exceto quando tentam colocar ideias na minha cabeça". Admitiu ter passado várias horas com medo extremo durante sua ida recente ao Japão, quando havia fumado "um monte de maconha" e começado a ouvir sons estranhos e a acreditar que seus amigos riam dele. Ele negava ter consumido maconha desde sua volta aos Estados Unidos, bem como ter experimentado outras substâncias de abuso, afirmando que, normalmente, sequer bebia álcool. Também negava história anterior de alucinações auditivas ou visuais.

Quando seu tio, indicado como seu responsável local, foi contatado, descreveu seu sobrinho como um garoto saudável, inteligente e ligeiramente tímido, sem história anterior de transtornos mentais graves. Descreveu os pais dele como afetuosos e incentivadores, embora o pai "pudesse ser um pouco rígido". Não havia história familiar de transtornos mentais graves.

Durante o exame, Itsuki estava bem-arrumado e cooperativo, com atividade psicomotora normal. Sua fala era coerente e objetiva. Descrevia seu humor como "assustado". A gama e a mobilidade de sua expressão afetiva estavam normais. Ele negava ideias de culpa, suicídio ou desvalia. Estava convencido de que era continuamente monitorado e de que havia aparelhos de "controle da mente" em seu apartamento. Negava alucinações. Suas funções cognitivas estavam geralmente dentro dos limites normais. Parecia não ter *insight* sobre suas crenças.

Uma investigação mostrou que os resultados dos testes laboratoriais de Itsuki estavam normais: a TC de crânio não apontou nada extraordinário, e o exame de urina para detecção de drogas foi negativo para quaisquer substâncias de abuso.

Discussão

Itsuki preenche os critérios para transtorno delirante, o qual exige um ou mais delírios que persistam durante um período superior a um mês, mas sem outros sintomas psicóticos. A maioria dos delírios do paciente é de natureza persecutória e relacionada a aparelhos de monitoramento. Ele apresenta delírios de referência (colegas espirrando e sorrindo para ele), de perseguição (repórteres de televisão, dispositivos de controle da mente) e de inserção de pensamentos (repórteres colocando ideias em sua cabeça). Ele deve receber o especificador "tipo misto" por causa de sua grandiosidade (sua "inteligência superior" e o plano de se tornar primeiro-ministro do Japão) e seu sono reduzido, mas não tem outros sintomas de mania.

Outros transtornos psicóticos também devem ser considerados. A duração de três meses dos sintomas é longa demais para transtorno psicótico breve (inferior a um mês) e breve demais para esquizofrenia (superior a seis meses), mas é adequada para transtorno esquizofreniforme (entre um e seis meses de duração). Itsuki não parece, contudo, apresentar um segundo sintoma (p. ex., alucinações, sintomas negativos ou desorganização), conforme a exigência para o diagnóstico esquizofreniforme. No DSM-IV, um único delírio bizarro – o delírio de inserção de pensamentos – seria adequado para alcançar os critérios sintomáticos para transtorno esquizofreniforme (ou esquizofrenia), mas delírios bizarros não recebem mais tratamento especial entre os transtornos do espectro da esquizofrenia do DSM-5.

A ausência de sintomas maníacos ou depressivos maiores de humor exclui o diagnóstico de transtorno bipolar (com características psicóticas), o transtorno depressivo maior (com características psicóticas) e o transtorno esquizoafetivo.

Dois fatores ambientais também podem ser pertinentes para os delírios de Itsuki. Um deles, seu longo voo a partir do Japão, com o *jet lag* associado e a privação de sono, pode ter desencadeado mania e psicose. Por outro lado, a psicose parece ter-se desenvolvido na época em que consumiu maconha, uma droga que pode desencadear sintomas psicóticos quando usada isoladamente e quando adulterada com outras substâncias, como a fenciclidina. Se a avaliação ocorresse imediatamente após o voo ou o seu uso de maconha, qualquer um dos fatores (ou ambos) poderia ser considerado no diagnóstico.

Os sintomas de Itsuki têm persistido, porém, por mais de um mês após esses possíveis fatores desencadeantes. O *jet lag* foi especificamente removido do DSM-5 como subtipo de transtorno do sono-vigília do ritmo circadiano porque seus efeitos tendem a ser leves e de curta duração. Além disso, o DSM-5 e o DSM-5-TR excluem o diagnóstico de transtorno psicótico induzido por substância quando os sintomas persistem durante um período significativo de tempo (p. ex., um mês) após a descontinuação do uso da substância.

Diagnóstico

- Transtorno delirante, tipo misto.

Leituras recomendadas

Muñoz-Negro JE, Ibanez-Casas I, de Portugal E, et al: A dimensional comparison between delusional disorder, schizophrenia and schizoaffective disorder. Schizophr Res 169(1–3):248–254, 2015.

Nisbett RE: The Geography of Thought: How Asians and Westerners Think Differently – and Why. New York, Free Press, 2003.

Peralta V, Cuesta MJ: Characteristics and clinical correlates of dimensions of delusional experience in schizophrenia and delusional disorder. Schizophr Res 176(2–3):404–410, 2016.

Tandon R, Carpenter WT: DSM-5 status of psychotic disorders: 1 year prepublication. Schizophr Bull 38(3):369–370, 2012.

CASO 2.5

Triste e psicótico

ANTHONY O. AHMED, Ph.D.

John Evans, um homem de 25 anos, branco, desempregado e solteiro, há anos consultava um psiquiatra para o manejo de psicose, depressão, ansiedade e abuso de maconha e álcool.

Depois de uma infância aparentemente normal, aos 15 anos o paciente começou a apresentar humor disfórico, anedonia, baixa energia e isolamento social. Mais ou menos na mesma época, ele começou a consumir álcool e fumar maconha todos os dias. Além disso, desenvolveu ataques de pânico recorrentes, marcados por um início repentino de palpitações, diaforese e pensamentos de que iria morrer. No auge da depressão e do pânico, ele recebeu duas vezes uma combinação de sertralina, 100 mg ao dia, e psicoterapia. Nos dois casos, seus sintomas depressivos mais intensos desapareceram em algumas semanas, e ele descontinuou o uso da sertralina após alguns meses. Entre os episódios de depressão grave, geralmente era visto triste, irritável e sem motivação.

Seu desempenho escolar piorou por volta do 1º ano do ensino médio e permaneceu limítrofe até a formatura. Ele não cursou faculdade como seus pais esperavam, continuou a morar na casa deles e fazia "bicos" no bairro.

Por volta dos 20 anos, John desenvolveu um episódio psicótico no qual estava convicto de que havia assassinado pessoas quando tinha 6 anos de idade. Embora não conseguisse se lembrar de quem essas pessoas eram ou das circunstâncias dos assassinatos, estava absolutamente convencido de que isso havia ocorrido, algo que era confirmado pelas vozes que continuamente o acusavam de ser um assassino. Ele também se convenceu de que outras pessoas iriam puni-lo pelo ocorrido e, portanto, temia por sua vida. Nas semanas que se seguiram, ficou tomado por culpa e obcecado com a ideia de que deveria se matar cortando os pulsos, o que culminou em sua internação psiquiátrica.

Embora estivesse predominantemente ansioso na admissão, John logo ficou muito deprimido, com anedonia proeminente, sono ruim e redução do apetite e da concentração. Com o uso combinado de medicamentos antipsicóticos e antidepressivos, os sintomas depressivos e psicóticos entraram em remissão após quatro semanas. Assim, a duração total do episódio psicótico foi de aproximadamente sete semanas, quatro das quais também foram caracterizadas por transtorno depressivo maior. John foi hospitalizado com o mesmo padrão de sintomas outras duas vezes antes dos 22 anos, e cada uma delas havia começado com várias semanas de delírios e alucinações relacionadas à convicção de que havia assassinado alguém quando criança, seguidas por depressão grave que durava mais um mês. Ambas as recaídas ocorreram quando ele aparentemente seguia as dosagens adequadas de antipsicóticos e antidepressivos. Durante os três anos anteriores a essa avaliação, John havia aderido ao tratamento com clozapina e não apresentava alucinações, nem delírios. Ele também havia aderido à medicação antidepressiva e à psicoterapia de apoio, embora sua disforia, sua irritabilidade e sua falta de motivação nunca tivessem melhorado por completo.

Sua história era significativa para abuso de maconha e de álcool, com início aos 15 anos. Antes do início da psicose aos 20 anos, ele fumava vários cigarros de maconha quase diariamente e bebia em demasia nos fins de semana, com apagões eventuais. Depois do início da psicose, ele reduziu significativamente seu uso de maconha e álcool, passando por dois períodos de abstinência que duraram vários meses, mas ainda continuou a ter episódios psicóticos até os 22 anos. Ele começou a frequentar grupos de Alcoólicos Anônimos e Narcóticos Anônimos, alcançou sobriedade de maconha e álcool aos 23 anos e permaneceu sóbrio por dois anos antes dessa avaliação.

Discussão

O paciente luta contra depressão e ansiedade desde a adolescência, situação agravada pelo uso frequente de maconha e de álcool. Primeiro, foi diagnosticado com depressão e transtorno de pânico e recebeu o tratamento condizente. Ele não ingressou na faculdade, como sua família esperava, e não obteve emprego desde a formatura no ensino médio. Aos 20 anos, surgiu a psicose e ele precisou ser internado.

Seu principal sintoma psicótico é a paranoia, com delírios de perseguição e paramnésia de homicídio. Os delírios são agravados por alucinações auditivas, as quais ele percebe como confirmação de seus delírios. Os delírios e as alucinações ocorreram quase diariamente dos 20 aos 22 anos, até que foram resolvidos com uso de clozapina. Embora relate dificuldades relativas à memória, não exibiu comprometimento cognitivo acentuado, nem desorganização do pensamento. Ele se encontra socialmente isolado e minimamente capaz de interagir com outros. A extensão, a gravidade e a duração de seus sintomas psicóticos são condizentes com o diagnóstico de um transtorno do espectro da esquizofrenia.

A psicose de John surgiu após vários anos de depressão, ansiedade e ataques de pânico. Desde o início de seu transtorno psicótico, ele passou por múltiplos episódios de depressão, os quais surgem após períodos de delírio e alucinações e exibem culpa avassaladora, anedonia proeminente, baixa qualidade do sono e surtos ocasionais de irritabilidade. Ele tende a se tornar suicida quando a psicose e a depressão se intensificam.

John preenche os critérios do DSM-5 para transtorno esquizoafetivo. Ele passou por um período ininterrupto em que os sintomas depressivos maiores eram concomitantes com os sintomas de esquizofrenia. Também apresentou períodos (com duração de várias semanas) de alucinações e delírios sem sintomas proeminentes de humor. Desde o início das fases ativa e residual de sua esquizofrenia, os sintomas depressivos maiores estiveram presentes durante a maior parte do tempo.

O paciente também usou maconha e álcool durante oito anos. Embora esse uso possa ter contribuído para o surgimento de seus sintomas psicóticos e de humor, ele continuou a vivenciar delírios, alucinações e depressão significativos dos 20 aos 22 anos, quando interrompeu o uso de maconha e álcool por vários meses. Um transtorno depressivo, de ansiedade ou psicótico induzido por álcool ou maconha poderia ter sido levado em consideração em diversos momentos na vida de John, mas a persistência de seus sintomas psicóticos e de humor durante meses após a descontinuação do uso de maconha e álcool indica que ele não apresenta um transtorno psiquiátrico induzido por substância.

Sua resposta ao tratamento com medicamentos antipsicóticos, antidepressivos e estabilizadores do humor é típica: várias tentativas malsucedidas com medicamentos antipsicóticos; a necessidade de tratamento combinado durante períodos de exacerbação; e tentativas malsucedidas de redução gradual da dose dos medicamentos antidepressivos ou antipsicóticos.

Um fator complicador com relação ao diagnóstico de transtorno esquizoafetivo é a realidade de que, embora o DSM-5 exija que o transtorno do humor esteja presente durante a maior parte das fases ativa e residual da esquizofrenia, transtornos do humor e psicóticos têm a propensão de variar significativamente com relação à resposta ao tratamento e ao curso clínico. Por exemplo, enquanto os transtornos depressivo e bipolar tendem à ciclicidade, a esquizofrenia – uma vez que se desenvolve – tende a persistir. Além disso, transtornos depressivo e bipolar geralmente são mais responsivos ao tratamento do que a esquizofrenia, sobretudo porque a janela de tempo diagnóstica para esta última inclui a fase residual de esquizofrenia, que pode ser fortemente resistente a intervenções psiquiátricas. Ainda deve-se esperar para ver como essa restrição dos critérios para transtorno esquizoafetivo afetará a identificação e o tratamento desse grupo de pacientes.

Diagnóstico

- Transtorno esquizoafetivo, tipo depressivo.
- Transtorno por uso de álcool, em remissão.
- Transtorno por uso de *Cannabis*, em remissão.

Leituras recomendadas

Heckers S: Diagnostic criteria for schizoaffective disorder. Expert Rev Neurother 12(1):1-3, 2012.

Lintunen J, Taipale H, Tanskanen A, et al: Long-term real-world effectiveness of pharmacotherapies for schizoaffective disorder. Schizophr Bull 47(4):1099-1107, 2021.

Livingstone K, Harper S, Gillanders D: An exploration of emotion regulation in psychosis. Clin Psychol Psychother 16(5):418-430, 2009.

Veras AB, Cougo S, Merira F, et al: Schizophrenia dissection by five anxiety and depressive subtype comorbidities: clinical implications and evolutionary perspective. Psychiatry Res 257:172-178, 2017.

CASO 2.6

Psicose e maconha

MELISSA NAU, M.D.
HEATHER WARM, M.D.

Kevin Foster, um homem branco de 32 anos, casado, com história de transtorno bipolar, foi levado ao PS pela polícia depois que sua esposa chamou o SAMU porque ele estava ameaçando pular da janela do hotel onde estavam.

Nessa ocasião, Kevin e a esposa estavam de férias, comemorando cinco anos de casados. Para celebrar o evento, decidiram tatuar-se. Mais tarde, foram a um parque próximo, onde Kevin comprou e fumou um cigarro de maconha. Na hora que se seguiu, ele começou a acreditar que os símbolos em sua tatuagem tinham significado e poder misteriosos. Ficou convencido de que o tatuador estava conspirando com outras pessoas contra ele e que sua esposa o traía. Depois de voltar para o hotel, o paciente procurou evidências da infidelidade da esposa no celular dela e ameaçou pular da janela. Sua esposa, uma médica de PS, conseguiu convencê-lo a dormir, achando que o episódio desapareceria.

No dia seguinte, o paciente continuava paranoide e delirante. Novamente ameaçou pular da janela e indicou que não teria escolha a não ser matar a esposa na próxima vez em que ela dormisse. Ela então chamou o SAMU, e Kevin foi levado ao PS de um grande hospital próximo. Mais tarde, no mesmo dia, ele foi internado em uma unidade psiquiátrica para casos agudos com diagnóstico de transtorno psicótico não especificado.

Kevin consumia maconha esporadicamente desde os 18 anos, mas havia começado a fumar todos os dias cinco anos antes dessa internação. No último ano, seu uso havia aumentado de forma continuada; antes era uma vez ao dia, mas mais recentemente fumava três vezes ao dia, iniciando ao acordar. Ele observou que começava a se sentir "ansioso" quando não estava sob efeito da maconha e acreditava que seu uso três vezes ao dia o ajudava a ficar "equilibrado". Tanto ele quanto a esposa negaram que ele tivesse usado outras substâncias ilícitas, e o paciente indicou que raramente ingeria álcool.

Até um ano antes, nunca havia se consultado com um psiquiatra, e nem amigos nem a família diriam que ele tinha problemas psiquiátricos significativos.

No ano anterior, contudo, Kevin havia sido hospitalizado quatro vezes por questões psiquiátricas; duas vezes com sintomas clássicos de mania e uma vez devido à depressão suicida. Além disso, sete meses antes dessa apresentação, havia sido internado devido a um episódio de seis semanas de psicose induzida por maconha, e respondeu bem à risperidona. Na época, seu sintoma principal era a paranoia. Há dois meses havia entrado em um programa de internação com duração de um mês para tratamento de abuso de substância para o transtorno por uso de Cannabis. Até o fim de semana dessa internação, ele continuava fumando maconha, mas não usava álcool, nem qualquer outra substância, desde que havia sido liberado da clínica de reabilitação. Também apresentava bom funcionamento durante a monoterapia com lítio, administrada por três meses.

Kevin tinha emprego fixo como editor de filmes desde a formatura na faculdade. Seu pai tinha transtorno bipolar, e seu avô paterno havia cometido suicídio com arma de fogo, mas não havia recebido um diagnóstico psiquiátrico.

No segundo dia da internação, Kevin começou a perceber que sua esposa não o traía e que os símbolos em sua tatuagem não tinham significado. Ao terceiro dia, afirmou espontaneamente que a paranoia havia sido resultado da intoxicação por *cannabis*. Recusou-se a continuar com risperidona, mas prosseguiu a monoterapia com lítio. Ele teve alta com consulta de acompanhamento com seu psiquiatra ambulatorial.

Discussão

Logo após fumar um cigarro de maconha, Kevin começou a acreditar que os símbolos de sua nova tatuagem tinham significado e poder misteriosos. Horas depois, ele se tornou paranoide em relação ao tatuador e delirantemente ciumento; ameaçou matar a si mesmo e à sua esposa; e foi internado em uma unidade psiquiátrica. Os sintomas psicóticos desapareceram alguns dias depois, e o paciente recuperou *insight* adequado. Essa trajetória de sintomas se encaixa no transtorno psicótico induzido por substância/medicamento do DSM-5, o qual requer delírios ou alucinações que se desenvolvem durante, ou logo após, uma intoxicação ou abstinência por substância (ou após a exposição ou a abstinência de medicamentos).

Um critério diagnóstico adicional do DSM-5 para transtorno psicótico induzido por *Cannabis* diz respeito à determinação de se os delírios de Kevin não poderiam ser mais bem explicados por um transtorno psicótico independente como esquizofrenia ou por sintomas psicóticos inseridos em depressão ou mania. Os sintomas de Kevin melhoraram no prazo de três dias, o que é típico de uma psicose induzida por maconha, mas não de um transtorno psicótico independente. A rápida resolução dos sintomas fundamenta a probabilidade de que foram causados pela droga.

A história psiquiátrica de Kevin complica o diagnóstico de dois modos distintos. Primeiro, das suas quatro hospitalizações psiquiátricas no ano anterior, uma foi decorrente de delírios paranoides no contexto do uso de maconha, levando a uma hospitalização de seis semanas. A duração dos delírios paranoides não está clara, mas aparentemente eles duraram muito mais do que seria típico para uma psicose induzida por maconha. O DSM-5 alerta especificamente que a persistência de uma psicose além de um mês após a exposição implica que a psicose pode ser independente em vez de induzida por substância.

Em segundo lugar, das outras três internações psiquiátricas de Kevin, duas foram causadas por mania "clássica" e uma por "depressão suicida", mas não está claro se paranoia ou psicose fizeram parte desses episódios. O DSM-5 destaca que uma história de episódios psicóticos não relacionados a substâncias deixaria uma psicose induzida por substância menos provável.

O relato de caso não esclarece se esses episódios psiquiátricos podem ser reunidos em um único diagnóstico abrangente. Por exemplo, Kevin poderia ter transtorno bipolar com episódios recorrentes de depressão e mania. A maconha poderia ajudá-lo a dormir – o que poderia reduzir a mania –, mas possivelmente desencadearia episódios. Se episódios maníacos e depressivos (com ou sem psicose) forem desencadeados por uma substância, mas os sintomas persistirem durante um período prolongado, então o diagnóstico mais preciso será transtorno bipolar, sobretudo se sintomas semelhantes se desenvolverem durante a ausência do uso de substâncias. Kevin tem uma história familiar significativa de transtorno bipolar, o que poderia fundamentar ainda mais esse diagnóstico. No entanto, ele não confirma nenhum sintoma de humor durante seu episódio psicótico mais recente, e os sintomas melhoraram no período de dois a três dias. Esse histórico parece indicar que, embora Kevin tenha preenchido critérios para transtorno bipolar em outras ocasiões, ele parece estar em remissão atualmente.

Além disso, seu uso recorrente e crescente de maconha apesar das consequências adversas (p. ex., episódios psicóticos exigindo hospitalização) sugere um diagnóstico de transtorno por uso de *Cannabis* moderado. Podemos supor que durante suas hospitalizações ele era aconselhado sobre a necessidade de reduzir o uso; porém, não vemos evidências disso. Seu uso também aumentou no último ano, com episódios de abstinência quando não consumia.

Múltiplos transtornos do espectro da esquizofrenia podem ser considerados. No entanto, devido à duração de três dias dos sintomas, a maioria dos diagnósticos é rapidamente eliminada das possibilidades. Além disso, Kevin parece ter apenas um domínio afetado (delírios). Transtorno delirante envolve apenas delírios, mas a duração mínima é de um mês. Transtorno psicótico breve também exige apenas um dos quatro sintomas primários do espectro da esquizofrenia (como os delírios), mas exige uma avaliação para determinar se o precipitante é uma substância ou um medicamento.

Dessa vez, portanto, transtorno psicótico induzido por *Cannabis* parece ser o diagnóstico mais provável para esse episódio específico de Kevin. Pode ser possível obter elucidação por meio de uma investigação mais profunda dos registros médicos anteriores, mas seria ainda mais proveitoso um acompanhamento longitudinal contínuo.

Diagnóstico

- Transtorno psicótico induzido por *Cannabis*.
- Transtorno bipolar em remissão.
- Transtorno por uso de *Cannabis*, moderado.

Leituras recomendadas

Caton CL, Hasin DS, Shrout PE, et al: Stability of early-phase primary psychotic disorders with concurrent substance use and substance-induced psychosis. Br J Psychiatry 190:105–111, 2007.
Ekleberry S: Treating Co-Occurring Disorders: A Handbook for Mental Health and Substance Abuse Professionals. Binghamton, NY, Haworth, 2004.
Grant BF, Stinson FS, Dawson DA, et al: Prevalence and co-occurrence of substance use disorders and independent mood and anxiety disorders: results from the National Epidemiologic Survey on Alcohol and Related Conditions. Arch Gen Psychiatry 61(8):807–816, 2004.
Pettinati HM, O'Brien CP, Dundon WD: Current status of co-occurring mood and substance use disorders: a new therapeutic target. Am J Psychiatry 170(1):23–30, 2013.
Starzer MSK, Nordentoft M, Hjorthøj C: Rates and predictors of conversion to schizophrenia or bipolar disorder following substance-induced psychosis. Am J Psychiatry 175(4):343–350, 2018.

CASO 2.7

Infestação de pulgas

JULIE B. PENZNER, M.D.

Lara Gonzalez, uma jornalista autônoma de 51 anos, divorciada, foi sozinha ao PS solicitar uma avaliação dermatológica em razão de infestação de pulgas. Quando o exame da pele não revelou evidências para a queixa e a paciente insistiu que não estava a salvo em casa, ela foi internada em um serviço psiquiátrico com "transtorno psicótico não especificado".

Suas preocupações começaram cerca de uma semana antes da apresentação. A fim de lidar com uma crise financeira, ela havia alugado um quarto extra em sua casa para hóspedes temporários e começado a cuidar de animais de estimação para alguns vizinhos. Sob essas condições, percebeu insetos marrons escondendo-se em sua pele e nas paredes, recobrindo seus tapetes e o colchão. Ela não estava dormindo bem e havia passado as 36 horas anteriores à apresentação limpando a casa freneticamente, com medo de que os hóspedes não pagassem se vissem as pulgas. Ela tomava vários banhos ao dia, usando xampus para tratamento de infestações, e havia consultado três exterminadores diferentes, embora nenhum tenha encontrado evidências de pulgas. Ela jogou fora uma sacola com roupas, acreditando que ouvia pulgas "esfregando e arranhando dentro do saco". Ela comprou roupas novas, as quais ela mantinha em suas próprias embalagens, tendo gastado quase todas as suas economias, o que piorou a situação financeira preexistente.

Apesar das preocupações com as infestações, Lara negava sintomas de depressão, mania ou desconfiança. Ela não usava drogas, nem álcool. Ninguém na família tinha história de transtorno psiquiátrico. A paciente tinha sido diagnosticada com depressão na faculdade e tratada por um curto período com um antidepressivo. Ela não apresentava problemas médicos relevantes.

Suas preocupações com a infestação começaram em meio ao diagnóstico de câncer invasivo de sua irmã, o início da menopausa, as dificuldades financeiras que provavelmente a forçariam a se mudar dos Estados Unidos de volta para a Argentina (seu país de origem) e o rompimento recente com seu namorado. Como parâmetro, descreveu a si mesma como uma pessoa obsessiva que sempre teve fobias de contaminação, as quais se agravavam em momentos de ansiedade.

Durante o exame de estado mental, Lara estava calma e participativa, com relacionamento e contato visual normais. Ela ofereceu uma pequena sacola plástica contendo "pulgas e larvas" que havia coletado no hospital enquanto esperava a avaliação. A inspeção da sacola revelou pedaços de fios e de reboco. Seu discurso tinha um tom de urgência e descreveu seu humor como "triste agora". Ela ficava chorosa de forma intermitente, mas, fora isso, reagia com sorrisos. Seus pensamentos estavam excessivamente inclusivos e intensamente concentrados em pulgas. Ela expressou a crença de que, cada vez que um fio de cabelo caía de sua cabeça, ele se transformava em uma larva. Quando chorava, acreditava que um ovo saía de seu canal lacrimal. Não estava suicida, nem homicida. Expressou uma crença inabalável de que os fiapos eram larvas e de que estava infestada. Negou alucinações. Sua cognição estava intacta. Seu *insight* estava prejudicado, mas seu julgamento foi considerado razoavelmente adequado.

O exame dermatológico revelou que não havia insetos, nem larvas na pele da paciente. Os resultados do exame neurológico, a TC de crânio, os testes laboratoriais e os dados toxicológicos estavam normais. Ela teve alta do PS medicada com antipsicóticos de baixa dosagem e com agendamento de consultas semanais para psicoterapia de apoio. Sua preocupação melhorou em alguns dias e teve resolução total em duas semanas. Ela desenvolveu *insight* suficiente para se referir à crença de que havia pulgas em sua pele como um "pensamento maluco". Atribuiu sua "fuga da realidade" a estressores múltiplos e conseguiu elaborar a noção de que dependia de seu delírio como forma de desviar sua atenção dos problemas reais. Sua família confirmou a rápida volta a seus padrões de normalidade.

Discussão

Os delírios de Lara com retorno rápido ao funcionamento total pré-mórbido sugerem um diagnóstico de transtorno psicótico breve com estressores evidentes. Anteriormente denominado "psicose reativa breve", um transtorno psicótico breve (com ou sem estressores evidentes) não pode ser diagnosticado até o retorno aos parâmetros de referência. O diagnóstico diferencial dessa condição é importante.

No momento da apresentação, a paciente foi diagnosticada com "transtorno psicótico não especificado", uma expressão usada com frequência quando a psicose está presente, mas as informações são incompletas. Apenas depois que seus sintomas melhoraram rapidamente, ela pôde ser diagnosticada com um transtorno psicótico breve. O *insight* de Lara retornou de forma rápida, e ela conseguiu estabelecer a conexão entre seus sintomas e os estressores que os antecederam. Embora o tratamento provavelmente reduza a duração de um episódio psicótico agudo, o DSM-5 não contabiliza especificamente o tratamento nas exigências de que o episódio dure menos de um mês.

Vale observar que os estressores podem ser positivos (p. ex., casamento, novo emprego, bebê recém-nascido) ou negativos, como no caso de Lara. Um prognóstico favorável costuma estar associado a uma história de bom funcionamento pré-mórbido, estressores agudos significativos e ausência de história familiar ou pessoal de transtorno psiquiátrico. Os estressores também podem ser clínicos; dois relatos de caso recentes descreveram o transtorno psicótico breve associado à covid-19 e à quarentena relacionada.

A falta de sono de Lara, sua agitação comportamental e a história depressiva pré-mórbida também poderiam sugerir episódio bipolar, mas não há outros sintomas que sustentem esse diagnóstico. De modo semelhante, sua obsessão delirante com infestação de pulgas sugere um possível transtorno delirante; no entanto, seus sintomas melhoraram rápido demais para que essa probabilidade existisse. Se a sua preocupação com infestação persistisse por um mês, como costuma acontecer, ela provavelmente se enquadraria em um diagnóstico do DSM-5 de transtorno delirante, subtipo somático; tal diagnóstico também pode ser denominado "parasitose delirante".

Pacientes com transtornos da personalidade podem ter "micropsicoses", no entanto, Lara não parece apresentar transtorno da personalidade, nem vulnerabilidade específica da personalidade. Simulação e transtorno factício parecem improváveis, assim como *delirium* e outras doenças médicas.

Episódios psicóticos breves têm baixa prevalência na população, o que poderia indicar que psicoses breves são incomuns. Mas também é possível que pessoas com sintomas psicóticos de curtíssima duração não busquem auxílio psiquiátrico. Além disso, a brevidade e a imprevisibilidade dos sintomas dificultam pesquisas e o desenvolvimento de especialização por parte de clínicos ou de instituições. Também se observa que episódios psicóticos breves apresentam estabilidade relativamente baixa ao longo do tempo, o que faz sentido, uma vez que – ao contrário da esquizofrenia – episódios psicóticos breves têm, por definição, curta duração e não podem ser diagnosticados sem que haja tanto a remissão dos sintomas quanto um acompanhamento criterioso.

Diagnóstico

- Transtorno psicótico breve com estressores evidentes.

Leituras recomendadas

Haddad PM, Al Abdulla M, Latoo J, et al: Brief psychotic disorder associated with quarantine and mild COVID-19. BMJ Case Rep 13(12):e240088, 2020.

Jørgensen P, Bennedsen B, Christensen J, Hyllested A: Acute and transient psychotic disorder: comorbidity with personality disorder. Acta Psychiatr Scand 94(6):460–464, 1996.

Salvatore P, Baldessarini RJ, Tohen M, et al: McLean-Harvard International First-Episode Project: two-year stability of DSM-IV diagnoses in 500 first-episode psychotic disorder patients. J Clin Psychiatry 70(4):458–466, 2009.

Smith CM, Komisar JR, Mourad A, Kincaid BR: COVID-19-associated brief psychotic disorder. BMJ Case Rep 13(8):e236940, 2020.

CAPÍTULO 3

Transtorno bipolar e transtornos relacionados

Introdução

JOHN W. BARNHILL, M.D.

Os transtornos bipolares exibem um período distinto de mania ou hipomania. Por exemplo, um paciente pode passar por um início relativamente agudo de euforia, redução da necessidade de dormir, grandiosidade, pressão por falar, pensamentos acelerados e uma variedade de indiscrições comportamentais. Na ausência de fatores complicadores, é provável que esse paciente seja imediatamente identificado como apresentando um episódio maníaco como parte de um transtorno bipolar tipo I.

Contudo, há muitos fatores que complicam o diagnóstico do transtorno bipolar e de transtornos relacionados, o que explica parcialmente a abundância de casos neste capítulo. A maioria das complicações está relacionada à avaliação de sintomas. O DSM-5 identifica sete sintomas que tendem a se agrupar no transtorno bipolar tipo I, dos quais três são necessários para o diagnóstico de mania. Cada um dos sintomas exige discernimento clínico no que se refere tanto à duração quanto à intensidade, e determinados problemas, como "distratibilidade" e "redução da necessidade de sono", não são sempre evidentes durante a avaliação clínica. Um diagnóstico de mania exige que os sintomas desse agrupamento persistam durante a maior parte do dia, todos os dias, por no mínimo uma semana. Esse padrão requer uma história precisa, a qual pode ser de difícil obtenção de qualquer paciente, mas especialmente daquele que pode apresentar pouco *insight* sobre a presença de um problema psiquiátrico (como costuma ser o caso de indivíduos com transtorno bipolar). Uma história precisa de bipolaridade é ainda mais difícil de obter quando o sintoma de apresentação é depressão e os sintomas maníacos podem não ter se manifestado durante vários anos. Metade dos pacientes com transtorno bipolar usa substâncias ilícitas, o que pode complicar a apresentação, o diagnóstico e o tratamento. Depressão é um sintoma tão comum no transtorno bipolar que o transtorno era denominado antigamente de "maníaco-depressivo". Contudo, a relação entre os dois estados do humor não está sempre clara, e esse foi um dos motivos pelos quais o transtorno bipolar e transtornos relacionados foram deslocados para seu próprio capítulo no DSM-5. Descobriu-se que a depressão pode estar ausente no transtorno bipolar, mas ela também pode ser o estado do humor dominante em relação tanto à frequência quanto à intensidade dos sintomas. O humor pode oscilar entre dois extremos de depressão e mania ou os dois podem coexistir (p. ex., um episódio de humor com características mistas). A relação entre os sintomas depressivos e maníacos fica ainda mais complicada pelo fato de que os pacientes são mais propensos a queixas espontâneas de disforia do que de euforia.

Por fim, como costuma ser o caso para transtornos em todo o DSM-5, um diagnóstico de bipolaridade exige prejuízo. Alguns dos sintomas básicos de mania – aumento da atividade, euforia e loquacidade – podem levar a *aumento* de eficiência e prazer, pelo menos a curto prazo, o que complica ainda mais a avaliação.

O DSM-5 aborda essas incertezas descrevendo múltiplas síndromes dentro de um espectro bipolar. Por exemplo, ambos os diagnósticos de mania e hipomania exigem "três dos sete critérios listados, na maior parte do dia, quase todos os dias". Contudo, a mania requer ao menos um episódio com duração mínima de sete dias, enquanto para hipomania são exigidos apenas quatro dias de duração. Em vez de causar um comprometimento acentuado do funcionamento social ou profissional como se observa na mania, a hipomania requer uma mudança inequívoca dos parâmetros de referência, observável por terceiros. Esses critérios levam em consideração a realidade de que pacientes maníacos e hipomaníacos costumam não ter *insight*, e os critérios enfatizam que hipomania é menos grave do que mania. Hipomania é um aspecto fundamental do transtorno bipolar tipo II do DSM-5. Uma segunda característica de distinção desse transtorno é a exigência de pelo menos um episódio depressivo maior em uma ocasião em que os sintomas hipomaníacos não estão presentes. Essa exigência contrapõe-se ao transtorno bipolar tipo I, o qual não requer a presença de depressão na história.

Outros pacientes podem ter sintomas clássicos de mania ou hipomania, mas com um precipitante fisiológico evidente. Por exemplo, um paciente pode desenvolver sintomas maníacos imediatamente após receber prednisona (um esteroide) para uma agudização de lúpus eritematoso sistêmico (lúpus). Nesse caso, o médico pode concluir que o paciente tem transtorno bipolar, o que presumivelmente necessitaria de um medicamento estabilizador do humor. De modo alternativo, o paciente pode ter tido uma reação bastante comum aos esteroides e se enquadraria em um diagnóstico de transtorno bipolar induzido por medicamento (um distúrbio comumente e de forma inadequada denominado de "psicose dos esteroides"); se este for o caso, um provável tratamento seria a redução da medicação esteroide. No entanto, os sintomas do paciente podem ser mais bem conceitualizados como lúpus neuropsiquiátrico, o qual seria denominado no DSM-5 de transtorno bipolar devido a outra condição médica. Contudo, nesse caso o paciente seria mais bem tratado por um *aumento* dos esteroides. Um dos motivos pelos quais o diagnóstico de bipolaridade é contestado de forma tão veemente é que estabelecer o diagnóstico correto tem importância vital para o tratamento do paciente.

O espectro bipolar também envolve grupos de indivíduos cujos sintomas relacionados à mania são significativos, mas não preenchem os critérios para transtorno bipolar tipo I ou II devido à quantidade ou à duração. Por exemplo, alguns pacientes exibem um curso crônico de alternância de sintomas hipomaníacos e de sintomas depressivos subliminares. Para alcançar o limiar diagnóstico para transtorno ciclotímico no DSM-5, esses sintomas devem causar sofrimento e ser persistentes (a maioria dos dias durante um período mínimo de dois anos – um ano em adolescentes – e um período assintomático inferior a dois meses), e o indivíduo jamais deve ter preenchido os critérios para episódio maníaco ou episódio depressivo maior. O transtorno ciclotímico do DSM-5 é um transtorno muito semelhante ao transtorno depressivo persistente do DSM-5, tanto no que se refere à duração quanto à intensidade dos sintomas.

Outros pacientes apresentam sintomas maníacos significativos, mas uma história adequada não vem à tona devido à situação (p. ex., consulta no pronto-socorro [PS]); nesses casos, o diagnóstico seria transtorno bipolar e transtorno relacionado não especificado. Vários outros pacientes são diagnosticados com outro transtorno bipolar e transtorno relacionado especificado. Entre eles, estão indivíduos cujos sintomas maníacos ou persistem durante um período inadequado de tempo (p. ex., apenas de dois a três dias em vez de os quatro necessários) ou persistem por mais de quatro dias, mas não preenchem três dos sete critérios sintomáticos para hipomania. Outros ainda satisfazem os critérios para hipomania, mas não apresentam história de transtorno depressivo maior e, portanto, não preenchem os critérios para transtorno bipolar tipo II. Outros apresentam hipomania crônica e sintomas depressivos subliminares, mas não satisfazem o critério de 24 meses para ciclotimia.

Os diagnósticos do espectro bipolar têm gerado uma controvérsia significativa. Uma das questões diz respeito à duração; estabelecer um diagnóstico no qual os sintomas precisam estar presentes durante apenas alguns dias e não necessariamente causam sofrimento significativo é difícil. Outra complicação se refere à intensidade do sintoma; fazer a distinção entre normal e anormal nem sempre é fácil quando as variáveis incluem comportamentos humanos essenciais como loquacidade, tomada de riscos, necessidade de sono e autoestima.

A abordagem do DSM-5 para essa controvérsia é equilibrar dois interesses que competem entre si. O primeiro é identificar agrupamentos de sintomas robustos e bem definidos que ocorrem em pacientes em sofrimento. O diagnóstico acurado é crucial para um grupo de transtornos que causam disfunção e sofrimento significativos e que se acompanham por um risco vitalício de suicídio que é mais de 20 vezes maior do que aquele da população geral. O segundo interesse que compete é evitar a transformação da experiência humana normal em patologia. Sem testes confiáveis para "transtorno bipolar", cabe ao clínico fazer uso desses critérios e seguir evidências disponíveis tanto para o estabelecimento do diagnóstico quanto para o tratamento desses pacientes desafiadores.

Leituras recomendadas

Cosgrove VE, Suppes T: Informing DSM-5: biological boundaries between bipolar I disorder, schizoaffective disorder, and schizophrenia. BMC Med 11:127, 2013.

Kramer NE, Cosgrove VE, Dunlap K, et al: A clinical model for identifying an inflammatory phenotype in mood disorders. J Psychiatr Res 113:148–158, 2019.

Strakowski SM (ed): The Bipolar Brain: Integrating Neuroimaging and Genetics, 2nd Edition. New York, Oxford University Press, 2022.

CASO 3.1

Emocionalmente perturbado

DONALD M. HILTY, M.D., M.B.A.

Um homem afro-americano aparentando estar na faixa dos 30 anos foi levado ao PS pela polícia após os vizinhos se queixarem de que ele estava batendo em muitas portas do bairro. O formulário de encaminhamento indicava que ele era "esquizofrênico" e um "indivíduo perturbado emocionalmente". Um dos policiais afirmou que o homem ofereceu pagamento em troca de sexo enquanto estava no assento de trás da viatura. Ele referia a si mesmo como o "Novo Jesus" e não forneceu outra identificação. Recusou-se a sentar e, em vez disso, correu pela sala do PS. Foi imobilizado e recebeu lorazepam, 2 mg, e haloperidol, 5 mg, via intramuscular. Difenidramina 50 mg por via intravenosa foi disponibilizada em caso de efeitos colaterais extrapiramidais. A equipe da admissão registrou que ele apresentava "psicose não especificada" e o transferiu para a equipe psiquiátrica de plantão no PS.

Apesar de estar imobilizado, o paciente continuava euforicamente agitado, falando sobre receber mensagens de Deus. Ao ser perguntado sobre quando havia dormido pela última vez, afirmou que não precisava mais dormir e que "havia sido tocado pelo Paraíso". Seu discurso era rápido, desorganizado e difícil de entender. Foram realizados exames bioquímicos do sangue, toxicológico e hemograma completo. Após mais 45 minutos de agitação, ele recebeu outra dose de lorazepam. Isso o acalmou, mas ele ainda não havia dormido. Suas contenções foram removidas.

Uma hora após receber o haloperidol e o lorazepam iniciais, o paciente foi entrevistado enquanto estava sentado em uma cadeira no PS. Ele era um homem afro-americano com sobrepeso, desarrumado e cheirando mal, embora não exalasse odor de álcool. Seu contato visual era fraco, mas olhava para pessoas próximas, para o relógio na parede, para o examinador, para uma enfermeira que passava ou para qualquer coisa ou pessoa que se movesse. Seu discurso era desorganizado, rápido e difícil de acompanhar. Balançava sua perna para cima e para baixo, mas não saiu de sua cadeira, nem ameaçou o entrevistador. Descreveu seu humor como "nada mal". Seu afeto era lábil. Com frequência ria sem motivo específico, mas ficava irritadamente frustrado quando achava que não o estavam entendendo. Seu processo de pensamento era desorganizado. Apresentava delírios de grandiosidade, e suas percepções eram relativas a "Deus fala comigo". Negou outras alucinações e ideação suicida ou homicida. Quando perguntado sobre a data, respondeu com um longo discurso sobre o significado subjacente da data do dia, que ele errou apenas por um dia. Lembrou-se dos nomes dos dois oficiais de polícia que o levaram ao hospital. Recusou-se a realizar mais testes cognitivos. Seu *insight* e julgamento pareciam ruins.

A irmã do paciente chegou uma hora depois, após ter sido chamada por um vizinho que havia visto o homem, Mark Hill, ser levado por uma viatura da polícia. Ela afirmou que ele parecia estranho uma semana antes, discutindo de forma atípica com familiares em um encontro no feriado, que ele alegou não precisar dormir na ocasião e que falava sobre seus "dons". Ela havia tentado entrar em contato com o irmão desde então, mas ele não atendia ao telefone, nem respondia a *e-mails* ou mensagens de texto. Embora não gostasse de falar sobre os problemas dele, relatou ter visto duas vezes um frasco de olanzapina em sua casa. Ela sabia que o pai era chamado de "esquizofrênico" e "bipolar", mas não o via desde a infância. Informou ainda que Mark não costumava usar drogas, que tinha 34 anos e era professor de matemática, tendo recentemente terminado um semestre letivo.

Uma análise do prontuário eletrônico de Mark indicou que ele havia passado por um episódio semelhante dois anos antes. Na época, o exame toxicológico resultou negativo. Ele foi hospitalizado por duas semanas no serviço de internação psiquiátrica e diagnosticado, na alta, com "transtorno esquizoafetivo"; recebeu uma prescrição de olanzapina e foi encaminhado para seguimento ambulatorial. O prontuário ainda fazia referência a outras duas internações em um hospital regional, cujos registros não estavam disponíveis fora do horário comercial.

Ao longo das 24 horas seguintes, Mark acalmou-se significativamente. Continuou a acreditar que não o entendiam e que não precisava ser hospitalizado. Ao ser questionado, concordou sobre ter uma ligação direta com Deus e "um papel importante na Terra", mas negou ter ligação com alguém chamado "Novo Jesus". Seu discurso continuava rápido e alto. O entrevistador notou que ele parecia mais fácil de redirecionar, embora seus pensamentos continuassem a pular de uma ideia para outra. Ele continuou tenso e apreensivo, mas negou paranoia e medo.

Uma bateria de exames físicos revelou que não havia anormalidades além de bolhas nos pés. O paciente não tremia, seus reflexos de estiramento estavam simétricos e receberam pontuação 2 de um total de 4. Não demonstrou assimetria neurológica. Seu exame toxicológico foi negativo, e o nível de álcool no sangue era zero. Os primeiros resultados laboratoriais eram pertinentes para elevação da ureia no sangue e nível de glicemia de 210 mg/dL. O volume corpuscular médio, o índice de aspartato aminotransferase/alanina aminotransferase e o nível de magnésio eram normais. Seu índice de massa corporal (IMC) era de 30,8.

Discussão

O objetivo primário inicial para Mark era segurança. Com essa finalidade, ele recebeu sedativos e foi imobilizado durante uma hora.

A atenção da equipe se voltou rapidamente para o diagnóstico, e a compreensão do paciente evoluiu ao longo das 24 horas em que ele ficou no PS. Na admissão, a equipe escreveu que ele tinha uma "psicose não especificada", o que seria equivalente a "transtorno do espectro da esquizofrenia e outros transtornos psicóticos não especificados", um diagnóstico que costuma ser usado em situações de emergência quando os pacientes apresentam sintomas psicóticos sem muita informação adicional. Nesse momento, a questão diagnóstica crucial era entre o diagnóstico que parece mais óbvio (p. ex., uma psicose) e diagnósticos que são comuns e com potencial imediatamente mais perigoso (p. ex., psicose ou *delirium* induzido por intoxicação ou abstinência de substância).

A busca nos prontuários eletrônicos foi importante, pois indicou que o paciente havia apresentado, dois anos antes, sintomas semelhantes e exame toxicológico negativo.

Mais tarde, no mesmo dia da admissão atual, a equipe de avaliação recebeu novas informações na forma de resultados negativos do exame toxicológico e laboratorial, sugerindo que Mark não era um usuário intenso e crônico de álcool (isso incluía um nível zero de álcool no sangue e volume corpuscular médio, índice de aspartato aminotransferase/alanina aminotransferase e nível de magnésio normais). As informações adicionais fornecidas por sua irmã, juntamente com os reflexos normais de Mark, a ausência de tremores e a cognição aparentemente intacta (boa memória dos nomes dos policiais e orientação pelo menos quanto à data), tornaram a abstinência de álcool altamente improvável.

Ficou evidente que o paciente apresentava algum tipo de psicose, mas a equipe não pareceu desenvolver um diagnóstico claro. Ele se apresentou no PS com um agrupamento clássico de sintomas: humor expansivo e irritável, grandiosidade, redução da necessidade de sono, pressão por falar, pensamentos acelerados, distratibilidade, agitação e comportamento sexual inadequado. Bolhas nos pés seriam compatíveis com a caminhada incessante; ureia sanguínea elevada e níveis normais de creatinina seriam compatíveis com desidratação.

Em outras palavras, ele satisfez todos os critérios do DSM-5 para um episódio maníaco. Seus sintomas psicóticos eram impressionantes, mas seriam especificadores para o transtorno bipolar em vez de uma indicação de que o diagnóstico pertencia ao espectro da esquizofrenia. Informações da história – muitas das quais ficaram disponíveis apenas no final do dia que Mark passou no PS – indicaram que ele era um professor de matemática de 34 anos que havia recentemente terminado o semestre letivo. Pessoas com esquizofrenia raramente conseguem manter um emprego com tal nível de exigência, como o de professor, enquanto pessoas com transtorno bipolar frequentemente são bastante funcionais entre episódios.

Se a apresentação de Mark ocorrida dois anos antes realmente foi semelhante à do episódio atual, dado que não havia evidências reais para uma história de pensamento psicótico intermórbido, é estranho que a equipe anterior tivesse concluído que ele apresentava transtorno esquizoafetivo; questões culturais podem ter contribuído para esse diagnóstico. Afro-americanos parecem ser diagnosticados com esquizofrenia com muito mais frequência do que indivíduos brancos não latinos, apesar de não haver uma real incidência elevada do transtorno nessa população. O motivo para isso não está evidente. É possível que clínicos de um subgrupo cultural diferente não consigam obter uma história adequada devido a algum tipo de mal-entendimento mútuo. Também é possível que o pouco acesso a cuidados de saúde mental – talvez relacionado a disparidades econômicas ou níveis mais baixos de confiança no sistema médico e/ou de saúde mental – leve a menos tratamentos sistemáticos de afro-americanos. Esses fatores podem conduzir a sintomas psicóticos mais persistentes, graves ou bizarros, que, por sua vez, podem ser erroneamente interpretados como se tivessem mais probabilidade de associação à esquizofrenia.

O diagnóstico errôneo de transtorno do espectro da esquizofrenia teria consequências para Mark. Ao não ter o seu transtorno bipolar diagnosticado de forma adequada, ele dificilmente conseguiria receber medicamentos estabilizadores do humor, o que poderia levar a mais episódios tanto de mania quanto de depressão. Além disso, ele poderia ser tratado cronicamente com medicamentos antipsicóticos como a olanzapina, que é muito conhecida por causar muito ganho de peso. Percebe-se que Mark está obeso (IMC de 30,8) e que seu nível de glicose no sangue é de 210 mg/dL. A equipe responsável por seu tratamento precisa esclarecer seu diagnóstico ativamente, tanto para reduzir os diversos efeitos negativos de seu provável transtorno bipolar, quanto para evitar efeitos iatrogênicos da medicação, como ganho ponderal, diabetes e síndrome metabólica.

Diagnóstico

- Transtorno bipolar tipo I, episódio atual maníaco, grave, com características psicóticas congruentes com o humor.

Leituras recomendadas

Gara MA, Vega WA, Arndt S, et al: Influence of patient race and ethnicity on clinical assessment in patients with affective disorders. Arch Gen Psychiatry 69(6):593–600, 2012.

Mazereel V, Detraux J, Vancampfort D, et al: Impact of psychotropic medication effects on obesity and the metabolic syndrome in people with serious mental illness. Front Endocrinol (Lausanne) 11:573479, 2020.

Singh SP, Islam Z, Brown LJ, et al: Ethnicity, Detention and Early Intervention: Reducing Inequalities and Improving Outcomes for Black and Minority Ethnic Patients: The ENRICH Programme, A Mixed-Methods Study. Southampton, UK, NIHR Journals Library, 2013.

Strakowski SM, Keck PE Jr, Arnold LM, et al: Ethnicity and diagnosis in patients with affective disorders. J Clin Psychiatry 64(7):747–754, 2003.

CASO 3.2

Ciclos de depressão

MICHAEL GITLIN, M.D.

Nancy Ingram, uma analista de ações de 33 anos, casada e mãe de duas crianças, foi levada ao PS depois de 10 dias do que o marido descreveu como "outro ciclo de depressão", caracterizado por temperamento explosivo, choro e praticamente nenhum sono. Ele relatou que esses "períodos conturbados" ocorriam desde que ele a conheceu, mas no último ano tinha acontecido pelo menos meia dúzia deles, e que normalmente melhoravam algumas semanas depois de a esposa retomar a administração de fluoxetina. Além disso, ele questionava se o álcool e o clonazepam agravavam os sintomas, porque era comum os períodos começarem depois de ela ter reforçado o uso dessas substâncias.

O marido de Nancy disse que resolveu levá-la ao PS depois de ter descoberto que ela recentemente havia criado um *blog* intitulado "As melhores opções de ações, por Nancy Ingram". Essa atividade não apenas destoava do normal, como, pelo fato de estar empregada como analista de ações para um banco de investimentos, ia contra a política da empresa. Ele afirmou que ela trabalhava sem parar na escolha de ações para o *blog*, negligenciando suas próprias refeições e suas responsabilidades no trabalho e em casa com as crianças. Em relação a isso, ela argumentava que estava bem e que o *blog* os deixaria "ricos como Creso".

A paciente havia sido diagnosticada com depressão pela primeira vez na faculdade, após o suicídio do pai. Ele era um homem de negócios que abusava do álcool, extremamente inconstante e que Nancy amava muito. A avó paterna havia sofrido vários "esgotamentos nervosos", mas seu diagnóstico e sua história de tratamento eram desconhecidos. Desde a faculdade, o humor de Nancy normalmente era "pra baixo", entremeado com episódios recorrentes de piora de disforia, insônia, discurso atipicamente rápido e hipervigilância. Ela havia tentado psicoterapia esporadicamente e tomado uma série de medicamentos antidepressivos, mas seu marido observou que a depressão de base continuava e que os períodos conturbados aumentavam de frequência.

Seu psiquiatra ambulatorial indicou que Nancy parecia ter distimia (transtorno depressivo persistente) e transtorno depressivo maior. Ele também afirmou que nunca a viu durante seus períodos de irascibilidade e insônia – ela se recusava a marcar consultas até que os períodos "realmente deprês" melhorassem – e que ela lhe negou acesso ao marido ou a qualquer outra fonte de informação.

Durante o exame, a paciente caminhava irritada de um lado para outro na sala. Vestia calça *jeans* e uma camisa desleixadamente desabotoada. Seus olhos pareciam vidrados e sem foco. Reagiu à entrada do examinador sentando-se e explicando que tudo era um mal-entendido, que ela estava bem e precisava voltar para casa imediatamente para cuidar de seus negócios. Seu discurso era rápido, com pressão por falar e muito difícil de interromper. Ela admitiu que não dormia, mas negou que isso fosse um problema. Negou alucinações, mas admitiu, com um sorriso, que tinha uma habilidade excepcional de prever o mercado de ações. Negou-se a fazer testes de cognição, afirmando que dispensava a oportunidade de ser uma "foca amestrada, uma cobaia, um cachorro que ladra, muito obrigada, posso ir embora agora?". Seu *insight* da situação parecia ruim, e seu julgamento foi considerado prejudicado.

Discussão

Nancy apresenta choros, irritabilidade, baixa qualidade do sono, humor triste e tratamentos cada vez mais malsucedidos para transtorno depressivo maior. Quando seus sintomas são mais intensos e incapacitantes, ela se recusa a consultar seu psiquiatra ambulatorial. Sua avaliação, portanto, foi limitada, e o relato de caso apresenta sintomas que parecem não ter sido incorporados à avaliação diagnóstica. Por exemplo, ela apresenta discurso rápido e sob pressão para falar. Os pacientes deprimidos com ansiedade marcada podem apresentar a fala rápida e "sob pressão", mas é mais típico encontrar padrões de discurso lentos e não espontâneos na depressão. Ela também criou um *blog* de investimentos do tipo "fique rico logo", o que reflete um comprometimento de seu discernimento e pode levar à sua demissão.

Esses são sintomas clássicos de mania, os quais devem levar a uma reformulação de seus sintomas "depressivos". O sono reduzido costuma ser encontrado na depressão, mas é geralmente acompanhado por fadiga diurna. A paciente descreve uma necessidade reduzida de sono sem fadiga diurna; essa combinação é mais típica de mania bipolar. Irritabilidade pode fazer parte de depressão, mas é particularmente típica em pessoas que apresentam características mistas de ambas, depressão e mania. A atitude desdenhosa e de zombaria durante a entrevista fundamenta ainda mais esse diagnóstico, assim como seu *insight* e julgamento ruins. A história indica pelo menos seis episódios desse tipo no ano anterior, o que satisfaz os critérios do DSM-5 para o subtipo de "ciclagem rápida" para episódios maníacos bipolares.

Embora ao menos algumas de suas "depressões" anteriores pareçam ter sido caracterizadas por irritabilidade opressiva, o relato de caso não indica se os episódios anteriores foram acompanhados pelo nível de grandiosidade, disposição em assumir riscos e disfunção que estão com o episódio atual. Mesmo assim, parece que Nancy apresenta uma história de características depressivas crônicas, possivelmente de transtorno depressivo persistente, e que esses sintomas foram acompanhados por sintomas hipomaníacos e, no momento dessa apresentação, claramente maníacos. Isso reforça a observação repetida de que, embora a mania/hipomania seja a característica definidora do transtorno bipolar, a depressão tende a ser o polo dominante. Em média, os pacientes passam três vezes mais tempo deprimidos do que maníacos/hipomaníacos. A combinação de sintomas depressivos e maníacos indica que o transtorno bipolar de ciclagem rápida de Nancy a qualifica para o especificador de "características mistas".

O diagnóstico diferencial também inclui "depressões mistas", o que consiste em episódios depressivos com uma mistura de sintomas maníacos/hipomaníacos. No entanto, Nancy manifesta mais exatamente um quadro completo maníaco/hipomaníaco com alguns sintomas depressivos, em vez de um quadro depressivo completo com algumas características hipomaníacas. Isso sugere que um episódio maníaco com características mistas seja o diagnóstico mais preciso e reforça a natureza dimensional e fluida dos sintomas depressivos e maníacos/hipomaníacos nos transtornos do humor.

Como Nancy nunca consultou com seu psiquiatra durante os episódios hipomaníacos anteriores e se recusou a permitir contato entre ele e outras pessoas que a conhecem, o psiquiatra não estava ciente deles e a estava tratando como se ela tivesse depressão unipolar. Isso significa que ela provavelmente também tenha passado por episódios depressivos verdadeiros (diferentes de seus períodos hipomaníacos mistos recorrentes), para os quais ele prescreveu fluoxetina.

Sua "resposta" anterior à fluoxetina não é fácil de ser interpretada com as informações apresentadas. Entre as possibilidades estão: a fluoxetina foi eficaz no tratamento de depressões, as quais podem ter se seguido às hipomanias mistas (a clássica sequência de intervalos de mania-depressão no transtorno bipolar); a paciente mudava o ciclo de seus episódios enquanto tomava fluoxetina, a qual não surtia efeito positivo; ou o uso do antidepressivo, especialmente sem um estabilizador do humor, estava induzindo um padrão de ciclagem mais rápido, o qual poderia parecer com respostas rápidas a um antidepressivo com recaídas subsequentes e rápidas para o próximo estado de humor.

A história familiar de Nancy é compatível com transtorno mental grave, mas não está suficientemente clara para sugerir, de forma específica, transtorno bipolar. Uma história familiar de suicídio com transtorno por uso de álcool (ocorrido com o pai da paciente) não ajuda a distinguir entre depressão unipolar e bipolar. A descrição do pai de Nancy como inconstante poderia refletir o efeito do uso de álcool, de transtorno bipolar não identificado ou ambos. De modo semelhante, a descrição da avó paterna como tendo passado por "crises nervosas" sugere um transtorno psiquiátrico grave, mas sem especificidade diagnóstica.

O aumento do uso de clonazepam e álcool durante esses estados maníacos é muito comum. Os transtornos bipolares estão associados ao índice mais elevado de comorbidade com uso de drogas ou álcool entre todos os transtornos psiquiátricos sem contar os transtornos por uso de substância. No caso de Nancy, o uso de clonazepam e álcool poderia representar automedicação de sua disforia irritável ou a tendência de indivíduos maníacos ao excesso em todos os comportamentos. A história familiar de transtorno por uso de álcool aumenta ainda mais seu risco.

Diagnóstico

- Transtorno bipolar tipo I, episódio atual maníaco, com características mistas e ciclagem rápida.

Leituras recomendadas

Baldessarini RJ, Salvatore P, Khalsa HM, et al: Morbidity in 303 first-episode bipolar I disorder patients. Bipolar Disord 12(3):264–270, 2010 20565433.

Lee S, Tsang A, Kessler RC, et al: Rapid-cycling bipolar disorder: cross-national community study. Br J Psychiatry 196(3):217–225, 2010 20194545.

Suppes T, Ostacher M: Mixed features in major depressive disorder: diagnoses and treatments. CNS Spectr 22(2):155–160, 2017 28462772.

CASO 3.3

Preocupação suicida

MARIA A. OQUENDO, M.D.

Olivia Jacobs, uma estudante de arquitetura de 22 anos, foi encaminhada para uma consulta psiquiátrica urgente depois de ter dito à colega de quarto que estava pensando em suicídio. Olivia tinha história de sintomas de humor que estavam sob controle com lítio e sertralina, mas seus sintomas depressivos haviam retornado logo depois de ter chegado a uma nova cidade para estudar, três meses antes. Ela ficava pensando nas formas como poderia se matar sem incomodar os outros. Seus pensamentos suicidas dominantes envolviam disparar uma arma contra a cabeça enquanto se debruçava sobre a janela, para não sujar o dormitório. Embora não tivesse acesso a uma arma, passava tempo na Internet pesquisando lugares onde poderia comprá-la.

A história psiquiátrica de Olivia teve início aos 15 anos de idade, quando ela começou a consumir álcool e maconha regularmente, em geral em festas com amigos. Relatou que o uso das duas substâncias a acalmava e não se tornou problemático; desde que havia ingressado na faculdade, não consumia mais nenhuma das duas.

Por volta dos 17 anos, começou a passar por episódios depressivos breves e intensos, marcados por choro, sentimentos de culpa, anedonia, desesperança, baixa energia e má concentração. Ela dormia mais de 12 horas por dia e negligenciava suas responsabilidades acadêmicas e domésticas.

Esses episódios depressivos geralmente mudavam depois de algumas semanas e se transformavam em períodos de aumento de energia, pressão por falar e criatividade incomum. Ela costumava ficar grande parte da noite trabalhando em projetos e construindo maquetes arquitetônicas. Esses eventos acelerados duravam cerca de cinco dias e eram entrecortados por sentimentos de que seus amigos haviam se virado contra ela e que não eram realmente seus amigos. Preocupada especialmente com a paranoia, sua família a levou a um psiquiatra, que a diagnosticou com transtorno bipolar tipo II e prescreveu lítio e sertralina. Embora o humor de Olivia não tenha se estabilizado por completo com esse regime, ela se saiu bem em uma universidade local a ponto de ser aceita em um programa de graduação longe de casa. Nesse momento, a depressão voltou, e pela primeira vez ela teve pensamentos suicidas intensos.

Durante a avaliação, a paciente estava visivelmente deprimida e chorosa, com lentidão psicomotora. Afirmou que era muito difícil sair da cama e que não frequentava as aulas na maior parte da semana; relatou desesperança, má concentração e culpa por gastar o dinheiro da família nos estudos que ela não conseguia completar. Disse pensar em suicídio na maior parte do tempo e que não encontrava nada que a distraísse. Negou beber ou fumar maconha recentemente, dizendo que não tinha vontade de "se divertir". Ela reconheceu sentimentos profundos de vazio e afirmou que, algumas vezes, cortou seus braços superficialmente para "sentir como era" – e reiterou saber que se cortar assim não a mataria. Relatou despersonalização e ataques de pânico eventuais, mas negou instabilidade de humor, desrealização, problemas com impulsividade, preocupações com sua identidade ou medo de ser abandonada.

Discussão

Olivia Jacobs se apresenta com depressão atual marcada por humor deprimido, anedonia, problemas do sono, anergia, retardo psicomotor, culpa excessiva e pensamentos recorrentes sobre suicídio. Esses sintomas causam sofrimento significativo e parecem estar presentes há três meses, muito além das duas semanas exigidas para o diagnóstico de transtorno depressivo maior do DSM-5.

Além dos sintomas depressivos, ela foi tratada para transtorno bipolar tipo II, que exibe sintomas de transtorno depressivo maior e hipomania. De acordo com sua história, ela teve múltiplos períodos de cinco dias de aumento de energia, pressão por falar, aumento de criatividade e de produtividade e redução da necessidade de sono. Esses sintomas são consistentes com a definição de hipomania. Além deles, no entanto, a paciente acreditou temporariamente que seus amigos haviam se voltado contra ela e que não eram seus amigos de verdade. Caso esses sintomas paranoides sejam considerados psicóticos, então justifica-se um diagnóstico de transtorno bipolar tipo I. Nesse caso, a paranoia parece ser mais uma ideia supervalorizada do que um delírio manifesto, mas uma avaliação criteriosa da capacidade da paciente em um teste de realidade seria importante.

A doença de Olivia começou no final da adolescência. A média de idade no início do transtorno bipolar é de aproximadamente 25 anos, e os sintomas em geral começam entre os 15 e os 30 anos de idade. Uma idade de início mais precoce costuma sugerir uma forma de doença mais grave, e, embora Olivia tenha geralmente sido bastante funcional, ela já teve múltiplos episódios de depressão e mania aos 22 anos.

A paciente também tem história de uso de álcool e maconha, o que ela relatou como tendo um "efeito calmante". Desconhece-se a intensidade de uso dessas substâncias; no entanto, metade das pessoas que satisfazem os critérios para transtorno bipolar também apresentam comorbidade com transtorno por uso de álcool e/ou substância. Essas duas substâncias em si podem constituir um problema, obviamente, mas qualquer uma das duas poderia também ter ajudado a desencadear alguns de seus primeiros sintomas de humor. Contudo, ela não usou nenhuma das duas nos três meses transcorridos desde sua depressão mais recente, e, para que seu transtorno do humor seja considerado "induzido por substância", seus sintomas de humor não poderiam persistir além de um mês depois de interromper o uso de álcool e maconha. Em outras palavras, independentemente do papel desempenhado pelas substâncias no desencadeamento dos sintomas, o transtorno bipolar tipo II de Olivia assumiu um curso próprio.

Transtornos de ansiedade normalmente também são comórbidos com transtorno bipolar. Olivia descreveu um "efeito calmante" do uso de maconha e álcool, o que talvez seja um indicador de uma ansiedade não identificada. Mais tarde ela passou por episódios de despersonalização e ataques de pânico, os quais causaram profundo sofrimento. Dependendo das informações adicionais, ela pode preencher os critérios para um transtorno de ansiedade especificado, mas, com base nos dados disponíveis, ela atualmente preenche critérios para um transtorno de ansiedade não especificado.

O transtorno da personalidade *borderline* também é frequentemente comórbido com transtorno bipolar de início precoce, sobretudo do tipo II. No caso de Olivia, a presença de despersonalização, os sentimentos de vazio, o uso de substância, a autoagressão não suicida e a preocupação com pensamentos suicidas poderiam ser considerados sintomas de transtorno da personalidade *borderline*. Ao mesmo tempo, no entanto, ela negou problemas com impulsividade (além do abuso de substância), instabilidade do humor fora de episódios, desrealização, preocupações com sua identidade e temores de abandono. Embora a possibilidade de um transtorno da personalidade não possa ser totalmente descartada, a paciente atualmente não satisfaz os critérios para transtorno da personalidade *borderline*. Em vez disso, a sobreposição de sintomas é provavelmente decorrente de seus transtornos bipolar e de ansiedade.

A ideação suicida de Olivia é preocupante. O transtorno bipolar está associado aos índices mais elevados de suicídio entre todas as condições psiquiátricas, totalizando 25% de todos os suicídios. *Grosso modo*, um terço das pessoas com transtorno bipolar relata pelo menos uma tentativa de suicídio; de 8 a 20% dos pacientes bipolares morrem por suicídio; e a letalidade das tentativas pode ser ainda mais elevada no transtorno bipolar tipo II do que no tipo I. É difícil predizer quais pacientes vão agir a partir dos pensamentos suicidas, embora tenham sido encontradas associações com idade precoce de início, primeiros episódios depressivos, história familiar de atos suicidas e comportamentos agressivos e impulsivos. Ao se levar em consideração o diagnóstico e a ideação suicida dessa paciente, seu nível atual de risco de suicídio parece ser elevado.

Diagnóstico

- Transtorno bipolar tipo II, episódio atual depressivo; nível elevado de preocupação com suicídio.
- Transtorno de ansiedade não especificado.

Leituras recomendadas

Chen YW, Dilsaver SC: Lifetime rates of suicide attempts among subjects with bipolar and unipolar disorders relative to subjects with other Axis I disorders. Biol Psychiatry 39(10):896–899, 1996.

Oquendo MA, Currier D, Liu SM, et al: Increased risk for suicidal behavior in comorbid bipolar disorder and alcohol use disorders: results from the National Epidemiologic Survey on Alcohol and Related Conditions (NESARC). J Clin Psychiatry 71(7):902–909, 2010.

Swartz HA, Suppes T (eds): Bipolar II Disorder: Recognition, Understanding, and Treatment. Washington, DC, American Psychiatric Association Publishing, 2019.

CASO 3.4
Depressões episódicas

VICTORIA E. COSGROVE, Ph.D.
TRISHA SUPPES, M.D., Ph.D.

Pamela Kershaw, uma bibliotecária de 43 anos, casada, se apresentou em uma clínica ambulatorial de saúde mental com uma longa história de depressões episódicas. Mais recentemente, ela descreveu humor deprimido durante o mês transcorrido desde que havia começado em seu novo emprego. Afirmou estar obcecada com a preocupação de que seu novo chefe e colegas pensassem que seu trabalho era inadequado e lento e que ela era antipática. Também não tinha energia nem entusiasmo em casa e, em vez de brincar com os filhos ou de conversar com o marido, ficava assistindo à televisão durante horas, comia em excesso e dormia demais. Essa rotina levou a um ganho de quase três quilos em apenas três semanas, o que a fez se sentir ainda pior consigo mesma. Havia começado a chorar várias vezes por semana, o que relatou como o sinal de que "sabia que a depressão havia voltado". Ela também afirmou que havia começado a pensar com frequência em morte, mas nunca havia tentado o suicídio.

Pamela disse que não se lembrava direito de sua história de depressões, portanto havia trazido o marido, que a conhecia desde a faculdade. Eles concordaram que ela havia ficado deprimida pela primeira vez na adolescência e havia passado por pelo menos cinco episódios definidos de depressão na idade adulta, os quais geralmente incluíam humor deprimido, anergia, desmotivação, hipersonia, hiperfagia, sentimentos profundos de culpa, libido diminuída e ideação suicida de leve a moderada, sem planejamento. Suas depressões também foram entrecortadas por períodos de energia "em excesso", irritabilidade, pressão por falar e fuga de ideias. Esses episódios de energia excessiva podiam durar horas, dias ou algumas semanas. O humor deprimido não desaparecia durante esses períodos, mas ela "pelo menos conseguia fazer algumas coisas".

Ao ser perguntado, o marido descreveu ocasiões distintas quando ela parecia extraordinariamente animada, feliz e autoconfiante, uma "pessoa diferente". Nesses momentos ela falava rapidamente, parecia cheia de energia e otimismo, era muito eficiente nas tarefas domésticas e começava (e seguidamente terminava) novos projetos. Ela precisava de poucas horas de sono e ainda continuava entusiasmada no dia seguinte. Pamela lembrava-se desses períodos, mas afirmou que eles pareciam "normais". A única vez em que ela sorriu durante a entrevista foi em resposta a uma pergunta sobre hipersexualidade, quando afirmou que, embora seu marido parecesse estar incluindo seus períodos bons como parte de sua doença, ele não estava reclamando de seu episódio mais longo dessa natureza (cerca de seis dias), quando eles começaram a namorar na faculdade. Ela relatou que, desde então, esses episódios eram "bastante frequentes" e duravam dois ou três dias.

Devido ao seu humor baixo periódico e aos pensamentos sobre morte, ela havia se consultado com diversos psiquiatras desde meados da adolescência. A psicoterapia normalmente funcionava "bem" até que ela apresentasse outro episódio depressivo, quando não conseguia ir às consultas e simplesmente desistia. Ao todo, ocorreram três tentativas de uso de antidepressivos com dosagem e duração adequadas (de seis meses a três anos), cada uma associada com alívio de curto prazo da depressão, seguido por recaída. Tanto sozinha quanto na presença do marido, Pamela negou história de abuso de álcool e substâncias. Uma tia e o avô maternos haviam sido internados várias vezes por mania, embora a paciente rapidamente explicasse que ela "não se parecia nem um pouco com eles".

Durante o exame, a aparência de Pamela era a de uma mulher acima do peso, bem-arrumada, que com frequência desviava o olhar e tinha a propensão de falar muito suavemente. Nenhum movimento motor anormal foi observado, mas seus movimentos eram restritos e ela não gesticulou com as mãos. Seu humor era deprimido; seu afeto era triste e contido; e seus processos de pensamento eram fluidos, embora possivelmente mais lentos. Em seu conteúdo de pensamento destacou-se tema depressivo, incluindo ideação suicida passiva sem evidências de paranoia, alucinações ou delírios. Seu *insight* e julgamento estavam preservados.

Discussão

Os sintomas recorrentes de depressão de Pamela causaram sofrimento significativo, bem como prejuízo no funcionamento. Eles também constituem o ímpeto recorrente de procurar tratamento psiquiátrico. Portanto, é tentador se concentrar apenas nos sintomas depressivos e chegar a um diagnóstico de transtorno depressivo maior recorrente.

De modo geral, no entanto, é importante ampliar a busca de diagnósticos, o que é útil particularmente no caso de pacientes cujo curso sintomático ou cujos sintomas específicos são atípicos ou cuja resposta ao tratamento tenha sido inadequada. Pamela relata uma tia e um avô que foram hospitalizados com episódios de mania bipolar. Embora a história familiar não faça parte dos critérios do DSM-5, uma história familiar expressiva em relação a transtorno bipolar deve motivar uma investigação cuidadosa dos diagnósticos que integram o espectro bipolar. Ao serem questionados, Pamela e o marido relatam que suas depressões são entrecortadas por episódios de irritabilidade, pressão por falar e fuga de ideias. Além disso, eles descrevem episódios múltiplos e recorrentes que não são relacionados à depressão, durante os quais ela é perceptivelmente diferente de seus parâmetros de referência: dorme menos, funciona de modo mais eficiente e parece atipicamente feliz, animada, motivada e otimista.

Pamela insiste que seus períodos de premência de atividade não são como os da tia e do avô e que seus sintomas, na realidade, não parecem atingir a intensidade e a duração características da mania bipolar. Na verdade, os períodos de alta energia de Pamela são mais bem descritos pelo termo *hipomania*.

Tanto mania quanto hipomania no DSM-5 exigem pelo menos três dos sete sintomas associados, mas há diferenças importantes. Uma delas é o efeito dos sintomas: a mania requer o acompanhamento de sofrimento ou disfunção, enquanto hipomania requer apenas que os sintomas sejam distintamente perceptíveis para um observador. As exigências de duração também são diferentes. Mania requer uma semana de persistência dos sintomas, enquanto hipomania requer quatro dias. Se um indivíduo preencher os critérios para mania em algum momento, o transtorno bipolar tipo I seria o principal diagnóstico relacionado ao humor. Caso os critérios para hipomania tenham sido preenchidos em algum momento, sem história de mania ao longo da vida, então o diagnóstico depende de o indivíduo ter uma história de transtorno depressivo maior. Se for este o caso, o diagnóstico correto seria o de transtorno bipolar tipo II. Isso contrasta com o transtorno bipolar tipo I, no qual a história de depressão deve ser investigada, mas não é parte integral do diagnóstico do DSM-5. Conforme foi descrito na introdução deste capítulo, a denominação de espectro bipolar também inclui categorias para pessoas que não satisfazem exatamente os critérios para quantidade e duração, ou cujos sintomas se desenvolveram no contexto de doença médica, de uso de medicamento, ou de abuso de substância.

Como esses indivíduos raramente solicitam ao psiquiatra que avalie "a energia e o entusiasmo atípicos", o diagnóstico de transtorno bipolar tipo II frequentemente depende de uma análise criteriosa da história. No caso de Pamela, ela descreveu períodos em que precisava menos de sono e ficava extraordinariamente loquaz, com sensação de urgência e produtiva; essas características preencheriam os critérios sintomáticos para hipomania. Com relação à duração dos sintomas, a maioria dos episódios hipomaníacos de Pamela dura apenas de dois a três dias, o que não preencheria os critérios para transtorno bipolar tipo II. Contudo, um de seus primeiros episódios durou seis dias. Uma vez que um episódio hipomaníaco tenha ocorrido em um paciente com história de pelo menos um episódio depressivo anterior, o diagnóstico de transtorno bipolar tipo II se estabelece, mesmo se os episódios hipomaníacos posteriores forem inferiores ao limiar de quatro dias para episódio hipomaníaco.

Como se observa no caso de Pamela, sintomas hipomaníacos costumam interferir na depressão em pacientes com transtorno bipolar tipo II. Em outras palavras, hipomania nem sempre está associada a humor "bom" ou "elevado". Pode ser válido perguntar, por exemplo, sobre "depressão com energia".

O transtorno bipolar tipo II não é simplesmente uma versão atenuada do transtorno bipolar tipo I. A maioria das pessoas com transtorno bipolar tipo II apresenta comorbidades que figuram em todo o DSM-5, cuja lista inclui transtornos alimentares, transtornos da personalidade e transtornos de ansiedade. O suicídio é um risco importante e deve ser investigado abertamente. Os episódios debilitantes e recorrentes de Pamela são típicos. Além disso, o diagnóstico costuma passar despercebido. Conforme se observa na situação dessa paciente, os períodos hipomaníacos podem não causar problemas e, com frequência, são uma mudança bem-vinda da depressão. Mesmo assim, o diagnóstico preciso é importante a fim de aperfeiçoar o tratamento necessário para aliviar a dor e o sofrimento que costumam acompanhar o transtorno bipolar tipo II.

Diagnóstico

- Transtorno bipolar tipo II, episódio atual depressivo, de gravidade moderada.

Leituras recomendadas

Miller S, Suppes T, Mintz J, et al: Mixed depression in bipolar disorder: prevalence rate and clinical correlates during naturalistic follow-up in the Stanley Bipolar Network. Am J Psychiatry 173(10):1015–1023, 2016.

Nusslock R, Frank E: Subthreshold bipolarity: diagnostic issues and challenges. Bipolar Disord 13(7-8):587–603, 2011.

Simon NM, Otto MW, Wisniewski SR, et al: Anxiety disorder comorbidity in bipolar disorder patients: data from the first 500 participants in the Systematic Treatment Enhancement Program for Bipolar Disorder (STEP-BD). Am J Psychiatry 161(12):2222–2229, 2004.

Suppes T, Mintz J, McElroy SL, et al: Mixed hypomania in 908 patients with bipolar disorder evaluated prospectively in the Stanley Bipolar Treatment Network: a sex-specific phenomenon. Arch Gen Psychiatry 62(10):1089–1096, 2005.

Wozniak J, Faraone SV, Martelon M, et al: Further evidence for robust familiality of pediatric bipolar I disorder: results from a very large controlled family study of pediatric bipolar I disorder and a meta-analysis. J Clin Psychiatry 73(10): 1328–1334, 2012.

CASO 3.5

Irritabilidade e tristeza

ROBERT L. FINDLING, M.D., M.B.A.

Rachel, uma menina de 15 anos, foi encaminhada para avaliação psiquiátrica devido a suas crescentes dificuldades em casa e na escola ao longo do ano anterior. A mãe afirmou que sua preocupação principal era a de que "os remédios de Rachel não estejam funcionando". Rachel disse que não tinha nenhuma queixa em particular.

Em reuniões com a paciente e sua mãe, tanto juntas quanto separadas, ambas relataram que as notas de Rachel caíram de A e B para C e D, que ela perdeu muitos de seus amigos mais antigos e que os conflitos em casa chegaram ao ponto em que sua mãe a descreveu como "detestável e maldosa".

Rachel foi ao psiquiatra pela primeira vez aos 7 anos de idade, quando foi avaliada para transtorno de déficit de atenção/hiperatividade (TDAH) devido a inquietação, impulsividade e distratibilidade de longa data. Depois de tentativas frustradas de intervenções comportamentais, a paciente iniciou o tratamento com medicação à base de metilfenidato aos 8 anos. Observou-se uma melhora na escola, em sua vida social e em casa. Nos seis anos seguintes, Rachel se saiu bem e era "bem parecida com as outras crianças, desde que ela tomasse seu remédio". Por volta dos 14 anos, no entanto, Rachel ficou "mal-humorada". Em vez de ser uma "adolescente cheia de vida", ela passava dias sozinha sem conversar com ninguém. Durante esses períodos de tristeza persistente, ela dormia mais do que o normal, reclamava que seus amigos não gostavam mais dela e não parecia interessada em nada. Em outros momentos ela virava uma "peste" em casa, frequentemente gritando com a irmã e os pais até o ponto em que todos ficavam "pisando em ovos". Foi mais ou menos nessa época que as notas de Rachel despencaram e seu pediatra aumentou a dosagem de sua medicação para TDAH.

A história familiar de Rachel era relevante devido ao seu pai, que "tinha problemas de verdade". Embora a mãe não soubesse seu diagnóstico, ele havia sido tratado com lítio. O pai havia deixado a família antes de Rachel nascer e nunca conheceu a filha.

Ao investigar os períodos de irritabilidade, disforia e isolamento social, o clínico perguntou se houve momentos nos quais Rachel se encontrasse particularmente de bom humor. A mãe lembrou-se de vários períodos nos quais sua filha ficava "animada" durante uma ou duas semanas. Ela ria de "qualquer coisa", ajudava entusiasmadamente com as tarefas domésticas e, às vezes, até tomava a iniciativa de fazê-las. Como havia "fases boas", a mãe não achava que esses episódios fossem dignos de nota.

Rachel não apresentava problemas médicos gerais. Negou o uso de álcool, de substâncias ilícitas e de medicamentos além dos receitados para TDAH.

Durante o exame, enquanto estava sozinha, a aparência de Rachel era a de uma adolescente arrumada casualmente, coerente e orientada para objetivos. Parecia desconfiada e triste, com um pouco de afeto contido. Ela não gostava de como estava se sentindo, afirmando que se sentia deprimida durante uma semana, depois ficava bem, então "divertidíssima" durante alguns dias, depois "homicida", como se alguém estivesse "me remexendo por dentro". Ela não sabia por que se sentia assim e odiava não saber como se sentiria no dia seguinte. Negou sintomas psicóticos, confusão e pensamentos suicidas e homicidas. Sua cognição estava preservada.

Discussão

Rachel apresenta uma história de pelo menos um ano de redução no funcionamento na escola, em casa e com amigos. Ela parece ter vários humores diferentes, sendo que cada um deles parece durar pelo menos uma semana. Esses humores incluem ficar irritadiça, retraída e animada, sendo que todos eles parecem ser significativamente diferentes de seu padrão basal. A mãe acredita que "pode ser uma fase", mas a persistência, a recorrência e a intensidade desses humores começaram a ter repercussões na vida de Rachel, e, portanto, a mãe ficou preocupada.

Ao tentar formular um diagnóstico para Rachel, percebemos que muito do relato de caso parece estar filtrado pela perspectiva da mãe. Embora seja útil, esse relato pode estar sujeito a enfatizar o comportamento, aspecto observado mais prontamente pelos pais e pelos professores. Ao avaliar adolescentes, é importante investigar a perspectiva que eles mesmos têm de seus estados de humor. Além disso, é útil diferenciar entre oscilações de humor que são reações a eventos externos e episódios de humor propensos a serem espontâneos e episódicos. No caso de Rachel, a entrevista forneceu informações importantes. Por exemplo, ela esclareceu que não gostava dessas oscilações de humor e negou precipitantes específicos.

Uma complicação da história de Rachel é a presença de sintomas relativamente inespecíficos. Irritabilidade, disforia e labilidade emocional fazem parte de várias condições psiquiátricas, sobretudo durante a adolescência, quando em geral iniciam os transtornos psiquiátricos. Além disso, é importante diferenciar as oscilações dos estados de humor que são esperadas como parte do desenvolvimento daquelas que não o são. Mesmo assim, com base no que se aprendeu com a história de Rachel, um transtorno do humor é o diagnóstico mais provável.

O aspecto clínico de Rachel que mais se destaca é a flutuação espontânea entre diferentes estados emocionais. Ela descreve uma semana ou duas de hipomania seguidas de uma semana ou duas de tristeza, seguidas de algumas semanas de irritabilidade. Esses sintomas parecem se encaixar no transtorno ciclotímico do DSM-5, o qual exige múltiplos episódios hipomaníacos e múltiplos episódios depressivos subsindrômicos ao longo de um período de dois anos (um ano para adolescentes como Rachel). Para preencher os critérios, ela deveria ter apresentado os sintomas durante pelo menos metade do tempo e não deveria ter passado por um período superior a dois meses sem sintomas. Além disso, ela não deveria ter alcançado os critérios para mania, transtorno depressivo maior ou transtorno do espectro da esquizofrenia. Ainda que o transtorno ciclotímico possa ser encarado como um transtorno que não se equipara em intensidade ao transtorno bipolar tipo I, ele pode causar sofrimento e disfunção significativos, além de afetar de modo drástico a trajetória da adolescência.

Embora o diagnóstico diferencial potencial para Rachel seja amplo, vários outros diagnósticos merecem menção específica. A investigação adicional poderia levar a um diagnóstico de transtorno bipolar tipo I ou tipo II. Seu pai parece ter apresentado um transtorno bipolar (ele tinha "problemas de verdade" e tomava lítio), e, mesmo que Rachel seja ciclotímica, ela corre risco de desenvolver um transtorno bipolar tipo I ou tipo II no futuro.

Quanto mais for desenvolvida uma aliança com Rachel, mais pode ser possível avaliar completamente suas questões de personalidade. Por exemplo, ciclotimia costuma ser comórbida com transtorno da personalidade *borderline*. O sono não é mencionado no relato de caso, mas dificuldades no ciclo sono-vigília podem alimentar a instabilidade afetiva. Talvez, o mais provável em relação a uma menina de 15 anos seja abuso de substância, uma vez que muitas drogas de abuso podem induzir sintomas de humor por meio de intoxicação ou abstinência. Rachel pode revelar abuso de substância ao longo do tempo, mas também poderia ser útil obter um exame toxicológico legitimamente encaixado como parte da avaliação de rotina. Mesmo que o exame revele apenas sua medicação para TDAH, seus sintomas deveriam levar em consideração se ela estaria tomando uma dosagem excessiva em alguns dias e nenhuma dose em outros.

Diagnóstico

- Transtorno ciclotímico.

Leituras recomendadas

Findling RL, Youngstrom EA, McNamara NK, et al: Early symptoms of mania and the role of parental risk. Bipolar Disord 7(6):623–634, 2005.

Perugi G, Hantouche E, Vannucchi G, Pinto O: Cyclothymia reloaded: a reappraisal of the most misconceived affective disorder. J Affect Disord 183:119–133, 2015.

Van Meter AR, Youngstrom EA, Findling RL: Cyclothymic disorder: a critical review. Clin Psychol Rev 32(4):229–243, 2012.

Van Meter A, Youngstrom EA, Demeter C, Findling RL: Examining the validity of cyclothymic disorder in a youth sample: replication and extension. J Abnorm Child Psychol 41(3):367–378, 2013.

Van Meter A, Youngstrom EA, Birmaher et al: Longitudinal course and characteristics of cyclothymic disorder in youth. J Affect Disord 215:314–322, 2017.

CASO 3.6

Deus me curou!

STEPHEN J. FERRANDO, M.D.

Sebastian Lopez, um editor *freelancer* hispânico de 27 anos, foi levado por seu companheiro, que estava preocupado, à clínica que há muito acompanhava sua infecção pelo HIV. Ao entrar na sala de espera da clínica, o paciente anunciou: "Deus me curou! Posso parar de tomar antivirais!".

Enquanto Sebastian se remexia na cadeira, escrevendo energicamente em um bloco amarelo, seu companheiro forneceu a história recente. Ele disse que o paciente estava bem até cerca de um mês antes, quando começou um projeto de edição especialmente intenso. Depois de cerca de 10 dias dormindo pouco, com "uma energia infinita" e muita atividade, Sebastian parecia irascível, com certo senso de urgência e "olhos vidrados". Naquela noite, os dois foram a uma festa comemorar o final do projeto de trabalho. Apesar de vários anos de frequência aos Narcóticos Anônimos e da abstinência de substâncias ilícitas, Sebastian tomou um estimulante à base de cristais de metanfetamina. Passando por ansiedade aguda e paranoia de que estavam sendo seguidos, ele bebeu três martinis, mas ainda assim não dormiu naquela noite. Nos dias que se seguiram, o paciente ficou menos paranoide, mas parecia cada vez mais perturbado e tinha mais pressão por falar.

O projeto de trabalho de Sebastian foi devolvido com vários comentários negativos e solicitações de correção. Em vez de se concentrar na edição, ele ficava acordado até tarde todas as noites, decidido a encontrar uma cura para o HIV. Ele fez abordagens inadequadas e hipersexuais a outros homens na academia de ginástica, onde passava a maior parte do dia, e perdeu pelo menos 2,5 quilos depois de resolver que deveria tomar suplementos vitamínicos em vez de se alimentar e de tomar sua medicação antirretroviral. Recusou-se a ir ao PS, mas finalmente concordou em comparecer à consulta de rotina na clínica onde recebia tratamento para síndrome da imunodeficiência adquirida (aids) a fim de mostrar a seus médicos como ele estava reagindo bem apesar de não ter tomado seus medicamentos por mais de um mês.

A história psiquiátrica de Sebastian não apresentava um episódio anterior de mania manifesta, mas ele esteve deprimido, quando era adolescente, durante a fase inicial do processo de assumir publicamente sua homossexualidade. O episódio foi marcado por *overdose* voluntária e internação psiquiátrica de duas semanas, assim como tratamento com medicamentos antidepressivos e psicoterapia. Ele descontinuou a medicação porque o deixava "ligado e irritadiço" e interrompeu a psicoterapia porque "não servia para nada". Ele usou metanfetamina frequentemente durante vários anos, o que o levou a atos sexuais sem proteção com estranhos.

Sebastian foi diagnosticado com HIV aos 22 anos. Nessa ocasião, foi para um centro ambulatorial de reabilitação por transtorno por uso de substância e interrompeu o uso de estimulantes e álcool. Sua contagem mais baixa de linfócitos CD4 havia sido de

216 células/mm^3 quando tinha 24 anos, época na qual sua carga viral era de 1,6 milhão de cópias. Consta que, desde então, ele aderiu à medicação antirretroviral. Sua contagem de CD4 mais recente, seis meses antes desse episódio, era de 526 células/mm^3. Sua carga viral havia sido indetectável. Ele sofria de fadiga, mas não apresentava nenhuma doença relacionada à aids. Uma ressonância magnética (RM) do encéfalo revelou leve atrofia cortical e doença na substância branca periventricular além do esperado para sua faixa etária. O companheiro não tinha certeza sobre quando Sebastian havia descontinuado a medicação antirretroviral, mas achava que podia ter sido meses antes. Ele também se perguntava se Sebastian não havia "perdido o compasso", do ponto de vista cognitivo, ao longo do ano anterior.

A história psiquiátrica da família era relevante em razão de uma tia materna, a qual havia recebido lítio e diversas sessões de eletroconvulsoterapia, mas seu diagnóstico era desconhecido.

Durante o exame, a aparência do paciente era a de um jovem vestido displicentemente que contou uma história urgente e desconexa de eventos ocorridos ao longo do mês anterior. Era difícil orientá-lo, e se encontrava extraordinariamente irritável e depreciativo. Ele pensava apenas em ter descoberto uma cura para o HIV por meio de compostos multivitamínicos e exercícios. Negou alucinações e ideação suicida e homicida. Recusou-se a fazer teste cognitivo, e seu *insight* e julgamento pareciam ruins.

Discussão

Sebastian apresenta vários sintomas clássicos de mania. Ele passou por um período distinto de humor elevado e irritável com aumento de energia e atividade voltada a objetivos. Esses sintomas estiveram presentes todos os dias, durante o dia inteiro ou quase, por várias semanas. Ele demonstra grandiosidade, redução da necessidade de sono, pressão por continuar falando, aumento da atividade voltada para objetivos e hipersexualidade impulsiva. Esses comportamentos facilmente satisfazem a exigência de três dos setes critérios sintomáticos para um episódio maníaco do DSM-5.

O diagnóstico de mania bipolar também requer uma avaliação da etiologia, com um enfoque específico sobre possíveis efeitos fisiológicos de medicamentos ou de uma condição médica. No caso de Sebastian, essa avaliação fica complicada.

Além da síndrome clássica de mania, Sebastian tem uma história pessoal de depressão e, durante um curso de antidepressivos, ficou "ligado e irritadiço". Essa reação aos medicamentos sugere resposta maníaca ou hipomaníaca e risco elevado para transtorno bipolar. Além disso, o uso de lítio por sua tia sugere uma história familiar de transtorno bipolar. Na ausência de outras comorbidades, essa apresentação sugeriria o diagnóstico de transtorno bipolar, episódio maníaco único.

Contudo, esse caso é complicado por duas comorbidades significativas: o uso de cristais de metanfetamina e infecção por HIV. Anfetaminas podem induzir psicose paranoide e sintomas maníacos de humor no contexto de uso tanto agudo quanto crônico. Nesse caso, os sintomas de Sebastian parecem ter começado antes de ele ter usado cristais de metanfetamina (ele estava irascível, hiperenergizado, com senso de urgência e com os "olhos vidrados") e persistiram durante semanas após o uso relatado desse estimulante. A mania induzida por estimulante normalmente melhora após alguns dias de abstinência, o que se encaixaria melhor na reação paranoide aguda de Sebastian aos cristais de metanfetamina. Além disso, ele tem um histórico de vários anos de abuso de cristais de metanfetamina sem relato de mania, o que pode diminuir ainda mais a probabilidade de que a anfetamina tenha desencadeado seu episódio. Entretanto, ele pode ter escondido seu uso de cristais de metanfetamina durante semanas ou meses ou ter usado anfetaminas para ajudá-lo a completar seu projeto de edição mais recente. Qualquer um dos estimulantes poderia ter contribuído para a falta de sono, que é tanto um precipitante quanto um sintoma de mania.

A infecção por HIV também está associada ao transtorno bipolar. Sintomas maníacos podem ocorrer em qualquer estágio da infecção, mas estão mais intimamente associados ao estágio relativamente tardio de transtorno neurocognitivo associado ao HIV. Os sintomas podem ser idênticos aos da mania clássica, mas o transtorno neurocognitivo parece contribuir para irritabilidade atipicamente proeminente e dificuldades cognitivas. É difícil avaliar um paciente que não coopera quanto ao declínio cognitivo, sobretudo quando ele está maníaco, mas Sebastian, conforme relatado, "perdeu o compasso" ao longo do ano anterior, está irritável e apresenta uma RM que exibe o tipo de achados não específicos encontrados com frequência em pacientes com infecção por HIV e supressão do sistema imune. Aparentemente, o paciente não seguiu seu tratamento com antirretrovirais durante pelo menos um mês, mas é possível que não o siga há mais tempo; além disso, ele não teve uma avaliação recente de suas células T ou da carga viral.

Temporariamente, então, justifica-se o diagnóstico de transtorno bipolar e transtorno relacionado devido à infecção por HIV, com características maníacas, do DSM-5 para Sebastian. Um exame toxicológico pode ajudar a esclarecer se ele continuou a usar anfetaminas, enquanto uma contagem de células T e uma avaliação da carga viral podem ajudar a determinar o grau de supressão do sistema imune. Depois da estabilização psiquiátrica e da retomada dos medicamentos antirretrovirais, seria útil obter uma avaliação neuropsicológica para esclarecer o grau de comprometimento neurocognitivo.

Diagnóstico

- Transtorno bipolar e transtorno relacionado devido à infecção por HIV, com características maníacas.

Leituras recomendadas

Eggers C, Arendt G, Hahn K, et al; German Association of Neuro-AIDS und Neuro-Infectiology (DGNANI): HIV-1-associated neurocognitive disorder: epidemiology, pathogenesis, diagnosis, and treatment. J Neurol 264(8):1715–1727, 2017.

Ferrando SJ, Nims C: HIV-associated mania treated with electroconvulsive therapy and highlyactive antiretroviral therapy. Psychosomatics 47(2):170–174, 2006.

Walter TJ, Iudicello J, Cookson DR, et al; on behalf of the Translational Methamphetamine AIDS Research Center (TMARC): The relationships between HIV-1 infection, history of methamphetamine use disorder, and soluble biomarkers in blood and cerebrospinal fluid. Viruses 13(7):1287, 2021.

CASO 3.7

Estranhamente silencioso

JESSICA DANIELS, M.D.

Taaj Mustafa, um universitário recém-formado de 22 anos, foi levado ao PS por seus amigos ao reaparecer estranhamente calado depois de um sumiço de três dias. Os amigos relataram que ele havia recebido recentemente tratamento para câncer de testículo, mas que estava de bom humor na última vez que o viram, quatro noites antes. Depois disso, não compareceu a uma reunião planejada para o dia seguinte e não respondia a *e-mails*, mensagens de texto, nem chamadas telefônicas. Eles não sabiam como entrar em contato com seus pais ou familiares e não dispunham de um histórico.

No PS, Taaj se relacionava com os outros de maneira estranha, com postura ereta e rígida, sem fazer contato visual e sem responder a perguntas. Depois de cerca de 10 minutos, ele subitamente agarrou uma profissional da equipe pelo braço. Embora parecesse não ter intenção ou objetivo de machucá-la, recusou-se a largá-la, e ela foi incapaz de livrar-se até a intervenção de um segurança. Nesse momento, ele recebeu haloperidol e lorazepam via intramuscular. Durante a hora que se seguiu, suas extremidades ficaram rígidas e, enquanto se encontrava deitado no leito hospitalar, manteve os braços acima da cabeça com os cotovelos dobrados. Ele foi internado para atendimento médico. Uma tomografia computadorizada (TC) de crânio, testes laboratoriais de rotina e um exame toxicológico de urina não acrescentaram dados relevantes, exceto que sua creatina cinase estava elevada em 906 UI/L. Sua frequência cardíaca também estava aumentada: 110 batimentos/minuto. Ele não apresentava febre, e a pressão arterial estava dentro dos parâmetros normais.

Durante o exame, a aparência de Taaj era a de um jovem magro, deitado na cama com a cabeça fora do travesseiro em uma posição estranha. Ele levantava e abaixava rigidamente os braços. O cabelo caía em tufos. Olhava direto para frente, com piscadas ocasionais, sem fazer contato visual. Não estava diaforético, nem parecia estar com dor. O exame físico revelou uma resistência inicial contra todo tipo de movimento dos braços. Quando um braço era movido em uma posição pelo examinador, ficava naquela posição. Não havia mioclonia evidente. Falando com uma latência longa e produção significativamente reduzida, ele expressou medo de que estivesse morrendo. Ao expressar lentamente sua ansiedade, o corpo permaneceu rígido e duro. Negou alucinações auditivas ou visuais. Estava totalmente desperto, alerta e orientado para tempo e lugar, mas não participou de outros testes cognitivos.

Taaj permaneceu sem alterações clínicas durante três dias enquanto recebia líquidos por via intravenosa. Não foi administrado nenhum medicamento psicoativo. Testes laboratoriais, um eletroencefalograma (EEG) e uma RM do encéfalo não revelaram nada destoante, e sua creatina cinase seguiu uma tendência à redução após atingir um pico de 1.100 UI/L. No quarto dia de internação, Taaj recebeu uma dose de teste de lorazepam intravenoso, 1 mg, e então uma dose de repetição de 1 mg após 5 minutos. Ele não ficou sedado. Seu estado mental não mudou, exceto pelo discurso ligeiramente mais produtivo após a segunda dose. Foi iniciada a administração de lorazepam intravenoso, 1 mg, a cada período de quatro a seis horas. Depois de 24 horas, sua rigidez melhorou, o discurso estava fluente e com senso de urgência, e ele se tornou bastante ativo e agitado. Andava de um lado para o outro no corredor, seguia as enfermeiras e tentava sair do hospital. Disse à equipe, a outros pacientes e a visitantes que ele era um grande artista e que havia curado seu câncer. Sua creatina cinase ficou normal e a taquicardia desapareceu. Continuava sem febre.

Os pais de Taaj chegaram, vindos de outra cidade, no sexto dia de internação. Eles relataram que sua história psiquiátrica anterior havia sido uma depressão que ele desenvolveu após ser diagnosticado com câncer de testículo um ano antes. Taaj estava sendo medicado com 50 mg/dia de sertralina e estava bem até 10 dias antes da internação, quando descobriu que estava com recidiva do câncer de testículo com metástase retroperitoneal. Foi submetido imediatamente à quimioterapia com cisplatina, etoposídeo e dexametasona. Depois de receber a quimioterapia, Taaj disse aos pais, pelo telefone, que se sentia "excelente", mas desde então não respondia mais a seus telefonemas e *e-mails*. Este não era um comportamento totalmente estranho de seu filho, que entrava em contato "irregularmente", mas eles ficaram cada vez mais preocupados e finalmente pegaram um avião para vê-lo depois da falta de notícias durante 10 dias. Os pais também mencionaram que a única história familiar relevante era o transtorno bipolar grave de um tio por parte de mãe, o qual havia sido tratado com eletroconvulsoterapia.

Discussão

O paciente apresenta um comportamento extremamente desorganizado e anormal e manifesta uma postura rígida e bizarra com flexibilidade cérea. Carece de respostas verbais e motoras apropriadas (mutismo e estupor), mantém uma postura rígida e fixa (catalepsia) e exibe movimentos repetitivos ou ritualísticos (estereotipia). Os sintomas de Taaj facilmente satisfazem três das 12 características psicomotoras exigidas para um diagnóstico do DSM-5 de catatonia.

A catatonia está historicamente ligada à esquizofrenia, de modo que um terço da população com esquizofrenia tem um episódio de sintomas catatônicos em algum momento da vida. Tornou-se evidente, no entanto, que a maioria dos pacientes com catatonia tem transtorno depressivo ou bipolar. Outros pacientes ainda têm sintomas catatônicos como parte de uma condição médica (p. ex., encefalite herpética), uma reação a medicamentos (p. ex., síndrome neuroléptica maligna [SNM]) ou uma reação a substância ilícita (p. ex., cocaína). A amplitude da etiologia potencial é um motivo importante pelo qual o DSM-5 geralmente usa a expressão catatonia como especificador de modificação em vez de nomeá-la um tipo específico de transtorno.

Depois que a catatonia for identificada e o paciente for estabilizado, o enfoque clínico a seguir é o diagnóstico da causa subjacente. Essa busca é urgente porque muitas das causas de catatonia são clinicamente perigosas. Além disso, a catatonia por si só pode causar mortalidade e morbidade grave devido a desidratação, desnutrição, exaustão e imobilidade profunda que podem levar a tromboembolismo e úlceras de pressão. As pessoas com catatonia também podem machucar a si mesmas e aos outros. Independentemente da etiologia, a catatonia pode progredir para catatonia maligna, que é marcada por febre, instabilidade autonômica e alto índice de mortalidade.

Os exames neurológicos e físicos normais de Taaj, a TC de crânio, a RM do encéfalo e o EEG pareceram descartar vários eventos neurológicos que podem simular catatonia, como acidente vascular cerebral (AVC) (e mutismo acinético), doença maligna do sistema nervoso central e síndrome de encarceramento (*locked-in*). A ausência de febre tornou pouco provável que seus sintomas fossem causados por encefalite infecciosa. Um exame toxicológico de urina descartou intoxicação aguda por cocaína e fenciclidina. Outras causas médicas de catatonia foram avaliadas e descartadas por avaliações de tireoide, glicose, HIV, hemograma completo, vitamina B12, função hepática, anticorpos de lúpus e um painel metabólico completo. Devido à história de câncer, foi considerado um quadro paraneoplásico, mas ele se recuperou antes da realização de uma punção lombar.

A SNM é uma preocupação importante. Conforme descrito no capítulo "Transtornos do movimento induzidos por medicamento e outros efeitos adversos de medicamentos" na Seção II do DSM-5, a SNM é uma emergência psiquiátrica caracterizada por rigidez muscular, febre, instabilidade autonômica, alterações cognitivas e creatinofosfoquinase (CPK) elevada. Taaj ficou "duro" depois de receber haloperidol no PS, ficou confuso e apresentava níveis de CPK aumentados. Contudo, em nenhum momento ficou febril, e seus sinais vitais permaneceram estáveis, exceto por uma leve taquicardia que foi resolvida pelo tratamento com lorazepam. A CPK elevada provavelmente refletiu sua agitação e sua rigidez recentes e não alcançou os índices ainda mais elevados associados à SNM. Enquanto a SNM está associada ao uso de antipsicóticos, a síndrome serotoninérgica está associada a antidepressivos inibidores seletivos da recaptação de serotonina (ISRSs). Embora Taaj esteja tomando sertralina e pudesse ter ocorrido uma sobredose, ele não apresenta a mioclonia e os sintomas gastrintestinais típicos.

Sem anormalidades clínica e neurológica evidentes, uma condição psiquiátrica parece ser a causa mais provável da catatonia. Embora mal conseguisse falar, Taaj afirmou que estava com medo e preocupado quanto a estar morrendo ou já estar morto. A ansiedade extrema é a experiência afetiva mais comum dos pacientes catatônicos, a ponto de a catatonia, às vezes, ser vista como uma reação "congelante" extrema. Contudo, essa experiência afetiva não indica a condição psiquiátrica subjacente, e, devido à incapacidade típica de comunicação do paciente, o diagnóstico correto costuma ser postergado até a resolução da catatonia.

O diagnóstico e o tratamento frequentemente ocorrem de forma simultânea com o uso de lorazepam intravenoso em baixa dosagem. Ao contrário da maioria dos outros pacientes, pessoas com catatonia costumam parecer mais alertas e participativas depois da administração de benzodiazepínicos. O mutismo e o estupor de Taaj parecem ter mostrado uma melhora sutil imediata e melhoraram significativamente após 24 horas. Quando sua catatonia melhorou, a mania subjacente se tornou mais evidente. Além disso, os pais forneceram uma história adicional indispensável, o que informou que seu episódio maníaco, aparentemente, foi desencadeado por um regime de quimioterapia à base de esteroides.

Diagnóstico

- Transtorno bipolar e transtorno relacionado induzido por esteroide, com mania, grave, com características psicóticas congruentes com humor e catatonia.

Leituras recomendadas

Daniels J: Catatonia: clinical aspects and neurobiological correlates. J Neuropsychiatry Clin Neurosci 21(4):371–380, 2009.
Fink M: Rediscovering catatonia: the biography of a treatable syndrome. Acta Psychiatr Scand Suppl (441):1–47, 2013.
Smith JH, Smith VD, Philbrick KL, Kumar N: Catatonic disorder due to a general medical or psychiatric condition. J Neuropsychiatry Clin Neurosci 24(2):198–207, 2012.
Walther S, Stegmayer K, Wilson JE, Heckers S: Structure and neural mechanisms of catatonia. Lancet Psychiatry 6(7):610–619, 2019.

CASO 3.8

Uma mudança pós-parto

IAN JONES, M.R.C.Psych., Ph.D.

Ursula Norman, uma enfermeira de 32 anos, foi levada ao setor de emergência seis dias após ter dado à luz. Seu marido indicou que ela estava agindo de forma muito estranha e que estava convencida de que havia sufocado e matado seu bebê.

O marido também relatou que, depois de uma gestação normal e parto sem complicações, a esposa voltou para casa, feliz com seu primeiro filho. Contudo, no terceiro dia após o parto, seu humor e seu afeto começaram a alternar rapidamente entre euforia e choros. Ela ficou irritável e ansiosa. Dormia apenas uma hora por noite, mesmo quando o bebê estava dormindo. Seu comportamento ficou cada vez mais bizarro, com agitação e excesso de atividade. Seu discurso era rápido e digressivo. Embora não fosse uma pessoa religiosa anteriormente, estava convencida de que Deus falava por meio dela e que tinha poderes especiais que poderiam acabar com os problemas do mundo. Disse ao marido que conseguia identificar pessoas más olhando em seus olhos e que estava começando a ficar preocupada quanto a estar rodeada de pessoas diabólicas, incluindo sua própria mãe. O mais perturbador era que, sempre que estava longe do filho, tinha total certeza de que o havia sufocado e ninguém conseguia convencê-la do contrário.

Ursula tinha uma história de três episódios de transtorno depressivo maior durante a adolescência e no início da faixa dos 20 anos, os quais melhoraram com psicoterapia e medicamentos antidepressivos. Ela também havia passado por uma internação psiquiátrica por mania três anos antes do parto, depois de um voo da Ásia para a Europa. Após um tratamento com medicamentos antipsicóticos, ficou deprimida durante vários meses. Embora se tenha falado sobre um diagnóstico de transtorno bipolar na época, ela ficou relutante em aceitá-lo, atribuindo o episódio a estresse e *jet lag*. Ela descontinuou sua medicação psiquiátrica devido à tentativa de engravidar.

A própria mãe de Ursula havia sido internada em um hospital psiquiátrico logo após o nascimento do primeiro filho. Esse episódio não era comentado no ambiente familiar, de modo que havia poucos detalhes disponíveis. Ela não tinha outra história familiar relevante.

Até pouco antes do parto, Ursula era enfermeira em uma unidade renal e apresentava funcionamento elevado. Seu marido era chefe de uma equipe de vendas, e os dois viviam em circunstâncias sociais confortáveis. Ela não tinha história de uso de drogas ilícitas e, antes da gravidez, bebia apenas duas ou três unidades de álcool por semana.

Durante o exame de estado mental, Ursula caminhou pela sala, aparentemente incapaz de sentar-se durante mais do que alguns momentos. Distraía-se facilmente, falava em demasia e demonstrou fuga de ideias, passando rapidamente de um assunto para outro. Seu humor era lábil. Às vezes ela parecia alegremente eufórica; em outros momentos, ficava chorosa; e podia se tornar rapidamente irritável quando achava que não a estavam entendendo. Era evidente que ela exibia uma série de crenças delirantes, mas não estava disposta a falar sobre a maioria delas com o examinador. Insistiu veementemente que havia matado seu próprio filho, o que levou a vários minutos de choro, mas voltou a apresentar euforia nervosa depois de alguns momentos. Ela negou intenção de machucar a si mesma ou a outros. Parecia desatenta, com má concentração, mas não se submeteu a testes cognitivos formais.

Os resultados do exame físico e dos testes laboratoriais estavam dentro da normalidade.

Discussão

Ursula apresenta fuga de ideias, pressão por falar, distratibilidade, agitação, labilidade, acentuada redução do sono, hiper-religiosidade atípica, delírios sobre amigos e família e sólida, embora errônea, crença de que tenha matado seu filho. Ela apresenta história de múltiplos episódios depressivos maiores e hospitalização psiquiátrica por mania. Esses elementos a qualificam para um diagnóstico do DSM-5 de transtorno bipolar tipo I grave e com características psicóticas.

A paciente está, evidentemente, passando por um episódio que é tradicionalmente denominado de psicose pós-parto – o início repentino de uma psicose afetiva no início do período após dar à luz. Várias características de seu quadro são típicas dessa psicose. Seu início ocorre no começo do período pós-parto, em geral na primeira semana do puerpério. Episódios de psicose pós-parto habitualmente exibem um início rápido e logo podem se degenerar em uma psicose deflagrada e grave. Como ocorre neste caso, os episódios costumam manifestar uma apresentação "caleidoscópica", com pensamentos delirantes, por exemplo, mudando com frequência em vez de se tornarem fixos e sistematizados. Devido a essas características, a psicose pós-parto é uma emergência psiquiátrica genuína e normalmente requer internação. Uma avaliação abrangente de risco é fundamental, tanto para ideação suicida quanto para risco de danos ao bebê.

A gravidez resulta em episódio pós-parto grave em uma a cada mil gestações, mas algumas mulheres correm risco consideravelmente mais elevado. Por exemplo, mulheres com transtorno bipolar sofrem episódios pós-parto graves em aproximadamente um a cada quatro partos. Em mulheres com história de psicose pós-parto, o risco para gestações subsequentes é superior a um em cada dois.

Mulheres que correm alto risco de episódio pós-parto grave devem ser identificadas durante o período pré-natal. Com sua história de transtorno bipolar e uma provável história familiar de psicose pós-parto, Ursula corria um risco muito elevado, apesar de ter passado bem durante vários anos. Devido à sua história, ela deveria ter sido monitorada intensivamente durante a gestação e o período pós-parto. Depois de sua recuperação, será importante discutir sobre planos com relação a futuras gestações tanto com ela quanto com seu companheiro. Seu caso também ilustra que episódios pós-parto graves podem ter início repentino em mulheres que passaram por uma gestação tranquila e sem fatores de predisposição psicossocial específicos.

Ursula havia recebido um diagnóstico de transtorno bipolar anterior a essa gestação. Contudo, em muitos casos, especialmente quando a psicose pós-parto constitui o primeiro episódio, o diagnóstico pode ser mais incerto. Um episódio de pós-parto grave de início rápido, mesmo na ausência de história psiquiátrica anterior, deve despertar a suspeita de um diagnóstico de bipolaridade.

O diagnóstico específico de psicose pós-parto não é uma opção no DSM-5, mas, assim como depressão pós-parto, a expressão continua sendo de uso comum por clínicos, pelas próprias mulheres e por grupos de apoio (p. ex., Action on Postpartum Psychosis [Ação para Psicose Pós-parto]: www.app-network.org). Em vez disso, o DSM-5 sugere o uso de um especificador descritivo, "com início no periparto".

Há uma série de motivos pelos quais a sinalização do contexto perinatal de episódios é importante. Em primeiro lugar, o bebê é um elemento importante e pode afetar decisões de manejo (p. ex., hospitalização). Em segundo, um episódio grave pós-parto tem implicações importantes sobre gestações futuras. Em terceiro, a relação íntima entre episódios pós-parto graves e transtorno bipolar deve motivar avaliações criteriosas da história de transtorno bipolar e orientar o tratamento psiquiátrico clínico no futuro.

Diagnóstico

- Transtorno bipolar tipo I, episódio atual maníaco, grave, com características psicóticas, com início no periparto.

Leituras recomendadas

Di Florio A, Forty L, Gordon-Smith K, et al: Perinatal episodes across the mood disorder spectrum. JAMA Psychiatry 70(2):168–175, 2013.

Jones I, Heron J, Blackmore ER, et al: Puerperal psychosis, in Oxford Textbook of Women and Mental Health. Edited by Kohen D. Oxford, UK, Oxford University Press, 2010, pp 179–186.

Munk-Olsen T, Laursen TM, Meltzer-Brody S, et al: Psychiatric disorders with postpartum onset: possible early manifestations of bipolar affective disorders. Arch Gen Psychiatry 69(4):428–434, 2012.

Perry A, Gordon-Smith K, Di Florio A, et al: Mood episodes in pregnancy and risk of postpartum recurrence in bipolar disorder: The Bipolar Disorder Research Network Pregnancy Study. J Affect Disord 294:714–722, 2021.

CASO 3.9

Deprimida e ansiosa

HOLLY A. SWARTZ, M.D.

Victoria Owens, uma organizadora de eventos divorciada de 58 anos, marcou consulta com um psiquiatra para ajudá-la com sua ansiedade e depressão. Ela chegou à sessão bem-vestida e um pouco agitada. Falando em ritmo normal, explicou que seus sintomas depressivos haviam começado há dois anos, quando deu início ao processo de divórcio do seu quarto marido. Ela descreveu humor deprimido, preocupação incapacitante com o futuro e má concentração. Esses sintomas progrediram para anedonia, diminuição da energia, hipersonia com interrupção do sono, ideação suicida passiva e aumento do apetite com desejo de ingerir carboidratos. Ela parou de ir ao trabalho e começou a passar a maior parte do dia na cama.

Victoria, inicialmente, buscou tratamento com um homeopata, o qual receitou vários remédios que não surtiram efeito. Por fim, consultou seu médico internista, o qual receitou 0,25 mg de alprazolam, 3 vezes ao dia, conforme necessário. Essa medicação reduziu a preocupação, mas surtiu pouco efeito sobre seu humor. Seu internista, então, iniciou com sertralina, 50 mg/dia, aumentando a dose (conforme a tolerância) até 200 mg/dia. Ao longo dos dois meses seguintes, o sono de Victoria melhorou e os pensamentos suicidas pararam. Contudo, ela ficou mais ansiosa, irritável, agitada e energizada e percebeu que seus pensamentos se moviam rapidamente. Negou impulsividade e sintomas psicóticos.

A paciente tinha história antiga de episódios depressivos semelhantes; o primeiro havia ocorrido durante a faculdade, com duração de vários meses, e não foi tratado.

Ao ser indagada de maneira específica, descreveu múltiplos períodos de sua vida nos quais havia apresentado humor moderadamente elevado, pensamentos rápidos e aumento de energia. Aparentemente, muitas conquistas em sua vida haviam acontecido durante esses períodos. Por exemplo, quando era uma jovem mãe solo, recentemente divorciada e desempregada, concordou em organizar um chá de panela para sua melhor amiga. Muniu-se de várias revistas sobre noivas e trabalhos manuais, decidida a criar uma festa fabulosa com pouco dinheiro. Dedicou-se totalmente ao projeto e aparentemente dispunha de energia e ideias sem fim. Essa festa foi um sucesso retumbante e deu início à carreira de Owen como organizadora de eventos. Ela escondia as oscilações de humor de seus clientes e colegas, tirando vantagem de seu estado de humor elevado para projetar uma imagem cheia de energia, mas depois se retraía, evitando trabalhar quando seu humor ficava deprimido. Ela também se tornava mais irritável durante os episódios de energia elevada, de modo que acreditava que cada um de seus casamentos havia começado e terminado devido à tendência de "ficar emotiva" quando estava assim. Embora esses períodos pudessem durar várias semanas, ela não passava por alterações no sono, não se entregava a comportamentos de risco, não falava rapidamente e tampouco tinha sentimento de grandiosidade, de modo que não os encarava como aspectos problemáticos.

Victoria também relatou que consumia álcool em demasia quando estava na faixa dos 40 anos, mas hoje raramente bebe. Negou tentativas de suicídio e internações psiquiátricas anteriores. Sua mãe havia sido tratada com sertralina para depressão, e seu irmão tomava lítio para transtorno bipolar.

Discussão

A paciente tem uma história de episódios depressivos recorrentes acompanhados por múltiplos episódios com energia e humor elevados que preenchem o critério de duração (superior ou igual a quatro dias) para hipomania, mas não apresenta sintomas suficientes para preencher todos os critérios sindrômicos de um episódio hipomaníaco. Ela confirmou tanto humor quanto energia elevados durante esses episódios, mas apenas dois dos sete sintomas do critério B: pensamentos acelerados e aumento da atividade direcionada a objetivos. Como é típico em indivíduos com transtorno bipolar subliminar, Victoria vivencia esses episódios de forma egossintônica e não os relata espontaneamente. Tal como esperado, episódios hipomaníacos subliminares passam facilmente despercebidos a menos que o entrevistador os investigue com atenção.

Transtorno depressivo maior também deve ser incluído no diagnóstico diferencial. A paciente inicialmente consultou seu médico internista com sintomas clássicos de depressão. Devido à história anterior de múltiplos episódios depressivos e ausência de queixas espontâneas de hipomania, seu clínico geral provavelmente supôs que Victoria sofria de transtorno depressivo maior e a tratou com um ISRS. Contudo, o medicamento precipitou um estado misto composto por humor irritável e ansioso, pensamentos rápidos e aumento de energia. Quando pacientes depressivos como Victoria desenvolvem sintomas mistos, maníacos ou hipomaníacos após a exposição a antidepressivos, deve-se considerar um diagnóstico de bipolaridade. O estado misto de Victoria enquanto era medicada com um ISRS não é suficiente para o diagnóstico de transtorno bipolar, mas certamente desperta a atenção. A história familiar de transtorno bipolar (nesse caso, um irmão tratado com lítio) aumenta ainda mais a probabilidade de que ela apresente uma forma de transtorno bipolar. Embora o transtorno do humor mais comum entre familiares de primeiro grau de indivíduos com transtorno bipolar seja transtorno depressivo maior, ter um parente com transtorno bipolar realmente aumenta o risco de o indivíduo também apresentar esse transtorno.

Apesar de características compatíveis com transtorno bipolar, o quadro clínico de Victoria é complicado. Além de sintomas hipomaníacos subliminares, ela também relatou uma história de relacionamentos instáveis, labilidade emocional, abuso anterior de substância e ansiedade. O transtorno bipolar e os transtornos da personalidade – em particular o transtorno da personalidade *borderline* – costumam ser concomitantes e podem ser difíceis de desemaranhar porque apresentam características clínicas em comum. Por exemplo, tanto o transtorno bipolar quanto o transtorno da personalidade *borderline* são caracterizados por níveis aumentados de comportamento impulsivo, labilidade afetiva e irritabilidade. No caso de Victoria, a labilidade e a irritabilidade parecem estar restritas aos episódios de humor, o que sugere que elas sejam secundárias a um transtorno do humor em vez de problemas globais de regulação do afeto. Contudo, a comorbidade entre transtorno do humor e transtorno da personalidade não pode ser descartada.

Até um terço dos pacientes com transtorno bipolar é diagnosticado com transtornos de ansiedade comórbidos que, por sua vez, estão associados a piores resultados psiquiátricos. O transtorno bipolar costuma ser diagnosticado erroneamente como transtorno de ansiedade, talvez devido ao alto índice de comorbidade. De modo semelhante, transtornos por uso de substância e transtornos bipolares frequentemente ocorrem ao mesmo tempo. A ansiedade e o transtorno por uso de substâncias concomitantes parecem acompanhar a evolução do transtorno bipolar – isto é, os transtornos de ansiedade tendem a se associar mais a sintomas depressivos, e os transtornos por uso de substâncias estão moderadamente associados a sintomas maníacos. Uma investigação mais aprofundada é necessária para determinar a presença de comorbidades, e há uma grande probabilidade de que Victoria sofra de mais de um transtorno psiquiátrico.

Diagnóstico

- Transtorno bipolar e transtorno relacionado não especificado.

Leituras recomendadas

Deltito J, Martin L, Riefkohl J, et al: Do patients with borderline personality disorder belong to the bipolar spectrum? J Affect Disord 67(1–3):221–228, 2001.

Mantere O, Isometsä E, Ketokivi M, et al: A prospective latent analyses study of psychiatric comorbidity of DSM-IV bipolar I and II disorders. Bipolar Disord 12(3):271–284, 2010.

Merikangas KR, Jin R, He JP, et al: Prevalence and correlates of bipolar spectrum disorder in the World Mental Health Survey Initiative. Arch Gen Psychiatry 68(3):241–251, 2011.

Parker GB, Graham RK: Clinical characteristics associated with treatment-resistant bipolar disorder. J Nerv Ment Dis 205(3):188–191, 2017.

Zimmerman M, Morgan TA: The relationship between borderline personality disorder and bipolar disorder. Dialogues Clin Neurosci 15:155–169, 2013.

CAPÍTULO 4

Transtornos depressivos

Introdução

JOHN W. BARNHILL, M.D.

Depressão é uma das palavras mais usadas na psiquiatria e uma das mais ambíguas. Como sintoma, pode assumir o significado de tristeza, mas como diagnóstico, pode ser aplicada a indivíduos que negam se sentirem tristes. Humor deprimido é uma experiência humana normal e comum, mas também pode refletir uma condição gravemente debilitante, angustiante e potencialmente fatal. A depressão pode se apresentar de diversas formas, com muitos precipitantes, comorbidades potenciais e sintomas associados.

É importante reconhecer que os sintomas depressivos podem ser encontrados em quase todos os transtornos do DSM-5, e uma queixa principal de "tristeza" é apenas o começo de uma investigação diagnóstica. Também é útil lembrar que, essencialmente, todos os principais transtornos maiores não associados ao humor no DSM-5 aumentam a probabilidade de transtorno depressivo maior comórbido. Por exemplo, embora o transtorno bipolar tenha sido historicamente visto como "depressão maníaca" e, portanto, como um subconjunto da depressão, tem ficado cada vez mais claro que, apesar das semelhanças entre os transtornos bipolar e depressivo, eles também têm diferenças relevantes com relação à apresentação clínica, à história familiar, ao curso longitudinal e ao tratamento. Por esses motivos, o transtorno bipolar foi deslocado para seu próprio capítulo no DSM-5. Contudo, a sobreposição persiste, e os capítulos sobre transtorno depressivo e transtorno bipolar se aprofundam em detalhes na tentativa de distinguir as diferenças, às vezes sutis, entre esses diagnósticos

O transtorno depressivo maior (TDM) continua sendo o transtorno depressivo arquetípico, e seus critérios diagnósticos prosseguem fundamentalmente inalterados no DSM-5. O diagnóstico ainda depende da avaliação de apresentação clínica (presença de cinco entre nove sintomas), história (duração superior a duas semanas) e relevância (sofrimento ou prejuízo significativo). Para subdividir ainda mais essa ampla categoria, o DSM-5 fornece especificadores que distinguem o episódio com base em gravidade e recorrência, bem como em fatores como melancolia, características psicóticas e catatonia. Uma mudança particularmente útil em relação ao DSM-IV é a desvinculação entre psicose e gravidade, de forma que o clínico pode descrever com precisão pessoas cujos sintomas depressivos são, digamos, moderados, mas apresentam psicose associada.

O texto dentro do DSM-5-TR inclui muitas dicas diferentes para a avaliação. Por exemplo, muitas pessoas com depressão relatam insônia ou fadiga em vez de depressão *per se*, e a falha em pesquisar sintomas depressivos pode levar ao subdiagnóstico. Distúrbios psicomotores e culpa (seja delirante ou quase delirante) são muito menos comuns no TDM do que insônia ou fadiga, mas tendem a ser marcadores de maior gravidade.

A cultura pode afetar o diagnóstico de depressão de várias formas. Pobreza, racismo e marginalização são exemplos de adversidades estruturais que podem contribuir para o desenvolvimento do TDM. Prevalência, evolução e sintomatologia da depressão variam nas diferentes culturas, mas uma síndrome depressiva tem sido amplamente identificada em todas elas. Embora tais sintomas não estejam incluídos nos critérios oficiais, o DSM-5-TR sugere que se esteja alerta para manifestações depressivas como isolamento social, raiva, choro fácil e dor difusa. As queixas somáticas são queixas de apresentação típicas da depressão em muitas culturas, e pode ser útil explorar com cuidado o significado desses sintomas e sua relação com os contextos sociais.

Os estudos indicam de maneira consistente que as mulheres têm significativamente mais chance de desenvolver TDM do que os homens. Foi levantada a hipótese de que essas taxas elevadas são parcialmente relacionadas à exposição desproporcional das mulheres a trauma interpessoal ao longo da vida. Além disso, as mulheres podem estar sob risco elevado devido a suas experiências nos estágios reprodutivos da vida, envolvendo os períodos perimenstruais, peripartos e perimenopáusicos.

O capítulo do DSM-5 sobre transtornos depressivos também inclui várias alterações do DSM-IV que foram alvo de exame minucioso. Talvez a mais discutida delas tenha sido a exclusão do período de luto. É amplamente aceito que o luto pela morte de um ente querido é uma reação humana normal, de modo que o DSM-IV esclareceu que um período de luto de dois meses era, em geral, necessário antes que um diagnóstico de TDM pudesse ser estabelecido. No entanto, evidências indicam que a vasta maioria das pessoas em luto não desenvolve os sintomas de TDM. Em outras palavras, o TDM que ocorre no contexto de luto não é uma reação "normal". O sofrimento do TDM tende a incluir sentimentos mais intensos de culpa, desvalia e pensamentos suicidas, por exemplo, além de declínio funcional mais intenso. Ademais, indivíduos que desenvolvem sintomas depressivos maiores logo após a morte de um ente querido apresentam índices elevados de depressão em suas histórias pessoal e familiar, são propensos a terem pior prognóstico e a responderem a medicamentos antidepressivos. Em outras palavras, indivíduos que desenvolvem todas as características de um TDM após a morte de um ente querido são semelhantes às pessoas que desenvolvem TDM após qualquer outro tipo grave de estresse e merecem o mesmo nível de atendimento clínico. O DSM-5-TR amplia esse foco no luto movendo o *transtorno do luto prolongado* de "Condições para estudos posteriores" (onde era denominado *transtorno do luto complexo persistente* no DSM-5) para o corpo principal do texto, no qual ele é discutido no capítulo sobre transtornos relacionados a trauma e a estressores.

Assim como a maior parte do luto é uma reação normal à perda, ataques de raiva fazem parte da infância normal. Contudo, há crianças cujos baixo nível de tolerância à frustração e descontrole comportamental ultrapassam a experiência humana normal; essa desregulação afetiva não apenas causa aflição a pais, professores e colegas, mas também perturba as crianças afetadas e ameaça desencaminhar seu desenvolvimento normal. No DSM-5, essas crianças são classificadas como tendo transtorno disruptivo da desregulação do humor (TDDH). Controvérsias sobre o TDDH se encaixam em dois campos. No primeiro, existe a preocupação de que o diagnóstico possa transformar a experiência normal da infância em patologia. No segundo, existe a opinião de que esse comportamento é descrito mais precisamente dentro do espectro de transtornos bipolares. No entanto, as evidências indicam que o TDDH realmente descreve um grupo de crianças pré-púberes que são significativamente angustiadas e disfuncionais e correm risco de terem uma vida inteira permeada por dificuldades. Além disso, o TDDH parece não ser apenas uma forma infantil de transtorno bipolar. Na realidade, é bem mais provável que o TDDH se converta, na idade adulta, em um transtorno depressivo ou de ansiedade do que em um transtorno bipolar.

Outra mudança em relação ao DSM-IV foi o deslocamento do transtorno disfórico pré-menstrual (TDPM) do Apêndice B do DSM-IV ("Conjuntos de critérios e eixos fornecidos para estudos adicionais") para o texto principal do DSM-5. Assim como o TDDH não se refere aos "ataques de raiva" comuns, o TDPM não descreve os sintomas leves e temporários que são normalmente denominados "síndrome pré-menstrual". Em vez disso, o TDPM descreve um agrupamento coeso de sintomas que causa debilidade e sofrimento significativos e persistentes.

Foram levantadas preocupações de que essas três alterações pudessem levar a uma "patologização" da experiência humana normal e, secundariamente, ao excesso do uso de medicamentos psiquiátricos. O campo da psiquiatria realmente deveria reconhecer tanto as limitações das evidências atuais como as forças externas que podem tentar influenciar a área para benefício próprio. Ao mesmo tempo, as evidências indicam que esses novos diagnósticos refletem grupos de pessoas que estão em sofrimento e significativamente disfuncionais. É verdade também que os indivíduos que satisfazem esses critérios geralmente já procuraram auxílio psiquiátrico, e o desenvolvimento de critérios diagnósticos rigorosos permite pesquisas replicáveis sobre intervenções biopsicossociais eficazes.

Leituras recomendadas

Haroz EE, Ritchey M, Bass JK, et al: How is depression experienced around the world? A systematic review of qualitative literature. Soc Sci Med 183:151–162, 2017.

Kirmayer LJ, Gomez-Carrillo A, Veissière S: Culture and depression in global mental health: an ecosocial approach to the phenomenology of psychiatric disorders. Soc Sci Med 183:163–168, 2017.

Kramer P: Against Depression. New York, Penguin, 2006.

Nemeroff CB, Schatzberg AF, Rasgon N, Strakowski SM (eds): The American Psychiatric Association Publishing Textbook of Mood Disorders, 2nd Edition. Washington, DC, American Psychiatric Association Publishing, 2022.

Vines AI, Ward JB, Cordoba E, Black KZ: Perceived racial/ethnic discrimination and mental health: a review and future directions for social epidemiology. Curr Epidemiol Rep 4(2):156–165, 2017.

CASO 4.1

Instável e irritável

WILLIAM C. WOOD, M.D.

Wyatt era um menino de 12 anos encaminhado por seu psiquiatra a um programa de hospitalização parcial para adolescentes devido aos constantes conflitos que assustavam tanto seus colegas da escola, quanto seus familiares.

De acordo com seus pais, Wyatt geralmente era instável e irritável, com episódios frequentes em que agia como "um monstro enfurecido". Desse modo, ficou quase impossível estabelecer limites. Mais recentemente, Wyatt quebrou a porta de um armário para pegar o videogame que havia sido retido na tentativa de convencê-lo a fazer o dever de casa. Na escola, ele era conhecido por ter pavio curto e havia sido suspenso por socar outro garoto no rosto depois de perder uma partida de xadrez.

Durante a infância, Wyatt era um menino muito ativo, "sempre correndo". Também era um "garoto sensível", constantemente preocupado com a possibilidade de que as coisas dessem errado. Seu nível de tolerância à frustração sempre foi inferior ao de seus colegas, de modo que seus pais desistiam de levá-lo às compras porque sabiam de antemão que ele ficaria histérico se não lhe comprassem os brinquedos que queria.

Os relatos no boletim da escola indicavam inquietude, oscilação na atenção e impulsividade. Quando Wyatt tinha 10 anos, um psiquiatra infantil o diagnosticou com transtorno de déficit de atenção/hiperatividade (TDAH), tipo combinado. Ele foi encaminhado para um terapeuta comportamental e começou a tomar metilfenidato, com melhora nos sintomas. No entanto, ao chegar ao 5º ano, sua instabilidade emocional se tornou mais acentuada e persistente. Ele geralmente estava mal-humorado e reclamava que a vida era "injusta". Seus pais começaram a travar batalhas diárias com ele para estabelecer limites no café da manhã, uma vez que ele demorava para se aprontar para ir à escola, e, ao final da tarde, continuavam discutindo sobre deveres de casa, videogames e horário de dormir. Durante essas discussões, o menino frequentemente gritava e atirava objetos próximos. Quando chegou ao 7º ano, seus pais estavam cansados e os irmãos o evitavam.

De acordo com os pais, ele não tinha problemas de apetite e, embora discutissem sobre o horário de dormir, ele não parecia apresentar um transtorno do sono. Aparentemente gostava de suas atividades diárias, mantinha boa energia e não tinha história de euforia, grandiosidade ou redução da necessidade de sono que durasse mais de um dia. Embora o descrevessem como "instável, isolado e solitário", seus pais não achavam que ele estivesse deprimido. Negaram história de alucinações, abuso, trauma, comportamento suicida ou homicida, desejo de autoagressão ou qualquer desejo premeditado de ferir os outros. Tanto os pais quanto ele negaram que o menino tivesse alguma vez consumido álcool ou drogas. Sua história médica não tinha informações relevantes. Em sua história familiar, destacava-se a presença de ansiedade e depressão no pai, alcoolismo nos avós paternos e possivelmente TDAH, sem tratamento, na mãe.

Durante a entrevista, Wyatt estava levemente ansioso, mas participativo. Ele virava seu corpo para a frente e para trás enquanto estava sentado na cadeira. Ao analisar seus ataques de raiva e sua agressividade física, ele disse: "É como se eu não conseguisse evitar. Não tenho a intenção de fazer nada disso, mas quando fico com raiva, não penso em nada. É como se me desse um branco". Ao ser perguntado sobre como se sentia em relação a seus ataques, Wyatt pareceu bastante triste e afirmou seriamente: "Odeio quando fico assim". Quando questionado sobre três coisas que mudaria em sua vida, se pudesse, respondeu: "Teria mais amigos, me sairia melhor na escola e pararia de me irritar tanto".

Discussão

O psiquiatra de Wyatt o encaminhou a um programa de internação parcial para adolescentes devido à irritabilidade persistente e aos ataques de raiva recorrentes e graves.

Ao avaliar esse menino de 12 anos, seria importante observar a natureza, a gravidade, a frequência e a duração dos ataques. Eles estão fora do âmbito "normal de desenvolvimento" das crianças? O que os provoca? Os ataques ocorrem em casa, na escola, com amigos ou em mais de um contexto? Como eles afetam sua vida? Qual é o humor desse menino no intervalo entre ataques? Os ataques refletem falta de controle sobre suas reações emocionais ou são um comportamento calculado para atingir um resultado desejado? Em que idade esses ataques emocionais e/ou comportamentais começaram? Há sintomas depressivos neurovegetativos correspondentes? Alguma vez ele já exibiu sintomas do tipo maníaco como grandiosidade, redução da necessidade de sono, pressão por falar ou pensamentos acelerados? Em caso positivo, esses sintomas persistiram por tempo suficiente para satisfazer os critérios de um episódio maníaco? Ele abusa de substâncias? Alguma vez exibiu sintomas psicóticos como paranoia, delírios ou alucinações de qualquer natureza?

No caso de Wyatt, sua irritabilidade intensa parece ser persistente, enquanto seus ataques tendem a ser extremos e incongruentes com seu nível geral de desenvolvimento. Eles estão evidentemente interferindo em todos os aspectos de sua vida. Esse comportamento não parece estar sob seu controle, e a irritabilidade e os ataques não lhe proporcionam nada positivo; na verdade, as três coisas que ele afirma que mais gostaria de mudar estão relacionadas ao sintoma ("parar de me irritar tanto") ou às consequências dos sintomas ("ter mais amigos" e "me sair melhor na escola"). Esses sintomas vêm se agravando desde o início do ensino fundamental. Ele não apresenta sintomas neurovegetativos proeminentes de depressão, e não há história de mania, psicose ou abuso de substância.

Ao considerar o diagnóstico diferencial para as "birras" incongruentes com a idade, é útil reconhecer que Wyatt não manifesta redução da necessidade de sono, pressão para falar, humor cíclico e pensamentos acelerados, os quais são encontrados no transtorno bipolar. Além disso, sua irritabilidade intensa persiste entre as crises, o que exclui o transtorno de oposição desafiante (TOD), o transtorno explosivo intermitente e o transtorno da conduta.

Wyatt parece preencher os critérios para transtorno disruptivo da desregulação do humor (TDDH), um diagnóstico introduzido no DSM-5 e listado entre os transtornos depressivos. A característica fundamental do TDDH é irritabilidade crônica, grave e persistente, incongruente com o estágio de desenvolvimento da criança e que causa prejuízo significativo. Essa característica fundamental tem duas manifestações clínicas proeminentes: ataques de raiva graves e frequentes (verbais ou comportamentais) e humor raivoso ou irritável, persistente e crônico, presente entre os graves ataques de raiva.

De acordo com a definição do DSM-5, o TDDH não pode coexistir com o transtorno bipolar, com o TOD ou mesmo com o transtorno explosivo intermitente. Caso o paciente tenha alguma vez apresentado um episódio maníaco, o diagnóstico de transtorno bipolar suplanta o diagnóstico de TDDH. Caso o paciente preencha os critérios para transtorno explosivo intermitente ou TOD, mas também satisfaça os critérios para TDDH, ele deve ser diagnosticado apenas com TDDH.

O TDDH pode ser comórbido com uma variedade de outros diagnósticos. Por exemplo, Wyatt apresenta problemas antigos relativos à atenção e à ansiedade. Quando estava nos anos iniciais do ensino fundamental, foi diagnosticado com TDAH, tipo combinado, o que indica que satisfez a maioria dos critérios em ambas as categorias do TDAH: atenção e hiperatividade/impulsividade. Observou-se também que Wyatt tem preocupações crônicas. Embora essa característica não tenha sido investigada mais a fundo na história, esse paciente pode muito bem corresponder às exigências para um transtorno de ansiedade.

Será importante acompanhar Wyatt longitudinalmente. O objetivo disso, obviamente, é empregar uma avaliação diagnóstica e um plano de tratamento mais parcimoniosos, que podem mudar ao longo do desenvolvimento geral do paciente. Como um adolescente com diagnóstico de TDDH, ele vai continuar correndo o risco de desenvolver uma série de condições psiquiátricas comórbidas, incluindo outros transtornos do humor, de ansiedade e por uso de substância.

Diagnóstico

- Transtorno disruptivo da desregulação do humor.
- Transtorno de déficit de atenção/hiperatividade, apresentação combinada.

Leituras recomendadas

Bruno A, Celebre L, Torre G, et al: Focus on disruptive mood dysregulation disorder: a review of the literature. Psychiatry Res 279(Sep):323–330, 2019.

Copeland WE, Angold A, Costello EJ, Egger H: Prevalence, comorbidity, and correlates of DSM-5 proposed disruptive mood dysregulation disorder. Am J Psychiatry 170(2):173–179, 2013.

Mürner-Lavanchy I, Kaess M, Koenig J: Diagnostic instruments for the assessment of disruptive mood dysregulation disorder: a systematic review of the literature. Eur Child Adolesc Psychiatry Jul 7 2021 [online ahead of print].

Stringaris A, Vidal-Ribas P, Brotman MA, Leibenluft E: Practitioner review: definition, recognition, and treatment challenges of irritability in Frank people. J Child Psychol Psychiatry 59(7):721–739, 2018.

CASO 4.2

Tristeza pós-parto

KIMBERLY A. YONKERS, M.D.
HEATHER B. HOWELL, M.S.W.

Yvonne Perez, uma mulher de 23 anos, se apresentou para uma avaliação psiquiátrica ambulatorial três semanas depois do parto de seu segundo filho. Ela foi encaminhada pela enfermeira encarregada da amamentação, a qual estava preocupada com o humor deprimido, o afeto embotado e a fadiga da paciente.

Yvonne afirmou que estava receosa e sem entusiasmo desde a descoberta da gravidez. Ela e o marido haviam planejado esperar alguns anos antes de terem outro filho, e ele havia deixado claro que preferia a interrupção da gestação, opção que ela não considerou devido à sua religião. Ele também ficou chateado porque ela estava "cansada demais" para ter um emprego remunerado fora de casa durante a gravidez. Yvonne, então, passou a ficar cada vez mais disfórica, desesperançada e sobrecarregada depois do parto. A amamentação não estava indo bem e ela achava que seu bebê a estava "rejeitando" quando se recusava a mamar no peito, cuspia o leite e chorava. Seu filho passou a ter muitas cólicas e ela se sentiu na obrigação de segurá-lo no colo quase o dia inteiro. Ela questionava se merecia essas dificuldades porque não queria a gravidez.

O marido ficava fora de casa na maior parte do tempo devido ao trabalho, e ela achava muito difícil cuidar do novo bebê e da filha, uma menina ativa e exigente de 16 meses. Nas últimas semanas, ela dormia pouco, sentia-se constantemente cansada, chorava com frequência e se preocupava sobre como conseguiria superar as dificuldades do dia. Sua sogra tinha chegado recentemente para ajudar nos cuidados do novo bebê e achava que Yvonne tinha apenas a típica tristeza pós-parto resultante do "descontrole hormonal".

Yvonne era uma mulher hispânica, fluente em inglês, que havia trabalhado em uma cafeteria até a metade de sua primeira gestação, quase dois anos antes. Ela tinha uma família numerosa e foi criada em um ambiente no qual recebeu bastante apoio de seus pais. Ela e o marido se mudaram para uma região diferente do país quando ele foi transferido em razão do trabalho, de modo que não tinha familiares morando perto. Embora ninguém em sua família tivesse se consultado com um psiquiatra, aparentemente vários membros tiveram depressão. Ela não apresentava história, nem tratamento psiquiátrico anterior. Negou o uso de drogas ilícitas ou álcool. Durante vários anos, teve o hábito de fumar, o qual interrompeu na primeira gestação, e tinha história de asma. Com exceção de complementos multivitamínicos com ferro, não tomava nenhum medicamento.

No exame do estado mental, Yvonne mostrou-se colaborativa; aparentava ser uma mulher jovem e estava vestida casualmente. Fez algum contato visual, mas tinha a tendência de olhar para o chão quando falava. Seu discurso era fluente, mas lento, com latência aumentada quando respondia às perguntas. O tom da fala era monótono. Ela confirmou o humor deprimido, e seu afeto era contido. Negou pensamentos de suicídio e homicídio. Também negou alucinações e delírios, embora se perguntasse se a situação atual era um castigo por não querer o filho. Estava totalmente orientada e conseguiu memorizar três objetos, lembrando-se de apenas um deles após cinco minutos. Sua inteligência era mediana. Seu *insight* e julgamento eram de razoáveis para bons.

Discussão

Yvonne apresenta humor deprimido, pouca energia, má qualidade do sono, retardo psicomotor, culpa e falta de concentração. O relato do caso não faz referência ao apetite, à capacidade de sentir prazer, tampouco à presença de pensamentos sobre morte, mas ela evidentemente tem mais do que os cinco (entre nove) sintomas exigidos para preencher os critérios de episódio depressivo maior, segundo o DSM-5. Os fatores que contribuem são o parto recente, uma história familiar de depressão e múltiplos estressores psicossociais, incluindo a falta de apoio do marido, problemas financeiros, um bebê com cólicas e a distância geográfica de sua família de origem.

O relato de caso não deixa claro, mas aparentemente Yvonne teve alguns sintomas depressivos durante a gestação, sendo encaminhada a um psiquiatra, neste momento específico, não porque estava drasticamente mais depressiva, mas porque foi observada por um profissional da área da saúde, a enfermeira responsável pela amamentação. Isso pode indicar sintomas menos intensos ou falta de rastreamento sistemático para depressão. Se Yvonne tivesse ficado deprimida apenas cerca de uma semana depois do parto, ela poderia não ter apresentado sintomas durante as duas semanas necessárias para um episódio depressivo maior. Nesse caso, um diagnóstico mais apropriado seria transtorno de adaptação com humor deprimido. O início do quadro no pós-parto também poderia aumentar o risco de desenvolver transtorno bipolar em vez de transtorno depressivo. O argumento contrário ao diagnóstico de transtorno bipolar nessa paciente é a ausência de sintomas maníacos ou psicóticos conhecidos, bem como a ausência de história de episódios de humor ou história familiar de transtorno bipolar. Ainda assim, o fato de ter apresentado uma piora abrupta após o parto aumenta o risco de que ela desenvolva transtorno bipolar.

A partir da história disponível, parece mais provável que Yvonne tenha apresentado sintomas depressivos significativos ao longo da gestação. Ela afirmou sentir-se "receosa e sem entusiasmo" e "cansada demais" para trabalhar. Essa não seria uma trajetória de depressão incomum, uma vez que metade das mulheres cuja depressão é identificada após o parto já estava deprimida durante a gravidez. O DSM-5 inclui um especificador "com início no periparto" para mulheres que desenvolvem um transtorno do humor durante ou logo após uma gestação. Yvonne também se preocupa que o filho a esteja rejeitando e que sua situação atual seja um castigo. Essas parecem ser ideias supervalorizadas em vez de delírios, mas seria razoável fazer avaliações contínuas para identificar pensamento psicótico.

Também é importante fazer uma avaliação do risco de suicídio em todas as pessoas com sintomas de transtorno depressivo maior. Yvonne nega esses sintomas, mas seria potencialmente útil investigar qualquer tipo de pensamento que ela possa ter sobre morte, sobre sua família viver melhor sem ela e sobre ser melhor para seus filhos se eles estivessem mortos.

É importante esclarecer o subtipo depressivo porque muitas mulheres com sintomas depressivos subsindrômicos puerperais melhoram espontaneamente no prazo de algumas semanas após o parto. Isso pode ocorrer mesmo na ausência de tratamento formal. Por esse motivo, e porque muitas mulheres desejam continuar com a amamentação, uma abordagem inicial de tratamento pode ser psicoterapêutica em vez de farmacológica.

Diagnóstico

- Transtorno depressivo maior, episódio único, gravidade moderada, sem características psicóticas, com início no periparto.

Leituras recomendadas

Gastaldon C, Solmi M, Correll CU, et al: Risk factors of postpartum depression and depressive symptoms: umbrella review of current evidence from systematic reviews and meta-analyses of observational studies. Br J Psychiatry 27:1–12, 2022.

Sharma V, Doobay M, Baczynski C: Bipolar postpartum depression: an update and recommendations. J Affect Disord 219:105–111, 2017.

Yonkers KA: Treatment of psychiatric conditions in pregnancy starts with planning. Am J Psychiatry 178(3):213–214, 2021.

CASO 4.3
Luto e depressão

RICHARD A. FRIEDMAN, M.D.

Andrew Quinn, um empresário de 60 anos, voltou a consultar com seu psiquiatra duas semanas após a morte do filho de 24 anos. O jovem, que sofria de TDM e transtorno por uso de substância, foi encontrado rodeado por vários frascos de comprimidos vazios e um bilhete suicida incoerente.

O sr. Andrew era muito próximo de seu filho e imediatamente se sentiu devastado, como se sua vida tivesse perdido o sentido. Nas duas semanas que se seguiram, ele ficava imaginando o filho e estava "obcecado" em saber como poderia ter impedido o abuso de substância e o suicídio. Preocupava-se quanto a ter sido um mau pai e ter dedicado tempo demais à própria carreira, passando pouco tempo com o rapaz. Sentia-se constantemente triste, retraiu-se da vida social de costume e não conseguia se concentrar no trabalho. Embora nunca tenha bebido anteriormente mais do que alguns copos de vinho por semana, aumentou seu consumo de álcool para meia garrafa todas as noites. Naquela época, o psiquiatra disse que ele estava sofrendo com o luto e que essa reação era normal. Eles concordaram em marcar consultas para apoio e avaliação da evolução do quadro clínico.

Andrew passou a consultar-se com seu psiquiatra semanalmente. Na sexta semana após o suicídio, seus sintomas se agravaram. Em vez de imaginar o que poderia ter feito de diferente, começou a pensar que era ele quem deveria ter morrido, não o filho. Continuou tendo problemas para dormir, e além disso, passou a acordar às 4h30 da manhã e ficar olhando para o teto, sentindo-se oprimido por fadiga, tristeza e sentimento de desvalia. Esses sintomas melhoravam durante o dia, mas também passou a experimentar uma perda persistente e atípica da autoconfiança, do interesse sexual e do entusiasmo. Perguntou ao psiquiatra se ainda estava em luto ou se estava com TDM.

Andrew tinha um histórico de dois episódios depressivos maiores que melhoraram com psicoterapia e medicamentos antidepressivos, mas sem episódios significativos desde os 30 anos. Negou história de transtorno por uso de álcool ou substâncias. Ambos os seus pais haviam sido "depressivos", mas sem tratamento. Ninguém na família havia cometido suicídio anteriormente.

Discussão

Nas semanas posteriores ao suicídio do filho, Andrew desenvolveu tristeza, insônia, retraimento social, redução do prazer em atividades e má concentração. Esse grupo de sintomas é típico do luto, sendo reconhecido tanto pelo público leigo quanto por profissionais da área da saúde como uma reação humana normal à morte de um ente querido.

Na primeira consulta com o psiquiatra, Andrew demonstrou múltiplos sintomas que normalmente são encontrados no TDM, mas, naquele momento, eles pareciam ser mais bem explicados como luto normal. Esse ponto de vista ganha respaldo pelo fato de que o luto – apesar de causar sofrimento e disfunção – em geral é resolvido naturalmente, no prazo de dois a seis meses, sem atendimento clínico específico. O luto também pode evoluir para um episódio completo de TDM, sobretudo em um paciente como o sr. Andrew, com histórico de TDM recorrente.

Uma versão prévia do DSM (DSM-IV) reconhecia especificamente a normalidade do luto ao declarar que um diagnóstico de TDM deveria ser adiado por dois meses, a menos que a apresentação clínica fosse caracterizada por sintomas graves não usuais como ideação suicida ou psicose. A exclusão do luto foi adotada no DSM-IV por uma boa razão: embora o luto não complicado possa ser algo doloroso, ele é de curta duração e benigno, sem prejudicar gravemente o funcionamento, nem aumentar o risco de suicídio, como ocorre no TDM.

Algumas pessoas, no entanto, realmente desenvolvem um transtorno do humor após a morte de um ente querido, assim como depois de outros traumas, como ruína financeira, perdas decorrentes de desastres naturais ou doenças e incapacidade médica grave. Por causarem prejuízo e sofrimento extremo, essas síndromes do humor justificam atendimento clínico antes de alcançarem o limite de dois meses do DSM-IV.

Devido à sobreposição sintomática significativa entre luto e TDM, à dificuldade em predizer quais sintomas vão persistir ou se intensificar e quais vão melhorar por si só, assim como à incerteza sobre o que é psicologicamente diferente entre a perda de um ente querido e, por exemplo, a perda da casa devido a um desastre natural, dedicou-se bastante atenção para ajustar as diferenças mais sutis entre TDM e luto.

A tentativa de diferenciar a depressão do luto normal traz à tona uma preocupação fundamental na psiquiatria, tanto de dentro como de fora da área: o que é normal? Diversos esboços do DSM-5 foram debatidos e muitas pessoas (inclusive eu) ficaram preocupadas que a remoção da exclusão do luto iria "medicalizar" o luto normal e, equivocadamente, rotular indivíduos saudáveis com um diagnóstico psiquiátrico.

Ao avaliar os sintomas depressivos no contexto do luto, o DSM-5 sugere que o psiquiatra de Andrew use seu discernimento clínico para diferenciar entre o vazio e a perda típicos do luto e o humor persistentemente depressivo, a anedonia e as ruminações pessimistas que são mais características do TDM. No luto, espera-se que a disforia seja atenuada gradativamente em semanas, embora possa haver algumas interrupções por picos de pesar, nos quais o indivíduo fica propenso a se concentrar na pessoa falecida. Os sintomas depressivos do TDM estão menos exclusivamente ligados ao falecido, menos propensos a serem interrompidos por emoções positivas e mais propensos a serem acompanhados por autocrítica e sentimentos de desvalia.

Quando Andrew foi consultado, duas semanas após o suicídio de seu filho, seu psiquiatra interpretou, corretamente, a reação como dentro dos limites de uma reação normal de luto. Ao mesmo tempo, o paciente apresentava fatores de risco para TDM que não costumam estar presentes em indivíduos durante o luto. Ele tinha uma história pessoal de dois episódios depressivos maiores anteriores; sua história familiar é positiva para depressão em relação a ambos os pais; e seu filho também podia estar depressivo. Todos esses fatores aumentam a probabilidade de que Andrew desenvolva TDM no contexto da morte de seu filho.

Embora tivesse adiado o diagnóstico de TDM, o psiquiatra de Andrew marcou consultas semanais. Depois de cerca de seis semanas, seus sintomas pioraram, tanto em relação à intensidade, como pelo desenvolvimento de sintomas cognitivos e neurovegetativos, tornando o diagnóstico de TDM evidente. A exclusão de dois meses do luto no DSM-IV pode ter encorajado o psiquiatra de Andrew a retardar o diagnóstico de TDM por várias semanas, até que a data limite de dois meses fosse alcançada. O DSM-5, ao contrário, não limita, especificamente, o diagnóstico de TDM durante um período de tempo entre duas semanas e dois meses. No caso de Andrew, essa mudança provavelmente significa que ele receberia um diagnóstico de TDM mais rapidamente nos termos do DSM-5.

Especialistas favoráveis à remoção da exclusão de dois meses do luto podem ficar tranquilos com a avaliação clínica de Andrew. O agravamento dos sintomas e a história pessoal e familiar de depressão, provavelmente, justificam avaliação clínica específica.

Para a maioria das pessoas em luto, no entanto, seus sintomas depressivos não indicam um TDM. Por exemplo, um estudo que usou dados do National Epidemiologic Survey on Alcohol and Related Conditions mostrou que indivíduos que tinham uma síndrome depressiva relacionada ao luto no início do estudo não evidenciaram probabilidade maior, ao longo de três anos de seguimento, de apresentar um episódio depressivo maior, em comparação àquelas que não tinham história de TDM, ao longo da vida, no momento inicial do estudo. Esses dados confirmam a opinião amplamente aceita de que, para a maioria das pessoas, o luto resolve-se por si só.

Contudo, 10 a 20% das pessoas enlutadas experimentam uma síndrome mais crônica e debilitante. O DSM-5-TR aborda essa complexidade acrescentando o *transtorno do luto prolongado* ao corpo principal do texto do DSM. Chamado de *transtorno do luto complexo persistente* no DSM-5, onde era incluído nas "Condições para estudos posteriores" da Seção III, o transtorno do luto prolongado do DSM-5-TR se caracteriza por um conjunto de reações disfuncionais à morte de um ente querido ocorrida pelo menos 12 meses antes do quadro. A reação se caracteriza por uma saudade intensa do ente querido e/ou uma preocupação perturbadora com o falecido. Além disso, o paciente deve manifestar pelo menos três de oito conjuntos de sintomas relacionados à morte: pertubação na identidade, sensação de descrença em relação à morte, evitação de recordações de que a pessoa está morta, dor emocional intensa, dificuldade de se reintegrar nas relações, entorpecimento emocional, sensação de ausência de sentido e solidão. Esse conjunto de reações também deve ter ocorrido na maioria dos dias, desde a morte do ente querido, e quase todos os dias, no último mês antes da avaliação. O clínico também deve relacionar os sintomas com a perda do ente querido, de modo que os sintomas (como a ruptura de identidade ou solidão) não sejam mais bem explicados por um transtorno diferente, como o TDM.

Seja na avaliação de alguém que está sofrendo agudamente como o sr. Andrew ou de alguém que ainda esteja sofrendo há um ano ou mais da perda, o DSM-5-TR sugere que os médicos usem seu julgamento para tentar diferenciar depressão clínica e luto. Um argumento razoável seria o de tratar o paciente para TDM nos casos duvidosos, em especial se o paciente aparentemente preencher os critérios necessários para TDM. Ainda não se sabe se essas mudanças ajudarão a identificar pacientes que necessitam de atenção clínica ou se elas encorajarão a "medicalização" do luto. Por enquanto, os clínicos devem continuar a reconhecer que, embora o luto possa, às vezes, desencadear o TDM, ele em si é uma reação emocional totalmente normal à perda e não requer intervenção psiquiátrica.

Diagnóstico

- Transtorno depressivo maior.

Leituras recomendadas

Friedman RA: Grief, depression and the DSM-5. N Engl J Med 366(20):1855–1857, 2012.
De Stefano R, Muscatello MRA, Bruno A, et al: Complicated grief: a systematic review of the last 20 years. Int J Soc Psychiatry 67(5):492–499, 2021.
McCabe PJ, Bor W: Bereavement is different: a multinational bereavement symptom model validation. Psychiatry Res 300:113926, 2021.
Mojtabai R: Bereavement-related depressive episodes: characteristics, 3-year course, and implications for the DSM-5. Arch Gen Psychiatry 68(9):920–928, 2011.
Zetumer S, Frank I, Shear MK, et al: The impact of losing a child on the clinical presentation of complicated grief. J Affect Disord 170:15–21, 2015.

CASO 4.4

Perda de interesse pela vida

ANTHONY J. ROTHSCHILD, M.D.

Barbara Reiss era uma mulher branca, de 51 anos, que foi levada ao pronto-socorro (PS) pelo marido com a queixa principal de "Estou com vontade de me matar".

Barbara passou a "perder interesse na vida" cerca de quatro meses antes. Na época, relatou depressão todos os dias durante a maior parte do dia. Os sintomas vinham se agravando há meses. Ela perdeu 4,5 quilos (peso atual = 47,63 kg) sem fazer dieta, apenas porque não sentia vontade de se alimentar. Tinha problemas em iniciar o sono quase todas as noites e acordava às 3 horas da manhã, várias vezes, durante a semana (normalmente acordava às 6h30). Apresentava redução da energia, da concentração e da capacidade de desempenhar seu trabalho administrativo em uma fábrica de comida para cães. Estava convencida de que havia cometido um erro que levaria milhares de cães à morte. Esperava ser presa a qualquer momento e preferia se matar a ir para a prisão.

Seu clínico geral havia reconhecido o humor deprimido uma semana antes e receitado sertralina, encaminhando-a para uma avaliação psiquiátrica.

A paciente negou história psiquiátrica anterior, bem como quadros de hipomania ou mania, mas relatou que uma irmã havia sofrido de depressão. Normalmente, bebia um copo de vinho durante o jantar e havia começado a tomar um segundo copo antes de ir para a cama na esperança de conseguir dormir a noite inteira. Estava casada há 20 anos e tinha três filhos em idade escolar. Estava empregada na mesma empresa há 13 anos. Negou o uso de drogas ilícitas.

O exame físico realizado por seu clínico geral, uma semana antes, não acrescentou dados relevantes. Todos os testes de laboratório apresentavam resultados normais, incluindo hemograma completo, eletrólitos, ureia, creatinina, cálcio, glicose, testes de função da tireoide, folato e vitamina B_{12}.

Durante o exame de estado mental, Barbara estava cooperativa e exibia agitação psicomotora. Respondeu à maioria das perguntas de maneira curta, frequentemente dizendo apenas "sim" ou "não". O discurso tinha fluxo e tonalidade normais, sem tangencialidade ou circunstancialidade. Ela negou ter alucinações ou pensamentos incomuns. Descreveu os erros que acreditava ter cometido no trabalho e afirmou que logo seria presa pela morte de cachorros. Insistia que era tudo verdade, não "um delírio". As memórias recente e remota estavam amplamente preservadas.

Discussão

A paciente apresentou todos os nove critérios sintomáticos para TDM: humor deprimido, perda de interesse ou prazer, perda de peso, insônia, agitação psicomotora, perda de energia, culpa excessiva, problemas de concentração e pensamentos sobre morte. Apenas cinco desses sintomas são necessários para o diagnóstico de TDM no DSM-5.

Antes que se possa estabelecer um diagnóstico de transtorno depressivo, deve-se descartar uma causa médica. Um exame médico recente não evidenciou dados relevantes, e não há indicações de que Barbara tenha comorbidades médicas, muito menos alguma que pudesse estar associada à depressão. Também é importante investigar a possibilidade de transtorno bipolar. O relato de caso não faz menção a sintomas como pressão por falar ou assumir riscos, mas sintomas maníacos, às vezes, podem passar despercebidos, e um diagnóstico de transtorno bipolar pode afetar o tratamento de forma significativa. A paciente relata consumir duas taças de vinho por noite, o que dificilmente contribui para o quadro. No entanto, se estiver subestimando significativamente seu consumo de álcool, ela pode apresentar risco de transtorno depressivo induzido por álcool. Múltiplos medicamentos e substâncias de abuso podem causar depressão grave e psicose. Uma história coletada com alguém próximo à paciente pode contribuir nesse aspecto, assim como um exame toxicológico.

Barbara também exibe sintomas psicóticos (delírios) no contexto do TDM. Uma das novidades do DSM-5 foi a separação entre características psicóticas e classificação de gravidade do TDM. Em outras palavras, o TDM com características psicóticas não é, inevitavelmente, considerado "grave". Isso não mudou com o DSM-5-TR. Os sintomas psicóticos de Barbara seriam classificados como congruentes com o humor porque o conteúdo de seus delírios é compatível com os temas depressivos típicos de inadequação, culpa, doença, morte, niilismo ou castigo merecido.

As características psicóticas podem passar despercebidas no TDM. Embora os delírios de Barbara sobre matar cães tenham sido relatados de forma espontânea e provavelmente não sejam verdadeiros, muitos pacientes são mais reservados e não revelam esse tipo de informação facilmente. Ademais, crenças fixas e errôneas que não são bizarras podem soar razoáveis para o clínico. Uma forma de abordar essa questão com pacientes é evitar o uso de palavras como *psicose* ou *delirante* e, em vez disso, indagá-los sobre "preocupações irracionais". Os clínicos também podem achar útil a Psychotic Depression Assessment Scale (PDAS; https:// psychoticdepressionassessmentscale.com) como ferramenta para avaliação de pacientes com TDM com características psicóticas.

Diagnóstico

- Transtorno depressivo maior, episódio único, moderado, com características psicóticas.

Leituras recomendadas

Dubovsky SL, Ghosh BM, Serotte JC, Cranwell V: Psychotic depression: diagnosis, differential diagnosis, and treatment. Psychother Psychosom 90(3):160–177, 2021.

Østergaard SD, Meyers BS, Flint AJ, et al: Measuring psychotic depression. Acta Psychiatr Scand 129(3):211–220, 2014.

Rothschild AJ: Challenges in the treatment of major depressive disorder with psychotic features. Schizophr Bull 39(4):787–796, 2013.

Rothschild AJ, Winer J, Flint AJ, et al: Missed diagnosis of psychotic depression at 4 academic medical centers. J Clin Psychiatry 69(8):1293–1296, 2008.

CASO 4.5
Desespero*

CHERYL C. MUNDAY, Ph.D.
JAMIE MILLER ABELSON, M.S.W.

Crystal Smith, uma dona de casa afro-americana de 33 anos de idade, compareceu a um serviço ambulatorial procurando "alguém para conversar" sobre um sentimento de desespero que havia se intensificado nos últimos oito ou 10 meses. Ela estava particularmente chateada com o conflito conjugal e a irritabilidade atípica da sogra.

Crystal afirmou que passou a acordar antes do amanhecer, sentindo-se triste e chorosa. Tinha dificuldade de sair da cama e executar as tarefas domésticas de hábito. Às vezes, sentia-se culpada por não ser "a mesma pessoa de sempre". Em outras, ficava facilmente irritada com o marido e impaciente com a sogra devido a desentendimentos de pouca importância. Ela precisava da ajuda da sogra com seus filhos, mas ultimamente a sogra parecia menos disponível, e Crystal se preocupava em ter se transformado em um peso para ela. Essa culpa, a insônia e a fadiga a fizeram passar a levar os filhos para a escola com atraso. Nos últimos meses, perdeu quase seis quilos sem fazer dieta. Negou ideação suicida no momento, afirmando que "nunca faria uma coisa dessas", mas reconheceu ter pensado que "devia simplesmente desistir" e que seria "melhor se estivesse morta". Ela decidiu marcar a consulta após o casamento de uma amiga, o qual ela não conseguiu aproveitar.

Dois meses antes, Crystal consultou-se com um psiquiatra por várias semanas e lhe foi prescrito fluoxetina. Ela tentou usar a medicação de forma relutante, suspendendo-a rapidamente por fazê-la se sentir ainda mais cansada. Também parou com a terapia, alegando que o psiquiatra não parecia entendê-la.

A paciente morava com o marido, com quem estava casada há 13 anos, e dois filhos em idade escolar. Os pais do marido moravam na casa ao lado. Afirmou que seu casamento era bom, embora o marido tivesse sugerido que ela "se tratasse" para que parasse de "controlar e berrar com todo mundo o tempo inteiro". Mesmo sendo historicamente sociável, ela dificilmente conversava com a própria mãe ou com as irmãs, muito menos

---

* Este caso é dedicado à memória de James S. Jackson, Ph.D., em reconhecimento à sua liderança na pesquisa sobre a saúde mental dos negros americanos.

com seus amigos. Visitava a igreja regularmente, mas parou de ir aos cultos porque sentia que tinha "pouca fé". O pastor sempre lhe deu apoio, mas ela não conversou com ele sobre seus problemas porque "ele não ia querer saber sobre esse tipo de assunto".

Crystal descreveu a si mesma como uma criança extrovertida e simpática, que cresceu com os pais e três irmãos. Lembrou-se de ter ficado muito chateada quando tinha 10 ou 11 anos, época em que seus pais se divorciaram e a mãe se casou novamente. Devido a brigas com outras crianças na escola, conheceu o orientador escolar, com quem desenvolveu um bom vínculo. Ao contrário do psiquiatra, com quem havia se consultado recentemente, Crystal considerava que o orientador não "tinha se intrometido na minha vida" e a ajudou a se recuperar. Afirmou que ficou mais quieta ao ingressar no ensino médio, com menos amigos e pouco interesse nos estudos. Casou-se aos 20 anos e trabalhou no comércio até o nascimento de seu primeiro filho, quando tinha 23 anos.

Crystal não havia usado álcool desde sua primeira gravidez e negou o uso de substâncias ilícitas. Também negou o uso anterior ou atual de medicamentos prescritos, além da breve experiência com o medicamento antidepressivo. Relatou uma boa saúde geral.

Durante o exame do estado mental, a aparência de Crystal era a de uma jovem arrumada de forma casual, coerente e orientada para objetivos. Ela teve dificuldade em manter contato visual com o terapeuta, que era branco e de meia-idade. Foi cooperativa, mas estava levemente reservada e lenta para responder. Precisou de encorajamento para elaborar seus pensamentos. Ficava temporariamente chorosa e, de modo geral, parecia triste. Negou confusão, psicose, alucinações, ideação suicida atual e pensamentos homicidas. A cognição, o *insight* e o julgamento foram todos considerados sem alterações.

Discussão

Crystal apresenta um período de oito a 10 meses de humor persistentemente deprimido, anedonia, pouco sono, apetite reduzido com perda de peso, falta de energia, agitação psicomotora e pensamentos sobre morte. Ela facilmente satisfaz as exigências de cinco dos nove critérios sintomáticos para TDM. Não há evidências de que os sintomas sejam causados por uma substância ou por outra condição médica. Ela sofre e está disfuncional em um grau que justifica atendimento clínico. Portanto, ela preenche os critérios para TDM do DSM-5. Além disso, Crystal tem características melancólicas clássicas: relata perda de prazer em quase todas as atividades, descreve uma qualidade distinta de humor deprimido (caracterizado por desânimo ou desespero), piora regularmente pela manhã, apresenta perda de peso significativa e relata agitação motora.

A irritabilidade de Crystal é proeminente. Esse sintoma pode ser mais prontamente confirmado do que a tristeza, sobretudo por afro-americanos, entre os quais o estigma psiquiátrico é elevado. Embora a queixa de irritabilidade possa fazer parte de um quadro de mania ou hipomania, Crystal não apresenta outros sintomas de mania. A investigação mais profunda de seus sentimentos de culpa ajudaria a determinar se eles são excessivos. Muitas mulheres afro-americanas esperam funcionar como uma figura materna firme e de muita fé religiosa, um papel de gênero culturalmente normativo, e podem ser mais propensas a apresentarem fadiga excessiva do que uma queixa de depressão.

Um especificador importante para depressão diz respeito ao fato de o TDM ser um episódio único ou recorrente. Não está claro se Crystal teve TDM depois do divórcio dos pais quando era criança. Para esclarecer isso, o clínico deve investigar mais a fundo os sintomas do passado mais distante. Ela foi encaminhada ao conselheiro escolar naquela ocasião em razão da irritabilidade e das brigas com colegas, mas os sentimentos e pensamentos depressivos subjacentes associados com o divórcio de seus pais seriam consistentes com um transtorno do humor. Saber sobre esse fato na vida da paciente pode ter ajudado os professores a reconhecerem que ela estava experimentando sintomas depressivos, mas não teria sido incomum se ela fosse rotulada como "impulsiva e disruptiva" em vez de uma garota deprimida que precisava de ajuda.

Embora quisesse buscar ajuda profissional, Crystal teve uma experiência mista com os profissionais de saúde mental. Ela tinha um bom vínculo com o conselheiro escolar, observando que ele "não se metia" e a ajudou em sua recuperação. Mais recentemente, ela rapidamente abandonou o tratamento psiquiátrico porque o médico "não a entendia" e o medicamento antidepressivo a deixava "cansada". No momento da avaliação, ela parecia (conforme o relato do terapeuta branco de meia-idade) retraída e tendo dificuldade em fazer contato visual. Mais informações são necessárias, e é comum que as pessoas com depressão não formem uma aliança terapêutica ou suspendam o medicamento recomendado.

Contudo, a avaliação e o tratamento de Crystal podem estar sendo prejudicados por questões culturais. Raça, etnia, condição socioeconômica e gênero são cada vez mais percebidos como fatores que afetam o desenvolvimento de uma aliança terapêutica, de um diagnóstico acurado e de um plano terapêutico praticável. Além disso, a menor utilização dos serviços de saúde mental por afro-americanos e os atrasos na busca de tratamento podem contribuir para a persistência do transtorno. O uso da versão revisada da Entrevista de Formulação Cultural do DSM-5-TR pode facilitar a comunicação mais adequada entre médico e paciente, além de aumentar a compreensão do médico sobre a narrativa pessoal da paciente. O desfecho do caso de Crystal pode depender da capacidade do terapeuta e de seu empenho para abordar cuidadosamente as questões culturais que provavelmente estão afetando a depressão de Crystal e o seu tratamento.

Diagnóstico

- Transtorno depressivo maior, moderado, com características melancólicas.

Leituras recomendadas

Aggarwal NK, Cedeno K, Lewis-Fernandez R: Patient and clinician communication practices during the DSM-5 cultural formulation interview field trial. Anthropol Med 27(2):192–211, 2020.

Fava M, Hwang I, Rush AJ, et al: The importance of irritability as a symptom of major depressive disorder: results from the National Comorbidity Survey Replication. Mol Psychiatry 15(8):856–867, 2010.

Hays K, Gilreath T: Profiles of depression help seeking among Black Americans: a latent class approach. J Nerv Ment Dis 205(8):627–633, 2017.

Lewis-Fernández R, Aggarwal NK, Lam PC, et al: Feasibility, acceptability and clinical utility of the Cultural Formulation Interview: mixed-methods results from the DSM-5 international field trial. Br J Psychiatry 210(4):290–297, 2017.

Neighbors HW, Caldwell C, Williams DR, et al: Race, ethnicity, and the use of services for mental disorders: results from the National Survey of American Life. Arch Gen Psychiatry 64(4):485–494, 2007.

Walton QL, Shepard Payne J: Missing the mark: cultural expressions of depressive symptoms among African-American women and men. Social Work in Mental Health 14(6):637–657, 2016.

CASO 4.6
Sentindo-se triste durante anos

BENJAMIN BRODY, M.D.

Diane Taylor, uma técnica de laboratório de 35 anos, foi encaminhada para o departamento de psiquiatria ambulatorial de um centro médico acadêmico pelo programa de assistência ao funcionário (PAF) de seu empregador, uma empresa farmacêutica de grande porte. Tal fato se deu, por iniciativa de seu supervisor, após Diane ter apresentado uma crise de choro diante de uma crítica leve na análise anual de seu desempenho, que havia sido, de modo geral, positiva. Um pouco constrangida, disse ao psiquiatra que estava "se sentindo triste há anos" e que ouvir uma crítica a seu trabalho havia sido "demais".

Originária do oeste do Canadá, Diane havia se mudado para os Estados Unidos a fim de fazer uma pós-graduação em química. Ela deixou a universidade antes de completar seu doutorado e começou a trabalhar como técnica de laboratório. Sentia-se frustrada com o emprego, que ela encarava como um "beco sem saída", mas temia não dispor de talento para encontrar um trabalho mais gratificante. Em consequência, lidava com sentimentos de culpa por "não ter feito muito" de sua vida.

Apesar de seus problemas no trabalho, Diane achava que conseguia se concentrar sem dificuldade. Negou pensamentos suicidas, mas às vezes se perguntava: "Qual é o sentido de viver?". Ao ser indagada, relatou que eventualmente tinha dificuldades para dormir. Contudo, negou mudanças em seu peso ou no apetite. Embora ocasionalmente saísse com colegas de trabalho, afirmou que se sentia tímida e pouco à vontade em situações sociais a menos que conhecesse bem as pessoas. Gostava de correr e de ficar ao ar livre. Embora seus relacionamentos românticos normalmente não "durassem muito", achava que sua libido era adequada. Ela percebeu que os sintomas aumentavam e diminuíam de intensidade, mas que vinham sendo constantes ao longo dos últimos três anos. Não apresentava sintomas que sugerissem mania ou hipomania.

A paciente era filha única. Cresceu mantendo um relacionamento de grande apego ao pai, um farmacêutico dono de farmácia. Descreveu-o como "um cara normal que gostava de caçar e pescar, e de levá-la em caminhadas". Sua mãe, uma enfermeira, parou de trabalhar logo depois de dar à luz e parecia emocionalmente distante e deprimida.

Diane ficou deprimida pela primeira vez no ensino médio, quando o pai sofreu várias hospitalizações após desenvolver leucemia. Na época, foi tratada com psicoterapia, com boa resposta. Não tinha outra história psiquiátrica ou médica, e fazia uso de medicações multivitamínicas e contraceptivo oral. Diante das opções de tratamento, manifestou preferência por uma combinação de medicamentos e psicoterapia. Começou a usar citalopram e iniciou uma psicoterapia de apoio. Depois de vários meses de tratamento, revelou que havia sido abusada sexualmente por um amigo da família na infância. Descobriu-se também que ela tinha poucas amigas mulheres e um padrão persistente de relacionamentos disfuncionais e ocasionalmente abusivos com homens.

Discussão

Há muito se reconhece que os transtornos depressivos nem sempre são episódicos e que uma minoria significativa de pacientes sofre de formas crônicas de depressão com diferentes graus de gravidade. Versões mais antigas do DSM caracterizavam a depressão leve e crônica como um transtorno da personalidade. No DSM-III, no entanto, a forma mais leve de depressão foi introduzida como um transtorno afetivo denominado transtorno distímico. Essa medida refletia um crescente corpo de pesquisas, o qual sugeria que a condição poderia responder a medicamentos antidepressivos, mas isso gerou controvérsia. Esses pacientes sentem-se disfóricos *devido* à sua disfunção social crônica, às suas dificuldades ocupacionais e aos seus estilos cognitivos negativos? Ou seria a depressão crônica subjacente que leva a uma atrofia de relacionamentos e habilidades interpessoais e a um viés de atenção seletiva para os eventos negativos da vida? Ainda existe debate sobre a natureza e a validade do diagnóstico.

Quando a distimia foi conceituada pela primeira vez no DSM-III, foi descrita como uma variação menos grave, porém mais crônica, do TDM agudo. No entanto, houve um acúmulo de evidências de que a distimia "pura" (i.e., depressão leve persistente sem episódios de TDM) era incomum. Isso levou à descrição de um espectro de síndromes depressivas crônicas, dentre as quais a distimia era a mais leve. Ligeiramente mais grave era a "depressão dupla", ou episódio depressivo maior sobreposto a um estado distímico basal. A manifestação seguinte em termos de gravidade envolvia dois ou mais episódios depressivos maiores interligados por períodos de melhora incompleta. Dois anos de sintomas suficientemente graves para satisfazer todos os critérios do TDM representavam a forma mais grave. Na prática, muitos pacientes achavam difícil lembrar-se das oscilações de sintomas de forma suficiente para dar sentido a essas distinções. Atualmente, o DSM-5-TR agrega descrições contemporâneas desses padrões, como especificadores sob o diagnóstico de transtorno depressivo persistente.

Diane preenche os critérios para esse diagnóstico do DSM-5-TR? Decididamente ela apresenta sintomas crônicos. Apesar do prejuízo significativo profissional e interpessoal, ela apresenta sintomas psicológicos, mas não neurovegetativos, de depressão que ficam abaixo do limiar para TDM. Contudo, fica difícil afirmar se essa configuração foi constante ao longo dos últimos dois anos. É possível, por exemplo, que, apesar de Diane negar dificuldades de concentração no momento da avaliação, seu empregador discordasse e apontasse ocorrências passadas. Os critérios permitem a possibilidade de que, embora ela possa ter sido diagnosticada como TDM em determinados momentos, o diagnóstico atual ainda seja transtorno depressivo persistente.

A interação entre transtorno afetivo, história de trauma infantil e personalidade também aparece na história de Diane. Ela manifesta traços de personalidade (retraimento, afetividade restrita, esquiva de intimidade e sensibilidade a críticas) que moldam a forma como ela encara o mundo. Esses traços podem perpetuar seus sintomas depressivos e oferecer indicadores importantes para o tratamento. Seu histórico de abuso na infância, por exemplo, sugere a necessidade de terapia combinada, a qual provavelmente será mais efetiva do que a psicoterapia ou o tratamento medicamentoso de forma isolada. Independentemente de Diane preencher ou não os critérios para transtorno da personalidade evitativa comórbido, seus traços de personalidade evitativa podem complicar o tratamento e indicam um resultado desfavorável. Como outra possibilidade, esses traços disfuncionais da personalidade podem melhorar a partir da resolução de seus sintomas depressivos persistentes.

Diagnóstico

- Transtorno depressivo persistente.

Leituras recomendadas

Nübel J, Guhn A, Müllender S, et al: Persistent depressive disorder across the adult lifespan: results from clinical and population-based surveys in Germany. BMC Psychiatry 20(1):58, 2020.

Rhebergen D, Graham R: The re-labelling of dysthymic disorder to persistent depressive disorder in DSM-5: old wine in new bottles? Curr Opin Psychiatry 27(1):27–31, 2014.

Schramm E, Klein DN, Elsaesser M, et al: Review of dysthymia and persistent depressive disorder: history, correlates, and clinical implications. Lancet Psychiatry 7(9):801–812, 2020.

CASO 4.7

Variações de humor

MARGARET ALTEMUS, M.D.

Emma Wang, uma gerente de investimentos de 26 anos, foi espontaneamente a uma consulta psiquiátrica devido às "oscilações de humor" que estavam destruindo seu relacionamento com o namorado.

Ela afirmou que sua briga mais recente começou porque ele estava ligeiramente atrasado para um encontro. Gritou com ele e, então, sem motivo aparente, terminou o relacionamento. Ficou desanimada depois, sentindo-se culpada e autocrítica. Quando ligou para o namorado a fim de fazer as pazes, ele se recusou, afirmando que estava cansado de suas "explosões de TPM" (transtorno pré-menstrual). Ela então se cortou superficialmente no antebraço, o que havia descoberto ser um método confiável para reduzir a ansiedade, desde que era adolescente.

Emma afirmou que essas oscilações de humor surgiam do nada, todos os meses, e suas características eram de tensão, agressividade verbal, ansiedade, tristeza e arrependimento. Às vezes gritava com o namorado, mas também ficava irritada com amigos, com o trabalho e com a família. Durante a semana em que "virava monstro", evitava socializar ou falar ao telefone; não era "divertida como de costume" e se isolava dos amigos. Ela conseguia trabalhar quando se sentia "arrasada", mas realmente sentia pouca energia e tinha má concentração. Também ficava irascível, "com pena de si mesma" e arrependida de ter decidido "desperdiçar" sua juventude dando duro para uma instituição financeira que lhe era indiferente.

Quando se sentia "desesperada", ficava determinada a buscar tratamento. No entanto, logo após o início da menstruação, melhorava drasticamente, voltava a ser do jeito de sempre e não dispunha de tempo para a consulta com um psiquiatra. Também afirmou que, durante as semanas que se seguiam à menstruação, se sentia "ótima, fantástica, como sempre".

Afirmou que as oscilações de humor sempre começavam entre 7 e 10 dias antes do início do ciclo menstrual, "como uma TPM horrível". Suas menstruações eram regulares. As mamas ficavam sensíveis, o corpo inchava, o apetite aumentava e ganhava peso. Quase ao mesmo tempo em que sua menstruação se iniciava, sentia-se "subitamente bem". Negou o uso de álcool ou de substância ilícita e não tinha história de sintomas psicóticos, maníacos ou obsessivos. Negou pensamentos suicidas e tentativas de suicídio anteriores, bem como internações psiquiátricas. Negou alergias e problemas médicos. O único medicamento que tomava era a pílula anticoncepcional. Sua história familiar era relevante em relação à mãe, com possível depressão. Emma nasceu em Taiwan e imigrou para os Estados Unidos aos 14 anos a fim de frequentar um internato. Depois de se formar em uma escola de negócios conceituada, mudou-se para morar com a irmã mais velha.

Durante o exame de estado mental, a aparência de Emma era a de uma mulher asiática vestida de acordo com a moda, usando joias de bom gosto e uma bolsa de grife. Seu cabelo estava ligeiramente desrrumado. Ela manteve bom contato visual e foi agradável e cooperativa durante a entrevista. Seu discurso tinha quantidade, fluxo e volume adequados. Descreveu seu humor como "bom, de modo geral", e seu afeto era intenso, reativo e levemente irritável. Seu pensamento era coerente. Não evidenciou delírios, obsessões ou alucinações. Negou ideação suicida e homicida. Seu *insight*, julgamento e controle de impulsos estavam adequados, embora tenha indicado uma história de comprometimento perimenstrual nessas áreas.

Discussão

Emma apresenta oscilações do humor, irritabilidade, autoagressão não suicida (cortes), instabilidade interpessoal, ansiedade, tristeza, retraimento social, redução da concentração e da energia e anedonia. Ela também descreve sintomas físicos como aumento do apetite, falta de destreza, fadiga e inchaço. Esses sintomas são graves o suficiente para prejudicarem seus relacionamentos sociais e seu funcionamento no ambiente de trabalho.

Essa história poderia se encaixar em uma série de transtornos psiquiátricos, mas Emma refere que esses sintomas ocorrem apenas durante um período de tempo limitado, antes do início de sua menstruação. Em outros momentos do mês ela é otimista, cheia de energia e animada. O desaparecimento dos sintomas depois do início da menstruação é fundamental para o diagnóstico de transtorno disfórico pré-menstrual (TDPM).

Emma relata um período de 7 a 10 dias de sintomas pré-menstruais, o que caracteriza o ponto extremo do espectro de duração dos sintomas de TDPM. Algumas mulheres apresentam sintomas no início da ovulação que duram duas semanas, mas uma duração mais breve é mais comum. Entre as mulheres com sintomas pré-menstruais, os dias mais sintomáticos, em média, são os quatro dias anteriores e os dois dias seguintes ao início da menstruação.

O comportamento de autolesão, por meio de cortes, não é típico do TDPM. O baixo controle de impulsos sugere traços da personalidade *borderline*, além dos sintomas do TDPM. Transtornos comórbidos não excluem o diagnóstico de TDPM. Muitos transtornos psiquiátricos apresentam exacerbações durante o período pré-menstrual, mas nesses casos a paciente não volta à condição anterior depois do início do período menstrual. Emma sugere sofrer de "TPM", ou síndrome pré-menstrual, que é uma condição médica e não um diagnóstico do DSM-5. Os critérios para TPM geralmente são menos rigorosos do que para TDPM e não requerem um componente afetivo.

O TDPM não está associado a anormalidades nos níveis circulatórios de estrogênio ou de progesterona. Em vez disso, mulheres com TDPM parecem ser mais sensíveis às flutuações hormonais normais do corpo lúteo. Os níveis de hormônio no sangue, portanto, não fazem parte da avaliação diagnóstica. Embora se espere que contraceptivos hormonais ajudem com os sintomas, mulheres que os tomam frequentemente continuam a apresentar sintomas de humor pré-menstruais (como se observa no caso de Emma).

Um componente fundamental para se estabelecer o diagnóstico de TDPM é uma história longitudinal precisa. Relatos retrospectivos de sintomas costumam ser imprecisos na área psiquiátrica, e isso vale também para sintomas pré-menstruais. Escalas validadas estão disponíveis para avaliar o TDPM, como o Registro Diário de Gravidade de Problemas. Nesse estágio inicial de avaliação, o DSM-5 indicaria que Emma apresenta um diagnóstico provisório de TDPM. Somente depois do registro dos sintomas ao longo de dois ciclos menstruais seria possível afirmar que ela apresenta TDPM nos termos do DSM-5.

Diagnóstico

- Transtorno disfórico pré-menstrual.

Leituras recomendadas

Bezerra de Carvalho A, de Azevedo Cardoso T, Mondin TC, et al: Prevalence and factors associated with premenstrual dysphoric disorder: a community sample of Frank adult women. Psychiatry Res 268:42–45, 2018.

Hartlage SA, Freels S, Gotman N, Yonkers K: Criteria for premenstrual dysphoric disorder: secondary analyses of relevant data sets. Arch Gen Psychiatry 69(3): 300–305, 2012.

Yonkers KA, Simoni MK: Premenstrual disorders. Am J Obstet Gynecol 218(1):68–74, 2018.

CASO 4.8
Estresse, drogas e infelicidade

EDWARD V. NUNES, M.D.

Frank Young, um alto executivo de 40 anos, foi levado a uma consulta psiquiátrica por sua esposa. Frank permanecia quieto, sentado ao lado da esposa, que relatou uma mudança no marido nos últimos seis meses: ele ficava ou calado e retraído ou atipicamente irritável. Ele havia começado a beber álcool em excesso em situações sociais, às vezes chegando a constrangê-la. Com frequência voltava para casa tarde, ou nem voltava, alegando que havia ficado no escritório. Quando não estava em casa, raramente respondia aos telefonemas e às mensagens de texto. Ela questionava se ele estava tendo um caso, o que ele negou, indicando que simplesmente estava passando por uma fase difícil.

Depois que a esposa deixou o consultório do psiquiatra, Frank relatou muito estresse no trabalho no ano anterior, em função de contratempos de proporções gigantescas, além de perdas financeiras pessoais. Afirmou que se sentia para baixo e deprimido na maior parte do tempo. Relatou dificuldades para dormir na maioria das noites, perda de interesse na esposa e nos filhos, pouca energia, sentimentos de fracasso e autocrítica. Frequentemente tinha pensamentos de querer estar morto e de suicídio, mas negou intenção ou planos suicidas.

Ao ser indagado sobre o álcool, reconheceu que vinha bebendo intensamente há pelo menos seis meses. Quando questionado sobre o uso outras substâncias, pediu confidencialidade terapêutica e admitiu que usava cocaína várias vezes por semana há cerca de nove meses. Manteve o uso de cocaína em segredo da esposa porque sabia que ela reagiria de forma intolerante. No início, a cocaína o deixava com um humor otimista e positivo, e ele descobriu que conseguia trabalhar com mais energia em um grande volume de tarefas que, de outra maneira, seriam tediosas e desanimadoras. Embora o trabalho exigisse certo grau de socialização à noite, ele também começou a frequentar bares apenas para dispor de um lugar onde conseguisse combinar cocaína e álcool sem preocupações. Ansiava pelo "barato" da cocaína, fazia de tudo para consegui-la e passava muito tempo ficando "ligado", quando antes dedicava esse mesmo tempo à família.

Quando foi solicitado a esclarecer como se deu a sequência de estresse no trabalho, uso de cocaína e sintomas de depressão, relatou que havia se sentido preocupado e desanimado com relação ao trabalho há um ano, mas os sentimentos de depressão, perda de interesse, irritabilidade, insônia e baixa autoestima começaram cerca de seis meses antes, três meses depois de ter começado a usar cocaína regularmente. Sentia esses sintomas depressivos na maior parte do dia todos os dias, independente de ter consumido cocaína ou não nos últimos dias.

Frank negou episódios anteriores de depressão, outros transtornos do humor ou de ansiedade e tentativas de suicídio. Ele bebia socialmente. Havia experimentado maconha e cocaína quando era adolescente, mas nunca desenvolvera um padrão de uso regular ou de prejuízo até o ano anterior.

Discussão

O paciente apresenta depressão significativa. Ele satisfaz os critérios para transtorno por uso de estimulantes (cocaína) de gravidade, no mínimo, moderada e pode apresentar um transtorno por uso de álcool. Além disso, apresenta estresse significativo no trabalho e parece estar em um casamento tenso. A relação entre seu humor, o uso de substância e o estresse é complicada, mas essencial para o desenvolvimento de uma estratégia eficaz de tratamento.

A primeira dificuldade na avaliação de transtornos por uso de substância é obter uma história precisa de comportamentos que costumam ser constrangedores e ilegais. Frank foi bastante direto quanto a seu uso de cocaína, mas apenas depois de ter sido indagado especificamente sobre uso de álcool e substâncias. Esperar por relato espontâneo do uso de substâncias ilícitas pelo paciente provavelmente levará o profissional a não obter as informações. Isso é problemático, porque o uso de substâncias é disseminado e com frequência ocorre em conjunto com outros transtornos psiquiátricos. Um estilo de entrevista empático, que não condena o paciente, normalmente ajuda a obter esse tipo de informação. Em outras palavras, perguntar sobre consumo de álcool e drogas de abuso comuns, com uma atitude prosaica, sinalizará para o paciente que suas respostas não causarão surpresa e proporcionará a obtenção de informações que podem melhorar o tratamento. Conforme observado com Frank, os familiares costumam ser as pessoas que levam o paciente com transtorno por uso de substâncias para uma consulta. Eles podem ser aliados importantes para esclarecer os sintomas e colocar em prática um plano de tratamento. Frank precisava de um tempo sozinho com o clínico para contar sua história, mas foi bastante útil ouvir as observações da esposa.

Uma investigação minuciosa da história pode ajudar a distinguir diagnósticos associados a sintomas semelhantes. A abstinência de cocaína geralmente causa sintomas depressivos, como o TDM e o transtorno depressivo induzido por cocaína. Um fator diferenciador importante é a relação temporal entre os sintomas e o uso das substâncias.

Conforme o DSM-5, um TDM independente seria diagnosticado caso a depressão houvesse começado antes do início do transtorno por uso de substância ou se tivesse persistido durante um período substancial que se estendesse além da interrupção de seu uso. A quantidade de tempo fica a cargo do discernimento do clínico, mas sugere-se o prazo aproximado de um mês. O TDM também seria diagnosticado se fosse considerado que a substância envolvida dificilmente causasse uma síndrome depressiva ou se o paciente houvesse vivenciado anteriormente episódios depressivos maiores recorrentes não induzidos por substâncias. Frank nunca havia apresentado episódio depressivo maior antes do início do uso de cocaína, e não houve um período substancial de abstinência desde então; portanto, não é possível diagnosticar um TDM independente.

Também é importante considerar a possibilidade de que os sintomas de Frank sejam o resultado direto de intoxicação e/ou abstinência. A intoxicação e a abstinência de cocaína e álcool podem causar humor deprimido e perturbação do sono, mas seria de se esperar que os sintomas melhorassem no prazo de um ou dois dias desde o último uso. A depressão e a insônia de Frank persistem, independentemente do momento de uso mais recente. Além disso, outros sintomas depressivos, como ideação suicida, não costumam fazer parte da intoxicação ou da abstinência.

Frank, portanto, foi diagnosticado com transtorno depressivo induzido por substância, o qual está ligado a depressões que aparentemente foram induzidas pelo uso continuado de uma substância e que parecem ter assumido um curso próprio. Se a depressão de Frank persistir depois de um mês de abstinência, seu diagnóstico mudará para TDM, embora o clínico provavelmente considere que a cocaína tenha desencadeado a depressão.

É útil identificar o transtorno depressivo induzido por substâncias. Comparado com o TDM independente, o transtorno depressivo induzido por substância está associado a um aumento do risco de suicídio. Ademais, o diagnóstico adicional de depressão reduz a probabilidade de que alguém com um transtorno por uso de substância alcance abstinência. O transtorno depressivo induzido por substância deve ser mantido na lista de diagnósticos do paciente e acompanhado atentamente.

Diagnóstico

- Transtorno por uso de estimulantes (cocaína), moderado.
- Transtorno depressivo induzido por substância (cocaína).

Leituras recomendadas

Dakwar E, Nunes EV, Bisaga A, et al: A comparison of independent depression and substanceinduced depression in cannabis-, cocaine-, and opioid-dependent treatment seekers. Am J Addict 20(5):441–446, 2011.

Nunes EV, Liu X, Samet S, et al: Independent versus substance-induced major depressive disorder in substance-dependent patients: observational study of course during follow-up. J Clin Psychiatry 67(10):1561–1567, 2006.

Wai JM, Shulman M, Nunes E: Mood disorders, in The American Psychiatric Association Publishing Textbook of Substance Use Disorders, 6th Edition. Edited by Brady KT, Levin FR, Galanter M, Kleber HD. Washington, DC, American Psychiatric Association Publishing, 2021.

CASO 4.9

Anedonia e sono agitado

THOMAS W. MEEKS, M.D.

George Anderson, um homem de 73 anos, casado, foi encaminhado a um psiquiatra para uma avaliação de depressão após um rastreio positivo na Escala de Depressão Geriátrica, durante uma consulta neurológica. Durante a maior parte dos dois anos, desde o diagnóstico de doença de Parkinson, o sr. George lidou bem com a doença e continuou a se dedicar a várias atividades corriqueiras. Sua esposa, de 49 anos, observou que cerca de um a dois anos antes de desenvolver a doença de Parkinson, o sr. George vinha menos entusiasmado e motivado, em comparação com sua personalidade basal, mas não ao ponto de causar qualquer preocupação ou prejuízo. O único outro sintoma psiquiátrico anterior ao diagnóstico de Parkinson foi o relato de sua esposa de que durante os cinco anos anteriores ele frequentemente "se debatia" durante o sono.

Cerca de três meses antes do encaminhamento, no entanto, o sr. George começou a recusar convites sociais da família e dos amigos. Relatou que tinha se retraído socialmente porque havia perdido prazer em coisas que antes o animavam, embora negasse sentimentos persistentes de tristeza ou preocupação. Admitiu que não era "o mesmo de sempre" e tentou, sem sucesso, dar a si mesmo "discursos motivadores". Havia trabalhado como professor de ciências do ensino médio até sua aposentadoria, aos 67 anos, e afirmou ter aprendido o "poder do otimismo" com seus alunos. Sentia-se frustrado por não conseguir "se recuperar" pela primeira vez na vida, mas tinha esperanças quanto a conseguir auxílio profissional. Negou desejar morrer, explicando que, embora não tivesse medo da morte, queria aproveitar a vida o máximo possível. Acrescentou: "Deus não me dá mais do que eu posso carregar. Não podia ter uma família melhor, tive uma vida plena".

Outros novos sintomas nos meses anteriores incluíam aumento de fadiga, prejuízo da concentração e memória, perda de peso involuntária e insônia inicial. A história adicional sobre seus sintomas de sono mais crônicos revelaram que, na maioria das noites, entre 3 e 4h, George começava a mover de forma violenta suas extremidades e a gemer como se estivesse sofrendo, tudo isso enquanto continuava a dormir. Ele costumava acordar sua esposa com esses movimentos e algumas vezes a atingia durante o sono; em razão disso, às vezes ela dormia em outro quarto. Quando despertava após o incidente, o sr. George estava coerente e levemente ansioso, e relatava, com frequência, que em seu sonho estava nadando ou fugindo de algo.

Logo após o diagnóstico de Parkinson, sua esposa passou a dirigir em seu lugar, mas, fora isso, o sr. George era independente em suas atividades da vida diária, sendo responsável pelo pagamento de suas contas e pelo manejo de suas medicações. Sua esposa o descreveu como "talvez um pouco mais esquecido" nos últimos anos. Essa pequena perda de memória não gerava preocupação para nenhum dos dois.

A história médica anterior incluía câncer de próstata (em remissão), glaucoma e gota. Os exames laboratoriais da consulta neurológica recente não mostraram alterações importantes, incluindo hemograma, bioquímica sérica, função tireoidiana e níveis de vitamina B_{12}. A história psiquiátrica familiar era positiva apenas em relação à presença de uma neta com TDAH. Ele negou o uso prévio problemático de substâncias, bem como atualmente, exceto duas ou três taças de vinho ao mês. Negou episódios depressivos anteriores e tratamento ou avaliações psiquiátricas prévios.

Durante o exame de estado mental, o sr. George foi agradável, cooperativo e participativo do ponto de vista interpessoal. Tremor em repouso, marcha festinante, hipofonia e bradicinesia eram evidentes, em níveis leves a moderados. Ele ocasionalmente sorria, mas seu afeto era difícil de medir devido a fácies mascarada. Relatou seu humor como "sem graça". Não havia evidências de psicose.

Durante os testes cognitivos, teve um pouco de dificuldades na Parte B do Trail Making Test, na cópia de figuras e na evocação de lista de palavras, sendo que neste último recebeu ajuda. Em uma avaliação cognitiva breve padronizada, ele obteve escore 25 em 30 pontos possíveis, o que estava na faixa normal.

Discussão

Embora o sr. George negue humor triste, ele sem dúvida demonstra evidências de anedonia juntamente com outros cinco sintomas depressivos (perda de peso, insônia, fadiga, dificuldade de concentração e retardo psicomotor), todos com duração superior a duas semanas. Esses sintomas são perturbadores para ele e têm impacto significativo em seu funcionamento social. Isso poderia indicar um TDM; contudo, o sr. George não tem história pessoal ou familiar de depressão, apresenta idade de início atipicamente tardia e desenvolvimento de sintomas exclusivamente durante o curso da doença de Parkinson.

Quando os sintomas depressivos estão temporariamente associados ao início ou à progressão de outra condição médica e não são explicados por *delirium*, o diagnóstico do DSM-5 de "transtorno depressivo devido a outra condição médica" deve ser levado em consideração. Esse diagnóstico é destinado a situações nas quais os efeitos *fisiológicos* diretos de outra condição médica (p. ex., efeitos de hormônios tireoidianos insuficientes sobre o cérebro) causam sintomas depressivos. Esse diagnóstico *não* deve ser usado para descrever pessoas cujos sintomas surgem a partir de uma reação psicológica a uma doença. No caso do sr. George, um diagnóstico mais apropriado poderia ser transtorno de adaptação com humor deprimido. Essas duas possíveis etiologias de sintomas depressivos (fisiológicos *vs.* psicológicos) em pessoas com outra condição médica são difíceis de diferenciar completamente entre si e podem coexistir. Contudo, há muitos casos nos quais as evidências apontam para uma condição, muito mais do que para outra.

Sintomas depressivos clinicamente significativos se manifestam em até metade das pessoas com doença de Parkinson e podem ocorrer ao longo da evolução da doença. Os sintomas depressivos podem estar ligados às alterações neurobiológicas observadas na doença de Parkinson, como a desregulação e a perda neuronal nas vias de monoaminas implicadas no desenvolvimento do TDM. No entanto, a depressão associada à doença de Parkinson também parece distinta do TDM, com padrões diferentes de resposta ao tratamento antidepressivo. Além disso, na doença de Parkinson há uma tendência de a apatia/anedonia ser mais proeminente do que aquela vista no TDM, o que pode refletir a depleção de dopamina, que é a principal patologia da doença de Parkinson.

Os sintomas depressivos na doença de Parkinson não se correlacionam de forma consistente com a gravidade do prejuízo motor ou da incapacidade, costumando aparecer um pouco antes da percepção de sintomas motores. Esses achados, junto com a resiliência histórica e o estilo de enfrentamento positivo do sr. George, sugerem que uma explicação fisiológica é mais provável do que uma psicológica. Em outras palavras, o transtorno depressivo devido a outra condição médica é um diagnóstico mais apropriado do que o transtorno de adaptação.

Se os critérios de duração e quantidade de sintomas forem satisfeitos para TDM, o especificador "com episódio do tipo depressivo maior" deve ser acrescentado ao diagnóstico. Como os sintomas de uma doença médica não psiquiátrica podem se sobrepor aos sintomas depressivos, é possível surgir ambiguidade diagnóstica. Por exemplo, pessoas com doença de Parkinson costumam vivenciar sintomas como fadiga, retardo psicomotor, perturbação do sono, comprometimento cognitivo e perda de peso independentes de humor deprimido ou anedonia. Entretanto, no caso do sr. George, esses sintomas se desenvolveram ou se agravaram em conjunto com sua anedonia incapacitante de início recente, o que sugere que os critérios para um episódio depressivo maior sejam preenchidos, com exceção de a provável causa ser outra condição médica.

Como costuma ocorrer na doença de Parkinson, o sr. George apresenta perturbação do sono compatível com transtorno comportamental do sono REM. Esse transtorno do sono se caracteriza por "episódios repetidos de excitação durante o sono associados a vocalização e/ou comportamentos motores complexos" que podem resultar em "lesão a si ou ao companheiro de leito". Ao acordar, a pessoa afetada normalmente apresenta um sensório claro e uma sensação de ter "atuado" em seus sonhos. Uma polissonografia revelaria a ausência de atonia durante o sono REM, mas não seria exigida para estabelecer o diagnóstico no contexto de uma sinucleinopatia como a doença de Parkinson. Os sintomas ocorrem normalmente 90 minutos ou mais depois do adormecimento e com maior frequência na segunda metade da noite, quando a densidade do sono REM aumenta. Embora a história do sr. George (incluindo o início do distúrbio do sono anterior aos sintomas de doença de Parkinson) seja compatível com transtorno comportamental do sono REM, sua nova insônia inicial não é explicada por esse diagnóstico e é mais provavelmente relacionada com transtorno depressivo.

Mudanças cognitivas, sobretudo o comprometimento das funções visuoespacial, executiva e de evocação da memória, com frequência, ocorrem de forma gradual na doença de Parkinson. Os resultados dos testes cognitivos do sr. George são típicos dessas mudanças cognitivas, mas sua dificuldade subjetiva, de início recente, com a concentração é, mais provavelmente, secundária à depressão. Seus problemas cognitivos são leves e não o prejudicam de maneira evidente. As informações disponíveis não indicam claramente que exista um transtorno neurocognitivo, embora a testagem neuropsicológica e o monitoramento prospectivo devam ser considerados, dado que pelo menos 30% das pessoas com doença de Parkinson desenvolvem um transtorno neurocognitivo maior associado.

Além de preencher os critérios para dois transtornos do DSM-5, o sr. George exibe evidências de resiliência, sabedoria e outros sinais de saúde psicológica. Ele demonstra habilidades positivas de enfrentamento (p. ex., recomposição cognitiva, uso de apoios sociais), relacionamentos antigos saudáveis, espiritualidade, gratidão, otimismo e integridade do ego adequada em termos de desenvolvimento, incluindo uma perspectiva realista e não mórbida de sua mortalidade pessoal. Infelizmente, indivíduos com poucos fatores de risco para depressão e com evidências de uma vida de funcionamento psicológico saudável não estão imunes aos efeitos neuropsiquiátricos de determinadas condições médicas.

Diagnóstico

- Transtorno depressivo devido a outra condição médica (doença de Parkinson), com episódio do tipo depressivo maior.
- Transtorno comportamental do sono REM.

Leituras recomendadas

Boeve BF: Idiopathic REM sleep behaviour disorder in the development of Parkinson's disease. Lancet Neurol 12(5):469–482, 2013.

Borgonovo J, Allende-Castro C, Izquierdo AL, et al: Changes in neural circuitry associated with depression at pre-clinical, pre-motor and early motor phases of Parkinson's disease. Parkinsonism Relat Disord 35:17–24, 2017.

Jeste DV, Savla GN, Thompson WK, et al: Association between older age and more successful aging: critical role of resilience and depression. Am J Psychiatry 170(2):188–196, 2013.

Marsh L: Depression and Parkinson's disease: current knowledge. Curr Neurol NeuroSci Rep 13(12):409, 2013.

Pfeiffer RF: Non-motor symptoms in Parkinson's disease. Parkinsonism Relat Disord 22 (suppl 1):S119–S122, 2016.

CASO 4.10
Características mistas, mas não bipolar

JOSEPH F. GOLDBERG, M.D.

Helena Bates era uma assistente administrativa solteira de 27 anos que procurou avaliação psiquiátrica e tratamento para depressão. Ela havia recentemente iniciado um programa de tratamento ambulatorial intensivo, logo após a sua primeira internação, o que ocorreu devido a uma *overdose* impulsiva após o rompimento de um relacionamento de dois anos. Ela afirmou que já vinha se sentindo cada vez mais triste e sem esperança há um ou dois meses antes do rompimento. Aproximadamente um mês antes da internação, começou a se consultar com um novo psicoterapeuta, o qual lhe disse que ela apresentava "traços *borderline*" e "oscilações situacionais do humor".

Durante esse período de quatro a oito semanas, o humor de Helena mostrou-se moderadamente deprimido ao longo do dia, durante a maioria dos dias, sem variação diurna e com reatividade mantida. Ela havia recentemente ganhado cerca de 4,5 quilos por "comer muita porcaria para me sentir melhor". Negou irritabilidade proeminente ou agressividade verbal. Descreveu sua autoestima como "inexistente" e que achava difícil se motivar ou se concentrar para fazer as tarefas rotineiras. Em contraposição, às vezes tinha "repentes" de ficar pensando sem parar no ex-namorado e imaginava formas de "reconquistá-lo", alternados com momentos de "sofrer por tê-lo perdido". Descreveu momentos em que era inundada por ideias de como conquistar novamente o interesse dele (incluindo comprar um espaço de página inteira no jornal para dedicar-lhe uma mensagem) e recentemente percebeu que estava acordada até as 5 h ou 6 h da manhã escrevendo em seu diário ou telefonando para as amigas no meio da noite a fim de "buscar apoio". Depois ela "se arrastava" pelo restante do dia, sem fadiga, depois de apenas duas ou três horas de sono. Esses sintomas haviam começado antes da internação. Ela negou o uso abusivo de drogas ou álcool e comportamento autolesivo. Também negou que tivesse, antes desse rompimento, uma história de relacionamentos particularmente intensos ou caóticos, tampouco pensamentos ou atos suicidas. De fato, Helena parecia horrorizada com sua própria *overdose* impulsiva.

Anteriormente, a paciente havia sido acompanhada pelo orientador escolar no ensino médio devido a "mau humor" e notas baixas. Ela esteve "deprimida" na faculdade. Naquela época, começou a tomar escitalopram e a fazer psicoterapia, mas melhorou rapidamente e abandonou os dois tratamentos depois de algumas semanas. Enquanto estava no hospital, após sua tentativa de suicídio, começou a tomar vilazodona e quetiapina antes de ir para a cama "para dormir".

Helena era a irmã mais nova de três filhos que cresceram em uma casa de subúrbio de classe média. Ela frequentou a escola pública e uma faculdade estadual como uma "estudante de conceito B" e esperava algum dia cursar Direito. Descreveu a si mesma como uma criança "calada, ansiosa" e nada "encrenqueira". Embora seu irmão mais velho abusasse de múltiplas substâncias, ela afirmou que nunca havia usado substâncias ilícitas. Sua irmã mais velha havia recebido tratamento para "ataques de pânico e depressão", e diversas tias e primos tinham algo que que ela achava ser "depressão".

Durante o exame, a aparência de Helena era a de uma mulher agradável, bem relacionada, vestida de forma casual, mas adequada, moderadamente acima do peso, aparentando sua idade cronológica e mantendo bom contato visual. Seu discurso era um pouco rápido e prolixo, mas não apresentava pressão para falar, conseguindo ser interrompida. Não apresentava movimentos motores anormais, porém gesticulava de forma dramática e com uma animação excessiva. Seu humor estava deprimido, e seu afeto tenso e disfórico, mas com alcance completo e responsividade no âmbito normal. O pensamento era um pouco circunstancial, mas, de modo geral, coerente, linear e lógico. Em seu conteúdo, destacaram-se ideias passivas de que seria melhor se ela estivesse morta, mas sem intenções, nem planos; não tinha delírios, alucinações, nem pensamentos homicidas. Seu funcionamento integrativo superior estava amplamente preservado, assim como seu *insight* e seu julgamento.

Discussão

Helena preenche os critérios do DSM-5 para episódio depressivo maior e manifesta humor deprimido global com pelo menos cinco características associadas (pensamentos suicidas, falta de concentração, baixa autoestima, hiperfagia e agitação psicomotora). Ela também descreve vários sintomas compatíveis com mania ou hipomania: redução da necessidade de sono com hiperatividade noturna e sem consequente fadiga no dia seguinte, possivel pensamento acelerado, além de discurso rápido e prolixo (conforme observado na entrevista). Embora o examinador tenha considerado o *insight* e o julgamento globalmente preservados no momento da entrevista, alguns de seus pensamentos (p. ex., publicar uma carta aberta em um jornal) e atos recentes (telefonar para amigas no meio da noite) sugerem um julgamento prejudicado, envolvendo comportamentos com potencial para consequências dolorosas.

Embora Helena realmente apresente alguns sintomas maníacos, ela não satisfaz os requisitos do DSM-5 para um diagnóstico de mania ou hipomania. Seria possível afirmar que ela apresenta hipomania subsindrômica, juntamente com depressão sindrômica. Essa combinação a qualifica para o diagnóstico de transtorno depressivo maior com características mistas (TDM-CM) no DSM-5-TR. Anteriormente, o especificador "características mistas" se aplicava apenas ao transtorno bipolar tipo I, ao passo que agora o termo pode modificar tanto o TDM, como os transtornos bipolar tipo I e bipolar tipo II.

Para os médicos, o TDM-CM pode representar um dilema nosológico. Os pesquisadores que avaliam candidatos para estudos sobre transtornos do humor costumam ter muita dificuldade em relação à exigência de precisão quanto ao número e à duração de sintomas do DSM-5-TR necessários para constituírem ou preencherem os critérios para uma entidade diagnóstica distinta, como um episódio hipomaníaco do transtorno bipolar tipo II. Fundamentalmente, o construto de TDM-CM pertence a situações em que 1) o TDM está presente e os sintomas maníacos ou hipomaníacos concomitantes são de número ou duração muito pequenos para a "qualificação" como uma síndrome formal de mania ou hipomania, e 2) não há história prévia de episódio maníaco ou hipomaníaco completo que justificasse um diagnóstico vitalício de transtorno bipolar tipo I ou II. Esta é uma potencial diferença entre a abordagem clínica adotada pela maioria dos médicos na vida real e aquela adotada pelos pesquisadores em ensaios clínicos: estes últimos podem ser meticulosos ao determinar se os sintomas diagnósticos e os critérios de duração para uma entidade específica são evidentes, enquanto que os primeiros adotam, mais comumente, uma abordagem global e menos meticulosa para avaliar a presença de uma entidade diagnóstica distinta, como a hipomania.

O espírito do diagnóstico reflete a constatação de que muitos pacientes com depressão unipolar exibem sinais subliminares de hipomania. A aplicação concreta do construto do DSM-5 de TDM-CM exige que se siga as "regras" para contagem dos sintomas. O DSM-5 não permite a contagem de quatro sintomas potencialmente maníacos/hipomaníacos – a saber, *insônia* (em oposição a redução da necessidade de sono), *distratibilidade*, *indecisão* e *irritabilidade* –, pois eles também podem refletir TDM. O DSM-5 identifica "aumento anormal e persistente de atividade ou energia" como um critério obrigatório para diagnosticar hipomania no bipolar tipo II, mas essa característica não é necessária para definir TDM-CM. No caso em questão, se Helena apresentasse humor irritável, além de pensamentos acelerados, fala rápida e redução da necessidade de sono, ela satisfaria os critérios do DSM-5 para hipomania bipolar tipo II, de modo que o especificador de características mistas seria, então, aplicado devido aos seus sintomas depressivos concomitantes.

O especificador do DSM-5-TR para características mistas exige que os sintomas da polaridade oposta (nesse caso, mania/hipomania) estejam presentes "na maioria dos dias durante o episódio". Esse critério quer dizer que se os sintomas maníacos/hipomaníacos de Helena estivessem presentes durante um período inferior a quatro dias (critério de duração mínima para o diagnóstico de hipomania bipolar tipo II), seus sintomas de hipomania subliminar não contariam para uma designação "mista", nem para uma designação "maníaca/hipomaníaca" e seu diagnóstico seria, simplesmente, o de TDM. Alguns autores criticaram o rigor do DSM-5 em desconsiderar os sintomas de hipomania subliminar se eles envolverem apenas *dois* sintomas maníacos/hipomaníacos ou se não persistirem durante o período total de um episódio, porque essas apresentações (referidas na literatura especializada como "estados depressivos mistos") foram observadas quando um mínimo de dois sintomas de mania/hipomania coexistem com depressão unipolar sindrômica durante um período de, no mínimo, dois a quatro dias e representam um construto que se parece mais intimamente com transtorno bipolar do que com transtorno depressivo unipolar quanto a história familiar, idade de início e risco de suicídio.

Pode-se especular que a agitação psicomotora de Helena e sua hipomania subliminar poderiam ter surgido em consequência da introdução recente da nova droga serotoninérgica, vilazodona. Contudo, neste caso, a história indica que os sintomas hipomaníacos subliminares antecederam a hospitalização e a introdução do ISRS; seria importante que o examinador se certificasse de que essa cronologia é precisa (o que sugeriria que os sintomas mistos não são iatrogênicos), porque o especificador de características mistas exige que os sintomas sejam "não atribuíveis aos efeitos fisiológicos de uma substância". Repare que essa afirmação qualificadora contrasta com os critérios do DSM-5 para um episódio maníaco/misto/hipomaníaco na medida em que o surgimento de sintomas de mania/hipomania associados à recente exposição a antidepressivos agora é classificado como um transtorno bipolar (semelhante à perspectiva do DSM-III-R) e não mais como transtorno do humor induzido por substância (como no DSM-IV-TR).

Estudos de acompanhamento de pacientes com TDM que apresentam hipomania subliminar indicam uma chance de aproximadamente 25% deles desenvolverem mania ou hipomania completa. Portanto, embora nem todos os pacientes com TDM que exibem características mistas subliminares desenvolvam mania ou hipomania sindrômica, justifica-se que esses pacientes recebam uma avaliação particularmente cuidadosa, tratamento e monitoramento longitudinal.

Os sintomas de Helena de impulsividade e hiperatividade podem ter contribuído para sua apresentação ser erroneamente identificada como transtorno da personalidade *borderline*. Sua história longitudinal não respalda um padrão de sintomas sugestivos desse transtorno, e sua tentativa de suicídio e a instabilidade emocional são prontamente explicadas por uma síndrome afetiva completa atual.

Desde o surgimento do TDM-CM como uma entidade nova no DSM-5, poucos estudos clínicos examinaram seu tratamento efetivo. É digno de nota que um grande estudo randomizado com lurasidona para TDM-CM encontrou melhora nos sintomas depressivos e maníacos subliminares. Além disso, no transtorno bipolar foi demonstrado que o uso de antidepressivos, mesmo em casos de mania subliminar, desestabiliza o humor, o que levou alguns especialistas a, por extrapolação, aconselharem que se evitem os antidepressivos monoaminérgicos no TDM-CM. Há necessidade de estudos adicionais para ajudar a identificar as farmacoterapias mais seguras e efetivas para o TDM com características mistas em pacientes que não preenchem critérios diagnósticos para um diagnóstico vitalício categórico de transtorno bipolar.

Diagnóstico

- Transtorno depressivo maior com características mistas.

Leituras recomendadas

Angst J, Cui L, Swendsen J, et al: Major depressive disorder with subthreshold bipolarity in the National Comorbidity Survey Replication. Am J Psychiatry 167(10):1194–1201, 2010.

Fiedorowicz JG, Endicott J, Leon AC, et al: Subthreshold hypomanic symptoms in progression from unipolar major depression to bipolar disorder. Arch Gen Psychiatry 168(1):40–48, 2011.

Serretti A, De Ronchi D, Olgiati P: Irritable mood and subthreshold hypomanic episodes correlate with more severe major depression. Neuropsychobiology 80(5):425–436, 2021.

Suppes T, Silva R, Cucchiaro J, et al: Lurasidone for the treatment of major depressive disorder with mixed features: a randomized, double-blind, placebo-controlled study. Am J Psychiatry 173(4):400–407, 2016.

CASO 4.11
Dificuldades no trabalho

PETER D. KRAMER, M.D.

Ian Campbell era um arquiteto de 32 anos que buscou uma consulta psiquiátrica porque estava com dificuldades no trabalho. Seu chefe tinha se mostrado preocupado após ele não fazer progresso em um projeto simples. Quando Ian explicou que andava distraído por problemas em casa, seu chefe sugeriu que mais coisas pareciam erradas. Ian, então, entrou em contato com seu clínico geral, que o encaminhou para um neurologista, que, por sua vez, o encaminhou para uma avaliação psiquiátrica.

Ele havia apresentado dificuldades de concentração anteriormente. Na faculdade, depois da morte do pai em decorrência de uma doença crônica, ele não conseguia estudar e tirou alguns dias de folga. Em seu emprego anterior, por duas vezes, vivenciou episódios que duraram meses, nos quais tinha dificuldade em tomar decisões. Um desses períodos ocorreu após um contratempo no relacionamento amoroso.

A mãe e a irmã do paciente tinham sido diagnosticadas com TDM e tratadas com sucesso com medicamentos. Um tio materno havia cometido suicídio.

O início da disfunção atual acompanhou o fim do casamento de seis anos de Ian. Há dois meses, sua esposa havia solicitado legalmente o divórcio, anunciando que ia morar em outra cidade por exigência de seu emprego. Ian esperava sentir-se aliviado; afirmou que a esposa havia sido hostil durante todo o casamento e ele havia começado a ter interesse amoroso em uma colega de trabalho. Mesmo assim, sentia-se "embotado" – incapaz de pensar no futuro.

Um questionamento mais aprofundado revelou que os problemas do paciente iam além do comprometimento cognitivo. Ele descreveu apatia e energia reduzida. Tinha paixão por *jazz*, mas não frequentava mais as apresentações musicais – embora o prejuízo da concentração também tenha contribuído para isso. Ao ouvir o paciente, a psiquiatra observou uma provável lentidão da fala. Ian afirmou que seu empregador havia mencionado que ele parecia "se mover em câmera lenta". Os problemas eram mais graves na parte da manhã. À noite, ele percebia uma faísca de energia, então escutava música e analisava relatórios que havia ignorado durante o expediente.

Ian se recusou a se caracterizar como triste. Estava satisfeito com o fim do casamento. Mas a psiquiatra ficou surpresa ao identificar seu próprio afeto na presença de Ian; ela se sentia abatida, pessimista e até chorosa.

Ela questionou Ian detalhadamente sobre humor deprimido, mudanças no sono e apetite, sentimentos de culpa ou desvalia e pensamentos sobre a morte. O paciente afirmou que nenhuma desses sintomas se aplicavam a ele. Também não havia apresentado indicadores de transtornos que pudessem ser confundidos com depressão. Entre os episódios de prejuízo, sentia-se bem e tinha um bom funcionamento.

A psiquiatra decidiu que o problema do momento era suficientemente parecido com depressão para justificar o tratamento. Os fatores que influenciaram sua decisão incluíram a apresentação sindrômica parcial, a variação diurna, a recorrência periódica, a ausência de orientação para o futuro e sua própria experiência empática. Ela propôs psicoterapia voltada para a descompensação de Ian diante da perda. Ele insistiu que não via o divórcio dessa forma. Os dois concordaram em psicoterapia breve associada por antidepressivos. No prazo de algumas semanas, Ian tinha funcionamento pleno. Durante o tratamento, a psiquiatra não conseguiu obter evidências de sintomas depressivos além dos percebidos na história inicial. De qualquer modo, ela estava convencida de que o comprometimento da concentração era sinal e sintoma de algo muito semelhante ao TDM.

Discussão

A definição operacional de TDM que alcançou uma posição oficial na terceira edição do DSM é uma das grandes invenções da medicina moderna. Sua abordagem catalisou pesquisas produtivas em áreas que vão da biologia celular até a psiquiatria social. Muito do que se sabe sobre transtornos do humor, desde as anormalidades que eles representam no encéfalo até o perigo para a vida, surge da delineação da depressão a partir do domínio rudimentar da neurose e da psicose.

No entanto, a definição é arbitrária. Historiadores remontaram os critérios do DSM a um artigo de 1957 do *Journal of the American Medical Association*, cujo autor principal, um psiquiatra de Boston chamado Walter Cassidy, tentou sistematizar o estudo de uma condição semelhante ao TDM que temos hoje. Para o diagnóstico, Cassidy exigia que os pacientes exibissem seis dos 10 sintomas de uma lista que incluía lentidão de pensamento, pouco apetite, perda de concentração, entre outros que continuam atuais. Mais tarde, ao ser perguntado por que escolhera seis, Cassidy respondeu que "parecia ser o certo".

Abordagens operacionais à depressão, desde o DSM até a Escala de Depressão de Hamilton, são tentativas de criar confiabilidade face a um fenômeno inerentemente maldefinido, a saber, os diagnósticos dos clínicos. Os psiquiatras identificavam pacientes deprimidos usando métodos vigentes – às vezes com atenção à sua própria ressonância empática para com o paciente; as definições baseadas em sintomas e gravidade traduziam as impressões em um formato reproduzível.

Contudo, a depressão não apresenta um limite natural conhecido. Geneticistas comportamentais acreditam que os critérios do DSM são arbitrários. A quantidade, a gravidade e a duração dos sintomas representam um contínuo de deficiência. Pacientes que sofrem quatro sintomas graves de depressão durante duas semanas são mais propensos a apresentarem problemas no futuro. Cinco sintomas moderadamente incapacitantes durante 10 dias conferem um prognóstico desfavorável. Cinco sintomas leves, se persistirem, predizem um risco substancial.

Neste caso, Ian parece não ter apresentado os cinco dos nove critérios necessários para um diagnóstico de TDM, mas ele provavelmente se qualifica para um diagnóstico do DSM-5 de outro transtorno depressivo especificado (episódio depressivo com sintomas insuficientes). É importante reconhecer que o dano da depressão – sofrimento, episódios completos futuros, problemas profissionais e sociais ou suicídio – apenas ocorre de forma ligeiramente menor em pessoas que por pouco não preenchem todos os critérios. Em uma análise, o TDM posterior era tão comum entre indivíduos que relatavam três ou quatro sintomas, quanto em indivíduos que relatavam cinco sintomas. Estimativas de herdabilidade também são semelhantes; uma depressão "menor" em um irmão prediz uma depressão completa em um gêmeo idêntico. Uma forma de outro transtorno depressivo especificado parece ser particularmente perigosa: a depressão breve recorrente está associada a índices elevados de tentativa de suicídio.

Essas outras formas especificadas de depressão são provavelmente menos prevalentes do que o TDM. Os estudos que demonstram taxas ao longo da vida de TDM bem acima de 25% mostram risco ao longo da vida dessas síndromes menos graves na ordem de 8 a 9%. Os pacientes com menos sintomas também tendem a ter menos transtornos mentais concomitantes. Por exemplo, eles têm menos chances de se tornarem dependentes de drogas de abuso ou de álcool do que os pacientes com TDM.

As categorias do DSM-5 de transtorno depressivo não especificado e outro transtorno depressivo especificado reconhecem uma realidade clínica importante: efetivamente, a penumbra próxima da depressão é depressão. Episódios de baixa intensidade podem surgir como precursores de TDM e como sequelas, mesmo na ausência de transtorno depressivo persistente; por si só, a depressão de baixa intensidade representa sofrimento e confere risco.

A médica de Ian deve levar suas queixas a sério. Este paciente pode apresentar um "episódio depressivo com sintomas insuficientes", mas a insuficiência está relacionada à quantidade de sintomas para um episódio depressivo maior, não à intensidade dos sintomas necessários para despertar preocupação clínica. Especialmente quando fatores periféricos (neste caso, a variação diurna típica da depressão clássica) sugerem transtorno do humor, o clínico deverá suspeitar que a condição *é* depressão e abordar a situação com a urgência e a minúcia correspondentes.

Diagnóstico

- Outro transtorno depressivo especificado (episódio depressivo com sintomas insuficientes).

Leituras recomendadas

Cassidy WL, Flanagan NB, Spellman M, Cohen ME: Clinical observations in manic-depressive disease: a quantitative study of one hundred manic-depressive patients and fifty medically sick controls. J Am Med Assoc 164(14):1535–1546, 1957.

Havens L: A Safe Place: Laying the Groundwork of Psychotherapy. Cambridge, MA, Harvard University Press, 1989.

Kendler KS, Muñoz RA, Murphy G: The development of the Feighner criteria: a historical perspective. Am J Psychiatry 167(2):134–142, 2010.

Kramer P: Against Depression. New York, Viking, 2005 Vandeleur CL, Fassassi S, Castelao E, et al: Prevalence and correlates of DSM-5 major depressive and related disorders in the community. Psychiatry Res 250:50–58, 2017.

CASO 4.12

Insônia e queixas físicas

RUSSELL F. LIM, M.D.

Ka Fang, uma viúva de 59 anos da tribo *Hmong*, foi encaminhada para uma clínica de saúde mental depois de várias queixas a seu clínico geral envolvendo fadiga, dor crônica nas costas e insônia. Nos 11 meses anteriores, o médico havia receitado clonazepam para dormir e hidrocodona/paracetamol para a dor. Seu sono melhorou e a dor diminuiu, mas ela continuava cansada o dia inteiro. Foi nesse momento que o médico a encaminhou para avaliação psiquiátrica.

A sra. Ka havia se mudado da Tailândia para os Estados Unidos 10 anos antes. Nativos de Laos, ela e sua família haviam passado quase duas décadas em um campo tailandês de refugiados depois da guerra do Vietnã. Sua família se estabeleceu na área de Sacramento, com a assistência de um grupo religioso local.

Quando questionada, por meio de um intérprete *hmong*, a sra. Ka negou humor deprimido. Quando perguntada se a vida lhe dava prazeres, ela afirmou que era um privilégio estar nos Estados Unidos e que não tinha o direito de reclamar. Disse também que achava não estar fazendo o suficiente para ajudar sua família. Estava envergonhada de sua fadiga porque "não fazia nada o dia inteiro". Negou intenção de machucar a si mesma.

Disse que tinha muito orgulho de todos seus filhos, especialmente de um deles, que era um excelente estudante na Tailândia e falava inglês bem. Apesar disso, esse filho, a esposa e seus dois filhos pequenos seguiam muitas práticas culturais às quais estavam habituados no Laos e na Tailândia e costumavam preparar alimentos *hmong* para o jantar. Ele e a esposa haviam comprado uma pequena fazenda fora de Sacramento e estavam se saindo bem, cultivando hortaliças asiáticas. O filho havia empregado suas duas irmãs (as filhas da sra. Ka) na fazenda até elas voltarem para viver na comunidade *hmong* na cidade.

A sra. Ka indicou que a transição para a Califórnia havia sido melhor do que esperava. Suas maiores decepções foram a morte repentina do marido, decorrente de um ataque cardíaco, há um ano, e o fato de que a maioria de seus familiares havia ficado na Tailândia.

Durante o exame de estado mental, a aparência da paciente era a de uma mulher baixa e corpulenta. Ela vestia uma blusa floral de mangas curtas, calças pretas de poliéster, chinelos de dedo pretos e não usava maquiagem. Tinha cordões brancos amarrados nos punhos. Seu olhar geralmente era cabisbaixo, mas parecia atenta. Parecia triste e contida, mas negou se sentir deprimida. Seu discurso era lento e cuidadoso. Negou qualquer tipo de alucinação, pensamentos suicidas e homicidas. A testagem cognitiva revelou atenção e concentração normais. Ela tinha pouca educação formal e parecia funcionalmente analfabeta. Seu *insight* sobre o transtorno parecia limitado.

Quando perguntada sobre os cordões ao redor dos punhos, explicou que recentemente havia se consultado com um xamã *hmong*, o qual havia organizado várias cerimônias de chamamento de espíritos para reunião com familiares distantes.

Discussão

A paciente se apresenta para uma avaliação dos fatores psiquiátricos de sua fadiga, insônia e dor. Ela confirma sintomas de insônia, sentimentos de desvalia e fadiga, mas nega humor deprimido, anedonia, agitação, perda de peso, falta de concentração ou pensamentos suicidas. Ela preenche apenas três dos nove critérios do DSM-5-TR para TDM; são necessários cinco para estabelecer o diagnóstico.

A sra. Ka relata uma série de questões culturais relevantes. Ela vive em uma casa onde se fala *hmong* com o filho e a família dele, em uma fazenda fora da cidade de Sacramento. Eles cultivam hortaliças, aparentemente a ocupação que tinham quando viviam no Laos e na Tailândia. Na cultura *hmong*, o casal jovem geralmente vive com a família do marido, dando destaque à sogra. Embora a sra. Ka expresse seu apreço pela situação, ainda assim pode se sentir marginalizada e solitária, especialmente devido à morte do marido um ano antes e ao fato de as filhas terem se mudado de volta para a comunidade *hmong* em Sacramento. Sendo uma analfabeta funcional – uma situação bastante comum em sociedades nas quais os recursos educacionais limitados são destinados principalmente para meninos –, a sra. Ka não consegue se valer de ferramentas para manter conexões, como *e-mail* e jornais. Seus sentimentos de isolamento provavelmente estão ligados aos cordões que o entrevistador percebeu em seus punhos. Cerimônias xamanistas de chamamento de espíritos têm a intenção de reunir famílias, de modo que ela pode sentir essa necessidade devido à distância das filhas, do lar no sudeste asiático, da cultura *hmong*, dos parentes e de seus ancestrais.

Ao avaliar se a sra. Ka apresenta um transtorno do humor, é importante saber que não há uma palavra na língua *hmong* para depressão. Assim como muitas pessoas de outras culturas, a sra. Ka descreve sintomas somáticos como insônia, falta de energia e dores físicas para expressar sentimentos depressivos. Eles provavelmente não são adequados para preencher os critérios sintomáticos de TDM do DSM-5, e, conforme o relato, seus sintomas não persistiram durante os dois anos exigidos para transtorno depressivo persistente. Seria útil obter informações adicionais de um dos filhos, o que poderia fortalecer o diagnóstico. Com as informações disponíveis, o diagnóstico no qual ela melhor se encaixa é o de outro transtorno depressivo especificado (episódio depressivo com sintomas insuficientes).

Diagnóstico

- Outro transtorno depressivo especificado (episódio depressivo com sintomas insuficientes).

Leituras recomendadas

Culhane-Pera KA, Vawter DE, Xiong P, et al: Healing by Heart: Clinical and Ethical Case Stories of *Hmong* Families and Western Providers. Nashville, TN, Vanderbilt University Press, 2003.

Lim RF (ed): Clinical Manual of Cultural Psychiatry. Washington, DC, American Psychiatric Publishing, 2006.

Llorente M: Culture, Heritage, and Diversity in Older Adult Mental Health Care. Washington, DC, American Psychiatric Association Publishing, 2019.

Parekh R, Al-Mateen CS, Lisotto MJ, Carter RD (eds): Cultural Psychiatry With Children, Adolescents, and Families. Washington, DC, American Psychiatric Association Publishing, 2021.

CAPÍTULO 5

Transortornos de ansiedade

Introdução

JOHN W. BARNHILL, M.D.

O capítulo do DSM-5 sobre transtornos de ansiedade reúne um grupo de apresentações no qual ansiedade, medo e esquiva são proeminentes. Entre os diagnósticos psiquiátricos mais prevalentes, esses transtornos também podem estar entre os mais difíceis de diagnosticar definitivamente. Um dos fatores complicadores é que a ansiedade, o medo e a esquiva são respostas normais e adaptativas, levando a uma ambiguidade inevitável na avaliação de indivíduos com sintomas leves.

Outro fator complicador é que as emoções relacionadas à ansiedade podem ser experimentadas como sintomas físicos. O medo – uma reação normal a uma ameaça iminente real ou percebida – está quase sempre associado à hiperexcitabilidade do sistema autônomo, a qual pode ser difícil de ser identificada ou descrita pelos pacientes, sobretudo quando é crônica. De modo semelhante, a ansiedade – experiência emocional de medo não acompanhado por uma ameaça evidente – pode ser sentida como uma tensão muscular e um estado de alerta, os quais podem se integrar imperceptivelmente ao pano de fundo da situação em que se encontra alguém com níveis de ansiedade cronicamente elevados.

Uma terceira complicação é que os transtornos de ansiedade costumam ser comórbidos uns com os outros e com os transtornos do humor, por uso de substâncias e da personalidade, o que pode dificultar a observação adequada das manifestações de cada diagnóstico.

Por fim, as definições de transtornos de ansiedade são descritivas de fenômenos com fisiopatologias desconhecidas, e, apesar de vários avanços, o campo da psiquiatria ainda não está próximo da identificação definitiva das categorias nosológicas baseadas em etiologias subjacentes.

O DSM-5-TR mantém várias alterações inicialmente feitas no DSM-5. Por exemplo, o pânico continua a ser descrito de duas maneiras diferentes. Os ataques de pânico costumam ser comórbidos, podendo atualmente ser identificados como um especificador para todos os transtornos de ansiedade do DSM-5-TR, além de alguns outros transtornos psiquiátricos. Quando ataques de pânico persistentes induzem um temor contínuo e significativo de ocorrência de mais ataques, o transtorno de pânico é o diagnóstico mais provável.

Historicamente associada ao transtorno de pânico, a agorafobia continua a ser identificada como um diagnóstico distinto que pode se desenvolver no contexto de uma variedade de estressores e síndromes psiquiátricas. Como ocorre com a fobia específica e o transtorno de ansiedade social, a agorafobia não exige mais que indivíduos acima dos 18 anos percebam a ansiedade como irracional. Em vez disso, o clínico pode julgar se a ansiedade é desproporcional ao perigo ou à ameaça real. Para reduzir a probabilidade de diagnosticar em excesso os medos transitórios, esses transtornos devem persistir durante um período mínimo de seis meses para todos os indivíduos, em vez de apenas para os menores de 18 anos.

Todas as mudanças estruturais do DSM-5 foram mantidas no DSM-5-TR. Por exemplo, o transtorno de ansiedade de separação foi movido do capítulo sobre transtornos do neurodesenvolvimento para o capítulo sobre transtornos de ansiedade. O diagnóstico ainda exige um início antes da idade de 18 anos, mas a mudança do capítulo visa a estimular os médicos a reconhecerem os 6% de adultos que preenchem os critérios para este transtorno com início na infância.

O DSM-5 também criou dois novos capítulos para condições que foram em grande medida conceituadas como transtornos de ansiedade: transtornos relacionados ao transtorno obsessivo-compulsivo (TOC) (i.e., TOC e condições como transtorno dismórfico corporal) e transtornos relacionados a trauma e a estresse (i.e., transtorno de estresse pós-traumático [TEPT] e transtornos de adaptação). Esses novos capítulos incluem grupos de transtornos nos quais a ansiedade pode desempenhar um papel de destaque, mas também apresentam outras características (p. ex., obsessões, compulsões ou uma história relevante de trauma).

O DSM-5-TR descreve os traços de temperamento geralmente implicados no desenvolvimento de sintomas de ansiedade. Isso inclui *afetividade negativa* (ou neuroticismo), a qual se refere à disposição de experimentar emoções negativas, e *sensibilidade à ansiedade*, que se refere à disposição para acreditar que os sintomas de ansiedade são prejudiciais. Também relevantes para os transtornos de ansiedade são os traços como a inibição comportamental, a evitação de danos e o viés de atenção para as ameaças.

A conscientização cultural é enfatizada ao longo do DSM-5-TR. Além de descrever as evidências recentes em relação às taxas de transtornos de ansiedade dentro de subgrupos com base em gênero, etnia, país natal e assim por diante, o DSM-5-TR estimula os médicos a manterem uma ampla sensibilidade à cultura, incluindo o reconhecimento de que nem todos os pacientes acreditam em um modelo médico de doenças ocidental. A curiosidade dos médicos em relação a modelos de explicação alternativos pode melhorar a aliança terapêutica e a adesão dos pacientes. Por exemplo, na cultura de Cambodja, os ataques de *khyâl* (vento) envolvem tontura, zumbido e dor cervical. Cognição catastrófica e ataques de pânico podem ser desencadeados pela percepção de perigo relacionado a um sintoma, como a dor cervical, o que pode ser compreendido como um reflexo dos ataques de *khyâl*. Não se espera que o médico conheça todos os transtornos mediados culturalmente de todas as regiões do mundo, mas uma interação clínica bem-sucedida pode depender da escuta de indícios de que o paciente (ou um pai ou avô respeitado) tem teorias sobre a medicina e a saúde que não se conformam a um modelo médico ocidental. A entrevista cuidadosa pode levar a um diagnóstico mais preciso e a um plano terapêutico culturalmente mais adequado.

Embora a ansiedade seja global e os transtornos de ansiedade talvez sejam o transtorno psiquiátrico mais comum, o DSM-5 enfatiza que o subdiagnóstico dos transtornos de ansiedade pode ter consequências graves. Com frequência diagnosticados de forma errada e subtratados, os transtornos de ansiedade estão comumente associados a reduções do desempenho no trabalho e da satisfação com a vida, bem como a aumentos em suicidalidade, dias de incapacidade, comorbidades médicas e psiquiátricas e utilização de recursos médicos.

Os diversos transtornos relacionados à ansiedade podem geralmente ser diferenciados com clareza, mas costumam ocorrer de forma concomitante entre si e com outros diagnósticos psiquiátricos, incluindo o transtorno depressivo maior, os transtornos da personalidade e os transtornos por uso de substância. Uma queixa principal de "ansiedade" não estabelece o diagnóstico – ao contrário, é o início de um processo de pensamento clínico que pode abranger todo o DSM-5.

Leituras recomendadas

Hofmann SG Hinton DE: Cross-cultural aspects of anxiety disorders. Curr Psychiatry Rep 16(6):450, 2014.
Horwitz AV, Wakefield JC: All We Have to Fear: Psychiatry's Transformation of Natural Anxieties Into Mental Disorders. New York, Oxford University Press, 2012.
Milrod B: The Gordian knot of clinical research in anxiety disorders: some answers, more questions. Am J Psychiatry 170(7):703–706, 2013.
Simon NM, Hollander E, Rothman BO, Stein DJ (eds): The American Psychiatric Association Publishing Textbook of Anxiety, Trauma, and OCD-Related Disorders, 3rd Edition. Washington, DC, American Psychiatric Association Publishing, 2020.

CASO 5.1

Medos e preocupações

LOES JONGERDEN, M.A.
SUSAN BÖGELS, Ph.D.

Logan, um menino de 12 anos, foi encaminhado para atendimento de saúde mental devido a uma ansiedade antiga quanto a perder os pais e temores relativamente recentes sobre contrair uma doença grave.

Embora seus pais tenham descrito uma longa história de ansiedade, o problema agudo de Logan havia começado cinco semanas antes da consulta, quando ele assistiu a um programa de televisão sobre doenças raras e fatais. Depois disso, ficou com medo de que poderia ter uma doença não diagnosticada. Os pais relataram três "ataques de pânico" no mês anterior, caracterizados por ansiedade, tontura, sudorese e falta de ar. Por volta da mesma época, Logan começou a se queixar de dores de cabeça e de estômago frequentes. A teoria do menino era a de que suas dores corporais eram causadas pelo temor de estar doente e de que seus pais sumiriam, mas ainda assim a dor causava desconforto. Insistiu que não tinha medo de ter mais ataques de pânico, mas ficava aterrorizado diante da ideia de ser deixado sozinho e doente. Esses temores em relação a doenças se desenvolviam várias vezes durante a semana, normalmente quando Logan estava na cama, quando "sentia alguma coisa" no corpo ou quando ouvia falar sobre doenças.

O menino havia começado a sofrer de ansiedade quando era bem pequeno. A ida ao jardim de infância foi marcada por dificuldade intensa de separação. Durante um breve período, na 4ª série, sofreu *bullying*, o que ocasionou seus primeiros ataques de pânico e o agravamento da ansiedade. De acordo com os pais, "parecia que sempre tinha uma nova ansiedade", entre elas: medo do banheiro, do escuro, de dormir sozinho, de ficar sozinho e de ser incomodado.

O medo mais persistente de Logan girava em torno da segurança dos pais. Normalmente ficava bem quando ambos estavam no trabalho ou em casa, mas quando estavam em trânsito ou em algum outro lugar, temia que eles morressem em um acidente. Quando se atrasavam para voltar do trabalho, tentavam sair sozinhos ou precisavam fazer algo sem ele, Logan ficava desesperado, telefonava e mandava mensagens de texto sem parar. A preocupação predominante do menino era quanto à segurança da mãe, desse modo, ela, pouco a pouco, reduziu ao mínimo as atividades que fazia sozinha. Conforme ela afirmou, parecia que "ele entraria comigo no banheiro". Logan era menos exigente em relação ao pai, o qual acreditava que a esposa era superprotetora e a ela faltava firmeza.

Logan e sua família se submeteram a vários meses de psicoterapia quando ele tinha 10 anos. O pai afirmou que a terapia ajudou sua mulher a se tornar menos superprotetora e que a ansiedade de Logan parecia ter melhorado. A mãe de Logan concordou com essa avaliação, embora tenha afirmado que não tinha certeza do que devia fazer quando seu filho entrava em pânico sempre que ela tentava sair de casa ou sempre que se preocupava em pegar uma doença.

A história do desenvolvimento de Logan, fora isso, não apresentava nada de anormal. Suas notas eram boas de modo geral. Seus professores concordavam que ele era calado, mas tinha vários amigos e trabalhava bem com outras crianças. Contudo, tinha a propensão de interpretar as intenções das outras crianças de forma negativa. Por exemplo, era muito sensível a qualquer indício de que estava sendo atormentado.

A história familiar de Logan era relevante para transtorno de pânico, agorafobia e transtorno de ansiedade social da mãe. A avó materna foi descrita como "no mínimo" tão ansiosa quanto a mãe de Logan. O pai negou a existência de transtornos psiquiátricos em sua família.

Durante o exame, Logan aparentava ser um menino simpático, eloquente, cooperativo e voltado para objetivos. De modo geral, estava com "humor bom", mas chorou ao falar sobre seus temores de morrer e de ficar doente. Negou pensamento suicida e desesperança, mas indicou que estava desesperado para superar seus problemas antes de iniciar o ensino médio. Sua cognição estava boa. Seu *insight* e seu julgamento pareciam preservados, exceto com relação às questões de ansiedade.

Discussão

Logan apresentava temores de separação desde quando era pequeno. Para qualificar o quadro como transtorno de ansiedade de separação, o DSM-5 exige três entre oito sintomas: Logan apresenta pelo menos cinco, incluindo medos antigos, excessivos e perturbadores de separações antecipadas; de danos aos pais; de eventos que possam levar a separações; e de ficar sozinho. Ele também tem queixas físicas que podem ser relacionadas aos temores de morte e de separação.

Logan também tem ataques de pânico; no entanto, isso não satisfaz os critérios para um transtorno de pânico, pois ele não tem medo de ter um ataque. Em vez disso, seu pânico parece estar relacionado a temores de separação ou de contrair uma doença. Os ataques de pânico, portanto, seriam listados como um especificador do transtorno de ansiedade de separação.

Embora Logan esteja ansioso quanto a ter uma doença, seus sintomas não parecem preencher os critérios para transtorno de ansiedade de doença: a duração de seu medo não chega a seis meses, ele não se consulta com médicos e busca tranquilização não quanto à sua saúde, mas quanto a ser deixado sozinho por suas figuras de apego. Seus sintomas não preenchem os critérios para transtorno de ansiedade generalizada porque a preocupação predominante é especificamente sobre separar-se dos pais. Ele pode ter preenchido os critérios para transtorno de ansiedade social no passado (medo de ser incomodado), mas medos sociais não parecem dominar o quadro clínico atual.

Os transtornos de ansiedade estiveram presentes na mãe e na avó, o que pode indicar uma predisposição genética. A ansiedade em múltiplas gerações também pode ser transmitida via aprendizagem, modelos e educação superprotetora. No caso de Logan, observa-se que a mãe tem transtorno de pânico, agorafobia e transtorno de ansiedade social, e os dois pais concordam que suas próprias ansiedades influenciaram seu estilo de criação do filho. Em particular, os medos de Logan parecem ser recompensados: os pais ficam em casa, raramente o deixam sozinho e respondem rapidamente a todos os seus telefonemas e suas mensagens de texto. Eles parecem ter conversas frequentes sobre os medos dele, mas podem não passar tempo suficiente discutindo estratégias de compensação. O pai realmente parece tentar encorajar a autonomia de Logan, mas, aparentemente, ele e a mãe não concordam em uma estratégia geral de correção. A falta de apoio entre os pais pode ter contribuído para a manutenção dos problemas do menino.

Uma mudança potencialmente importante no DSM-5 foi a realocação do transtorno de ansiedade de separação para o capítulo sobre transtornos de ansiedade. No DSM-III e no DSM-IV, ele era discutido no capítulo voltado para transtornos com início na infância e na adolescência. Entretanto, o transtorno de ansiedade de separação pode se estender até a idade adulta, de modo que a mãe de Logan pode, ela mesma, ter sofrido de transtorno de ansiedade de separação no adulto (bem como outros transtornos de ansiedade). Os próprios temores de separação da mãe podem estar afetando o modo como ela cria seu filho e contribuindo para que a ansiedade dele se prolongue.

Diagnóstico

- Transtorno de ansiedade de separação com ataques de pânico.

Leituras recomendadas

Aktar E, Van Bockstaele B, Pérez-Edgar K, et al: Intergenerational transmission of attentional bias and anxiety. Dev Sci 22:e12772, 2019.

Baartmans JMD, van Steensel FJA, Mobach L, et al: Social anxiety and perceptions of likeability by peers in children. Br J Dev Psychol 38(2):319–336, 2020.

Majdandzic M, de Vente W, Feinberg ME, et al: Bidirectional associations between coparenting relations and family member anxiety: a review and conceptual model. Clin Child Fam Psychol Rev 15(1):28–42, 2012.

Patel AK, Bryant B: Separation anxiety disorder. JAMA 326(18):188, 2021

CASO 5.2

Pânico

CARLO FARAVELLI, M.D.

Maria Greco, uma mulher solteira de 23 anos, foi encaminhada para avaliação psiquiátrica por seu cardiologista. Nos dois meses anteriores, ela esteve no pronto-socorro (PS) quatro vezes devido a queixas agudas de palpitações, falta de ar, sudorese, tremores e medo de que estava prestes a morrer. Cada um desses eventos teve início rápido. Os sintomas chegaram ao ápice em minutos, deixando-a assustada, exausta e totalmente convencida de que havia recém tido um infarto. As avaliações médicas realizadas logo após esses episódios revelaram achados normais nos exames físicos, sinais vitais, resultados laboratoriais, exames toxicológicos e eletrocardiogramas.

A paciente relatou um total de cinco ataques dessa natureza nos três meses anteriores, sendo que o pânico ocorreu no trabalho, em casa e enquanto estava dirigindo. Ela desenvolveu um medo persistente de ter outros ataques, o que a levou a tirar vários dias de folga e a evitar fazer exercícios, dirigir e beber café. Sua qualidade de sono decaiu, assim como seu humor. Passou a evitar relacionamentos sociais. Não aceitava a tranquilização oferecida por amigos e médicos, acreditando que os exames médicos resultavam negativos porque eram executados depois da resolução dos sintomas. Continuou a suspeitar que houvesse algo errado com seu coração e que, sem um diagnóstico preciso, morreria. Quando teve um ataque de pânico durante o sono, finalmente concordou em consultar um psiquiatra.

Maria negou história de transtornos psiquiátricos anteriores, exceto uma ocorrência de ansiedade durante a infância que havia sido diagnosticada como "fobia da escola".

A mãe da paciente havia cometido suicídio por meio de *overdose* quatro anos antes, no contexto de transtorno depressivo maior (TDM) recorrente. Durante a avaliação, a paciente estava morando com o pai e dois irmãos mais novos. Ela havia se formado no ensino médio, trabalhava como telefonista e não estava namorando ninguém. Suas histórias familiar e social, fora o ocorrido, não acrescentaram nada relevante.

Durante o exame, a aparência da paciente era a de uma jovem ansiosa, cooperativa e coerente. Ele negou depressão, mas parecia receosa e estava preocupada em ter uma doença cardíaca. Negou sintomas psicóticos, confusão e qualquer tipo de pensamento suicida. Sua cognição estava preservada, o *insight* era limitado e o julgamento era bom.

Discussão

Maria tem ataques de pânico, os quais são surtos abruptos de medo e/ou desconforto que atingem o auge em alguns minutos e são acompanhados por sintomas físicos e/ou cognitivos.

No DSM-5, os ataques de pânico são vistos como um tipo específico de reação de medo e não são encontrados apenas nos transtornos de ansiedade. Assim, o pânico é conceitualizado de duas maneiras no DSM-5. A primeira é como especificador de "ataque de pânico", que pode acompanhar qualquer diagnóstico do DSM-5. A segunda é como transtorno de pânico, quando o indivíduo preenche os critérios mais restritivos para o transtorno.

Maria parece satisfazer os vários critérios exigidos para transtorno de pânico. Seus ataques de pânico são recorrentes e ela satisfaz a exigência de quatro dos 13 sintomas, apresentando seis deles: palpitações, sudorese, tremores, sufocamento, dor no peito e medo persistente de morrer. O diagnóstico também requer que os ataques de pânico afetem a pessoa entre os episódios. Ela não apenas se preocupa constantemente em ter um ataque do coração (apesar dos exames médicos e das garantias frequentes de que isso não ocorrerá), mas também evita situações e atividades que possam desencadear outro ataque de pânico. Esses sintomas também precisam ter uma duração mínima de um mês (Maria vem apresentando os sintomas há dois meses).

O diagnóstico de transtorno de pânico também exige uma avaliação englobando várias outras causas de pânico. Entre elas estão medicamentos, doença médica, substâncias de abuso e outros transtornos mentais. De acordo com sua história, essa mulher de 23 anos não usa nenhuma medicação, não tem doença médica e nega o uso de substâncias de abuso. Seus exames físicos, eletrocardiogramas, resultados de exames laboratoriais de rotina e de exames toxicológicos são normais ou negativos. Poderia ser útil perguntar à Maria sobre medicamentos complementares e fitoterápicos, mas aparentemente seus sintomas têm origem psiquiátrica.

Muitos transtornos psiquiátricos estão associados com pânico, de modo que a paciente pode ter sido levada a ter ataques de pânico por outra condição. Ela relata uma história de ansiedade e "fobia social" (transtorno de ansiedade social no DSM-5-TR) na infância, embora esses sintomas pareçam estar em remissão. Sua mãe se matou quatro anos antes, no contexto de TDM recorrente. Os detalhes são desconhecidos. Um evento assim traumático sem dúvida teria algum efeito sobre Maria. Na realidade, provavelmente há dois traumas diferentes: os efeitos abruptos do suicídio e os efeitos mais antigos de ter uma mãe crônica ou periodicamente deprimida. Uma investigação mais aprofundada poderia se concentrar sobre os eventos psicossociais que conduziram até esses ataques de pânico.

Por exemplo, a "fobia escolar" de Maria pode ter sido a manifestação de um transtorno de ansiedade de separação que não foi diagnosticado, e seu pânico recente pode ter se desenvolvido no contexto de namoro, exploração sexual e/ou o distanciamento do pai e dos irmãos mais novos. Ela não apresenta um padrão de pânico em reação à ansiedade social ou a alguma fobia específica, mas também nega que seus sintomas sejam psiquiátricos e, portanto, pode não reconhecer a ligação entre os sintomas de pânico e outro conjunto de sintomas. Pode ser útil avaliar a paciente sobre a sensibilidade à ansiedade, que é a tendência de encarar a ansiedade como danosa, e quanto à "afetividade negativa", que é a inclinação de vivenciar emoções negativas. Esses dois traços da personalidade podem estar associados ao desenvolvimento de pânico.

Como certos agrupamentos de sintomas costumam não ser reconhecidos espontaneamente pelos pacientes como sintomas ou agrupamentos de sintomas, seria útil procurar mais especificamente por transtornos como TEPT e TOC. Além disso, isso pode ajudar a investigar a sequência de sintomas. Por exemplo, o pânico da paciente parece ter levado a suas preocupações com uma possível doença cardíaca. Se essas preocupações *antecederam* o pânico, ela também pode ter um transtorno de ansiedade de doença ou transtorno de sintomas somáticos.

Os transtornos depressivo e bipolar são frequentemente comórbidos com o pânico. Maria apresenta sintomas depressivos, incluindo insônia e preocupação com a morte, mas, fora isso, seus sintomas não parecem preencher os critérios para um diagnóstico de depressão. Eles, no entanto, precisariam ser observados longitudinalmente. A história de depressão da mãe não apenas aumenta seu risco para depressão, como pode ocorrer de Maria não ter um bom *insight* sobre seus próprios estados emocionais. Também seria útil procurar especificamente sintomas de transtorno bipolar. Episódios de mania e hipomania são muitas vezes esquecidos por pacientes ou não são percebidos como problemáticos, e um diagnóstico falho pode levar a um tratamento inadequado e à exacerbação dos sintomas bipolares. Se possível, uma revisão cuidadosa dos sintomas de sua mãe seria útil, pois os pensamentos suicidas e o suicídio são mais comuns nos transtornos bipolares do que nos transtornos depressivos. Ademais, o desenvolvimento de pânico parece aumentar o risco de pensamentos suicidas.

Embora a investigação necessite ser aprofundada, Maria realmente parece ter um transtorno de pânico. O DSM-5 sugere avaliar se o pânico é esperado ou inesperado. Aparentemente, os ataques de pânico iniciais de Maria ocorreram em situações que podem ser vistas como estressantes, como enquanto estava dirigindo ou trabalhando e, portanto, podem ou não ter sido esperados. Seu último episódio, no entanto, aconteceu enquanto dormia, desse modo, seus ataques de pânico seriam classificados como inesperados.

O DSM-5 retirou a conexão que havia entre agorafobia e transtorno de pânico. Eles podem ser comórbidos, mas agora se reconhece que a agorafobia pode se desenvolver em situações além do pânico. No caso de Maria, sua recusa expressa a dirigir, fazer exercícios e consumir cafeína é mais bem conceitualizada como uma complicação comportamental do transtorno de pânico em vez de um sintoma de agorafobia. Diagnóstico e tratamento precisos são importantes para impedir que seus sintomas se tornem mais graves e crônicos.

Diagnóstico

- Transtorno de pânico.

Leituras recomendadas

Bentley KH, Franklin JC, Ribeiro JD, et al: Anxiety and its disorders as risk factors for suicidal thoughts and behaviors: a meta-analytic review. Clin Psychol Rev 43:30–46, 2016.

Faravelli C, Gorini Amedei S, Scarpato MA, Faravelli L: Bipolar disorder: an impossible diagnosis. Clin Pract Epidemiol Ment Health 5:13, 2009.

MacKinnon DF, Zandi PP, Cooper J, et al: Comorbid bipolar disorder and panic disorder in families with a high prevalence of bipolar disorder. Am J Psychiatry 159(1):30–35, 2002.

CASO 5.3

Timidez adolescente

BARBARA L. MILROD, M.D.

Nadine, uma menina de 15 anos, foi levada pela mãe para uma avaliação psiquiátrica a fim de ajudá-la com a timidez que demonstrava há tempos.

Embora Nadine inicialmente estivesse relutante em falar muito sobre si mesma, afirmou que se sentia constantemente tensa. Acrescentou que a ansiedade era "muito forte" há vários anos e era acompanhada, com frequência, por episódios de tontura e choro. De modo geral, não conseguia falar em nenhuma situação fora de casa ou durante as aulas. Recusava-se a sair de casa sozinha por medo de ser forçada a interagir com alguém. Ficava particularmente ansiosa na companhia de outros adolescentes, mas também havia se tornado "nervosa demais" para falar com vizinhos adultos que ela conhecia há anos. Disse que achava impossível entrar em uma lanchonete e fazer um pedido a um "estranho do outro lado do balcão" por medo de passar vexame. Também estava constantemente alerta, a fim de evitar a possibilidade de ser atacada, uma estratégia que realmente funcionava apenas quando estava sozinha em casa.

Nadine tentou esconder sua ansiedade incapacitante dos pais, em geral falando para eles que "simplesmente não tinha vontade" de sair. Sentindo-se aprisionada e incompetente, ela disse que contemplava o suicídio "o tempo todo". No mês anterior à consulta psiquiátrica, começou a se cortar nas coxas para "sentir dor e aliviar o estresse". Ninguém na família sabia que ela o fazia.

Ela sempre havia sido "tímida" e alvo de gozações durante o recreio desde que havia iniciado o jardim de infância. Quando ela chegou ao 8º ano, as provocações viraram *bullying* manifesto, o qual passou a ter um tom de motivação cultural/racial; Nadine e sua família eram de etnia diferente da grande maioria dos colegas. Durante dois anos difíceis, diariamente, os colegas de Nadine se voltavam para ela "como uma alcateia de lobos rosnando", chamando-a de "idiota", "feia" e "louca". Não raro, um deles a olhava nos olhos e dizia que seria melhor se ela se matasse. Uma menina (a líder da turma, que também havia sido sua amiga no primário) bateu nela uma vez, deixando-a com um olho roxo. Nadine não revidou. O evento foi testemunhado por um vizinho adulto que o relatou à mãe de Nadine. Quando a mãe a questionou sobre o incidente, ela negou, afirmando que havia "caído" na rua. No entanto, mencionou para a mãe "casualmente" que gostaria de trocar de colégio, mas o modo como fez o comentário foi tão inusitado que, no momento, sua mãe simplesmente desaconselhou a mudança. Nadine sofria, tendo dificuldade para dormir na maioria das noites e desejando não acordar.

Cheia de esperança e com a ideia de escapar dos colegas intolerantes, Nadine foi transferida para uma escola especializada em artes para terminar os estudos. Embora o *bullying* tenha cessado, seus sintomas de ansiedade paradoxalmente se agravaram. Ela se sentia ainda mais incapaz de ir a locais públicos e cada vez mais envergonhada de sua dificuldade em desenvolver a independência típica de uma menina de 15 anos. Afirmou que havia começado a passar fins de semana inteiros "aprisionada" em casa e que tinha medo até mesmo de ir à praça local para ler sozinha. A ansiedade social de Nadine tinha evoluído até uma real agorafobia. Ela tinha pesadelos todas as noites com os perpetradores do *bullying* de sua antiga escola, e sua preocupação com suicídio havia aumentado.

Seus pais pensavam que ela naturalmente deixaria de ser tímida com a idade, buscando auxílio psiquiátrico somente depois de um professor perceber que sua ansiedade e seu isolamento social a estavam impedindo de participar das atividades extracurriculares e obter as notas necessárias para que fosse aceita em uma boa universidade.

Nadine descreveu sua mãe como uma pessoa que fala alto, excitável, agressiva e "um pouco assustadora". Seu pai era um advogado tributarista bem-sucedido que passava muito tempo no trabalho. Descreveu-o como tímido em situações sociais ("ele é assim como eu"). Nadine afirmou que ela e o pai, às vezes, diziam, brincando, que o objetivo da noite era evitar que sua mãe ficasse furiosa. Nadine acrescentou que ela "nunca desejou ser como a mãe".

Discussão

Nadine parece ter um temperamento tímido subjacente. Infelizmente, na lógica infantil, crianças tímidas costumam ser escolhidas como vítimas. Se elas nunca aprenderem estratégias de defesa, o *bullying* pode aumentar, especialmente a partir do final do ensino fundamental e durante o ensino médio. Esse padrão pode levar adolescentes propensos à ansiedade e já em grupo de alto risco a ficarem traumatizados por seus pares. No caso de Nadine, o elemento adicional de discriminação entre culturas e a intimidação aumentaram sua sensação de desamparo e vergonha. A intensidade de seus sintomas de ansiedade, seu isolamento social crescente e sua sensação de não ter a quem recorrer se combinavam para aumentar seu risco de pensamentos e comportamentos suicidas.

Quando Nadine consultou um psiquiatra, seu sofrimento já persistia há anos, e, aparentemente, ela havia desenvolvido um conjunto de três diagnósticos do DSM-5 que com frequência são comórbidos. Assim, ela apresenta ansiedade acentuada e excessiva com relação a diversas situações sociais, inclusive com seus amigos. Esses eventos sempre evocam medos de constrangimento e uma sensação de incompetência, mais uma vez parcialmente alimentada pelo *bullying* cultural. Nadine tenta evitar essas situações ao máximo. Assim, ela preenche os critérios de sintomas para o transtorno de ansiedade social do DSM-5-TR, que é o seu diagnóstico primário.

Como costuma ocorrer com crianças e adolescentes, os medos de Nadine assumiram vida própria depois da experiência de *bullying*. De início, ela evitava situações sociais que provocavam ansiedade, o que é um aspecto de seu transtorno de ansiedade social. Contudo, essa ansiedade aumentou gradativamente e explodiu, de modo que ela começou a ter ataques de pânico até mesmo quando tentava sair de casa sozinha. Quando ficou constantemente incapaz até mesmo de ir à praça local sozinha, pode-se afirmar que desenvolveu um segundo diagnóstico do DSM-5: agorafobia. Essa expansão é tão comum entre crianças e adolescentes que estudos contemporâneos de tratamento tendem a concentrar as intervenções em uma gama de transtornos de ansiedade definidos pelo DSM em vez de em um único transtorno.

Nadine também deve ser considerada para um terceiro diagnóstico: o transtorno de estresse pós-traumático (TEPT) do DSM-5-TR. Ela passou por uma experiência intensa e prolongada de *bullying*, a qual constitui um trauma conforme os critérios A do DSM-5-TR, sobretudo quando a criança é socialmente isolada e passa por um período vulnerável de desenvolvimento. Para preencher os critérios do DSM-5 para TEPT, Nadine deveria manifestar sintomas clinicamente significativos durante um período mínimo de um mês em quatro áreas diferentes: intrusão (os pesadelos, que ela relata ocorrerem todas as noites); esquiva (dos pares); alterações negativas na cognição e no humor (opiniões exageradas e negativas sobre si mesma, ataques de pânico quando ela teme a exposição ao seu trauma, i.e., *bullying* pelos colegas da vizinhança); e alterações de excitabilidade e reatividade (sempre alerta). Como alguns desses sintomas também podem se referir ao transtorno de ansiedade social de Nadine, faz-se necessário o uso de discernimento clínico para evitar um sobrediagnóstico de TEPT. Mesmo assim, as duas condições realmente parecem ser comórbidas no caso de Nadine. É importante explorar também a possibilidade de que esses sintomas de ansiedade sejam atribuíveis a uma condição médica não psiquiátrica ou ao uso de medicamentos ou substâncias, mas nenhuma dessas alternativas parece estar envolvida no caso de Nadine.

Ao avaliar o trauma na adolescência, é útil recordar que, embora outras crianças geralmente sejam os perpetradores do *bullying*, professores e administradores podem contribuir para o problema ao negligenciarem a dinâmica da escola ou por tacitamente a tolerarem. Isso parece ser verdade no caso de Nadine. Como ela relatou, "não há como meus professores não saberem o que acontece comigo". Além disso, seus pais pareceram ignorar sua situação desesperadora até ficarem preocupados com sua admissão na universidade.

Vale também reconhecer que a mãe de Nadine é uma mulher de temperamento explosivo e comportamento espalhafatoso, a quem Nadine tem evitado "incomodar" desde o início da infância. Esse relacionamento frágil (ou apego desregulado) entre mãe e filha provavelmente desempenhou um papel importante na formação da timidez de Nadine. O medo das explosões da mãe, por exemplo, pode ter contribuído para a sensação persistente de que ela não estava em segurança e pode tê-la impedido de desenvolver as estratégias que precisava para conseguir se impor. No decorrer da avaliação psiquiátrica, talvez faça sentido falar com Nadine sobre a possibilidade de que o insucesso em se defender do *bullying* esteja relacionado ao desejo intenso de não ser nem um pouco como sua mãe, espalhafatosa e amedrontadora.

Diagnóstico

- Transtorno de ansiedade social, grave.
- Transtorno de estresse pós-traumático, moderado.
- Agorafobia, grave.

Leituras recomendadas

Busch F, Milrod B, Chen C, Singer M: Trauma-Focused Psychodynamic Psychotherapy: Bringing Evidence-Based Psychodynamic Treatment to Patients With PTSD. New York, Oxford University Press, 2021.

Milrod B: Separation anxiety disorder and other anxiety disorders, in Separation Anxiety Disorder: A Guide to the Clinical Syndrome. Edited by Pini S, Milrod B. Berlin, Springer, in press.

Schneier F, Milrod B (section eds): Part IV (Anxiety Disorders and Obsessive-Compulsive and Related Disorders), in Gabbard's Treatments of Psychiatric Disorders, 5th Edition. Edited by Gabbard GO. Arlington, VA, American Psychiatric Association Publishing, 2014, pp 341–456.

CASO 5.4

Medo de voar

KATHARINA MEYERBRÖKER, Ph.D.

Olaf Hendricks, um empresário casado de 51 anos, consultou ambulatorialmente um psiquiatra por problemas relacionados à sensação periódica de desamparo e falta de confiança. Ele relatou que costumava se sentir bem, exceto quando confrontado com sua incapacidade de viajar de avião. Sua única filha havia dado à luz no ano anterior e, embora ele quisesse desesperadamente conhecer a primeira neta, não conseguia pegar um avião e atravessar o Atlântico para visitá-la.

A ansiedade de voar do paciente havia começado três anos antes, quando estava em um avião que pousou durante uma tempestade de neve. Ele voou pela última vez no ano anterior, mas chorou na decolagem e no pouso; desde então, se sentia incapaz de retornar aos voos e, em vez disso, tomava um trem de Roma a Amsterdam. Outra incidência foi com a esposa no aeroporto, um ano antes da avaliação, para ir ao casamento da filha nos Estados Unidos. Apesar de ter bebido uma quantidade significativa de álcool, Olaf se sentiu incapaz de entrar no avião. Após o fracasso daquela tentativa, ele tendia a se sentir intensamente ansioso mesmo ao apenas considerar um voo. A ansiedade em relação às viagens de negócios o levou a recusar uma promoção e outra oferta de trabalho. Olaf se enxerga como "um homem de família" e se sente péssimo por não ter conseguido ir ao casamento da filha e não ter, ainda, conhecido a neta.

Além da culpa e do arrependimento por sua incapacidade de viajar de avião, Olaf negava outros sintomas de depressão e ansiedade. Ele tinha aumentado seu consumo de álcool para três taças de vinho à noite para "relaxar", mas negava qualquer história de complicações ou sintomas de abstinência relacionados ao álcool. Também negou história familiar de problemas psiquiátricos.

Negou experimentar ansiedade em outras situações, indicando que seus colegas o viam como um empresário arrojado e de sucesso que conseguia "facilmente" fazer discursos na frente de centenas de pessoas. Ao ser questionado especificamente, relatou que, na infância, ficava "petrificado" com medo da possibilidade de ser atacado por algum animal selvagem. Esse medo o levou a se recusar a viajar com a família para acampar ou mesmo a fazer caminhadas no campo. Já adulto, afirmou que não tinha medo de ser atacado por animais selvagens porque morava em uma cidade grande e, nas férias, viajava de trem para outras grandes áreas urbanas.

Discussão

Olaf apresenta uma ansiedade de voar tão intensa que não entra em aviões mesmo quando fortemente motivado. Só a ideia de aviões e aeroportos já é o suficiente para causar sofrimento significativo. Esse medo é persistente e gerou comprometimento funcional significativo. Portanto, ele preenche os critérios diagnósticos para fobia específica. O DSM-5 também inclui especificadores para descrever a fobia. No caso de Olaf, o estímulo fóbico é viajar de avião, o que pode ser codificado como especificador "situacional" (outros estímulos situacionais comuns são elevadores e locais fechados).

A maioria das pessoas com fobia específica teme mais de um objeto ou situação. Embora Olaf inicialmente tenha negado outros tipos de ansiedade, ele descreveu um medo extremamente angustiante de ser atacado por animais selvagens quando era mais jovem, que o levou a evitar acampamentos e caminhadas no campo. Hoje vive em um ambiente urbano onde dificilmente encontrará um animal selvagem, mas o DSM-5 permite um diagnóstico de fobia específica mesmo com pouca possibilidade de se deparar com o estímulo fóbico. Do ponto de vista clínico, revelar essas fobias é importante, porque a esquiva pode não apenas causar sofrimento e disfunção óbvios (p. ex., a incapacidade de voar que impossibilita visitar a família ou desempenhar funções no trabalho), como também levar a decisões de vida que podem não ser totalmente conscientes (p. ex., medo de animais selvagens, levando à esquiva sistemática de áreas não urbanas).

Além de animais e situações, há uma série de outras categorias de estímulos fóbicos. Entre eles estão o ambiente natural (p. ex., altura, tempestades), sangue-injeção-ferimentos (p. ex., agulhas, procedimentos médicos invasivos) e outros estímulos (p. ex., sons altos, pessoas fantasiadas).

A fobia específica é frequentemente comórbida com outros transtornos de ansiedade, bem como com transtornos depressivos por uso de substância, de sintomas somáticos e da personalidade. Olaf nega que seu uso de álcool cause sofrimento ou disfunção, de forma que ele não parece preencher os critérios para um transtorno do DSM-5 dessa natureza, mas uma investigação mais aprofundada talvez indicasse que seu hábito de beber todas as noites pode estar causando problemas em algum aspecto de sua vida. Da mesma forma, a investigação adicional de seu humor depressivo pode identificar um transtorno do humor que possivelmente mereça atenção clínica. Se vier à tona que a fobia de voar é sintoma de outro transtorno (p. ex., uma manifestação de agorafobia), então o outro transtorno (a agorafobia) seria o diagnóstico mais acurado. Essa apresentação, contudo, sugere que hoje Olaf tem fobia específica razoavelmente clássica.

Diagnóstico

- Fobia específica, situacional (voar em aviões).
- Fobia específica, animais.

Leituras recomendadas

Böhnlein J, Altegoer L, Muck NK, et al: Factors influencing the success of exposure therapy for specific phobia: a systematic review. Neurosci Biobehav Rev 108:796–820, 2020.

Eaton WW, Bienvenu OJ, Miloyan B: Specific phobias. Lancet Psychiatry 5(8):678–686, 2018 Emmelkamp PMG: Specific and social phobias in ICD-11. World Psychiatry 11 (suppl 1):93–98, 2012.

Zimmerman M, Dalrymple K, Chelminski I, et al: Recognition of irrationality of fear and the diagnosis of social anxiety disorder and specific phobia in adults: implications for criteria revision in DSM-5. Depress Anxiety 27(11):1044–1049, 2010.

CASO 5.5

Sempre aflita

RYAN E. LAWRENCE, M.D.
DEBORAH L. CABANISS, M.D.

Peggy Isaac era uma auxiliar administrativa de 41 anos encaminhada para avaliação ambulatorial por seu clínico geral com a seguinte queixa principal: "Estou sempre aflita". Ela vivia sozinha e nunca havia casado, nem tido filhos. Era a primeira vez que consultava um psiquiatra.

Peggy morava com seu namorado, com o qual estava há muitos anos, até oito meses antes, quando ele interrompeu o relacionamento repentinamente para ficar com uma mulher mais jovem. Em seguida, Peggy começou a ficar angustiada com as tarefas cotidianas e com a possibilidade de cometer erros no trabalho. Sentia-se atipicamente tensa e cansada e tinha dificuldades em se concentrar. Também começou a se preocupar excessivamente com dinheiro e, para economizar, mudou-se para um apartamento mais barato em um bairro menos agradável. Buscava apoio repetidamente dos colegas de escritório e da mãe. Parecia que ninguém conseguia ajudá-la, de modo que ela temia ser "um fardo".

Durante os três meses anteriores à avaliação, Peggy começou a evitar sair à noite, temendo que algo ruim acontecesse e não conseguisse ajuda. Mais recentemente, passou a evitar sair durante o dia também. Além disso, sentia-se "exposta e vulnerável" ao caminhar até a mercearia a três quadras de distância, então parou de fazer compras. Depois de descrever que havia descoberto como usar uma tele-entrega de alimentos, acrescentou: "É ridículo. Sinceramente, acho que alguma coisa horrível vai acontecer nos corredores do mercado e ninguém vai me ajudar, então nem entro". Quando está em seu apartamento, costuma relaxar e apreciar um bom livro ou um filme.

Peggy afirmou que "sempre fui um pouco nervosa". Durante grande parte de sua permanência no jardim de infância, chorava descontroladamente quando sua mãe tentava deixá-la na escola. Relatou ter consultado um orientador psicológico aos 10 anos de idade, durante o divórcio dos pais, porque "minha mãe achava que eu estava carente demais". Acrescentou que nunca gostou de ficar sozinha e tinha namorados constantemente (às vezes mais de um ao mesmo tempo) desde os 16 anos. Explicou: "Eu odiava estar solteira e sempre fui bonita, então nunca ficava sem namorado durante muito tempo". Mesmo assim, até o rompimento recente, afirmou que sempre achava que estava "bem". Era bem-sucedida no emprego, corria todos os dias, mantinha uma sólida rede de amizades e não tinha "queixas de verdade".

Durante a entrevista inicial, a paciente disse ter ficado triste durante algumas semanas depois que o namorado a havia deixado, mas negou que tivesse se sentido sem valor, culpada, desesperançada, com anedonia ou suicida. Afirmou que seu peso continuava constante e seu sono estava bom e negou alterações psicomotoras. Descreveu ansiedade significativa, com 18 pontos na Escala de 7 itens de transtorno de ansiedade generalizada (Generalized Anxiety Disorder-7 [GAD-7]), o que indica ansiedade grave.

Discussão

A paciente se tornou tensa, cansando-se com facilidade e ficando excessivamente preocupada durante os oito meses seguintes ao rompimento de seu relacionamento amoroso. Ela tem dificuldades de concentração. Suas preocupações causam sofrimento e disfunção e a levam a buscar apoio constantemente. Embora alguns desses sintomas também possam ser atribuíveis a um transtorno depressivo, ela não apresenta a maioria dos outros sintomas de um TDM. Em vez disso, Peggy preenche os critérios do DSM-5 para transtorno de ansiedade generalizada (TAG).

Mais agudamente, Peggy desenvolveu uma ansiedade intensa de sair do apartamento e entrar no supermercado local. Esses sintomas sugerem que ela pode preencher os critérios do DSM-5 de agorafobia, a qual exige temores e esquiva de, pelo menos, duas situações diferentes. Contudo, os sintomas de agorafobia persistiram por apenas alguns meses, o que é menos do que os seis meses exigidos pelo DSM-5. Se o médico julgar que os sintomas de agorafobia justificam atenção clínica, Peggy também pode receber um diagnóstico adicional de "transtorno de ansiedade não especificado (agorafobia com duração inadequada de sintomas)".

O TAG é comum, com uma prevalência vitalícia de 5,7% na comunidade e cerca de 8% em ambientes de atenção primária, onde os pacientes podem apresentar sintomas físicos (p. ex., cefaleia, problemas gastrintestinais, dor musculoesquelética).

A terapia cognitivo-comportamental e/ou medicamentos (p. ex., um inibidor seletivo da recaptação de serotonina [ISRS] ou um inibidor da recaptação de serotonina e da norepinefrina [IRSN]) provavelmente melhorarão os sintomas de Peggy. Ela também pode desejar explorar o que pode ter precipitado seu TAG. Embora não seja possível ter certeza do porquê de alguém desenvolver um transtorno do humor ou de ansiedade, considerar os estressores psicossociais que sejam coincidentes com o início dos sintomas pode ajudar na formulação, no estabelecimento de objetivos e no tratamento.

Neste caso, a paciente desenvolveu sintomas agudos de ansiedade depois do rompimento com o namorado e da mudança para outro apartamento. Esses dois eventos foram agudamente perturbadores. A próxima parte da resposta a "por que agora?" envolve refletir sobre a forma como os estressores se relacionam com as questões presentes há mais tempo na vida de Peggy. Ela indicou que "nunca ficou solteira por muito tempo" e forneceu uma história de dificuldade em lidar com separações que se iniciou durante a infância. A ansiedade desencadeada por separação pode sugerir problemas de apego, e acredita-se que estilos adultos de apego estejam ligados aos primeiros relacionamentos das pessoas. Aquelas com segurança de apego conseguem formar relacionamentos íntimos com outros, mas também conseguem tranquilizar e regular a si mesmas quando estão sozinhas.

Indivíduos com insegurança de apego, em contrapartida, podem se ligar fortemente a entes queridos, ficar incapazes de se autorregular quando estão sozinhos e ter sentimentos ambivalentes com relação às pessoas das quais são dependentes. Por essa linha de raciocínio, pode-se estabelecer a hipótese de que Peggy tornou-se sintomática devido a um estilo de apego inseguro ligado ao relacionamento inicial que tinha com a mãe.

Pistas de que este seja o caso incluem o sentimento da mãe de que Peggy estava "carente demais" durante o divórcio e os sentimentos ambivalentes sobre as tentativas de sua mãe de lhe proporcionar apoio. Entender melhor os primeiros relacionamentos de Peggy e os tipos de padrões problemáticos de apego que se desenvolveram durante os relacionamentos amorosos ajudaria no caso. Tais padrões provavelmente sejam recapitulados durante o relacionamento terapêutico, no qual podem se tornar o foco do tratamento.

Diagnóstico

- Transtorno de ansiedade generalizada.

Leituras recomendadas

Newman MG, Shin KE, Zuellig AR: Developmental risk factors in generalized anxiety disorder and panic disorder. J Affect Disord 206:94–102, 2016.

Orvati Aziz M, Mehrinejad SA, Hashemian K, Paivastegar M: Integrative therapy (short-term psychodynamic psychotherapy and cognitive-behavioral therapy) and cognitive-behavioral therapy in the treatment of generalized anxiety disorder: a randomized controlled trial. Complement Ther Clin Pract 39:101122, 2020.

Stein MB, Sareen J: Generalized anxiety disorder. N Engl J Med 373:2059–2068, 2015

CASO 5.6
Ansiedade e cirrose

ANDREA DiMARTINI, M.D.
CATHERINE CRONE, M.D.

Um serviço de avaliação psiquiátrica para transplantes foi acionado para avaliar Robert Jennings, um homem branco, casado, de 50 anos, em relação a um transplante de fígado no contexto de transtorno por uso de álcool, cirrose avançada, sem história psiquiátrica anterior. Várias semanas antes, ele havia sido internado com hepatite aguda induzida por álcool e diagnosticado com doença hepática terminal. Foi receitada a prednisolona, 40 mg por dia, para o tratamento da hepatite. Antes dessa internação, ele não estava ciente de que seu consumo de álcool estava causando danos graves à sua saúde e ficou chocado ao descobrir que precisaria de um transplante de fígado. Depois da alta, deu início a um programa de tratamento de adição obrigatório para que pudesse entrar na lista de espera para o possível transplante.

A equipe de transplante solicitou uma consultoria psiquiátrica depois que a família do paciente manifestou preocupação de que ele recentemente havia se tornado irritável e ansioso e parecia estar tendo dificuldade de lidar com as exigências para o transplante. O clínico geral de Robert recentemente havia receitado alprazolam, 0,5 mg, conforme necessário, para ansiedade. A medicação ajudou no início, mas depois de vários dias, sua família percebeu que ele parecia mais irritável, letárgico e esquecido.

Durante a entrevista, o paciente afirmou que se sentia cansado há meses antes do diagnóstico e que a fadiga havia prejudicado sua capacidade de trabalhar (seu trabalho exigia fazer entregas para uma companhia de remessa de cargas). Embora o diagnóstico tenha sido um choque, ele afirmou ter deixado o hospital sentindo-se "ótimo, como nunca tinha estado há anos". Ele descreveu que, por cerca de uma semana após a alta, tinha energia aumentada e uma sensação de bem-estar, mas então começou a se sentir ansioso e inquieto. Ele dormia pouco, não conseguia se concentrar e preocupava-se constantemente com a saúde, as finanças e a família. Desse modo, começou a interagir menos com os familiares e parou de assistir a filmes, normalmente suas atividades favoritas.

Negou ter pesadelos, *flashbacks*, comportamentos de esquiva ou pensamentos acelerados. Também negou humor deprimido, choros, alterações de apetite, anedonia, sensações de desamparo e desesperança e pensamentos suicidas. Ele relatou que tinha começado a beber diariamente 10 anos antes, afirmando que gostava do sabor da cerveja e de socializar com amigos depois do trabalho, que desenvolveu tolerância ao álcool, e, portanto, precisava consumir seis a oito cervejas por noite para obter o mesmo efeito. Apesar de sentir alguns sintomas de abstinência pela manhã, não bebia durante o trabalho; ele realizava testagem aleatória para álcool em razão do emprego como motorista de caminhão. Ele faltava a algumas atividades familiares, preferindo beber, e isso era a fonte de conflitos conjugais. Admitiu se sentir culpado em relação ao uso de álcool e seu impacto sobre ele e a família, mas negava qualquer uso de álcool desde a hospitalização. Além disso, admitiu sentir raiva em ter de se submeter à orientação para adição e discutiu com a equipe de transplante sobre essa exigência. Ele negou ter sido uma pessoa ansiosa e se considerava capaz de lidar com todos os desafios que a vida impunha sem ficar sobrecarregado. Sua família confirmou essa descrição e identificava seu comportamento recente como atípico.

Durante o exame de estado mental, observou-se que Robert era um homem magro, com icterícia e aspecto cansado. Seu andar era normal, mas ficava irrequieto ao sentar-se. Ele mantinha contato visual e respondia adequadamente, embora várias vezes fizesse comentários do tipo: "tem alguma coisa errada" e "isso não é só da minha cabeça". Seu afeto era ansioso e irritável e seu discurso era conciso. Parecia distraído, mas negou confusão e desorientação. Ele não tinha delírios, nem alucinações. Seus pensamentos eram lógicos e coerentes, sem desorganização, e não havia latência em suas respostas. Ele atingiu 26 pontos do total de 30 no Montreal Cognitive Assessment, tendo perdido pontos para evocações e para séries de 7. Sua pontuação ficou no alcance normal no Trail Making Test A e B, mas pediu que as instruções fossem repetidas na versão B.

Discussão

O paciente sofre de fadiga há vários meses. O diagnóstico e o tratamento da cirrose hepática foram seguidos por um surto de euforia que durou uma semana, acompanhado por ansiedade, irritabilidade, perturbações cognitivas e insônia. A equipe de avaliação buscou de forma genérica as causas das queixas psiquiátricas de Robert, mas a pesquisa inicial se concentrou nas causas médicas. A doença hepática raramente induz à ansiedade, mas ele recebeu prednisolona no hospital, e a terapia com esteroides frequentemente induz a uma sensação inicial de bem-estar, seguida, no prazo de uma a duas semanas, por sintomas negativos ou desagradáveis de perturbação do humor ou de ansiedade.

Outros diagnósticos também deveriam ser considerados. Fadiga, dificuldade de concentração e redução das atividades prazerosas indicam a possibilidade de TDM, por exemplo, embora alguns desses sintomas possam ser atribuíveis às crescentes limitações físicas de sua doença hepática avançada. Utilizar uma abordagem ampla ou "inclusiva" para o diagnóstico de depressão em pacientes com doenças médicas poderia sugerir que esses sintomas se encaixem sob os critérios diagnósticos do DSM-5 para TDM apesar de sua potencial origem física. Contudo, uma análise mais aprofundada da apresentação de Robert indicou que, embora se queixasse de irritação, não havia problemas de humor deprimido persistente, choro ou outros sintomas depressivos associados (p. ex., anedonia, alterações de apetite, pensamentos inadequados de culpa ou pensamentos recorrentes sobre morte ou suicídio). Dessa forma, TDM parece pouco provável.

Transtornos de ansiedade como o TAG e o transtorno de pânico também devem ser levados em consideração. Pode ser que a suspensão do uso de álcool tenha desmascarado um transtorno de ansiedade subjacente. No entanto, Robert negava ter sintomas prévios de ansiedade e relatava beber por prazer e para socializar; não parece que a bebida tivesse a intenção de manejar a ansiedade ou o estresse. Além disso, os sintomas do paciente parecem estar diretamente relacionados a esteroides, de modo que não têm a duração necessária que os qualificariam como um dos outros transtornos de ansiedade.

Doenças, tratamentos e circunstâncias com risco potencialmente letal podem levar a transtorno de estresse agudo, transtorno de adaptação e TEPT. Embora tenha sintomas de hipervigilância e reatividade, Robert nega recordações intrusivas ou comportamentos de evitação. Assim, ele não preenche os critérios para um transtorno relacionado a trauma. Ademais, chama atenção o fato de que ele inicialmente se sentiu bem apesar do diagnóstico e apenas depois desenvolveu mudanças em seu humor e comportamento. Esse padrão não descartaria um diagnóstico de trauma, mas reduz essa probabilidade.

Outra área diagnóstica a se considerar é a dependência de álcool de Robert. No início da abstinência, os pacientes frequentemente têm sintomas de ansiedade, irritabilidade e depressão. Esses sintomas contribuem para os altos índices de recaída após a reabilitação de álcool. Mesmo no contexto de uma doença potencialmente letal e de necessidade de transplante, uma quantidade significativa de indivíduos vai sofrer recaída. Embora possa ser tentador prescrever benzodiazepínicos para tratar os sintomas de ansiedade, esses medicamentos podem produzir compulsão e precipitar recaídas, devendo ser evitados. O paciente nega o uso de álcool, mas figura em uma lista de espera para transplante – e uma recaída poderia desqualificá-lo. Para monitorar o uso oculto de álcool, justifica-se o uso de entrevistas contínuas e exames toxicológicos aleatórios.

A apresentação atual de Robert também poderia estar relacionada a um transtorno neurocognitivo. Pacientes com doença hepática em estágio avançado frequentemente têm problemas com encefalopatia hepática mínima, um fenômeno que se caracteriza por alterações sutis, porém importantes, tanto no funcionamento físico como no funcionamento mental. Em comparação com a encefalopatia hepática (*delirium* devido a outra condição médica no DSM-5), a encefalopatia hepática mínima não se apresenta com perturbação da consciência ou com mudanças evidentes no funcionamento comportamental ou cognitivo. Ao contrário, os pacientes podem apresentar leves alterações na personalidade ou comportamentais como irritabilidade, fadiga excessiva ou sonolência, juntamente com pequeno comprometimento ou lentidão da cognição subcortical. O comprometimento da velocidade psicomotora, a atenção visual e a percepção dificilmente são evidentes com uma triagem básica como a Montreal Cognitive Assessment, e exigem testes psicométricos específicos que fariam esses déficits virem à tona (p. ex., Trail Making Test A e B, teste de repetição de dígitos e velocidade do tamborilar dos dedos).

Identificar encefalopatia hepática mínima é importante porque os pacientes com esse diagnóstico dificilmente melhoram com o uso de medicamentos antidepressivos ou ansiolíticos e, em vez disso, requerem tratamento com agentes redutores de amônia. A combinação de encefalopatia hepática mínima e metabolismo hepático mais lento deixa o paciente mais sensível a efeitos colaterais adversos dos fármacos (p. ex., lentidão cognitiva decorrente de medicamentos benzodiazepínicos, sedativos, analgésicos ou anticolinérgicos). No caso de Robert, o agravamento dos sintomas pode ser resultado do uso de um benzodiazepínico. Esses pacientes precisam evitar medicamentos capazes de agravar o funcionamento cognitivo e devem ser monitorados para o desenvolvimento de encefalopatia hepática manifesta. Como sabe-se que as dificuldades cognitivas que acompanham a encefalopatia hepática mínima comprometem o funcionamento diário e habilidades como dirigir, pode ser necessário aconselhar o paciente quanto a se ele pode ou deve continuar dirigindo (o que teria implicações significativas para seu trabalho como entregador). Depois de interromper a administração de alprazolam e receber tratamento para níveis elevados de amônia (caso estejam presentes), ele poderia ser testado novamente para estabelecer seu nível de cognição basal.

Diagnóstico

- Transtorno por uso de álcool, moderado, em remissão inicial.
- Transtorno de ansiedade induzido por medicamento (esteroides).

Leituras recomendadas

Kruckenberg KM, Shenai N, Dew MA, et al: Transplant-related trauma, personal growth and alcohol use outcomes in a cohort of patients receiving transplants for alcohol associated liver disease. Gen Hosp Psychiatry 72:73–80, 2021.

Rogal S, Shenai N, Kruckenberg K, et al: Post-transplant outcomes of persons receiving a liver graft for alcoholic liver disease. Alcohol Alcohol 53(2):157–165, 2018.

CAPÍTULO 6

Transtorno obsessivo-compulsivo e transtornos relacionados

Introdução

JOHN W. BARNHILL, M.D.

Ao avaliar um paciente cujas preocupações e rituais se tornaram persistentes, excessivos e prejudiciais, os clínicos devem considerar cada um dos transtornos dentro do capítulo de transtorno obsessivo-compulsivo e transtornos relacionados. Entre eles estão o transtorno obsessivo-compulsivo, o transtorno dismórfico corporal, o transtorno de acumulação, a tricotilomania (transtorno de arrancar o cabelo) e o transtorno de escoriação (*skin picking*).

O transtorno obsessivo-compulsivo (TOC) se caracteriza pela presença de obsessões e/ou compulsões. As obsessões são pensamentos indesejados e repetitivos que costumam envolver preocupações como dúvida patológica, medo de contaminação, preocupações somáticas e necessidade de simetria. As compulsões são comportamentos repetitivos realizados em resposta ao desconforto causado pelas obsessões. Os comportamentos compulsivos comuns incluem rituais mentais, de verificação, organização e limpeza.

O transtorno dismórfico corporal (TDC) se caracteriza por uma preocupação com um ou mais defeitos físicos que não são prontamente aparentes para os outros. Além disso, um diagnóstico de TDC exige comportamentos repetitivos (como o asseio excessivo ou a busca de tranquilização) e sofrimento ou disfunção significativos. No entanto, se as preocupações ocorrem primariamente em relação ao peso, pensa-se no diagnóstico de transtorno alimentar – desde que os critérios diagnósticos para um transtorno alimentar sejam preenchidos.

Após o estabelecimento de um diagnóstico, há, no DSM-5, múltiplos especificadores para muitos de seus diagnósticos. TOC, TDC e transtorno de acumulação são incomuns por terem um especificador para o "*insight*". O especificador de *insight* caracteriza os pacientes como tendo *insight* bom ou razoável, *insight* ruim ou *insight* ausente/crenças delirantes. Por exemplo, aqueles com a convicção delirante de que suas crenças de TDC são verdadeiras não seriam codificados como tendo um transtorno psicótico comórbido (p. ex., transtorno delirante), mas, em vez disso, seriam descritos como tendo TDC com *insight* ausente.

A tricotilomania (arrancar os cabelos) e as escoriações (beliscar a pele) são os transtornos mais comuns de comportamento repetitivo com enfoque no corpo. O transtorno de arrancar os cabelos era listado anteriormente entre os transtornos do controle de impulsos sem outra classificação, junto com transtornos como piromania e transtorno explosivo intermitente, enquanto o transtorno de escoriação (*skin picking*) é novo no DSM-5. Ambos os transtornos envolvem o tipo de comportamentos disfuncionais, repetitivos e persistentes que caracterizam o TOC e transtornos relacionados.

O transtorno de acumulação também era novo no DSM-5. Ele não era previamente listado como possível critério para o transtorno da personalidade obsessivo-compulsiva ou considerado como um sintoma de TOC. Em alguns casos, o comportamento do tipo acumulador é um sintoma de TOC (p. ex., quando o lixo é acumulado por medo de ficar contaminado ao tocar nele), mas as evidências indicam que a acumulação disfuncional costuma existir sem um diagnóstico concomitante de TOC.

Como ainda é verdade ao longo de grande parte do DSM-5, este capítulo inclui categorias para pacientes cujos sintomas são avaliados como secundários a medicamentos, substâncias ou outras condições clínicas. O DSM-5 também permite que os médicos identifiquem as condições clinicamente relevantes que não preenchem os critérios completos para um transtorno. Por exemplo, uma apresentação que preenche os critérios para o TDC em uma pessoa com problemas físicos significativos – uma circunstância que impediria o uso desse diagnóstico (o qual exige que qualquer defeito físico seja não mais que "leve") – poderia ser registrada como "outro transtorno obsessivo-compulsivo e transtorno relacionado especificado (transtorno dismórfico corporal com defeitos reais)". O diagnóstico "outro especificado" também pode ser usado para se referir a um conjunto de sintomas não descritos nos critérios para qualquer transtorno obsessivo-compulsivo e transtorno relacionado, como o ciúme obsessivo ou transtorno de referência olfativa. Os transtornos "não especificados" podem se referir a sintomas que lembram apresentações encontradas em um determinado capítulo do DSM-5, mas que não preenchem critérios para qualquer transtorno específico; o diagnóstico não especificado costuma ser usado quando o médico tem informações clínicas insuficientes para fazer o diagnóstico, como em uma avaliação de emergência ou em uma consulta inicial.

Leituras recomendadas

Phillips K, Stein DJ (eds): Handbook on Obsessive-Compulsive and Related Disorders. Washington, DC, American Psychiatric Publishing, 2015.

Simon N, Hollander E, Rothbaum BO, Stein DJ (eds): The American Psychiatric Association Publishing Textbook of Anxiety, Trauma, and OCD-Related Disorders, 3rd Edition. Washington, DC, American Psychiatric Association Publishing, 2020.

CASO 6.1

Depressão

MAYUMI OKUDA, M.D.
HELEN BLAIR SIMPSON, M.D., Ph.D.

Samuel King, um zelador de 52 anos que nunca se casou, chegou à consulta buscando tratamento para depressão. Ele vinha lidando com sintomas depressivos há anos e havia experimentado fluoxetina, citalopram e psicoterapia de apoio, com pouca melhora. Trabalhava em tempo integral, mas se dedicava a poucas atividades fora do trabalho.

Ao ser perguntado sobre como se sentia, afirmou que seu humor estava diminuído, tinha insônia, sentimentos de desesperança, baixa energia e dificuldade em se concentrar e em tomar decisões; além disso, nada lhe dava prazer. Ele negava pensamentos suicidas atuais, mas acrescentou que alguns anos antes havia tomado uma caixa inteira de medicamentos com o objetivo de se matar. Ele relatou que tinha feito isso durante um período em que estava abusando de álcool, mas negou o uso atual de álcool ou de substâncias ilícitas.

Ao ser perguntado sobre ansiedade, Samuel disse que tinha medo de contrair doenças como HIV. Ao perceber um cheiro forte de desinfetante, o entrevistador perguntou ao paciente se tinha algum tipo específico de comportamento de limpeza relacionado à preocupação com HIV. Samuel fez uma pausa e esclareceu que evitava tocar praticamente qualquer coisa fora de sua casa. Estimulado a falar mais, afirmou que, mesmo quando apenas chegava perto de coisas consideradas potencialmente contaminadas, ele precisava lavar as mãos incessantemente com água sanitária. Ele descreveu que sentia como se "algo ainda estivesse ali" em suas mãos e tinha que lavá-las até sentir que estavam "limpas".

Em média, Samuel lavava as mãos até 30 vezes por dia e passava horas nessa rotina. O contato físico era particularmente difícil. Comprar comida e usar o transporte público era um grande problema, de modo que ele havia quase desistido do convívio social ou de estabelecer relacionamentos amorosos. Esses comportamentos se intensificaram durante a pandemia de covid-19, embora um colega de trabalho gostasse de brincar que Samuel já estava fazendo limpeza e distanciamento social anos antes de isso "virar moda".

Quando perguntado se tinha outras preocupações, Samuel disse que tinha imagens intrusivas de bater em alguém, temores de que poderia dizer coisas consideradas ofensivas ou imprecisas e preocupação em perturbar os vizinhos. Para neutralizar a ansiedade produzida por essas imagens e pensamentos, ele constantemente relembrava conversas anteriores em sua mente, mantinha diários para registrar o que havia dito e, com frequência, se desculpava com medo de que tivesse soado ofensivo. Quando tomava banho, certificava-se de que a água na banheira chegasse somente até um determinado nível, receoso de que, se não prestasse atenção, inundaria os vizinhos.

Samuel usava luvas no trabalho, e seu desempenho era bom. Não tinha problemas médicos. Passava a maior parte do tempo livre em casa. Embora gostasse da companhia de outras pessoas, o medo de precisar tocar em algo se fosse convidado para uma refeição ou para visitar alguém era demais para ele.

O exame revelou um homem vestido de forma casual, que exalava um forte cheiro de água sanitária. Ele estava preocupado e constrito, mas cooperativo, coerente e orientado para objetivos. Negou alucinações e outras crenças fortes. Negou intenção atual de se machucar ou de machucar a outros. Sua cognição estava preservada. Reconheceu que seus medos e ânsias eram "meio loucos", mas achava que não tinha controle sobre eles.

Discussão

O paciente apresenta sintomas depressivos proeminentes, bem como obsessões e compulsões. Relata disforia, anedonia, insônia, desesperança, anergia e dificuldade de concentração. Embora ele negue pensamentos suicidas atuais, há um histórico de uma tentativa suicida. Esses sintomas persistiram muito mais tempo do que as duas semanas necessárias, afetaram sua qualidade de vida e não parecem ter sido precipitados pelo uso de substância ou por algum problema médico. Evidentemente, justifica-se o diagnóstico de transtorno depressivo maior (TDM).

A avaliação para TOC pode ser menos simples. Samuel falou sobre suas obsessões e compulsões na primeira consulta, mas muitos pacientes não as revelam tão espontaneamente. Por esse motivo, a avaliação de um possível TOC exige perguntas específicas, feitas com tato, que podem permitir a indivíduos com níveis variados de *insight* falarem sobre pensamentos, sentimentos e comportamentos que talvez sejam vistos como constrangedores e íntimos.

O DSM-5 define obsessões como tendo duas qualidades. Em primeiro lugar, elas consistem em pensamentos, ânsias ou imagens recorrentes e persistentes, de natureza intrusiva e indesejada, e geralmente induzem à ansiedade ou ao sofrimento. Em segundo lugar, o indivíduo tenta ignorar, suprimir ou neutralizar esses sintomas por meio de outro pensamento ou ação (i.e., efetuando uma compulsão).

Samuel relata obsessões múltiplas, que incluem aquelas relacionadas a contaminação (medo de contrair HIV), agressividade (imagens intrusivas de bater em alguém), escrupulosidade (medo de soar ofensivo ou impreciso) e simetria (exatidão no nível de água). Ele também experimentava fenômenos sensoriais, precedendo a compulsão por lavar as mãos; ele descreveu uma sensação física de sentir que as mãos estavam contaminadas e uma sensação de limpeza.

As tentativas de ignorar ou suprimir pensamentos, ânsias ou imagens podem tomar a forma de esquiva e levar a uma incapacidade significativa. Certamente, este é o caso de Samuel, que passa horas praticando suas rotinas de TOC e evita deixar seu apartamento, ter relacionamentos sociais e realizar atividades básicas.

O DSM-5 fez diversas pequenas alterações na descrição de obsessões. Por exemplo, o termo *ânsia* é usado em vez de *impulso* a fim de evitar confusão com os transtornos do controle de impulsos. O DSM-5 também usou o termo *indesejado* em vez de *inadequado* para refletir a realidade de que pessoas com TOC veem seus sintomas em graus variados de egodistonia. Por fim, embora se indique que as obsessões *geralmente* causam ansiedade ou sofrimento, pesquisas revelam que nem todas resultam em ansiedade ou sofrimento significativos.

Samuel também tem uma série de compulsões. Define-se compulsões como comportamentos repetitivos (p. ex., lavar as mãos) ou atos mentais (p. ex., fazer contagens) que o indivíduo se sente impelido a realizar em reação a uma obsessão ou de acordo com regras que devem ser aplicadas de forma inflexível. Esses comportamentos ou atos mentais precisam ser voltados para a redução do sofrimento ou para impedir algum evento temido, mas também podem estar desconectados do evento antecipado de forma excessiva ou realista. Ele relata múltiplas compulsões: lavagem excessiva das mãos, verificações (manter diários), repetições (esclarecer o que disse repetidamente) e compulsões mentais (relembrar conversas anteriores em sua mente).

Conforme se pode observar em transtornos ao longo do DSM-5, o diagnóstico de TOC exige que os sintomas causem sofrimento ou prejuízo. Normalmente, ele consome tempo (uma hora por dia é o parâmetro) e causa sofrimento e prejuízo em várias esferas da vida do paciente. Embora seja capaz de trabalhar, a escolha da profissão de Samuel pode ter sido influenciada por seus sintomas de TOC (poucos trabalhos permitem vestir luvas constantemente e usar água sanitária com frequência). Além de os sintomas tomarem tempo, o paciente parece ser um homem solitário e isolado cuja vida foi significativamente devastada pelo TOC.

É importante investigar se os sintomas de TOC podem ser atribuíveis a alguma substância, medicamento, condição médica ou condição psiquiátrica comórbida. Segundo a história, Samuel não está sendo medicado, não abusa de substâncias, não apresenta doença clínica e não tem queixas físicas, o que torna essas possíveis causas improváveis.

Pensamentos recorrentes e comportamento repetitivo podem ser encontrados em uma variedade de outros diagnósticos psiquiátricos. Para descartar esses outros diagnósticos, o clínico deveria fazer uma série de perguntas bastante específicas ao paciente. Por exemplo, pensamentos recorrentes, comportamentos evitativos e pedidos repetitivos para obter tranquilização também podem ocorrer em transtornos de ansiedade (p. ex., transtorno de ansiedade generalizada [TAG], transtorno de ansiedade social [TAS]). As obsessões do TOC também devem ser distinguidas da ruminação do TDM, na qual os pensamentos em geral são congruentes com o humor e não são vivenciados necessariamente como intrusivos ou angustiantes. Quando se identifica o TOC, é útil investigar especificamente a possibilidade de transtornos relacionados a ele (p. ex., TDC, transtorno de acumulação), os quais podem ter uma apresentação semelhante e podem ser concomitantes.

Na tentativa de subcategorizar os sintomas de TOC, os critérios diagnósticos do DSM-5 listam dois especificadores. O primeiro identifica os pacientes com TOC que também têm uma história anterior ou atual de transtorno de tique; dados sugerem que pacientes com TOC e história de transtornos de tique podem ter um curso clínico diferente dos pacientes com TOC sem história de tiques.

O segundo especificador do DSM-5 está relacionado ao *insight*, que varia significativamente de um indivíduo com TOC para o outro. Os três especificadores de *insight* são bom ou razoável, ruim e ausente. Samuel parece compreender que suas crenças obsessivas não refletem a realidade e, portanto, se encaixaria na categoria com maior *insight*. As pessoas que estão completamente convencidas da validade de suas crenças em relação ao TOC seriam identificadas, anteriormente, como delirantes, mas o DSM-5 as integrou no diagnóstico de TOC com o especificador de "*insight* ausente/crenças delirantes".

Diagnóstico

- Transtorno obsessivo-compulsivo, com *insight* bom ou razoável.
- Transtorno depressivo maior.

Leituras recomendadas

Hollander E, Zohar J, Sirovatka, Regier DA (eds): Obsessive-Compulsive Spectrum Disorders: Refining the Research Agenda for DSM-V. Arlington, VA, American Psychiatric Association, 2011.

Leckman JF, Denys D, Simpson HB, et al: Obsessive-compulsive disorder: a review of the diagnostic criteria and possible subtype and dimensional specifiers for DSM-5. Depress Anxiety 27(6):507–527, 2010.

Shephard E, Stern ER, van den Heuvel OA, et al: Toward a neurocircuit-based taxonomy to guide treatment of obsessive-compulsive disorder. Mol Psychiatry 26(9):4583–4604, 2021.

Zandberg LJ, Zang Y, McLean CP, et al: Change in obsessive-compulsive symptoms mediates subsequent change in depressive symptoms during exposure and response prevention. Behav Res Ther 68:76–81, 2015.

CASO 6.2

Germes

DAN J. STEIN, M.D., Ph.D.
HELEN BLAIR SIMPSON, M.D., Ph.D.
KATHARINE A. PHILLIPS, M.D.

Trevor Lewis, um homem solteiro de 32 anos que mora com os pais, foi levado a uma consulta psiquiátrica por sua mãe. Ela indicou que, desde a adolescência, ele tinha preocupação com germes, o que o levou, há muito tempo, a rituais de lavar as mãos e de tomar muitos banhos. Durante os seis meses anteriores, seus sintomas se agravaram acentuadamente, com a preocupação de ser infectado por covid-19, e ele passava os dias limpando não apenas o corpo, como também todas as roupas e lençóis. Começou a insistir que a família também lavasse as roupas e os lençóis regularmente e que mantivesse as janelas fechadas o tempo todo. Ele não recebia visitas em casa. Quando os pais eram ocasionalmente expostos a outras pessoas ao saírem à rua, ele insistia para que usassem máscaras em sua presença nas 48 horas seguintes. Os conflitos resultantes levaram à consulta atual.

Trevor já tinha recebido um inibidor seletivo da recaptação de serotonina e terapia cognitivo-comportamental para seus sintomas. Isso teve alguns efeitos positivos e ele conseguiu completar o ensino médio com sucesso. Ainda assim, os sintomas impediram que ele se formasse na faculdade e que trabalhasse fora de casa; há muito tempo achava que sua casa era relativamente livre de germes em comparação com o mundo exterior. Contudo, ao longo dos últimos seis meses, passou a considerar, cada vez mais, que a casa também estava contaminada, inclusive com covid-19.

No momento da apresentação, Trevor não apresentava nenhum outro sintoma obsessivo-compulsivo ou de transtornos relacionados, como obsessões sexuais, religiosas ou de outra natureza; nem preocupações com a aparência ou com aquisições; nem comportamentos repetitivos com enfoque corporal. No entanto, no passado, havia vivenciado obsessões relativas a medo de danos para si e para terceiros, juntamente com compulsões associadas com verificação (p. ex., verificar se o fogão estava desligado). Tinha uma história de tiques motores relativa à infância. Durante o ensino médio, descobriu que a maconha reduzia sua ansiedade, mas negou ter acesso a essa droga ou a outras substâncias psicoativas desde a saída da escola.

A consulta de Trevor foi feita por vídeo usando um sistema de teleconsulta. Ele parecia desgrenhado e despenteado. Ele estava totalmente convencido de que a casa estava contaminada com covid-19 e que seus banhos e limpezas eram necessários para evitar a infecção. Ao ser questionado sobre o modo de disseminação da covid-19, ele respondeu que a doença podia entrar em uma casa pela janela aberta ou pelo suor de visitantes, e seus pais, mesmo usando máscaras, poderiam certamente se infectar ao irem até o mercado. Ele acrescentou que seus pais tentaram convencê-lo de que suas preocupações eram excessivas, mas ele não acreditou neles. Na verdade, suas preocupações aumentavam quando ele tentava pensar em outras coisas.

Não havia evidências de alucinações ou de desorganização do pensamento (transtorno do pensamento formal). Negou intenção de ferir ou de matar a si mesmo ou a outros. Sua cognição estava preservada.

Discussão

O paciente está totalmente convencido de que sua casa está contaminada por covid-19. Ele é incapaz de suprimir esses pensamentos intrusivos e preocupantes. Sente-se obrigado a desempenhar comportamentos desmedidos em resposta a suas preocupações excessivas, os quais consomem grande parte do seu dia e são social e profissionalmente debilitantes. Ele preenche os critérios sintomáticos para TOC do DSM-5. As preocupações acerca de contaminação e asseio com rituais subsequentes de lavagem e limpeza são uma dimensão comum de sintomas no TOC.

O DSM-5 lista dois especificadores para TOC. O especificador de TOC relacionado a tique baseia-se na crescente literatura indicativa de que indivíduos com esse transtorno e tiques atuais ou passados têm características que os distinguem; portanto, a presença ou a ausência de tiques ajuda a orientar a avaliação e a intervenção. Trevor apresenta história de tiques motores na infância. O DSM-5 também recomenda uma avaliação do *insight*, especificando se o indivíduo com TOC tem *insight* bom ou razoável, *insight* ruim ou *insight* ausente/crenças delirantes. O especificador "*insight* ausente/crenças delirantes" é fornecido não apenas para TOC, mas também para TDC e transtorno de acumulação; assim, esta parece ser uma característica de distinção válida e clinicamente útil.

Pensamentos obsessivos e comportamentos compulsivos são encontrados em outros transtornos psiquiátricos. Pacientes com transtorno de ansiedade de doença (TAD) ficam preocupados em ter ou adquirir uma doença grave e podem desempenhar comportamentos relacionados excessivos, como buscar tranquilização. Trevor está preocupado em contrair covid-19, o que pode suscitar a consideração de que ele apresenta TAD. Suas compulsões de limpeza e verificação, no entanto, são mais características de TOC, e ele não apresenta os sintomas somáticos, outras preocupações relacionadas à saúde ou a verificação do corpo para sinais de doença, os quais normalmente são encontrados no TAD. De modo semelhante, embora pacientes com TAG possam ter preocupações com a própria saúde ou com a saúde de terceiros, eles também têm outros tipos de preocupações e não apresentam compulsões.

Pacientes com transtorno delirante não têm as obsessões, compulsões, preocupações, nem outros sintomas característicos do TOC. Em contrapartida, pacientes com TOC com *insight* ausente/crenças delirantes podem parecer delirantes, mas não apresentam outras características de transtornos psicóticos, como alucinações ou desorganização do pensamento. Trevor não apresenta história médica ou de uso de substâncias em associação com sintomas psicóticos.

Seria útil obter um quadro mais detalhado da natureza e da gravidade dos sintomas de TOC de Trevor, incluindo a esquiva e o comprometimento funcional. Observou-se que ele estava desgrenhado e descuidado, por exemplo, o que poderia parecer estranho para alguém com preocupações proeminentes sobre asseio. Uma possível explicação para sua aparência seria a de que seus rituais de contaminação tomam tanto tempo que ele evita iniciá-los.

Embora o diagnóstico de Trevor pareça evidente, pode ser útil fazer uso de uma das escalas de gravidade de sintomas desenvolvidos para o TOC, como a Escala Yale-Brown de Obsessões e Compulsões, ou uma escala para medir *insight*/delírio, como a Escala de Avaliação de Crenças de Brown.

Diagnóstico

- Transtorno obsessivo-compulsivo, relacionado a tique, com *insight* ausente/crenças delirantes.

Leituras recomendadas

du Toit PL, van Kradenburg J, Niehaus D, Stein DJ: Comparison of obsessive-compulsive disorder patients with and without comorbid putative obsessive-compulsive spectrum disorders using a structured clinical interview. Compr Psychiatry 42(4):291-300, 2001.

Eisen JL, Phillips KA, Baer L, et al: The Brown Assessment of Beliefs Scale: reliability and validity. Am J Psychiatry 155(1):102-108, 1998.

Goodman WK, Price LH, Rasmussen SA, et al: The Yale-Brown Obsessive Compulsive Scale, I: development, use, and reliability. Arch Gen Psychiatry 46(11):1006-1011, 1989.

Leckman JF, Denys D, Simpson HB, et al: Obsessive-compulsive disorder: a review of the diagnostic criteria and possible subtypes and dimensional specifiers for DSM-V. Depress Anxiety 27(6):507–527, 2010.

Stein DJ, Costa DLC, Lochner C, et al: Obsessive-compulsive disorder. Nat Rev Dis Primers 5(1):52, 2019.

CASO 6.3

Preocupações com a aparência

KATHARINE A. PHILLIPS, M.D.

Vincent Mancini, um homem branco e solteiro de 26 anos, foi levado para uma avaliação ambulatorial por seus pais porque eles estavam angustiados com seus sintomas. Desde os 13 anos, ele sempre havia se preocupado com sua pele "cheia de cicatrizes", seu cabelo "escasso", suas orelhas "assimétricas" e sua constituição física "magricela" e "muscularmente inadequada". Embora tivesse uma aparência normal, Vincent estava totalmente convencido de que era "feio e medonho" e acreditava que as outras pessoas falavam dele e o ridicularizavam por causa de sua aparência.

Ele passava de 5 a 6 horas por dia verificando compulsivamente as áreas do corpo das quais não gostava na frente de espelhos e de outras superfícies refletoras, como janelas, arrumando excessivamente o cabelo para "criar uma ilusão de volume", puxando as orelhas na tentativa de "deixá-las parelhas" e comparando sua aparência com a de outras pessoas. Ele beliscava a pele compulsivamente, e às vezes usava aparelhos de barba, na tentativa de "limpá-la". Levantava pesos todos os dias e regularmente vestia várias camadas de camisetas para parecer maior. Quase sempre usava um boné para esconder o cabelo. Havia recebido tratamento dermatológico devido às preocupações com a pele, mas achava que não surtira efeito.

Vincent perdeu vários meses de aula quando estava no ensino médio porque estava preocupado demais para fazer o dever de casa, se sentia obrigado a sair da sala de aula para se olhar no espelho e constrangido demais por ser visto pelos outros. Por esses motivos, não conseguiu frequentar a faculdade. Retraiu-se socialmente e não namorava "porque nenhuma garota iria querer namorar alguém tão feio como eu". Com frequência considerava suicidar-se porque achava que não valia a pena viver "com essa aparência esquisita" e porque se sentia isolado e ignorado devido à sua "feiura". Seus pais manifestaram preocupação com os seus "arroubos violentos", que ocorriam quando ele se sentia particularmente zangado e angustiado com sua aparência ou quando tentavam afastá-lo do espelho.

O paciente relatou humor deprimido, anedonia, desvalia, má concentração e ideação suicida, atribuindo todos esses sintomas às suas preocupações com a aparência. Com o intuito de se automedicar para lidar com o sofrimento causado por sua aparência, consumia álcool e maconha. Usava proteína em pó para "criar músculos", mas negou o uso de esteroides anabolizantes ou outros fármacos de intensificação de desempenho e drogas de abuso. Ele sofreu de ansiedade angustiante e problemática em situações sociais no final da adolescência, o que atribuía ao fato de se sentir "burro", mas negou ansiedade social recente que não fosse relacionada com suas preocupações de aparência.

Ele não tinha história médica significativa e não estava tomando medicamentos. Sua mãe tinha TOC.

Vincent estava bem-vestido, bem-cuidado e usava um boné. Ele não apresentava nenhum defeito físico óbvio. Seu contato visual era escasso. Estava orientado e sua cognição estava amplamente preservada. Seu afeto era irritável; seu humor, deprimido com ideação suicida passiva. Ele não tinha anormalidades psicomotoras; seu discurso estava normal. Ele estava completamente convencido de que era feio e tinha certeza de que outras pessoas falavam dele por causa de sua aparência física; ele não tinha outros sintomas psicóticos. Acreditava que seus "defeitos" na aparência eram reais e não atribuíveis a um transtorno psiquiátrico.

Discussão

O paciente está preocupado com defeitos ou falhas que percebe em sua aparência, mas não são observáveis ou parecem apenas discretos para terceiros. Em resposta a essas preocupações, ele tem comportamentos repetitivos, como verificar compulsivamente as áreas do corpo de que não gosta em espelhos e outras superfícies refletoras, pentear cabelo de forma repetitiva, puxar as orelhas e beliscar a pele; ele também realiza atos mentais repetitivos (i.e., comparar sua aparência com a das outras pessoas). A preocupação causa sofrimento clinicamente significativo e comprometimento funcional. Conforme o DSM-5, Vincent tem TDC.

O TDC é comum e afeta uma quantidade ligeiramente maior de mulheres do que de homens. Cerca de dois terços dos casos têm início na infância ou adolescência. O TDC pode envolver qualquer área do corpo (com frequência o rosto ou a cabeça) e normalmente inclui múltiplas áreas. Em média, as preocupações ocorrem pelo período de 3 a 8 horas por dia. Ao longo do curso do transtorno, todos os indivíduos desempenham comportamentos repetitivos ou atos mentais repetitivos (p. ex., comparações), com a finalidade de consertar, verificar, esconder ou obter tranquilização relativa aos defeitos percebidos. Escoriar a pele, com a intenção de melhorar os defeitos percebidos nela, é um sintoma comum de TDC. Nesses casos, diagnostica-se TDC em vez de transtorno de escoriação (*skin picking*).

As preocupações com a aparência em geral causam um comprometimento funcional que costuma ser acentuado. Cerca de 80% dos pacientes com TDC têm ideação suicida durante a vida, o que é frequentemente atribuído ao transtorno, e pelo menos 25% tentam cometer suicídio. Os pensamentos suicidas parecem ser mais comuns no TDC do que em muitos outros transtornos psiquiátricos graves. Os dados disponíveis, embora limitados, sugerem um índice acentuadamente elevado de suicídio. Comportamento agressivo ou violento pode ocorrer como sintoma de TDC.

Os critérios diagnósticos desse transtorno incluem especificadores que indicam o grau de *insight* relativo às crenças de TDC: com *insight* bom ou razoável, com *insight* ruim e com *insight* ausente/crenças delirantes. Vincent apresenta *insight* ausente/crenças delirantes porque está totalmente convencido de que é feio. O *insight* ruim é o mais comum, e cerca de um terço dos indivíduos diagnosticados com TDC têm crenças delirantes.

Aqueles com tais crenças devem ser diagnosticados com TDC em vez de transtorno psicótico. Vincent tem delírios de referência específicos do TDC; ideias ou delírios de referência estão presentes na maioria dos indivíduos com o TDC. Outros sintomas psicóticos não são típicos de TDC.

Os critérios diagnósticos também incluem um especificador para dismorfia muscular que consiste na preocupação com a ideia de que a constituição física é pequena demais, ou que não tem músculos suficientes. Esse especificador é usado mesmo se o indivíduo estiver preocupado com outras áreas do corpo. Portanto, o diagnóstico de Vincent inclui esse especificador. A dismorfia muscular é considerada uma forma de TDC em vez de um transtorno alimentar, porque satisfaz os critérios diagnósticos para TDC, e nem todos os indivíduos com dismorfia muscular apresentam comportamento alimentar anormal.

O TDC compartilha preocupações, obsessões e comportamentos repetitivos com o TOC, mas envolve especificamente falhas percebidas na aparência. A preocupação com simetria, que pode ser um sintoma de TOC, deve ser considerada um sintoma de TDC quando envolve a aparência física, como no caso de Vincent. O TDC e o TOC estão relacionados – além disso, a mãe de Vincent tem TOC –, mas há diferenças entre os dois. As diferenças incluem *insight* ruim, ideias e delírios de referência mais frequentes e maior tendência suicida no TDC; maior comorbidade de TDC com TDM e possivelmente com transtornos relacionados a substâncias; e diferenças em algumas das abordagens usadas na terapia cognitivo-comportamental para as duas condições.

O TDM é o transtorno comórbido mais habitual, cujo desenvolvimento frequentemente é secundário ao sofrimento e ao prejuízo causados pelo TDC. Se os critérios forem preenchidos para ambos os transtornos, tanto o TDC como o TDM devem ser diagnosticados.

Quando a ansiedade social e a esquiva são atribuíveis à preocupação com os defeitos percebidos na aparência, o TDC deve ser diagnosticado em vez de TAS. A ansiedade social e a esquiva são quase universais no TDC e são decorrentes das crenças ou temores desses indivíduos de que serão considerados feios, ridicularizados ou rejeitados em razão de suas características físicas. Contudo, um transtorno de ansiedade social comórbido está presente em mais de um terço dos indivíduos com TDC. Vincent foi previamente diagnosticado com TAS porque apresentou ansiedade social no ensino médio que não foi atribuída às suas preocupações com a aparência.

Transtornos por uso de substância ocorrem em uma proporção significativa de indivíduos com TDC, frequentemente como resultado do sofrimento causado pelo primeiro transtorno. Vincent admitiu o uso tanto de maconha como de álcool, embora não esteja evidente se esse uso alcançou os critérios para transtorno por uso de substância. Entre 20% e mais de 40% das pessoas com a forma de dismorfia muscular do TDC abusam de esteroides androgênicos-anabolizantes, os quais podem ter efeitos físicos e psicológicos perigosos. Vincent negou o uso dessas drogas, mas seus "arroubos violentos" poderiam refletir algum uso de esteroide que ele recusou a mencionar durante sua avaliação inicial.

Diagnóstico

- Transtorno dismórfico corporal, com *insight* ausente/crenças delirantes, com dismorfia muscular.

Leituras recomendadas

Phillips KA (ed): Body Dysmorphic Disorder: Advances in Research and Clinical Practice. New York, Oxford University Press, 2017.

Phillips KA, Stein DJ, Rauch SL, et al: Should an obsessive-compulsive spectrum grouping of disorders be included in DSM-V? Depress Anxiety 27(6):528–555, 2010.

Phillips KA, Wilhelm S, Koran LM, et al: Body dysmorphic disorder: some key issues for DSMV. Depress Anxiety 27(6):573–591, 2010.

CASO 6.4

Depressão e ansiedade

DAVID MATAIX-COLS, Ph.D.
LORENA FERNÁNDEZ DE LA CRUZ, Ph.D.

Wendy Nichols era uma mulher branca de 47 anos, solteira, encaminhada a uma equipe de saúde mental comunitária para o manejo de uma apresentação mista de humor deprimido e ansiedade generalizada. Ela nunca havia tomado medicamentos psiquiátricos, mas havia completado um curso de terapia cognitivo-comportamental devido a um episódio depressivo cinco anos antes.

A história médica de Wendy não tinha nada fora do comum. Ela morava sozinha em um apartamento de dois quartos, sem família, nem amigos nas proximidades. Tinha diploma universitário e trabalhava durante meio expediente como auxiliar de vendas em um brechó de caridade. Afirmou que havia tido namorados na faculdade, mas que, nos últimos anos, "andava ocupada demais".

Durante o exame inicial, tinha a aparência de uma mulher bem-vestida, expressiva, coerente e cooperativa. Ela estava claramente deprimida. Queixou-se de má concentração e dificuldade em se organizar. Negou o uso inadequado de substâncias.

O clínico percebeu que a bolsa de Wendy estava cheia de contas e de outros documentos. Ao ser indagada a respeito, ela inicialmente deu de ombros, afirmando que "carregava o escritório com ela". Quando o entrevistador insistiu, veio à tona que Wendy tinha dificuldades em descartar documentos de negócios, jornais e revistas há muito tempo. Achava que tudo havia começado quando a mãe se livrou de todos os brinquedos velhos quando ela tinha 12 anos. Agora, muitos anos depois, o apartamento de Wendy estava repleto de livros, objetos de escritório, trabalhos manuais, embalagens plásticas, caixas de papelão e todo o tipo de coisas. Disse que sabia que era um pouco incomum, mas esses itens poderiam ser úteis algum dia. Afirmou: "quem guarda, tem". Ela também relatou que muitas de suas possessões eram lindas, singulares e insubstituíveis ou tinham um forte valor sentimental. A ideia de descartar qualquer um desses pertences lhe causava muito sofrimento.

Ao longo de uma série de entrevistas, o clínico desenvolveu uma compreensão melhor da dimensão do problema. Os cômodos do apartamento de Wendy haviam começado a se encher depois de ela ter completado 30 anos de idade, e, no momento da entrevista, ela tinha pouco espaço para viver. Sua cozinha estava quase totalmente tomada, de modo que ela usava um frigobar e um forno elétrico espremido entre as pilhas de papel acumuladas no corredor. Fazia suas refeições na única cadeira desocupada. À noite, movia uma pilha de papéis de cima da cama para a cadeira livre a fim de dormir. Wendy continuava a comprar do brechó onde trabalhava e também pegava jornais diários gratuitos que ela planejava ler no futuro.

Constrangida pela condição em que seu apartamento se encontrava, não contou a ninguém sobre seu comportamento e não convidou ninguém para visitá-la nos últimos 15 anos. Ela também evitava ocasiões sociais e encontros amorosos porque – apesar de ser naturalmente sociável e bastante solitária – sabia que não conseguiria retribuir com convites para que a visitassem em casa. Estava surpresa de ter contado isso ao clínico, porque não havia contado nem à própria mãe, mas gostaria de receber ajuda. Recusou a oferta do clínico de fazer uma visita à sua casa ou uma teleconsulta, mas ofereceu algumas fotos de sua sala de estar com a câmera do celular. As fotos mostravam móveis, papéis, caixas e roupas empilhadas do chão até o teto.

Wendy descreveu sentimentos antigos de tristeza e solidão, além de ansiedade sempre que tentava limpar ou sempre que alguém tentava fazer amizade com ela. Ela negava outros sintomas psiquiátricos, como delírios, alucinações, obsessões e comportamento compulsivo.

Discussão

A paciente tem transtorno de acumulação (TA), um novo diagnóstico do DSM-5. Ela tem dificuldade em descartar possessões desde quando consegue se lembrar. Preocupada quanto ao uso futuro percebido nos itens e com apego sentimental, ela vivencia um sofrimento grave com a ideia de descartar qualquer uma de suas possessões. Essas dificuldades resultaram em um espaço habitável que mal pode ser utilizado. Além da perda de funcionalidade de seu apartamento, está angustiada com seu isolamento social. O relato de caso não fornece evidências de que uma condição médica ou outra condição psiquiátrica é responsável pelo comportamento de acumulação.

É útil reconhecer que itens valiosos costumam estar misturados com itens inúteis ou sem valor, de forma que joias ou documentos legais podem estar espremidos entre jornais amarelados. Conhecer esse tipo de detalhe ajuda o clínico a fazer as perguntas certas, o que é bastante útil quando se tenta obter a história de um paciente que provavelmente tem vergonha de seu comportamento. Pode ser útil documentar a acumulação por meio do uso de fotografias, vídeos ou visitas domiciliares, as quais são recomendadas para uma avaliação completa de quaisquer possíveis riscos associados com o transtorno, como o risco de incêndios ou outras ameaças à saúde.

O DSM-5 lista dois especificadores para o TA. O especificador "excesso de aquisições" se refere à obtenção excessiva de itens, sejam eles gratuitos, comprados ou roubados, quando evidentemente não são necessários ou não há espaço para eles. Como muitas pessoas com TA não têm *insight* sobre suas dificuldades, o diagnóstico inclui um especificador para o nível de *insight*. Wendy indica que suas aquisições e a acumulação são razoáveis (os itens podem vir a ser úteis ou têm valor monetário ou sentimental). Ela nunca contou para sua família, muito menos recebeu tratamento anterior. Ela compreende que tem um problema e afirma que quer ajuda, portanto, pode-se dizer que ela tem um *insight* bom ou razoável.

É importante investigar se a acumulação de objetos pode ser considerada como uma consequência direta de outro transtorno do DSM-5. Em caso positivo, não se diagnostica o TA. Por exemplo, a acumulação excessiva de possessões foi descrita no TOC e em uma série de transtornos do neurodesenvolvimento (p. ex., transtorno do espectro autista), transtornos neurocognitivos (p. ex., demência frontotemporal) e transtornos psicóticos (p. ex., esquizofrenia). Nenhum desses outros diagnósticos parece se encaixar no caso de Wendy.

A redução de energia no TDM pode levar a uma acumulação desordenada, e Wendy realmente parece ter depressão. Além de o relato de caso não fornecer detalhes suficientes para esclarecer o diagnóstico de depressão (por conseguinte, o diagnóstico do DSM-5 de transtorno depressivo não especificado), as dificuldades quase vitalícias relativas à acumulação parecem ter antecedido seus sintomas de humor. Por consequência, o TA deve ser diagnosticado juntamente com o transtorno depressivo não especificado de Wendy.

Diagnóstico

- Transtorno de acumulação, com aquisição excessiva, com *insight* bom ou razoável.
- Transtorno depressivo não especificado.

Leituras recomendadas

Frost RO, Steketee G, Tolin DF: Diagnosis and assessment of hoarding disorder. Annu Rev Clin Psychol 8:219–242, 2012.

Mataix-Cols D: Clinical practice. Hoarding disorder. N Engl J Med 370(21):2023–2030, 2014.

Mataix-Cols D, Fernández de la Cruz L: Hoarding disorder has finally arrived, but many challenges lie ahead. World Psychiatry 17(2):224–225, 2018.

Nordsletten AE, Fernández de la Cruz L, Aluco E, et al: A transcultural study of hoarding disorder: insights from the United Samueldom, Spain, Japan, and Brazil. Transcult Psychiatry 55(2):261–285, 2018.

Pertusa A, Frost RO, Fullana MA, et al: Refining the diagnostic boundaries of compulsive hoarding: a critical review. Clin Psychol Rev 30(4):371–386, 2010.

CASO 6.5

Arrancando os cabelos

DAN J. STEIN, M.D., Ph.D.

Zoe Oliver era uma mulher solteira de 22 anos que se apresentou a seu clínico geral depois de ler um artigo de revista sobre tricotilomania (transtorno de arrancar o cabelo). Ela nunca havia contado a ninguém (além de sua mãe) sobre seu hábito de arrancar o cabelo, mas a revista indicava que era uma ocorrência razoavelmente comum e tratável. Estava pessimista quanto aos resultados, mas ela e a mãe tinham concordado que devia buscar ajuda.

O hábito de arrancar cabelos de Zoe ocorria com maior frequência, como um ritual, quando ela voltava para casa após o trabalho como auxiliar de advocacia. Procurava cabelos com uma textura específica na coroa da cabeça (embora também arrancasse pelos das sobrancelhas, dos cílios e da região púbica). Sentia um alívio imenso se o cabelo saísse com a raiz. Ela, então, normalmente mordia a raiz do cabelo e engolia o resto. Nunca apresentou sintomas gastrintestinais após engolir cabelo. Ela afirmou que o hábito havia começado aos 12 anos e que nunca conheceu ninguém com comportamento semelhante.

Zoe fez um grande esforço para cessar o comportamento e, às vezes, conseguia interrompê-lo durante vários meses. Quando o hábito retornava, ela novamente se sentia envergonhada e com raiva de si mesma. Lenços e chapéus cobriam a área calva, mas ela normalmente se afastava da companhia de amigos e namorados para evitar ser descoberta.

Mesmo quando o comportamento a desanimava, Zoe não apresentava sintomas vegetativos de depressão. Além do medo de ser descoberta, não tinha ansiedade proeminente. Negou obsessões, compulsões, acúmulo, tiques e preocupações com defeitos do corpo ou em relação a ter uma doença. Nem a paciente, nem seus familiares próximos tinham história de outros comportamentos repetitivos com o corpo como objeto, do tipo morder os lábios ou a bochecha.

Quando perguntada sobre o que fazia se não conseguisse encontrar o tipo "certo" de cabelo para arrancar, admitiu que então passava a escoriar a pele ou arrancar feridas. Quando a casca da ferida saía da forma certa, ela sentia um alívio semelhante ao que vivenciava quando arrancava o fio de cabelo. Às vezes, também mastigava e engolia as cascas de ferida. Zoe com frequência arrancava as feridas nas costas para que as lesões não fossem facilmente visíveis para os outros. Ainda assim, as cicatrizes resultantes a levavam a evitar situações como ir à praia ou a encontros e outros eventos onde seu comportamento pudesse ser exposto.

Discussão

A paciente provavelmente preenche os critérios diagnósticos do DSM-5 tanto para tricotilomania (transtorno de arrancar o cabelo) como para transtorno de escoriação (*skin picking*). Os dois transtornos frequentemente são comórbidos e apresentam critérios diagnósticos bastante semelhantes. Zoe arranca seus fios de cabelo, escoria a pele e arranca feridas, seus esforços para cessar esse hábito foram malsucedidos e tanto o arrancar de cabelos quanto a escoriação da pele causam disfunção psicossocial significativa. O relato de caso não indica que uma condição comórbida possa estar exacerbando um ou outro comportamento. Os diagnósticos de tricotilomania e transtorno de escoriação frequentemente passam despercebidos – tanto porque os pacientes sentem vergonha de relatar os sintomas quanto porque os clínicos não identificam as pistas possíveis –, mas uma vez que os sintomas vêm à tona, os diagnósticos em geral ficam evidentes.

Embora as duas condições pareçam ter grande impacto sobre a vida de Zoe, ela, aparentemente, encara sua tricotilomania como uma questão mais global. O DSM-5 inclui a expressão *transtorno de arrancar o cabelo* como um nome alternativo para *tricotilomania*, da mesma forma que transtorno de *skin picking* é um sinônimo para *transtorno de escoriação*. Escoriação, contudo, descreve um comportamento, enquanto o termo *tricotilomania* sugere que arrancar os cabelos é um tipo de mania, o que pode gerar uma ideia errada. Assim, muitas pessoas preferem utilizar o termo *transtorno de arrancar o cabelo*.

Zoe parece sentir tensão antes de arrancar o fio de cabelo e de escoriar a pele, bem como alívio ou gratificação após o ato. Nem todos os indivíduos com tricotilomania vivenciam esse padrão de sintomas. Em contraposição aos sistemas de classificação anteriores, incluindo o DSM-IV, que categorizavam tricotilomania como um transtorno do controle de impulsos e enfatizavam que a condição se caracterizava por tensão prévia e subsequente alívio ou gratificação, o DSM-5 se concentra no histórico de tentativas para reduzir o hábito de arrancar os cabelos.

Quando a prática leva a uma perda capilar visível, os indivíduos frequentemente disfarçam as áreas calvas por meio de maquiagem, lenços, chapéus ou perucas; portanto, o DSM-5 não exige que a perda de cabelo seja perceptível. Sofrimento ou prejuízo são enfatizados em todo o DSM-5, e Zoe realmente sente vergonha e seu funcionamento está reduzido. Ela também relata engolir o cabelo (tricofagia), o que pode levar a um tricobezoar e a efeitos adversos gastrintestinais, mas ela parece não ter passado por complicações físicas.

Zoe procura um tipo específico de cabelo para arrancar (bem como de ferida) e está completamente consciente quando o pelo (ou a ferida) é encontrado, arrancado e ingerido. Outros indivíduos arrancam os cabelos e escoriam a pele de forma mais automática. Muitas pessoas com tricotilomania e transtorno de escoriação têm uma história pessoal ou familiar de TOC e transtornos relacionados. Outros, como Zoe, não têm essa história. Embora a tricotilomania e o transtorno de escoriação pareçam realmente se encaixar dentro do espectro obsessivo-compulsivo, há muitas diferenças clínicas entre esses dois transtornos e o TOC.

Várias condições médicas psiquiátricas e não psiquiátricas podem levar ao hábito de arrancar o cabelo e escoriar a pele. Se elas forem identificadas, então se tornam o diagnóstico principal em vez de tricotilomania ou transtorno de escoriação. Por exemplo, se os comportamentos focados no cabelo e na pele estiverem relacionadas à preocupação com a aparência, então é mais provável que o paciente tenha TDC. A perda de cabelo é encontrada em condições médicas que vão desde lúpus até alopecia; se um paciente apresenta perda de cabelo evidente e nega o hábito de arrancar o cabelo, um exame médico pode detectar uma doença sistêmica. A parasitose delirante e as alucinações táteis podem levar ao hábito de escoriar a pele, assim como a intoxicação por cocaína e a escabiose, mas esses quadros não se encaixam na situação de Zoe. Por fim, o comportamento dessa paciente não parece refletir comportamento autolesivo não suicida, o que também pode levar a lesões na pele.

Seria útil uma compreensão mais aprofundada dos sintomas de arrancar o cabelo e escoriar a pele de Zoe. Entrevistas estruturadas podem ajudar a ter certeza de que as prováveis comorbidades sejam reconhecidas, e uma aferição de gravidade pode auxiliar na avaliação desses transtornos. Esses instrumentos podem ajudar o clínico a ter uma visão mais clara tanto do prognóstico quanto do tratamento. Também seria útil ir além do relato inicial – de que Zoe se dedica a esses comportamentos após o trabalho para se sentir melhor – e compreender os sinais e os estressores relevantes, bem como desenvolver uma compreensão mais aprofundada dos benefícios e das desvantagens desses comportamentos.

Diagnóstico

- Tricotilomania (transtorno de arrancar o cabelo).
- Transtorno de escoriação (*skin picking*).

Leituras recomendadas

Grant JE, Chamberlain SR: Trichotillomania. Am J Psychiatry 173(9):868–874, 2016.

Lochner C, Keuthen NJ, Curley EE, et al: Comorbidity in trichotillomania (hair-pulling disorder): a cluster analytical approach. Brain Behav 9(12):e01456, 2019.

Machado MO, Köhler CA, Stubbs B, et al: Skin picking disorder: prevalence, correlates, and associations with quality of life in a large sample. CNS Spectr 23(5):311–320, 2018.

CAPÍTULO 7

Transtornos relacionados a trauma e a estressores

Introdução

JOHN W. BARNHILL, M.D.

O capítulo sobre transtornos relacionados a trauma e a estressores consiste em um conjunto de transtornos que exigem a identificação de um evento externo desencadeante. Este foi um capítulo novo no DSM-5 – previamente, todos os transtornos eram listados em outros capítulos – e descreve o único diagnóstico que é novo no texto principal do DSM-5-TR: transtorno do luto prolongado, o qual, no DSM-5, era listado no capítulo "Condições para estudos posteriores" na Seção III, onde era denominado transtorno do luto complexo persistente.

O transtorno de estresse pós-traumático (TEPT) e o transtorno de estresse agudo foram deslocados do capítulo sobre transtornos de ansiedade. Ambos se caracterizam por sintomas heterogêneos, não apenas ansiedade, e uma consequência dessa mudança na classificação é enfatizar a importância de avaliar a amplitude de reações a um trauma ou estressor externo. Ao mesmo tempo, os dois transtornos costumam apresentar ansiedade proeminente, e uma conceitualização alternativa de ambos, TEPT e transtorno de estresse agudo, os caracterizaria como um espectro de transtornos de ansiedade, juntamente, por exemplo, com o transtorno obsessivo-compulsivo (TOC), o qual também foi retirado do capítulo sobre transtornos de ansiedade e transferido para seu próprio capítulo no DSM-5.

Um diagnóstico de TEPT requer a presença de sintomas de cada um destes quatro grupos: sintomas de intrusão (anteriormente conhecidos como revivência); sintomas evitativos; alterações negativas na cognição e no humor; e sintomas de excitabilidade. O DSM-5 reconhece de forma mais explícita a heterogeneidade da resposta aguda pós-trauma ao eliminar a exigência de que indivíduos com transtorno de estresse agudo apresentem sintomas de vários grupos de sintomas. Em vez disso, é necessário apresentar um mínimo de nove dos 14 sintomas. Na prática, isso significa que um indivíduo com transtorno de estresse agudo poderia ter todos os quatro sintomas de intrusão, enquanto outro poderia não ter sintoma algum.

O TEPT e o transtorno de estresse agudo são descritos mais claramente pela duração, sendo que o TEPT persiste durante o período mínimo de um mês depois do evento externo e o transtorno de estresse agudo não dura mais do que um mês. Para ambos, o critério de estressor inicial agora especifica se o trauma foi vivenciado, testemunhado ou vivenciado indiretamente. Ao contrário do DSM-IV, o DSM-5 não exigia uma avaliação da resposta subjetiva inicial do paciente para nenhum desses transtornos. Por fim, os limiares diagnósticos para TEPT foram reduzidos para crianças e adolescentes, e um subtipo pré-escolar foi acrescentado.

Dois dos transtornos do capítulo – transtorno de apego reativo e transtorno de interação social desinibida – são encontrados inicialmente na infância, embora ambos possam ter consequências para toda a vida. Crianças com transtorno de apego reativo reagiram à ausência dos cuidados esperados por meio de um conjunto de sintomas de retraimento e inibição, enquanto aquelas com transtorno de interação social desinibida apresentam sintomas descritos como indiscriminadamente sociais e desinibidos.

O transtorno de adaptação, anteriormente, funcionava como uma categoria residual para pessoas que estavam perturbadas, mas não preenchiam os critérios para um transtorno mais bem definido. Os transtornos de adaptação foram reconceitualizados no DSM-5 como uma gama de síndromes de resposta ao estresse que ocorrem após a exposição a um evento perturbador. Assim como no DSM-IV, os transtornos de adaptação devem incluir um especificador que identifica a perturbação predominante (p. ex., humor deprimido, ansiedade, perturbação da conduta ou uma combinação desses sintomas).

É reconhecido há muito tempo que as pessoas normalmente sofrem com a morte de um ente querido. Médicos e pesquisadores têm cada vez mais identificado um subgrupo de pessoas cuja reação emocional parece excessiva em intensidade por mais de um ano. O diagnóstico de transtorno do luto prolongado foi introduzido no corpo principal do DSM-5-TR para satisfazer essa preocupação clínica.

O DSM-5-TR explora as crescentes evidências de que a cultura afeta a expressão clínica. Por exemplo, os grupos não ocidentais parecem responder ao TEPT com menos evitação e mais sintomas somáticos, como tontura e falta de ar. Embora o DSM-5-TR enfatize categorias de transtornos, ele também inclui a discussão sobre como os problemas de desenvolvimento podem afetar a sintomatologia. Por exemplo, as crianças com menos de seis anos podem ser traumatizadas por eventos potencialmente fatais como a ameaça de abandono, e uma queixa de apresentação primária pode ser o pesadelo, com ou sem conteúdo traumático.

Os transtornos relacionados a trauma e a estressores podem ser úteis por agruparem sintomas aparentemente não relacionados. Por exemplo, um adulto pode se apresentar com queixas relacionadas a ansiedade, depressão, paranoia, isolamento social e uso de substância. Sem uma história criteriosa que busque trauma, o médico pode conceitualizar o paciente como tendo meia dúzia de diagnósticos em vez de um único relacionado a trauma e a estressores que sintetiza um conjunto de problemas discrepantes. Ao mesmo tempo, comorbidades são comuns nos transtornos discutidos neste capítulo e, caso encontradas, devem ser identificadas juntamente com o transtorno relacionado a trauma e a estressores.

Leituras recomendadas

Doric A, Stevanovic D, Stupar D, et al: UCLA PTSD reaction index for DSM-5 (PTSD-RI-5): a psychometric study of adolescents sampled from communities in eleven countries. Eur J Psychotraumatol 10(1):1605282, 2019.
Lewis-Fernández R, Kirmayer LJ: Cultural concepts of distress and psychiatric disorders: understanding symptom experience and expression in context. Transcult Psychiatry 56(4):786–803, 2019.
Shaw JA, Espinel Z, Shultz JM: Care of Children Exposed to the Traumatic Effects of Disaster. Washington, DC, American Psychiatric Publishing, 2012.
Simon N, Hollander E, Rothbaum BO, Stein DJ (eds): The American Psychiatric Association Publishing Textbook of Anxiety, Trauma, and OCD-Related Disorders, 3rd Edition. Washington, DC, American Psychiatric Association Publishing, 2020.

CASO 7.1
Comportamentos perigosos

DANIEL S. SCHECHTER, M.D.

Adriana era uma menina de 4 anos e meio, encaminhada a uma clínica de saúde mental para a primeira infância para avaliação de "comportamentos perigosos". Os pais estavam preocupados porque a filha não tinha muitos limites, era impulsiva e não hesitava em confiar em estranhos.

Adriana foi adotada em um orfanato do Leste Europeu aos 29 meses de idade. Na época da adoção, seus registros médicos foram analisados por um pediatra local, que não encontrou problemas além do fato de os parâmetros de crescimento estarem abaixo do percentil 5. Quando os pais adotivos a conheceram no orfanato, Adriana se aproximou dos dois sem demonstrar timidez, interagindo bem com eles. Os pais ficaram confiantes devido à disposição alegre e aos abraços espontâneos e afetuosos da menina.

Pouco tempo após a adoção, Adriana começou a buscar sua mãe para consolá-la sempre que se machucava ou quando estava aflita. Na maioria das outras vezes, entretanto, ela não fazia distinção entre estranhos e sua família. No mercado, abraçava quem quer que estivesse esperando na fila perto dela. Quando estava em um grupo ou em família, frequentemente tentava se sentar no colo de pessoas que mal conhecia. Uma vez, em um *shopping center*, tentou ir embora com outra família. Seus pais estavam preocupados que esse comportamento pudesse colocá-la em risco de ser sequestrada ou de sofrer abuso.

Em comparação com outras crianças da mesma idade, Adriana tinha dificuldade em esperar sua vez e em se sentar na hora da atividade em grupo na escola. Interrompia e invadia o espaço de brincadeira dos colegas e, às vezes, batia nos outros. Pequenos fatores desencadeadores a perturbavam durante um longo tempo. Tinha dificuldade em se acalmar sozinha, a não ser quando um professor ou um dos pais a segurava.

Adriana vivia com os pais adotivos e seu irmão de 12 anos, que era filho biológico do casal. A mãe ficou em casa durante o primeiro ano de Adriana nos Estados Unidos, mas ela passou a ir à creche em meio turno no ano seguinte. Sua mãe percebeu progresso no desenvolvimento da filha, embora a menina continuasse com atraso na linguagem, sendo que sua compreensão era melhor do que a linguagem produtiva. Era mais lenta do que seus colegas para desenvolver habilidades de leitura na escola, mas suas habilidades motoras finas e grossas estavam na média. Seu sono e seu apetite estavam normais. Ela ganhou peso, embora a circunferência craniana tenha continuado abaixo do percentil 5.

Durante o exame, sua aparência era a de uma menina bem-arrumada e agradável que parecia mais jovem do que sua idade. Falou pouco, mas demonstrava prestar atenção ao entrevistador. Depois de alguns minutos, tentou subir no colo dele.

Discussão

Adriana é uma criança em idade pré-escolar que foi encaminhada para uma clínica de saúde mental devido a "comportamentos perigosos" relacionados principalmente ao excesso de familiaridade física com estranhos. Os pais receiam que esses comportamentos a deixem vulnerável a pessoas mal-intencionadas.

O relato de caso também indica que Adriana tem dificuldade em regular sua proximidade de outras pessoas, tanto em termos de distanciar-se demais da mãe como aproximar-se demais de estranhos. Mesmo entre seus pares, ela "invadia o espaço de brincadeiras dos colegas". Os pais aparentemente ficaram tranquilos após o primeiro contato com Adriana, quando ela não demonstrou timidez e alegremente os abraçou de forma espontânea e afetuosa. Normalmente, crianças em desenvolvimento têm propensão a expressar apego seletivo aos 6 ou 7 meses e demonstram reserva manifesta na presença de estranhos aos 8 ou 9 meses de idade. O comportamento aparentemente desejável de Adriana aos 29 meses sugere que, na realidade, a psicopatologia relacionada ao apego já estava presente.

É provável que ela apresente o diagnóstico do DSM-5 de transtorno de interação social desinibida. Especificamente, seus comportamentos sociais desinibidos não podem ser atribuídos à impulsividade geral, e ela apresenta todos os quatro critérios sintomáticos essenciais (apenas dois são exigidos): reserva reduzida ou ausente na abordagem e interação com adultos desconhecidos; comportamento abertamente familiar; redução ou ausência de retorno a um cuidador adulto após distanciar-se; e disposição de acompanhar um adulto estranho com hesitação mínima ou ausente.

O transtorno de interação social desinibida reflete uma mudança na nomenclatura diagnóstica. No DSM-IV, o diagnóstico de transtorno de apego reativo na primeira infância era caracterizado por um padrão de comportamentos de apego acentuadamente perturbado ou inadequado do ponto de vista do desenvolvimento e evidente antes dos 5 anos. O transtorno de apego reativo no DSM-IV era dividido em dois subtipos: inibido e indiscriminado. O conceito do subtipo indiscriminado foi reconceitualizado no DSM-5 como transtorno de interação social desinibida, enquanto a forma inibida continua sendo chamada de transtorno de apego reativo. O DSM-5 esclareceu que o transtorno de interação social desinibida pode ser encontrado mesmo em crianças sem transtorno de apego – por exemplo, entre aquelas que abordam seu cuidador quando estressadas ou machucadas, como Adriana faz com a mãe adotiva.

A adoção de Adriana ocorreu além da idade em que as crianças costumam desenvolver apego seletivo. Isso sugere que ela estava sujeita ao cuidado patogênico durante um período sensível, se não crítico, de desenvolvimento do cérebro social. Por exemplo, uma proporção elevada de crianças sob responsabilidade de cuidadores no orfanato pode ter limitado suas oportunidades de formar apegos seletivos. Pode-se supor que esse ambiente adverso inicial, provavelmente caracterizado por negligência, tenha interagido com uma vulnerabilidade biológica. O descontrole de Adriana de sua inibição em contextos sociais, por exemplo, pode indicar anormalidades no desenvolvimento dos córtices pré-frontal e cingulado e de circuitos relacionados do cérebro. Essas anormalidades podem estar associadas a fatores de risco como desnutrição pré-natal ou toxicidade e/ou prematuridade, bem como outros fatores de risco de natureza genética.

Adriana também tem propensão a ficar aflita facilmente e dificuldades em se acalmar. Essas dificuldades de regulação emocional também podem estar ligadas a um apego inicial perturbado e a cuidados patogênicos. No entanto, sua capacidade de consolar a si mesma também pode ter sido afetada por seu retardo no desenvolvimento da linguagem expressiva, o que por si é uma característica associada que corrobora o diagnóstico de transtorno de interação social desinibida conforme o DSM-5.

Outro fator ligado a primeiros cuidados patogênicos – até mesmo pré-natais – é a descrição dos parâmetros iniciais de crescimento de Adriana abaixo do percentil 5, com persistência de uma circunferência craniana pequena, e a possibilidade de atrasos cognitivos leves afetarem a preparação para a escola. Embora registros adequados sejam improváveis no caso de Adriana, seria útil investigar o possível papel desempenhado por fatores como desnutrição, abuso de substância pela mãe biológica e síndrome alcoólica fetal. Também seria útil investigar possíveis comorbidades, as quais são frequentes nesse transtorno. Por exemplo, algumas crianças com transtorno de interação social desinibida também apresentam transtorno de déficit de atenção/hiperatividade (TDAH). No entanto, vale relembrar que, embora tanto o transtorno de interação social desinibida como o TDAH possam exibir impulsividade, o transtorno de interação social desinibida é um transtorno específico do relacionamento.

O transtorno de interação social desinibida transforma simpatia e sociabilidade em patologia? A resposta curta é não. Embora a maioria das crianças pequenas possa sorrir ou conversar com adultos que conhecem, ou mesmo com adultos desconhecidos tidos como "confiáveis" por seus cuidadores (i.e., que exigem referência social), é atípico no desenvolvimento de uma criança de 4 anos e meio abordar estranhos de modo afetuoso, tocá-los, conversar ou ir embora com eles, especialmente sem consultar seus cuidadores. Além disso, é mal-adaptativo e potencialmente perigoso! O reconhecimento do transtorno de interação social desinibida é um passo importante para fornecer o tipo de cuidado clínico que pode ajudar esse grupo vulnerável de pacientes cujas vidas já foram marcadas por desatenção e negligência.

Diagnóstico

- Transtorno de interação social desinibida.

Leituras recomendadas

Bowlby J: Attachment and Loss, 2nd Edition, Vol 1: Attachment. New York, Basic Books, 1999.
Schechter DS, Suardi F, Manini A, et al: How do maternal PTSD and alexithymia interact to impact maternal behavior? Child Psychiatry Hum Dev 46(3):406–417, 2015.
Seim AR, Jozefiak T, Wichstrøm L, et al: Reactive attachment disorder and disinhibited social engagement disorder in adolescence: co-occurring psychopathology and psychosocial problems. Eur Child Adolesc Psychiatry 31(1):85–98, 2022.
Zeanah CH, Chesher T, Boris NW; American Academy of Child and Adolescent Psychiatry (AACAP) Committee on Quality Issues (CQI): Practice parameter for the assessment and treatment of children and adolescents with reactive attachment disorder and disinhibited social engagement disorder. J Am Acad Child Adolesc Psychiatry 55(11):990–1003, 2016.

CASO 7.2
Duas reações ao trauma

MATTHEW J. FRIEDMAN, M.D., Ph.D.

Evento traumático: Bethany Pinsky, 23 anos, havia ido ao cinema para a estreia de um filme de grande orçamento. Ao sentar-se na poltrona, enquanto esperava o filme começar, um jovem usando uma máscara de esqui subitamente apareceu na frente da tela. Empunhando um fuzil, ele atirou diretamente na plateia. Ela viu várias pessoas levarem tiros, incluindo a mulher ao seu lado. As pessoas começaram a gritar e houve uma debandada desordenada em direção à saída. Aterrorizada, ela conseguiu passar pela saída e escapou, sem ferimentos, até o estacionamento, onde viaturas da polícia começavam a chegar.

Charles Quigley, 25 anos, foi ao mesmo cinema no mesmo horário. Ele também temeu por sua vida. Escondido atrás de uma fila de assentos, conseguiu engatinhar até o corredor, de onde correu para a saída. Embora estivesse coberto de sangue, escapou sem ferimentos físicos.

Bethany e Charles, dois dias depois: Tanto Bethany quanto Charles, dois dias depois, se sentiam "uma pilha de nervos". Apesar de gratos por estarem vivos e incólumes, estavam extremamente ansiosos e agitados. Sobressaltavam-se com qualquer barulho. Assistiam à televisão constantemente para obter as últimas informações sobre o tiroteio, mas cada vez que eram exibidas cenas filmadas durante o acontecido, sentiam ataques de pânico, começavam a suar, não conseguiam se acalmar e não paravam de pensar no evento traumático. Eles não conseguiam dormir à noite por causa de pesadelos e, durante o dia, se viam tomados por memórias intrusivas e indesejadas de tiros, gritos e de seu próprio terror pessoal durante a situação.

Bethany, duas semanas depois: Bethany havia retomado a maioria de seus sentimentos, pensamentos e comportamentos pré-traumáticos no prazo de duas semanas. Embora lembranças traumáticas do tiroteio às vezes a levassem a uma reação breve de pânico ou fisiológica, elas não dominavam sua mente enquanto estava acordada. Não tinha mais pesadelos. Sabia que jamais esqueceria do que havia acontecido no cinema, mas, no geral, sua vida estava voltando ao normal e retomava o curso que estava seguindo antes da ocorrência do tiroteio.

Charles, duas semanas depois: Charles não havia se recuperado depois de duas semanas. Sentia-se emocionalmente tenso e não conseguia ter sentimentos agradáveis ou positivos. Sobressaltava-se com o mais leve ruído, não conseguia se concentrar no trabalho, e seu sono era intermitente e marcado por pesadelos traumáticos. Ele tentava evitar lembranças do tiroteio, mas não parava de evocar o som dos tiros e dos gritos e a sensação grudenta do sangue jorrando do peito do homem a seu lado e sobre ele enquanto se escondia atrás dos assentos. Havia momentos em que se sentia desconectado de seus arredores e de si mesmo. Encarava sua vida como tendo mudado devido a essa experiência traumática.

Discussão

Durante a consequência aguda de um evento traumático, quase todo mundo fica perturbado. A postura profissional adequada nesse primeiro estágio é a de que essas são reações transitórias que normalmente se resolvem no prazo de dois ou três dias e das quais pode-se esperar uma recuperação normal. A reação de Bethany depois do tiroteio se encaixa no grupo denominado *reações normais de estresse* no DSM-5. Trata-se de uma resposta normal ao estresse traumático e não um transtorno psiquiátrico.

Muitas apresentações sintomáticas diferentes podem ocorrer nas reações normais de estresse, mas elas geralmente incluem uma combinação dos seguintes itens:

a *Reações emocionais*, como choque, medo, luto, raiva, ressentimento, culpa, vergonha, impotência, desesperança e embotamento;
b *Reações cognitivas*, como confusão, desorientação, dissociação, indecisão, dificuldade de concentração, perda de memória, autorrepreensão e memórias indesejadas;
c *Reações físicas*, como tensão, fadiga, insônia, reações de sobressalto, pulso acelerado, náusea e perda de apetite;
d *Reações interpessoais*, como desconfiança, irritabilidade, retraimento/isolamento, sentimento de rejeição/abandono e distanciamento.

Uma minoria significativa de indivíduos desenvolve transtorno de estresse agudo, o qual envolve sintomas mais intensos durante o mês seguinte ao evento traumático.

Para satisfazer os critérios do DSM-5 para transtorno de estresse agudo após um trauma, o indivíduo deve exibir no mínimo nove dos 14 sintomas possíveis, distribuídos em cinco categorias:

a   *Sintomas de intrusão*, como memórias perturbadoras intrusivas, sonhos traumáticos recorrentes, reexperiência dissociativa (p. ex., *flashbacks*) do evento traumático e sofrimento psicológico intenso ou reatividade fisiológica a lembranças traumáticas;
b   *Humor negativo*, como incapacidade de vivenciar emoções positivas;
c   *Sintomas dissociativos*, como amnésia e desrealização ou despersonalização;
d   *Sintomas evitativos*, como esquiva de evocações internas (p. ex., pensamentos ou sentimentos relacionados ao trauma) e esquiva de evocações externas, como pessoas, lugares ou situações;
e   *Sintomas de excitabilidade*, como insônia, irritabilidade, hipervigilância, problemas de concentração ou reações de sobressalto exageradas.

Dependendo de quais categorias de sintomas forem mais proeminentes, pacientes com transtorno de estresse agudo podem parecer bastante diferentes uns dos outros. Por exemplo, uma pessoa com o transtorno pode apresentar todos os sintomas de intrusão, enquanto outra pode não apresentar sintomas dessa categoria.

Distingue-se o transtorno de estresse agudo de outros diagnósticos psiquiátricos com base em uma história detalhada. Por exemplo, diagnostica-se transtorno de estresse agudo durante o primeiro mês após um trauma, ao passo que o TEPT só pode ser diagnosticado após esse primeiro mês. Transtornos de adaptação também são diagnosticados no primeiro mês após um trauma, mas, ao contrário dos pacientes com transtorno de estresse agudo, aqueles com transtorno de adaptação não apresentam nove dos 14 sintomas possíveis de transtorno de estresse agudo.

Quando os sintomas são avaliados individualmente, a variedade deles pode levar o clínico a uma interpretação equivocada. Por exemplo: pânico, ansiedade, depressão, dissociação e pensamentos intrusivos e obsessivos são comuns no transtorno de estresse agudo e podem levar a se considerar um amplo espectro de transtornos. Uma lesão encefálica traumática com frequência acompanha e complica o diagnóstico tanto de transtorno de estresse agudo quanto de TEPT, sobretudo quando a lesão cerebral é relativamente sutil e passa despercebida. A avaliação de qualquer um desses sintomas pode ser confusa, especialmente quando o trauma não é tão óbvio quanto um tiroteio no cinema. Reunir sintomas aparentemente sem relação uns com os outros em um ou dois diagnósticos pode reduzir a confusão do paciente, direcionar o tratamento e diminuir as chances de tratamento farmacológico desnecessário.

Diagnóstico

- Bethany: ausência de diagnóstico, reação normal de estresse.
- Charles: transtorno de estresse agudo.

Leituras recomendadas

Bryant RA: Acute stress disorder. Curr Opin Psychol 14:127–131, 2017.

Friedman MJ, Bovin MJ, Weathers FW: DSM-5 criteria for PTSD, in Handbook of PTSD: Science and Practice, 3rd Edition. Edited by Friedman MJ, Keane TM, Schnurr PP. New York, Guilford, 2021, pp 19–37.

Silov D, Klein L: Cultural, trauma and traumatic stress among refugees, asylum seekers and postconflict populations, in Handbook of PTSD: Science and Practice, 3rd Edition. Edited by Friedman MJ, Keane TM, Schnurr PP. New York, Guilford, 2021, pp 483–500.

CASO 7.3

Um acidente de carro

ROBERT S. PYNOOS, M.D., M.P.H.
ALAN M. STEINBERG, Ph.D.
CHRISTOPHER M. LAYNE, Ph.D.

Dylan, um estudante do ensino médio de 15 anos, foi encaminhado a um psiquiatra para ajudar a lidar com o estresse de ter sofrido um acidente de carro grave duas semanas antes. No dia do acidente, ele estava no assento do passageiro da frente quando, ao sair da pista de rolamento, o veículo foi abalroado por um SUV em alta velocidade que passou o sinal amarelo. A colisão atingiu em cheio o lado do motorista e fez o carro capotar 360 graus. O choque de metal com metal foi extremamente ruidoso. O motorista, um colega do ensino médio, ficou brevemente inconsciente e sangrou de um talho na testa. Ao ver seu amigo machucado, Dylan ficou com medo de que ele pudesse estar morto. A amiga no banco de trás tentava freneticamente desengatar seu cinto de segurança. A porta de Dylan estava emperrada, e ele temeu que o carro pegasse fogo com ele preso ali. Depois de alguns minutos, o motorista, Dylan e a outra passageira conseguiram sair pelas portas dos passageiros e se afastaram do veículo. Perceberam que o motorista do SUV estava ileso e já havia chamado a polícia. Uma ambulância estava a caminho. Os três foram transportados para um pronto-socorro local, onde foram atendidos e liberados para a guarda dos pais após algumas horas.

Dylan não conseguia dormir direito desde o acidente. Com frequência acordava no meio da noite com o coração acelerado, visualizando faróis vindo em sua direção. Tinha problemas de concentração e não conseguia completar os deveres de casa. Seus pais, que começaram a levá-lo e a buscá-lo na escola, perceberam que ele ficava ansioso toda vez que saíam de uma pista ou passavam por um cruzamento. Embora ele recém tivesse obtido sua habilitação provisória, recusava-se a praticar a direção com o pai. Estava também atipicamente irritadiço com os pais, com a irmã menor e com os amigos. Recentemente, tinha ido ao cinema, mas saiu antes do começo do filme, reclamando que o sistema de som estava muito alto. Seus pais estavam preocupados e tentaram conversar com ele sobre seu estresse, mas ele os interrompia com raiva. Contudo, depois de sair-se mal em um teste importante, aceitou o incentivo de um de seus professores preferidos para consultar um psiquiatra.

Durante a consulta, Dylan descreveu mais dificuldades. Ele odiava o fato de ficar sobressaltado com barulhos altos e não conseguia tirar da cabeça a imagem de seu amigo machucado e desacordado. Tinha ondas de raiva direcionadas ao motorista do SUV. Relatou sentir-se envergonhado e desapontado consigo mesmo por se recusar a praticar direção. Afirmou que, aproximadamente cinco anos antes, testemunhou o quase afogamento de uma de suas irmãs mais novas. Mencionou também que, no mês anterior, a morte do avô havia completado um ano.

Discussão

Dylan satisfaz a formulação diagnóstica do DSM-5 para transtorno de estresse agudo, a qual exige quaisquer nove dos 14 sintomas de estresse agudo. O transtorno de estresse agudo pode ser diagnosticado três dias após a exposição a uma situação traumática, ser uma resposta de estresse temporário que entra em remissão no prazo de um mês ou progredir após um mês para TEPT.

Dylan apresenta sintomas de transtorno de estresse agudo duas semanas depois de se envolver em um acidente automobilístico grave. Seus sintomas estão associados a sofrimento clinicamente significativo, prejuízo no funcionamento social e escolar e desligamento de tarefas atuais de desenvolvimento (p. ex., aprender a dirigir). Durante a adolescência, essa ruptura aguda pode ter consequências imediatas e de longo prazo – o que justifica o diagnóstico e a intervenção imediatos.

Os sintomas de Dylan relacionados ao estresse incluem memória perturbadora e intrusiva recorrente do acidente; reações psicológicas e fisiológicas a evocações de memória; esforços para evitar pensar ou ter sentimentos sobre o que aconteceu; esquiva de evocações externas que limitam sua vida cotidiana; um sonho perturbador e recorrente em conjunto com uma perturbação do sono que impede o sono reparador e o deixa cansado durante o dia; comportamento irritável que perturba o relacionamento com os pais e os amigos; problemas de concentração que prejudicam o desempenho escolar durante um ano importante do ensino médio; e uma reação de sobressalto exagerada, que o deixa com a sensação de ser imaturo e diferente dos amigos. Embora o motorista tenha perdido a consciência, Dylan permaneceu totalmente consciente e não demonstrou sinais de lesão cerebral traumática leve. Não houve desorientação, nem confusão persistente. Dylan também não tem história de transtorno de ansiedade anterior que explique seus sintomas, os quais tiveram início após o evento traumático.

Assim como muitos adolescentes, Dylan reluta em falar sobre sua experiência ou seus sintomas, em parte porque isso o deixa com a sensação de que há algo errado com ele – uma preocupação a mais na ansiedade adolescente relativa a ser diferente dos pares. Estratégias de intervenção aguda podem ajudar os adolescentes a compreenderem suas reações ao estresse agudo, desenvolverem habilidades para lidar com evocações e criarem planos com os professores a fim de recuperarem gradativamente o nível anterior de funcionamento acadêmico. Experiências e perdas traumáticas anteriores – como o quase afogamento da irmã e a morte do avô – podem exacerbar as reações do indivíduo ao trauma atual e intensificar a compreensão do perfil de sintomas pelo clínico.

Diagnóstico

- Transtorno de estresse agudo.

Leituras recomendadas

Bryant RA, Friedman MJ, Spiegel D, et al: A review of acute stress disorder in DSM-5. Depress Anxiety 28(9):802–817, 2011.

Dai W, Liu A, Kaminga AC, et al: Prevalence of acute stress disorder among road traffic accident survivors: a meta-analysis. BMC Psychiatry 18(1):188, 2018.

CASO 7.4

Facilmente irritado

LORI L. DAVIS, M.D.

Eric Reynolds, um eletricista aposentado de 75 anos, buscou ajuda no ambulatório de saúde mental do Veterans Affairs em razão de seu "temperamento muito explosivo" e da tendência a ser "facilmente irritado". Ele indicou que apresentava esses sintomas há décadas, mas que tinha finalmente concordado em ser tratado porque a esposa parecia desesperada para que ele se controlasse melhor.

O sr. Eric indicou que estava sempre na defesa, sobretudo em público. Ao ser inesperadamente estimulado por ruídos súbitos, ele tendia a ter rompantes de raiva. Aparentemente, esta era uma das razões para ele escolher ser um eletricista autônomo: ele podia trabalhar para si mesmo. Da mesma forma, ele gostava de caçar e jardinar, atividades de que gozava de maneira tranquila e solitária.

De forma relutante, ele descreveu memórias intrusivas de observar seus colegas soldados morrerem no campo de batalha, o que causava a ele enorme vergonha, culpa e tristeza. Várias vezes por semana ele acorda em pânico e suando após um pesadelo envolvendo combates, embora, como tenha dito, "Isso é ridículo. Aqueles caras estão mortos há 50 anos."

Embora esses sintomas causem bastante sofrimento, a preocupação maior do sr. Eric é sua agressividade incontrolável. Sem causa alguma, ele começa a brigar com outros motoristas que cortam a sua frente, confrontar estranhos que chegam muito perto dele em filas e entrar no "modo de ataque" quando alguém o aborda pelas costas. Ele entra no modo agressivo automaticamente, sem pensar, nem considerar as circunstâncias. Embora mantenha um revólver no painel do carro para autoproteção, o sr. Eric não tem intenção de ferir outras pessoas. Sempre sente remorso após um incidente ameaçador e se preocupa em machucar alguém sem querer. Mais recentemente, quando estava quase dormindo na mesa de exames de seu médico, uma enfermeira tocou seu pé e ele se levantou prontamente, já proferindo xingamentos em tom ameaçador. Ele sentiu como se estivesse de volta à guarda militar, quando cochilou acidentalmente, e um morteiro inimigo o assustou e o fez agir. Sua reação assustou a enfermeira e a ele mesmo.

Parece que os sintomas começaram logo depois que ele deixou a zona de combate no Vietnã, onde serviu como operador de rádio de campanha. Ele nunca havia procurado ajuda para isso, aparentemente devido à sua natureza independente e autoconfiante. Após a aposentadoria como eletricista autônomo, ele passava a maior parte do tempo em casa. Durante os últimos anos, sua esposa e seus filhos adultos perceberam melhor os seus vários sintomas, incluindo a forma como eles estavam prejudicando as relações familiares e a felicidade geral.

O sr. Eric foi criado no seio de uma família afetuosa de fazendeiros com dificuldades financeiras, na região central dos Estados Unidos. Aos 20 anos, foi convocado pelo exército norte-americano e enviado para o Vietnã. Ele descreveu a si mesmo como otimista e alegre antes da convocação. Afirmou ter gostado do treinamento básico e de suas primeiras semanas naquele país, até que um de seus companheiros foi morto. A partir daquele momento, tudo o que importava era voltar para casa vivo, mesmo que isso significasse matar outras pessoas. Sua personalidade mudou de um menino do campo sem preocupações para um soldado horrorizado e superprotetor. Ao regressar para a vida civil, ele se formou em administração de empresas, mas se tornou eletricista autônomo devido à sua necessidade de ficar isolado no trabalho. Com a aposentadoria, ele esperava fazer trabalhos voluntários, jardinar e obter "paz e tranquilidade". No entanto, sua aposentadoria acabou sendo muito parecida com toda sua vida adulta: embora ele ocasionalmente se dedicasse a algum de seus *hobbies*, na maior parte do tempo ele se sentia tenso, culpado e brigando.

Apesar de ter usado álcool e maconha no início da idade adulta, ele não consumia álcool em excesso há várias décadas, e não usava maconha desde a idade de 30 anos. Não tinha antecedentes criminais.

Durante o exame, a aparência do sr. Eric era a de um homem bem-cuidado, que parecia ansioso e um pouco reservado. Ele era coerente e se expressava bem. Seu discurso tinha velocidade normal, mas o ritmo aumentava quando ele abordava um conteúdo perturbador. Ele negava depressão, mas estava ansioso. Seu afeto era um pouco constrito, mas adequado ao conteúdo. Seu processo de pensamento estava coerente e linear. Negou ideação suicida e homicida. Não apresentava sintomas psicóticos, delírios, nem alucinações. Seu *insight* era muito bom. Estava bem orientado e parecia ter inteligência acima da média.

Discussão

O paciente manifesta sintomas de todas as quatro categorias de sintomas do TEPT: sintomas intrusivos, evitação persistente, alterações negativas em cognição e humor associadas com o evento traumático e alterações marcadas em excitação e reatividade. Suas principais preocupações estão relacionadas a sintomas mediados por medo, particularmente sua reação exagerada de luta ou fuga a um estímulo inesperado. Como se observa com frequência no TEPT, a reação é desproporcional às circunstâncias e pode ser imprevisível; em outras palavras, a reação não é premeditada, nem parte de impulsividade geral. Além da hiper-reatividade, o sr. Eric demonstra hipervigilância e preocupação excessiva com segurança e ansiedade ou medo. Ele tem sintomas clássicos de revivência de memórias intrusivas, pesadelos, *flashbacks* e reatividade fisiológica a desencadeadores que parecem ou que evocam eventos traumáticos. Embora não estejam presentes nesse paciente, comportamento suicida e sintomas psicóticos não são incomuns no TEPT e devem ser avaliados regularmente.

Como costuma ser o caso no TEPT, o sr. Eric exibe uma reação involuntária poderosa a determinados tipos de estímulos externos. Esses sintomas de ser "facilmente estimulado" são bastante perturbadores para o indivíduo, bem como para seus familiares, amigos e cuidadores.

Os esforços o sr. Eric para evitar conflitos estreitaram progressivamente suas oportunidades em todas as esferas, incluindo social, familiar e de lazer. Por exemplo, sua decisão de trabalhar como eletricista em vez de tirar proveito de seu curso de administração de empresas parece estar amplamente baseada no esforço para controlar seu espaço pessoal. Seria útil saber mais detalhes sobre como o TEPT desse paciente pode estar afetando o relacionamento com sua esposa. Sua aposentadoria parece ter piorado seus sintomas e o impelido a finalmente buscar tratamento. Uma possibilidade é a de que sua esposa esteja agora passando mais tempo com ele e sendo capaz de ver a sua reação com mais frequência, servindo como força para sua decisão de buscar tratamento. Outro cenário é o de que sua aposentadoria tenha sido precipitada pelas consequências negativas dos sintomas de TEPT não tratados sobre seus deveres profissionais e relacionamentos.

Como indivíduos com TEPT apresentam índices elevados de comorbidade psiquiátrica, o profissional deveria considerar atentamente outros diagnósticos. O sr. Eric, aparentemente, não consome álcool em excesso, nem maconha há muitos anos, de modo que nenhuma das duas substâncias parece estar relacionada à exacerbação dos sintomas; contudo, como o uso de substância é bastante comum em pacientes com TEPT, deve-se prestar atenção especial à possibilidade de subinformação.

A hiperexcitabilidade nervosa do sr. Eric sobrepõe-se um pouco à irritabilidade disfórica que pode ser observada no transtorno bipolar tipo II, mas os seus sintomas mais intensos são reativos e súbitos; isso contrasta com os períodos de vários dias de sintomas maníacos, como alterações de humor, pensamento acelerado, energia ou motivação elevadas ou redução da necessidade de sono. Ele negou sentir-se deprimido, e a redução de prazer parece estar mais relacionada à esquiva de atividades sociais das quais gostava anteriormente. Ele manteve o interesse em carpintaria e na leitura, que são características de sua tendência ao autoisolamento em um ambiente tranquilo e seguro.

Como muitos sobreviventes de trauma, o sr. Eric se orgulha de sua resiliência e independência; essas qualidades provavelmente foram importantes para ele no Vietnã e ao gerir o seu trabalho. Essa mesma independência parece ter contribuído para a evitação do tratamento mental apesar de 50 anos de sintomas desconfortáveis. Seria útil explorar seus pensamentos relacionados a estigma, psicoterapia e TEPT, uma vez que o desenvolvimento de uma aliança de confiança será crucial para seu tratamento.

Diagnóstico

- Transtorno de estresse pós-traumático.

Leituras recomendadas

Bryant RA: Post-traumatic stress disorder: a state-of-the-art review of evidence and challenges. World Psychiatry 18(3):259–269, 2019.

Moore BA, Pujol L, Waltman S, Shearer DS: Management of post-traumatic stress disorder in veterans and military service members: a review of pharmacologic and psychotherapeutic interventions since 2016. Curr Psychiatry Rep 23(2):9, 2021.

Schein J, Houle C, Urganus A, et al: Prevalence of post-traumatic stress disorder in the United States: a systematic literature review. Curr Med Res Opin 37(12):2151–2161, 2021.

CASO 7.5

Estressado*

CHERYL C. MUNDAY, Ph.D.
JAMIE MILLER ABELSON, M.S.W.

Franklin Sims era um homem afro-americano solteiro, de 21 anos, que buscou tratamento em uma clínica de saúde mental comunitária afiliada a uma universidade porque se sentia "estressado", distante dos amigos e "preocupado com dinheiro". Afirmou que estava se sentindo deprimido há três meses e atribuía essa "queda livre" ao término de um relacionamento amoroso de três anos logo após ele e a namorada terem discutido seriamente a possibilidade de casamento.

Filho de pais trabalhadores, Franklin se sustentava financeiramente desde o ensino médio e estava acostumado a se sentir nervoso quanto a ter dinheiro suficiente para cobrir suas despesas. Ele estava furioso pela decisão de sua namorada de terminar a relação, particularmente com a falta de compreensão dela a respeito de suas preocupações com estabilidade financeira. Ele ruminava cada vez mais sobre dinheiro, seus estudos e seu futuro.

Franklin estudava em tempo integral e estava empregado no período da noite em um armazém. Ele estava acostumado a essa rotina, mas achava cada vez mais difícil se concentrar nas aulas após passar a noite acordado no armazém. Quando tinha um dia de

---

* Este caso é dedicado à memória de James S. Jackson, Ph.D, em reconhecimento à sua liderança em pesquisas sobre a saúde mental dos negros americanos.

descanso, seu sono e energia estavam bem, e ele ainda apreciava sair com os amigos. Seu apetite estava inalterado, e sua saúde física era boa. No entanto, suas notas haviam caído recentemente, e ele ficava cada vez mais desanimado com a falta de dinheiro e com o fato de ser o primeiro da família a fazer faculdade. Seus pais não entendiam o motivo de ele ter decidido frequentar uma universidade em outro estado, e ele estava cada vez mais insatisfeito com a vida no *campus* da faculdade, onde predominavam os alunos brancos após algumas experiências recentes de discriminação racial. Ele nunca tinha buscado os serviços de saúde mental, mas um primo que o ajudava sugeriu que ele consultasse um terapeuta após ele ter dito que pensava em desistir de tudo.

Franklin era filho único e descreveu a si mesmo como "um bom aluno e um garoto popular". O ensino médio foi complicado por desemprego periódico, dificuldades financeiras e problemas conjugais de seus pais. Nessa época, ele começou a beber álcool e fumar maconha, mas nenhuma dessas substâncias causou problemas a ele. No momento da avaliação, ele disse que ocasionalmente tomava uma cerveja ou fumava um cigarro de maconha em festas, mas não tinha tempo, dinheiro, nem tendência para ficar intoxicado.

Durante o exame, Franklin foi pontual, cooperativo, agradável, atencioso, estava vestido de forma adequada e parecia bem-cuidado. Falava coerentemente. Ele parecia preocupado de modo geral e contido, mas sorriu em momentos adequados várias vezes durante a entrevista. Ele disse que se sentia mal em relação à piora de suas notas, mas negava sentir-se culpado ou inútil. Tinha um senso de humor quieto e sarcástico. Negou ideias suicidas, homicidas e psicose. Sua cognição estava preservada, e seu *insight* e julgamento foram considerados bons.

Discussão

O relato de caso indica que o paciente se sentia deprimido, com raiva, retraído e episodicamente desesperançado ao longo dos últimos meses. Esses problemas parecem ter se desenvolvido em resposta à ruptura com a namorada. Seria útil explorar mais sua história recente, incluindo se a desesperança evoluiu até pensamentos suicidas, mas parece que seu apetite, sono e energia estavam normais. Ele tem tido dificuldade para se concentrar e para descansar, mas com a sua rotina seria difícil ele não se sentir privado do sono, e parece que ele se recupera rápido após os dias de folga ocasionais. Embora ele não preencha os critérios do DSM-5 para transtorno depressivo maior (TDM), ele parece estar sofrendo e tendo dificuldade para funcionar bem. Não há evidências do uso de substâncias e problemas clínicos; assim, ele parece preencher os critérios para transtorno de adaptação com humor deprimido.

Além de aprender mais sobre a ruptura, seria importante explorar melhor a adaptação de Franklin a uma universidade predominantemente branca, incluindo o estresse da discriminação racial e a probabilidade de que seus pais possam não compreender as dificuldades de sua situação. Também seria útil esclarecer seus problemas de sono, seus sintomas de depressão e ansiedade e o estresse relacionado aos conflitos familiares e à insegurança financeira.

Durante a avaliação, também seria útil reforçar os seus vários pontos positivos. Por exemplo, até recentemente, ele conseguia conciliar com sucesso um trabalho em tempo integral, um relacionamento sério e uma agenda acadêmica cheia em uma universidade longe de casa. O esclarecimento de sua resiliência é útil para o desenvolvimento de um plano terapêutico e para lembrá-lo de que o avaliador o enxerga como um jovem promissor, além de alguém que poderia ser ajudado em sua saúde mental.

É um bom sinal para sua adaptação a longo prazo que Franklin pareça motivado para o tratamento. Normalmente, espera-se que jovens negros sejam fortes e independentes, de modo que as regras de masculinidade dificultam a busca por auxílio ou conversas sobre seus próprios sentimentos. Para Franklin, ir ao centro de orientação não deve ter sido uma decisão fácil. O sucesso do tratamento do paciente provavelmente será baseado, pelo menos em parte, em sua aliança com um terapeuta que esteja à vontade com questões específicas de gênero, raça e etnia. Por exemplo, Franklin se esforça academicamente com um desejo considerável de crescimento pessoal, mas não causaria surpresa se ele mantivesse uma perspectiva ambivalente sobre a orientação acadêmica. Como a primeira geração da família que vai à faculdade, o suporte emocional dos pais pode ser comprometido pela familiaridade reduzida com as maiores demandas educacionais. Em sua cultura, esforçar-se nos estudos pode ser visto como um empreendimento "de branco", e queixar-se de sofrimento psicológico pode ser visto como um sinal de pouca masculinidade.

Como um homem jovem que se esforça para manter a independência financeira e consolidar o papel social masculino, o maior reconhecimento das discriminações raciais diárias pode exacerbar o impacto estressante da rejeição de sua namorada. Sob o ponto de vista diagnóstico, um transtorno de adaptação reflete uma resposta de estresse imediata e pode significar um desfecho psicológico mais grave a longo prazo. Sob o ponto de vista terapêutico, seria importante abordar o significado pessoal de sua perda e a possível cronicidade da discriminação racial diária à medida que ele tenta consolidar um papel de gênero consistente com a cultura de seus pares, a identidade do grupo racial e as normas raciais e culturais. Assim, a busca de ajuda poderia ser percebida por ele como mais um golpe em sua resiliência emocional ou como uma fonte importante de suporte na adaptação à perda da namorada. O suporte terapêutico de seus objetivos de longo prazo poderia ser um fator de proteção contra o impacto de longo prazo da discriminação racial persistente e de estresse psicológico futuro.

Diagnóstico

- Transtorno de adaptação com humor deprimido, estressor agudo.

Leituras recomendadas

Assari S, Moazen-Zadeh E, Caldwell CH, Zimmerman MA: Racial discrimination during adolescence predicts mental health deterioration in adulthood: gender differences among Blacks. Front Public Health 5:104, 2017.

Goodwill JR, Taylor RJ, Watkins DC: Everyday discrimination, depressive symptoms, and suicide ideation among African American men. Arch Suicide Res 25(1):74–93, 2021.

Hoggard LS, Powell W, Upton R, et al: Racial discrimination, personal growth initiative, and African American men's depressive symptomatology: a moderated mediation model. Cultur Divers Ethnic Minor Psychol 25(4):472–482, 2019.

Strain JJ: The psychobiology of stress, depression, adjustment disorders and resilience. World J Biol Psychiatry 19(suppl 1):S14–S20, 2018.

Watkins DC, Neighbors HW: An initial exploration of what "mental health" means to young black men. The Journal of Men's Health & Gender 4(3):271–282, 2007.

CASO 7.6

Câncer de pulmão

ANNA DICKERMAN, M.D.
JOHN W. BARNHILL, M.D.

Solicitou-se ao serviço de psiquiatria de consultoria e contato de um hospital de grande porte que "descartasse depressão" em Gabriela Trentino, uma mulher de 65 anos com câncer de pulmão recorrente, depois de ser percebido que ela exibia afeto triste e propensão ao choro nas rondas matinais.

A sra. Gabriela era uma dona de casa ítalo-americana com dois filhos crescidos. Ela havia sido recém-internada no atendimento médico devido à falta de ar. Subsequentemente, descobriu-se que apresentava derrame pleural unilateral. A paciente já havia passado por várias sessões de quimioterapia ao longo dos meses anteriores. No momento da consulta, ela esperava os resultados de uma toracocentese para avaliar metástases pulmonares.

Entrevistados separadamente, a sra. Gabriela e seus dois filhos concordaram que, até essa hospitalização, ela nunca havia estado deprimida ou ansiosa; pelo contrário, sempre foi a "fortaleza" da família. Ela nunca tinha consultado um terapeuta, nem tomado medicamentos psiquiátricos ou consumido álcool, opiáceos ou drogas ilícitas. Sua história familiar era relevante em relação ao pai, que bebia em excesso, o que ela descreveu como o motivo para jamais ter experimentado álcool.

Durante o exame, a aparência da paciente era a de uma mulher bem cuidada, sentada na cama com uma cânula nasal de oxigênio instalada, torcendo as mãos e secando os olhos com um lenço úmido. Ela estava cooperativa e coerente. Além disso, apresentava-se visivelmente disfórica, com afeto constrito e preocupado. Relatou estar extremamente preocupada com os resultados da toracocentese. Ela sabia que metástases poderiam significar "uma sentença de morte" e afirmou: "Quero estar viva para o casamento de meu filho este ano". Acrescentou, às lágrimas: "Já passei por tantas coisas com a doença... Quando isso vai terminar?".

A paciente confirmou perturbação do sono e má concentração desde a internação no hospital, cinco dias antes. Estava comendo menos do que o normal e afirmou estar "muito triste e preocupada" para fazer suas palavras cruzadas diárias. Ela negou confusão e sintomas psicóticos. Sua cognição parecia preservada, e sua pontuação no Montreal Cognitive Assessment foi de 29 em 30, sendo que perdeu 1 ponto ao lembrar-se incorretamente de um objeto depois de cinco minutos. Negou veementemente ideação suicida, proferindo, mais uma vez, seu amor pelos filhos.

Os sinais vitais da sra. Gabriela se destacaram por uma saturação de oxigênio de 94% no ar ambiente (corrigida para 99% na cânula nasal), e seu raio X do tórax mostrava um derrame pleural de grandes proporções no lado esquerdo. O exame neurológico não revelou nada extraordinário. Fora a situação pulmonar, os resultados de exames laboratoriais básicos estavam dentro dos limites normais. Informações colaterais obtidas junto à equipe da enfermaria indicaram que ela tocava a campainha frequentemente durante o dia para perguntar sobre sua medicação e detalhes de seus exames.

Uma conversa com os familiares da paciente revelou uma preocupação adequada com a saúde da mãe, bem como frustração com seu estado psicológico. Conforme um dos filhos falou ao psiquiatra: "Entendemos que é um momento estressante para nossa mãe, mas tudo que ela faz no hospital é chorar o dia todo e ficar repetindo as mesmas perguntas. Normalmente ela é o alicerce da família, e agora ela está carente e pessimista. Você pode ajudá-la?".

Discussão

A paciente apresenta sintomas depressivos e de ansiedade com relação temporal evidente a um estressor maior (reinternação por doença maligna com possibilidade de avanço). A paciente, sua família e a equipe do hospital indicam que a apresentação é clinicamente significativa e afeta tanto ela quanto seus cuidados. O diagnóstico do DSM-5 mais provável é transtorno de adaptação com misto de ansiedade e humor deprimido.

Além do transtorno de adaptação, vários outros diagnósticos também são possíveis. A equipe médica está preocupada que ela tenha desenvolvido depressão. Gabriela confirma quatro sinais e sintomas de depressão maior (humor deprimido durante a maior parte do dia, redução do apetite, insônia e má concentração), os quais afetam sua qualidade de vida. Contudo, para preencher os critérios do DSM-5 para TDM, o indivíduo deve apresentar cinco sintomas depressivos durante duas semanas, e Gabriela teve apenas quatro sintomas em um prazo inferior a uma semana. Caso os sintomas da paciente se intensifiquem ligeiramente e persistam, é provável que ela estará qualificada para um diagnóstico de TDM.

A sra. Gabriela também exibe ansiedade significativa. Ela descreve dificuldades de concentração, sentimentos de nervosismo e má qualidade do sono. De acordo com o relato, ela nunca havia apresentado ansiedade significativa até ter de enfrentar a doença recente e potencialmente fatal. A agudeza torna pouco provável um transtorno de ansiedade subjacente.

Metástases encefálicas e síndrome paraneoplásica não são incomuns em câncer de pulmão e podem causar ansiedade e depressão. No entanto, nenhuma dessas complicações graves tende a ocorrer sem outras anormalidades neurológicas e *delirium*. Em consulta com neurologia e oncologia, uma tomografia encefálica e/ou um painel paraneoplásico podem ser necessários.

A hipoxemia da sra. Gabriela – presumivelmente secundária a seu derrame pleural – pode ter contribuído para a ansiedade; embora esta tenha persistido após a correção da saturação de oxigênio, uma oxigenação desregulada frequentemente pode causar ansiedade.

Medicamentos também podem causar ansiedade e depressão. Embora a equipe deva examinar toda a lista de medicamentos, a busca deve se concentrar particularmente no uso e na abstinência de esteroides, opiáceos e benzodiazepínicos.

O transtorno de adaptação foi reclassificado no DSM-5 no capítulo de transtornos relacionados a trauma e a estressores. Uma doença que oferece risco de morte é um exemplo desse tipo de estressor. Para que se justifique um diagnóstico de transtorno de estresse agudo para a sra. Gabriela, seria necessário que seus sintomas se intensificassem. Um diagnóstico de TEPT exigiria tanto uma intensificação dos sintomas como uma duração superior a um mês.

Caso as preocupações da sra. Gabriela interfiram em seu tratamento, ela pode se qualificar para um diagnóstico adicional do DSM-5: fatores psicológicos que afetam outras condições médicas. No momento, entretanto, ela adere aos tratamentos e às intervenções.

Diagnóstico

- Transtorno de adaptação com misto de ansiedade e humor deprimido.

Leituras recomendadas

Bachem R, Casey P: Adjustment disorder: a diagnosis whose time has come. J Affect Disord 227:243–253, 2018.
O'Donnell ML, Agathos JA, Metcalf O, et al: Adjustment disorder: current developments and future directions. Int J Environ Res Public Health 16(14):2537, 2019.

CASO 7.7

Overdose

MEGAN MROCZKOWSKI, M.D.
CYNTHIA R. PFEFFER, M.D.

Hannah, uma menina branca de 16 anos e sem história psiquiátrica anterior, deu entrada na emergência de um hospital após uma *overdose* de medicamentos sedativos. Na chegada, Hannah recebeu 8 pontos na Escala de Coma de Glasgow, indicando comprometimento grave. Ela foi intubada e internada na unidade de tratamento intensivo pediátrica. A estabilização ocorreu após vários dias, e, então, a jovem foi internada em uma unidade hospitalar psiquiátrica. As práticas regulatórias atuais demandam o rastreamento para suicídio em todos os pacientes; neste caso, Hannah mostrou rastreamento positivo para ideação, planejamento e tentativa de suicídio na Columbia Suicide Severity Rating Scale (C-SSRS).

Enquanto a paciente estava intubada, seus pais e a melhor amiga concordaram que Hannah parecia estar com o bom humor de sempre até a noite da *overdose*, quando ela recebeu, de acordo com a amiga, uma mensagem de texto, de outra amiga, informando que seu namorado havia sido visto beijando uma menina. Em uma questão de horas após ler a mensagem, Hannah foi encontrada pelos pais confusa e sonolenta; em sua mesa, havia uma mensagem: "Eu só queria dormir para sempre." Os pais imediatamente chamaram uma ambulância.

A história psiquiátrica revelou ausência de depressão, ideação suicida, comportamentos autolesivos, mania e psicose. Ela não havia tido contato psiquiátrico anterior, nem hospitalizações ou psicoterapias. Conforme seus pais e a melhor amiga, Hannah nunca tinha fumado, nem usado álcool, maconha ou outras drogas ilícitas. Ela não tinha antecedentes criminais.

Hannah morava com os pais e duas irmãs mais novas. Seu desempenho escolar no 3º ano do ensino médio de uma escola pública era exemplar, e ela queria ser médica ou advogada. A melhor amiga disse que ela estava animada naquele dia. De acordo com a história psiquiátrica familiar, a mãe tinha transtorno de ansiedade, para o qual tomava clonazepam e alprazolam, e havia cometido, no final da adolescência, duas tentativas de suicídio por meio de *overdose* de medicamentos. O pai tinha dores crônicas nas costas decorrentes de uma lesão causada por esportes, para as quais tomava oxicodona. A história familiar estendida revelou um tio paterno com transtorno por uso de substância. Nenhum parente distante havia cometido suicídio.

Após ser extubada, Hannah disse que se sentia bem, e que os sentimentos suicidas tinham desaparecido completamente. Ela afirmou que estava bem até ler sobre o namorado ter beijado outra menina. Hannah negou apresentar quaisquer distúrbios de humor, ansiedade, sono, apetite, energia ou concentração, seja no momento da avaliação ou nas semanas que antecederam a *overdose*. Ela negava queixas somáticas, características psicóticas e qualquer história de autolesão, como os cortes. Negou história de trauma ou uso de substância. Ela lembrou que a ideia de morrer "surgiu de repente", e que ela imediatamente escreveu a nota de suicídio e juntou os medicamentos do armário de remédios de seus pais. Em retrospecto, ela estava apavorada com a *overdose* e grata por estar viva.

Hannah continuou a negar depressão e pensamentos suicidas durante a hospitalização. Ela recebeu alta para cuidados ambulatoriais na clínica do hospital, sem prescrição de medicamento psicotrópico. Seguiram-se consultas semanais de terapia cognitivo-comportamental com enfoque em habilidades de enfrentamento em momentos de raiva ou decepção. Depois de seis meses, percebeu-se que Hannah estava se saindo bem e não havia mais demonstrado ideação, intenção, nem comportamento suicida. Àquela altura, Hannah, seus pais e o psicólogo concordaram em encerrar o tratamento, com a combinação de que seria retomado se ela tivesse problemas de enfrentamento.

Discussão

Até a noite da *overdose*, Hannah parecia ser uma adolescente feliz e altamente funcional. Após receber a mensagem de texto sobre o namorado, ficou imediatamente suicida, escreveu uma mensagem e tomou uma *overdose* de medicamentos sedativos que encontrou no armário de medicamentos dos pais.

A *overdose* de Hannah não poderia ter sido prevista. Ela não tinha histórico de depressão, ansiedade ou trauma, nem história de uso de substância, comportamento autolesivo ou ideação suicida. Ela não parecia ter traços de personalidade que pudessem predispor a uma tentativa de suicídio. Embora sua mãe tivesse uma história de transtorno de ansiedade e uma história de duas tentativas de suicídio por *overdose* quando era adolescente, Hannah aparentemente era uma estudante "alegre" e "exemplar".

Em relação ao diagnóstico, parece que Hannah desenvolveu um sofrimento marcado, desproporcional e prejudicial em resposta a um estressor. Não há evidências de outro transtorno psiquiátrico. Assim, seus sintomas parecem se adequar melhor aos critérios de transtorno de adaptação com humor deprimido do DSM-5.

Como acontece em quase todos os diagnósticos do DSM-5, os critérios diagnósticos para o transtorno de adaptação não citam ideação ou comportamento suicida. Mesmo em diagnósticos em que a suicidalidade é listada como um dos múltiplos possíveis sintomas nos critérios (p. ex., TDM, transtorno da personalidade *borderline*), esta não é uma parte necessária para o diagnóstico. Em vez disso, o DSM-5 discute a suicidalidade e o comportamento autodestrutivo no texto descritivo que acompanha os critérios diagnósticos dos transtornos, os quais estão associados a altas taxas de comportamento suicida.

O DSM-5 incluiu os critérios propostos para comportamento suicida e autolesão não suicida no capítulo "Condições para estudos posteriores" na Seção III. Embora a autolesão não suicida tenha sido expandida para "*transtorno* de autolesão não suicida" no DSM-5-TR, os próprios conjuntos de critérios não foram alterados. Como ocorria no DSM-5, os critérios para ambas as condições essencialmente exigem apenas a presença de um determinado comportamento (junto com a ausência de vários critérios de exclusão). Em outras palavras, embora seja importante que o médico avalie especificamente se e em que medida a pessoa contemplou o suicídio ou considerou a autolesão, o diagnóstico de comportamento suicida exige apenas uma tentativa de suicídio, e o diagnóstico de autolesão não suicida exige apenas algum tipo de dano físico autoinfligido.

Em uma mudança importante do DSM-5, o DSM-5-TR também acrescentou o comportamento suicida e a autolesão não suicida ao capítulo "Outras condições que podem ser foco da atenção clínica" na Seção II, a qual fornece códigos da CID-10-MC para as condições, os comportamentos, as circunstâncias ou os problemas que não são transtornos mentais *per se*, mas que podem afetar a evolução, o prognóstico ou o cuidado de um transtorno (os exemplos incluem problemas familiares, dificuldades econômicas e não adesão ao tratamento médico). A adição desses comportamentos ao capítulo da Seção II como condições passíveis de codificação tem ramificações importantes para os registros médicos. Por exemplo, a codificação de comportamento suicida no prontuário médico permite que o clínico documente e monitore o comportamento suicida que pode ou não estar associado a um diagnóstico psiquiátrico específico. Tais códigos podem ajudar os futuros clínicos a avaliarem com mais rapidez as situações potencialmente ambíguas. Por exemplo, se Hannah retornar para o hospital em um estado de consciência alterada, mas sem uma história adicional prontamente disponível, os médicos serão lembrados de pesquisar a possibilidade de *overdose* pelos códigos no prontuário.

No capítulo "Condições para estudos posteriores" da Seção III, o texto que acompanha os critérios propostos para o comportamento suicida lista especificadores que podem ser úteis não apenas na documentação, mas também na avaliação. Esses especificadores caracterizam a violência, a letalidade e o grau de planejamento associado à tentativa. Por exemplo, a *overdose* de Hannah seria classificada como "não violenta", em contraste com um comportamento como um ferimento por arma de fogo autoinfligido. Embora o grau em que ela tenha tentado de fato se matar possa não estar claro, sua *overdose* seria considerada de alta letalidade, pois necessitou de intubação e internação na unidade de terapia intensiva. Por fim, sua *overdose* seria considerada impulsiva, em vez de bem planejada.

O intervalo de tempo é também um especificador. Hannah será considerada como apresentando comportamento suicida "atual" por 12 meses após a *overdose*. Como o risco de uma tentativa de suicídio adicional permanece elevado por dois anos após uma tentativa, a condição seria classificada como "em remissão inicial" entre 13 e 24 meses após esse evento. Se tudo correr bem, o comportamento suicida de Hannah será considerado em remissão quando ela for admitida na faculdade.

Diagnósticos

- Transtorno de adaptação com humor deprimido.
- Comportamento suicida.

Leituras recomendadas

Miller AB, Prinstein MJ: Adolescent suicide as a failure of acute stress-response systems. Annu Rev Clin Psychol 15:425–450, 2019.

Nestadt PS, Triplett P, Mojtabai R, Berman AL: Universal screening may not prevent suicide. Gen Hosp Psychiatry 63:14–15, 2020.

Rodway C, Tham SG, Turnbull P, et al: Suicide in children and young people: can it happen without warning? Journal of Affective Disorders 275:307–310, 2020.

CASO 7.8

Burnout

JOHN W. BARNHILL, M.D.

Isaac Ulysse, um residente de cirurgia de 29 anos em um grande hospital urbano, foi encaminhado pelo empregador para o programa de assistência devido a um "esgotamento" (*burnout*). Seus supervisores ficaram preocupados com seu aspecto cada vez mais distraído e triste. Após um desempenho muito bom na faculdade de medicina e durante os primeiros dois anos da residência em cirurgia, Isaac estava agora manifestando alguns problemas, com a revisão de seu desempenho mais recente caracterizada por demonstrar-se descuidado e atrasado. Ele havia desistido de dois encaminhamentos anteriores, mas após ouvir que estava sendo afastado do trabalho até obter uma liberação da psiquiatria, ele concordou com uma avaliação.

Isaac afirmou que estava bem, "apenas um pouco esgotado". Ele sempre se orgulhou de ter mais energia do que os outros, mas passou a se sentir esgotado durante a pandemia de covid-19. Ele disse que dormia pouco, estava sempre cansado e tinha problemas para se concentrar. Após cerca de 20 minutos, ele perguntou se poderia ir embora, pois já se sentia melhor. A psiquiatra explicou que ela precisava encontrá-lo pelo menos algumas vezes antes de poder liberá-lo para o trabalho.

Ao ser lembrado de que ainda não estava pronto para voltar a trabalhar, Isaac pareceu desmoronar na poltrona. Quando a psiquiatra pediu para ele falar mais, ele respondeu que detestava estar assim, que odiava ser fraco.

Ele disse saber que estava esgotado; tinha se informado sobre o assunto, se sentia exausto e cínico em relação a ser "uma engrenagem no complexo médico-industrial", sendo menos capaz de finalizar o trabalho diário. Ele pensou que poderia ter um transtorno depressivo, uma vez que estava triste quase todos os dias e se sentia cansado, desvalido e incapaz de dormir e se concentrar normalmente. Relatou que isso estava acontecendo há mais ou menos 12 a 18 meses, mas que ele era "bom em esconder as coisas até recentemente", e perguntou se a psiquiatra poderia diagnosticá-lo com *burnout*, pois ele preferia não receber um rótulo "assassino de carreiras, pelo menos para um cirurgião". Afirmou que teria adesão completa à medicação antidepressiva se a psiquiatra o deixasse retornar ao trabalho. Ao ser questionado sobre sentir-se suicida, ele respondeu que sempre considerou ridícula essa questão: "Se você realmente se sente suicida, por que contaria a alguém que está pronto para chamar uma ambulância? Mas não, eu não vou me matar."

Neste ponto, a psiquiatra pediu mais informações de seu histórico familiar. Isaac era filho único de um farmacêutico e de uma professora de francês, os quais deixaram o Haiti quando ele nasceu. Ele cresceu em uma área de subúrbio onde costumava ser a única criança negra de sua idade. Ao ser questionado sobre isso ter sido difícil para ele, sua resposta foi de ceticismo. "Sim", ele disse. "Eu sei tudo sobre microagressões e racismo estrutural, toda essa coisa, mas minha estratégia sempre foi a de ser mais esperto, mais engraçado, mais bonito e mais atlético do que todos os outros. Eu sempre tinha um sorriso confiante no rosto, e agora nada me deixa contente. Meu apelido na escola era Super-Homem. Eu literalmente namorava a rainha do local e ninguém parecia se importar com essa coisa de preto e branco." Neste momento, ele riu e acrescentou: "Bem, exceto por minha avó, mãe de meu pai, que morava com a gente na minha infância. Ela dizia que eu estava me metendo em encrenca."

Após alguns momentos de silêncio, Isaac começou a chorar. Quando solicitado a falar mais, ele explicou que seus pais trabalhavam "o tempo todo" quando ele era jovem, de modo que sua avó morava com eles e tomava conta dele na época da escola. Ela havia morrido de covid-19 cerca de 18 meses antes. Desde então, ele descrevia pensamentos sobre ela "o tempo todo", o que o deixava cada vez mais preocupado por não ter conseguido convencê-la a receber a vacina contra a doença.

Ele disse saber que isso era ridículo, mas tinha parcialmente acreditado nela quando ela insistiu que poderia proteger toda a família contra o vírus. "Eu já contei que minha avó era uma bruxa católica das boas?" Isaac acrescentou que embora soubesse que ela estava morta, uma parte dele ainda esperava vê-la entrar pela porta, para a qual ele olhava várias vezes ao dia com essa esperança. Ele passava muitas horas revisando sua incapacidade de convencê-la a receber a vacina, além de sua decisão de não a visitar durante meses por medo de infectá-la. Na maioria das noites, ele acordava com pesadelos, e, embora não lembrasse muito bem do conteúdo dos sonhos, eles tendiam a ser sobre sua avó desaparecendo e ele não sendo capaz de ajudá-la. Isaac observou que estava ficando cada vez mais raivoso e amargo em relação aos colegas, seus pais e sua ex-namorada. Desde que ela tinha deixado seu apartamento, seis meses antes, ele não tinha falado com ela, nem encontrado seus amigos. Seus pais ligavam com frequência para ele e chegaram a tentar "raptá-lo" para um final de semana com a família, mas ficaram frustrados com a teimosia do filho. Ele disse que ficava bem assistindo TV – onde se focava em "pestilência e guerras" –, mas se sentia anestesiado demais para falar com as pessoas. Ele também disse que nem lembrava direito quem era, e que seu trabalho como assistente de cirurgia havia passado a ser irrelevante se ele não era capaz nem mesmo de ajudar sua família. Embora definitivamente não fosse se matar, e sabia que a ideia toda era "estúpida", ele desejava quase todo dia estar morto para ver sua avó novamente.

Discussão

Sob a ameaça da suspensão de seu trabalho como residente de cirurgia, Isaac aceitou uma avaliação psiquiátrica para o que chamava de *burnout*. O *burnout* é um termo amplamente usado e que está incluído na *Classificação Internacional de Doenças*, 11ª revisão (CID-11), como um fenômeno ocupacional em vez de um distúrbio médico/psiquiátrico. O DSM-5-TR não tem um diagnóstico de *burnout*. O *burnout* é definido na CID-11 como uma síndrome originada no estresse do ambiente de trabalho e demonstra três critérios que se sobrepõem: exaustão, distanciamento ou cinismo em relação ao trabalho, além de redução da eficácia no trabalho. Isaac parece preencher esses critérios básicos para *burnout*, embora a psiquiatra continue a avaliação para melhor compreender a situação.

Além de preencher os critérios para *burnout*, Isaac descreve um conjunto de sintomas depressivos. Ele tem se sentido deprimido e com anedonia na maior parte do dia, quase todo dia, por mais de um ano. Embora nem todos os critérios para um TDM sejam avaliados no relato de caso, Isaac não menciona insônia, fadiga, culpa inadequada, dificuldades de concentração e pensamentos recorrentes de morte. Como seus sintomas duram menos de dois anos, ele não preencheria critérios para transtorno depressivo persistente, mas parece preencher critérios para TDM.

No entanto, o paciente relaciona seus sintomas especificamente com a morte de sua avó, descrevendo sintomas intensos desde que ela morreu, 18 meses antes. Assim, ele pode preencher os critérios para transtorno do luto prolongado, que é o único diagnóstico que foi acrescentado à seção oficial do DSM-5-TR sobre critérios diagnósticos e códigos. Previamente, o mesmo diagnóstico foi descrito no capítulo de "Condições para estudos posteriores" da Seção III do DSM-5 como "transtorno do luto complexo persistente".

O transtorno do luto prolongado é uma resposta mal-adaptativa ao luto que pode ser identificada 12 meses após a morte de um ente querido. A resposta ao luto envolve um conjunto de sintomas que ocorrem na maioria dos dias, incluindo quase todos os dias durante o mês precedente – saudade intensa do falecido, além de pelo menos três de oito sintomas que estão diretamente relacionados com a morte (em outras palavras, se Isaac indicasse que alguns de seus sintomas durassem a vida toda e não tivessem sido recentemente intensificados, ele não receberia um diagnóstico de transtorno do luto prolongado). Esses oito sintomas são os seguintes:

- Ruptura de identidade (sentir como se parte de si tivesse morrido);
- Sensação marcada de descrença em relação à morte;
- Evitação das lembranças de que a pessoa está morta;
- Dor emocional intensa (raiva, amargura, culpa);
- Dificuldade de reintegração nas relações e atividades pessoais;
- Torpor emocional;
- Sensação de que a vida não tem significado;
- Solidão intensa.

Como ocorre em todo o DSM-5-TR, os sintomas também devem causar sofrimento clinicamente significativo ou prejuízo nas áreas de funcionamento social, ocupacional ou em outras áreas.

A experiência normal de luto varia de forma significativa, e o DSM-5-TR enfatiza que a natureza, a duração e a intensidade da reação de luto devem claramente exceder a reação que seria esperada considerando-se o contexto social e cultural.

Em relação a Isaac, ele parece ter experimentado sintomas quase todos os dias por mais de um ano, e sua resposta levou a sofrimento grave e a prejuízo global do funcionamento. Além disso, muitos de seus sintomas parecem preencher os critérios centrais para o transtorno do luto prolongado e estar diretamente relacionados com a morte de sua avó: ele sente como se uma parte de si tivesse morrido (ruptura de identidade); ele sente que ela não está realmente morta; ele sente dor emocional intensa; ele apresentou dificuldades não características em suas relações e atividades; ele sente que seu trabalho não tem sentido; e ele sente solidão intensa. Assim, ele parece preencher os critérios para transtorno do luto prolongado.

Seria útil obter uma melhor compreensão das origens culturais de Isaac. Haitiano de nascimento, ele casualmente cita que sua avó é uma "bruxa católica". Não temos muitas informações relevantes, mas não seria incomum que a avó haitiana integrasse crenças da Igreja Católica e do *vodu* haitiano. Embora ele tenha crescido em um subúrbio rico e tenha se formado como médico nos Estados Unidos, é provável que tenha absorvido algumas crenças de sua cuidadora primária na infância, sua avó. Por exemplo, ela pode ter valorizado muito os sonhos, o que pode intensificar as reações de Isaac aos frequentes pesadelos em que ele falha em salvá-la da covid-19. Embora fosse útil obter um quadro mais claro das questões culturais do paciente, sua reação parece ser mal-adaptativa dentro de sua cultura; por exemplo, seus pais ficaram suficientemente preocupados com ele a ponto de tentarem ativamente retirá-lo de seu isolamento.

Isaac pode receber provisoriamente dois diagnósticos: TDM e transtorno do luto prolongado. A avaliação adicional pode permitir que o clínico diferencie de forma significativa os dois transtornos. Embora exista muita sobreposição de sintomas entre os dois transtornos, o sofrimento no transtorno do luto prolongado se concentra em sentimentos de perda e separação do ente querido em vez de refletir um humor deprimido generalizado. Considerando as informações clínicas anteriores, parece mais razoável fazer o diagnóstico provisório de ambos os transtornos.

Independentemente de seu diagnóstico específico, os sintomas de Isaac parecem ser intensificados pelo estigma que ele associa a transtorno mental. Sendo um cirurgião com o apelido de "Super-Homem", ele parece estar envergonhado com a situação atual, o que provavelmente intensifica sua sensação de isolamento e desesperança. O transtorno do luto prolongado está associado a taxas elevadas de ideação suicida e, embora ele negue que vá se matar algum dia, ele descreve pensamentos nos quais está morrendo e reencontra sua avó. Sem uma intervenção específica, ele certamente está sob risco para autolesão, além de sofrimento e disfunção prolongados. A psiquiatra que o avalia deve resistir às solicitações do paciente para ser diagnosticado com *burnout*. Pode ser tentador aceitar a solicitação de um colega, e *burnout* pode parecer menos estigmatizante para Isaac do que o TDM ou o luto prolongado, mas minimizar os sintomas seria fraudulento e potencialmente perigoso, considerando que um diagnóstico impreciso pode levar a um plano de tratamento abaixo do ideal e a desfechos ruins.

Por fim, Isaac também está sob risco para transtorno por uso de substância. O relato de caso não menciona nada sobre substâncias, mas não seria incomum que ele tivesse tentado se automedicar para insônia, tristeza e fadiga, de maneira a funcionar em seu nível habitual. Por exemplo, drogas sedativas (p. ex., álcool, maconha, benzodiazepínicos) podem ter sido ingeridas para a promoção do sono ou relaxamento, enquanto estimulantes (p. ex., anfetaminas, cocaína) podem ter sido usados para ajudar a restaurar a energia, a concentração e um humor mais animado. Se quaisquer dessas drogas tiverem sido consumidas, seus sintomas podem ter entrado em um ciclo intensamente disfuncional. Além disso, é improvável que Isaac relate espontaneamente o uso de drogas e de quantidades excessivas de álcool; mesmo sendo legais, o uso excessivo não apenas é estigmatizado dentro da medicina, como pode servir de argumento para seu afastamento do programa de residência. A natureza dessa avaliação psiquiátrica não está totalmente clara, mas se é uma avaliação mandatória antes de sua permissão para retornar ao trabalho, é provável que ele seja obrigado a se submeter a um painel toxicológico (se isso ainda não tiver sido realizado).

Isaac pode considerar estressante a avaliação, mas é provável que a identificação bem-sucedida de seu(s) transtorno(s) psiquiátrico(s) seja um primeiro passo importante para desenvolver um plano terapêutico efetivo.

Diagnóstico

- Transtorno depressivo maior.
- Transtorno do luto prolongado.

Leituras recomendadas

Bryant RA, Kenny L, Joscelyne A, et al: Treating prolonged grief disorder: a randomized clinical trial. JAMA Psychiatry 71(12):1332–1339, 2016.

Casey PR, Strain JJ: Trauma- and Stressor-Related Disorders: A Handbook for Clinicians. Arlington, VA, American Psychiatric Association Publishing, 2016.

Maciejewski PK, Maercker A, Boelen PA, Prigerson HG: "Prolonged grief disorder" and "persistent complex bereavement disorder", but not "complicated grief", are one and the same diagnostic entity: an analysis of data from the Yale Bereavement Study. World Psychiatry 15(3):266–275, 2016.

Molina N, Viola M, Rogers M, et al: Suicidal ideation in bereavement: a systematic review. Behav Sci (Basel) 9(5):53, 2019.

Prigerson HG, Shear MK, Reynolds CF III: Prolonged grief disorder diagnostic criteria—helping those with maladaptive grief responses. JAMA Psychiatry 79(4):277–278, 2022.

World Health Organization: International Statistical Classification of Diseases and Related Health Problems, 11th Edition (ICD-11). Geneva, World Health Organization, 2019/2021.

CAPÍTULO 8

Transtornos dissociativos

Introdução

JOHN W. BARNHILL, M.D.

Normalmente encontrados em pessoas com uma variedade de diagnósticos psiquiátricos – e em muitos indivíduos sem diagnóstico –, os sintomas dissociativos podem afetar a consciência, a memória, a identidade, a emoção, a percepção, a representação corporal e o comportamento. As experiências dissociativas são comuns e talvez afetem metade da população em algum momento. Embora sejam comuns, os sintomas podem ser vivenciados sutilmente e mal relembrados, por isso costumam passar despercebidos pelos clínicos. A maioria dos episódios dissociativos é efêmera ou não causa sofrimento ou disfunção significativos, portanto, não há motivo para um diagnóstico específico do DSM-5. Contudo, a identificação de experiências dissociativas pode ajudar a entender sintomas que algumas vezes são confusos.

O DSM-5 descreve três transtornos dissociativos específicos – transtorno dissociativo de identidade, amnésia dissociativa e transtorno de despersonalização/desrealização – e mais duas categorias mais gerais de transtornos dissociativos – especificados e não especificados. Todos estão frequentemente associados a trauma e abuso físico, emocional e/ou sexual, de modo que não é por acaso que o capítulo do DSM-5 sobre transtornos dissociativos se localiza imediatamente após o capítulo destinado a transtornos relacionados a trauma e a estressores.

O transtorno dissociativo de identidade (TDI) se refere à presença de dois ou mais estados distintos de personalidade. Anteriormente conhecido como "transtorno da personalidade múltipla", o TDI envolve uma descontinuidade no senso de *self* e no senso de pertencimento, percepção, cognição e/ou funcionamento sensorial e motor. O TDI também envolve lacunas de memória que vão além do esquecimento comum. Alguns grupos culturais podem considerar o TDI como uma "possessão" por seres espirituais exteriores, mas a perturbação não deve ser diagnosticada como patológica quando estiver em conformidade com práticas culturais ou religiosas amplamente aceitas. Ademais, o TDI não se aplica, de modo geral, a crianças que têm amigos imaginários ou fazem brincadeiras normais de imaginação. Como costuma ser o caso com todos os transtornos dissociativos, pessoas com TDI tendem a apresentar outras questões psiquiátricas, incluindo depressão, ansiedade, abuso de substância, autolesão, transtorno de estresse pós-traumático (TEPT) e convulsões não epilépticas. O paciente pode esconder ou sequer estar ciente de lacunas de memória e outras descontinuidades, o que complica ainda mais a avaliação psiquiátrica.

Em contrapartida ao TDI, que envolve a organização de diferentes personalidades por meio de processos dissociativos, outros diagnósticos dissociativos talvez sejam mais comuns e menos controversos. A amnésia dissociativa envolve a incapacidade de evocar informações autobiográficas importantes que geralmente estão relacionadas a um estressor ou trauma específico. Ela pode estar associada a convulsões não epilépticas ou a outros sintomas neurológicos funcionais (p. ex., transtorno de sintomas neurológicos funcionais [transtorno conversivo] do DSM-5-TR). O DSM-5 removeu a fuga dissociativa da condição de transtorno distinto e a incluiu como um especificador para a amnésia dissociativa. Os estados de fuga se destacam pela incapacidade de evocar memórias autobiográficas importantes (p. ex., identidade pessoal) e podem incluir afastamento involuntário de casa ao mesmo tempo em que se mantém uma capacidade de funcionamento adequada.

Um senso de separação e irrealidade em relação a si mesmo (despersonalização) ou ao mundo exterior (desrealização) é relativamente comum, com registro de prevalência na vida de 50% na população. Contudo, para preencher os critérios para transtorno de despersonalização/desrealização, os sintomas devem ser persistentes (em geral com duração superior a um mês) e/ou recorrentes. O teste de realidade deve estar preservado. Assim como em outros diagnósticos do DSM-5, exige-se prejuízo e/ou sofrimento, portanto "ficar fora do ar" eventualmente não é necessariamente um transtorno.

O DSM-5 fornece uma opção diagnóstica – "outro transtorno dissociativo especificado" – para as apresentações que não preenchem todos os critérios de TDI, amnésia dissociativa ou transtorno de despersonalização/desrealização. Por exemplo, o diagnóstico "outro transtorno dissociativo especificado (perturbação da identidade devido à persuasão coerciva prolongada e intensa)" pode ser atribuído quando um indivíduo apresenta efeitos dissociativos após experiências intensas como lavagem cerebral, encarceramento político de longo prazo ou doutrinação religiosa. Reações dissociativas agudas a eventos estressantes podem apresentar uma série de manifestações dissociativas quando observadas transversalmente, mas são caracterizadas por sua brevidade; elas podem sumir em alguns dias. Caso persistam durante um período superior a um mês, provavelmente justifica-se estabelecer um diagnóstico diferente (p. ex., transtorno de despersonalização/desrealização).

Leituras recomendadas

Laddis A, Dell PF, Korzekwa M: Comparing the symptoms and mechanisms of "dissociation" in dissociative identity disorder and borderline personality disorder. J Trauma Dissociation 18(2):139–173, 2017 27245196.

Lewis-Fernández R, Martínez-Taboas A, Sar V, et al: The cross-cultural assessment of dissociation, in Cross-Cultural Assessment of Psychological Trauma and PTSD (International and Cultural Psychology Series). Edited by Wilson JP, Tang CS. Boston, Springer, 2007, pp 279–317.

Lippard ETC, Nemeroff CB: The devastating clinical consequences of child abuse and neglect: increased disease vulnerability and poor treatment response in mood disorders. Am J Psychiatry 177(1):20–36, 2020.

Lyssenko L, Schmahl C, Bockhacker L, et al: Dissociation in psychiatric disorders: a meta-analysis of studies using the Dissociative Experiences Scale. Am J Psychiatry 175(1):37–46, 2018.

CASO 8.1

Triste e sozinho

RICHARD J. LOEWENSTEIN, M.D.

Judith Vaughan, uma professora de educação especial de 29 anos, buscou uma consulta psiquiátrica com a queixa: "Estou cansada de sempre estar triste e sozinha".

A paciente relatou depressão crônica e grave que não respondeu a várias tentativas com antidepressivos e acréscimo de estabilizadores do humor. Relatou maior benefício com psicoterapias baseadas em terapia cognitivo-comportamental e terapia comportamental dialética. Foi sugerida a eletroconvulsoterapia, o que ela recusou. Havia sido hospitalizada duas vezes devido à ideação suicida e a cortes graves em si mesma que necessitaram de pontos.

Judith relatou que os terapeutas anteriores tinham se concentrado na probabilidade de trauma, mas ela negava a possibilidade de já ter sido abusada. Era a sua irmã mais jovem que relatava "toques sexuais estranhos" por parte do pai, quando Judith tinha 13 anos. Nunca houve uma investigação criminal, mas o pai pediu desculpas à paciente e à sua irmã como parte de uma intervenção da igreja e do tratamento interno para alcoolismo e "adição por sexo". Ela negou qualquer tipo de sentimento sobre esses eventos e afirmou: "Ele resolveu o problema. Não tenho motivos para estar com raiva dele".

Judith relatou poucas lembranças de sua vida no período dos 7 aos 13 anos. Seus irmãos brincavam sobre sua incapacidade de se lembrar de feriados em família, eventos escolares e viagens de férias. Ela explicou sua amnésia dizendo: "Eu não lembro de nada porque nada aconteceu".

Relatou um relacionamento "bom" com ambos os pais. O pai continuava "controlador" em relação à mãe e ainda tinha "problemas em lidar com sua raiva", mas estava abstinente de álcool há 16 anos. Em resposta a uma indagação mais aprofundada, Judith relatou que seu comportamento autolesivo e suicida ocorria principalmente depois de ir ver a família ou quando seus pais a visitavam de surpresa.

Judith descreveu ser "retraída socialmente" até o ensino médio, quando teve ótimo rendimento escolar e participou de várias equipes e clubes. Saiu-se bem na faculdade. Sobressaía-se em seu emprego e era considerada uma talentosa professora de crianças autistas. Ela descreveu várias amizades antigas. Relatou dificuldade em ter intimidade com homens, além de sentir medo e nojo intensos em relação a qualquer tipo de avanço sexual. Sempre que se envolvia com um homem, ela sentia vergonha intensa e uma sensação de sua própria "maldade", embora se sentisse inútil também em outros momentos. Normalmente não dormia bem e sentia-se cansada com frequência.

Ela negou o uso de álcool ou de drogas, acrescentando que até o cheiro de álcool a fazia ter vontade de vomitar.

Durante o exame de estado mental, a paciente estava bem-arrumada e cooperativa. Suas respostas eram coerentes e objetivas, mas frequentemente destituídas de conteúdo emocional. Ela parecia triste e contida e descreveu a si mesma como "anestesiada". Negou alucinações, confusão e intenção atual de se matar. No entanto, pensamentos sobre suicídio estavam "sempre por perto".

Perguntas mais específicas levaram a paciente a negar que tivesse amnésia contínua na vida diária; além disso, negou ter sido informada sobre comportamentos dos quais não conseguia se lembrar, pertences inexplicáveis, perda de tempo subjetiva, episódios de fuga ou oscilações inexplicáveis em habilidades, hábitos e/ou conhecimentos. Judith negou um senso de divisão subjetiva do *self*, alucinações, vozes interiores ou sintomas de influência passiva, bem como *flashbacks* ou memórias intrusivas, mas relatou pesadelos recorrentes de ser perseguida por "um homem perigoso", do qual não conseguia escapar. Ela relatou dificuldade em se concentrar, embora fosse "hiperfocada" no trabalho. Relatou também uma reação de sobressalto intensa. Ela disse que costumava contar e cantar em silêncio em vez de deixar os pensamentos fluírem. Acrescentou que era muito cuidadosa, verificando muitas vezes todas as noites as portas para garantir que estavam fechadas. Descobriu que, quando ficava ansiosa, remanejar os móveis a fazia se sentir mais segura.

Discussão

A paciente relata humor deprimido persistente, insônia, fadiga, sentimentos de desvalia e ideias suicidas. Não surpreende que ela tenha recebido vários tratamentos para transtorno depressivo maior (TDM), nem que esses tratamentos não tenham sido particularmente bem-sucedidos.

Além de seus sintomas depressivos, a paciente descreve sintomas e eventos prévios que sugerem outros problemas. Embora tenha sido sua irmã mais jovem quem relatou os "toques sexuais estranhos" de seu pai, ele se desculpou com as duas filhas. Judith tem uma história autolesiva grave que ocorre quando vê a família. A intimidade sexual gera sentimentos de desgosto e vergonha, e, como resultado – apesar de ter buscado tratamento por se sentir triste e sozinha –, a paciente evita os homens. Ela tem pesadelos recorrentes em que é perseguida por "um homem perigoso". Embora negue ter sofrido abuso, descreve uma lacuna de memória autobiográfica de seis anos, a qual aparentemente terminou ao mesmo tempo em que o pai foi internado para o tratamento de alcoolismo e "adição por sexo". Até mesmo o cheiro de álcool a faz ter vontade de vomitar.

Ao se levar essas informações em consideração, não é de estranhar que terapeutas anteriores tenham "se concentrado na probabilidade de trauma". O aparente abuso sexual infantil juntamente com o déficit na memória de seis anos se ajusta bem ao diagnóstico do DSM-5 de amnésia dissociativa (AD).

Ao contrário das falhas de memória associadas a intoxicações e transtornos neurocognitivos, a AD envolve problemas com a memória autobiográfica: o que fiz, para onde fui, o que eu pensava ou sentia e assim por diante. A apresentação mais comum da AD é a forma *localizada*, uma incapacidade de evocar um determinado período específico de tempo ou evento, tal como toda a 2ª série. Na AD *seletiva*, a memória é preservada para alguns eventos durante um período circunscrito, tal como algumas memórias preservadas da 2ª série, mas com amnésia para todo ou parte do trauma em si.

A AD está associada a abuso físico e sexual, e sua extensão parece aumentar quanto maior forem a gravidade, a frequência e a violência do abuso.

A AD pode ser difícil de distinguir de outros diagnósticos relacionados a trauma porque condições como o TEPT também apresentam perda de memória no contexto de um trauma. Caso a perda de memória seja o sintoma central e envolva um período que se prolongue durante muito tempo após o trauma, então deve-se codificar AD separadamente de um diagnóstico de TEPT. A perda de memória de Judith durou seis anos, o que está de acordo com o período de suposto abuso sexual. Além disso, ela descreve pensamentos intrusivos (pesadelos), esquiva (de namorar e fazer sexo), alterações negativas em cognições e humores (crença em sua própria "maldade") e hiperexcitabilidade/hiperreatividade (reação de sobressalto). Em outras palavras, ela também satisfaz critérios para TEPT, o que justifica um diagnóstico comórbido.

Um subgrupo de pacientes com AD também pode apresentar sintomas significativos de transtorno obsessivo-compulsivo (TOC), de modo que Judith descreve recorrência de comportamentos como contar, cantar, verificar e arrumar os móveis, todos como tentativa de evitar o perigo.

Outro subgrupo de pacientes pode apresentar uma amnésia muito mais abrangente, denominada amnésia dissociativa generalizada (ADG). Essa perda de memória pode se expandir para abranger toda a vida, incluindo a identidade pessoal, base de conhecimentos e memória de habilidades. Observações longitudinais de indivíduos com ADG mostram que muitos deles vão satisfazer os critérios diagnósticos do DSM-5 para TDI.

O TDI caracteriza-se por uma ruptura da identidade marcada por dois ou mais estados distintos de personalidade, os quais envolvem descontinuidade acentuada no senso de *self*, bem como lacunas de memória clinicamente relevantes. Embora Judith não se lembre muito bem do ensino fundamental, ela nega ter vivenciado sintomas típicos de TDI como: subitamente se encontrar em um local sem saber como chegou lá (fuga dissociativa); surgimento ou desaparecimento inexplicável de pertences; ser informado de exibir comportamento do qual não tem lembrança; e oscilações inexplicáveis de habilidades, capacidades e conhecimentos (p. ex., conseguir tocar música em um momento, mas ser incapaz de acessar essa habilidade em outro). Além disso, indivíduos com TDI têm a propensão de vivenciar sintomas como escuta de vozes interiores, despersonalização/desrealização, senso subjetivo de divisão do *self*, comportamentos relacionados à troca ou ao deslocamento de estados de identidade e sintomas relacionados à sobreposição ou à interferência entre estados de identidade. Embora esses sintomas justifiquem uma investigação longitudinal, Judith os negou e dificilmente apresenta TDI.

A entrevista diagnóstica com pessoas com AD não é comum. Elas raramente fornecem, de forma espontânea, informações sobre problemas de memória. Normalmente, dão pouca importância à amnésia e à sua conexão com eventos traumáticos. Talvez o mais importante seja abordar o fato de que a mera possibilidade de um trauma induza ansiedade intensa, *flashbacks*, pesadelos e memórias somáticas do abuso. É fundamental ter senso de oportunidade, tato e ritmo, uma vez que uma busca muito entusiástica pela "verdade" pode infligir danos psicológicos em um indivíduo que ainda está sofrendo em decorrência de um abuso que suportou vários anos antes.

Diagnóstico

- Amnésia dissociativa.
- Transtorno depressivo maior persistente, com ideação suicida.
- Transtorno de estresse pós-traumático.

Leituras recomendadas

Brand BL, Loewenstein RJ, Spiegel D: Dispelling myths about dissociative identity disorder treatment: an empirically based approach. Psychiatry 77(2):169–189, 2014.

Lanius RA, Vermetten E, Pain C (eds): The Impact of Early Life Trauma on Health and Disease: The Hidden Epidemic. Cambridge, UK, Cambridge University Press, 2010.

Loewenstein RJ: Dissociation debates: everything you know is wrong. Dialogues Clin Neurosci 20(3):229–242, 2018.

CASO 8.2

Sentindo-se irreal

DAPHNE SIMEON, M.D.

Ken Waldron, um estudante universitário de 20 anos do 2º ano, foi encaminhado por seu conselheiro residente (CR) para o serviço de saúde mental da faculdade após parecer deprimido nas semanas seguintes à ruptura com a namorada. Ken não compareceu à sessão de avaliação, dizendo ao seu CR que "todo mundo fica mal após uma briga – eu ficarei bem". No entanto, quando Ken pareceu "estranho e fora de si", seu CR marcou outra consulta e o acompanhou até o compromisso.

Nesta sessão inicial, Ken estava hesitante, mas revelou que tinha sido "esmagado" pelo fim da relação. Embora anteriormente fosse um estudante excelente, parou de fazer os deveres e passava as aulas olhando pela janela. Ele notou que suas notas tinham baixado bastante, mas disse não se importar com isso. Embora afirmasse se sentir sozinho, também admitiu apagar prontamente as mensagens que recebia, de forma a raramente se comunicar com os amigos e a família.

Quando solicitado a descrever outros sintomas de depressão, Ken respondeu que não tinha nada a acrescentar, dizendo que sua mente parecia estar em branco, "como de costume". Afirmou que se sentia cada vez mais desligado de seu corpo físico e fazia suas atividades diárias "como um robô". Sentia-se tão desconectado que se perguntava se estava morto ou se vivia em um sonho, ou simplesmente "não tinha um *self*".

O paciente relatou que estava deprimido há algumas semanas, depois da briga com a namorada; ele nunca tinha se apaixonado antes e ficou chocado quando Jill disse que "precisava de um tempo". Durante semanas depois disso, ele se sentiu triste e um pouco desesperado, mas continuou a encontrar os amigos e a ir às aulas; no entanto, em algum momento, as coisas começaram a mudar. Ele disse que passou a se sentir anestesiado, irreal e desconectado, mas que isso tudo era um pouco confuso.

Ken descreveu um surto de extrema ansiedade, de duração limitada, no 2º ano do ensino médio. Foi quando começaram os ataques de pânico, que aumentaram de gravidade e frequência ao longo de dois meses. Durante esses ataques, ele se sentia muito desconectado, como se tudo ao seu redor fosse irreal. Às vezes os sintomas duravam várias horas e se pareciam com suas queixas atuais. O início pareceu coincidir com a internação da mãe em um hospital psiquiátrico. Quando ela recebeu alta, todos os seus sintomas sumiram rapidamente. Na época, não buscou tratamento.

O paciente também descreveu sentimentos transitórios de irrealidade durante o ensino fundamental, logo após o divórcio dos pais, quando o pai deixou o jovem e sua mãe, que tinha um diagnóstico de esquizofrenia paranoide. Durante a infância, sentiu solidão global significativa e a sensação de que era o único adulto na família. Sua mãe tinha funcionamento limítrofe, com poucos episódios ativamente psicóticos. Seu pai raramente os visitava, mas fornecia fundos suficientes para que continuassem a viver em uma situação razoavelmente confortável. Ken costumava ficar com os avós durante os fins de semana, mas, de modo geral, ele e a mãe viviam isolados. Saía-se bem na escola e tinha alguns amigos mais íntimos, mas normalmente era reservado, e era raro levar amigos para sua casa. Jill seria a primeira namorada a conhecer sua mãe.

Ken negou o uso de drogas, especialmente de maconha, alucinógenos ou cetamina, e o exame toxicológico de urina foi negativo. Embora sua vida doméstica fosse de negligência emocional por parte de ambos os pais e de abuso emocional quando a mãe estava ativamente psicótica, ele negava abuso físico ou sexual, bem como qualquer histórico psiquiátrico de mania, psicose ou outros sintomas psiquiátricos prévios, exceto os descritos anteriormente. Também negou especificamente amnésia, apagões, identidades múltiplas, alucinações, paranoia e outros pensamentos ou experiências incomuns.

Os resultados de testes laboratoriais de rotina, o exame toxicológico no sangue e o exame físico se mostraram normais, assim como a ressonância magnética do encéfalo e o eletroencefalograma. Consultas com um otorrinolaringologista e um neurologista não acrescentaram dados relevantes.

Discussão

Ken está vivenciando um desligamento persistente do corpo físico, da mente e das emoções e tem uma sensação global de ausência de *self*. Durante essas experiências, seu teste de realidade continuou preservado. A história indica que não há causas médicas para esses sintomas, e nenhuma comorbidade psiquiátrica é responsável por eles. Os sintomas são persistentes, e o funcionamento está significativamente comprometido. O paciente preenche os critérios para transtorno de despersonalização/desrealização do DSM-5.

Ken apresentou sintomas semelhantes duas outras vezes, mas nenhum episódio parece ter preenchido os critérios para transtorno de despersonalização/desrealização. O primeiro episódio, durante o ensino fundamental, foi desencadeado pelo abandono do pai e, de acordo com o relato, durou apenas alguns dias. Embora os critérios do DSM-5 não especifiquem uma duração mínima para o transtorno de despersonalização/desrealização, eles indicam que os sintomas precisam ser "persistentes ou recorrentes".

A segunda ocorrência foi no contexto de dois meses de ataques de pânico crescentes precipitados pela hospitalização psiquiátrica da mãe. Embora esses sintomas preencham os critérios de duração para transtorno de despersonalização/desrealização, eles ocorreram exclusivamente no contexto de outra condição psiquiátrica (transtorno de pânico) e desapareceram com a resolução do outro transtorno psiquiátrico.

O episódio mais recente de Ken, porém, mostra as características clássicas do transtorno de despersonalização/desrealização: as experiências persistiram por vários meses após a resolução do episódio depressivo de curta duração; as experiências não estão associadas a outros transtornos psiquiátricos, ao uso de substâncias ou a problemas clínicos; e o teste de realidade permanece intacto durante as experiências. Observa-se que o segundo episódio de sintomas teve um peso maior voltado para desrealização, enquanto o terceiro episódio, com diagnóstico clínico, pendia para a despersonalização. Com a incorporação de evidências recentes na área, o DSM-5 combinou sintomas de despersonalização e de desrealização em um único transtorno que pode ser constituído por qualquer um dos dois tipos de sintomas ou, mais comumente, por ambos.

Antes que se possa estabelecer o diagnóstico, outras possíveis causas psiquiátricas e médicas devem ser investigadas e excluídas. Devido à esquizofrenia da mãe, uma explicação alternativa seria a de um transtorno psicótico ou pródromo de esquizofrenia. Ken parece ter mantido seu funcionamento social e acadêmico até o agravamento da despersonalização e manteve o teste de realidade apesar dos sintomas; em consequência disso, ele não preenche os critérios para um diagnóstico de psicose atual.

Além disso, em qualquer paciente com uma apresentação dissociativa, todos os tipos possíveis de sintomas dissociativos devem ser avaliados. Os sintomas de despersonalização/desrealização são muito comuns no transtorno dissociativo de identidade, podendo ocorrer também na amnésia dissociativa. É interessante observar que Ken negava sintomas de amnésia ou de alteração da identidade.

Assim como muitos pacientes com transtorno de despersonalização/desrealização, Ken não considera seu sofrimento delirante e está convencido de sua natureza "física". Essa convicção pode, muitas vezes, levar a exames médicos extensos que tranquilizam o paciente mais do que o ajudam a identificar uma etiologia médica. Jovens com apresentações típicas e sem fatores de risco ou achados anormais em exames físicos e neurológicos têm pouca probabilidade de apresentarem algum tipo de doença clínica ou neurológica subjacente. A bateria de exames pode ajudar esses pacientes a continuarem com o tratamento psiquiátrico; no entanto, algumas vezes pode ser útil que o psiquiatra tente conter o entusiasmo de outros médicos, os quais podem sugerir testes mais prolongados ou invasivos.

Também é útil reconhecer que Ken é um estudante universitário que originalmente apresentava sintomas depressivos após a ruptura de uma relação. Sem a persistência amiga de seu conselheiro residente e a investigação cuidadosa do médico no serviço de transtornos mentais, o reconhecimento dos sintomas dissociativos de Ken teria demorado muito, assim como o desenvolvimento de um plano terapêutico efetivo. O tratamento efetivo é sempre importante, é claro, mas um diagnóstico tardio ou impreciso em um adolescente pode levar a dificuldades na escola, no trabalho e nos relacionamentos, bem como no senso de *self* interno do jovem. Essas dificuldades podem não apenas ser temporariamente desafiadoras e dolorosas, mas também ter um efeito negativo poderoso sobre a trajetória de vida do jovem.

Os transtornos dissociativos tendem a estar associados com maus-tratos na infância. Em comparação às pessoas com outros transtornos dissociativos, os pacientes com transtorno de despersonalização/desrealização tendem a relatar trauma menos extremo e que tem natureza emocional em vez de física ou sexual. A história de Ken é típica pelo fato de ele ter claramente experimentado negligência emocional e abuso emocional periódico, mas ele negava trauma físico ou sexual. Uma hipótese de trabalho inicial poderia ser que o episódio recente de Ken derivasse de suas experiências na infância em combinação com sua vulnerabilidade ao pânico e à depressão, bem como do impacto de perder sua primeira namorada real.

Diagnóstico

- Transtorno de despersonalização/desrealização.

Leituras recomendadas

Choi KR, Seng JS, Briggs EC, et al: The dissociative subtype of posttraumatic stress disorder (PTSD) among adolescents: co-occurring PTSD, depersonalization/derealization, and other dissociation symptoms. J Am Acad Child Adolesc Psychiatry 56(12):1062–1072, 2017.

Simeon D, Abugel J: Feeling Unreal: Depersonalization Disorder and the Loss of Self. New York, Oxford University Press, 2008.

Thomson P, Jaque SV: Depersonalization, adversity, emotionality, and coping with stressful situations. J Trauma Dissociation 19(2):143–161, 2018.

CASO 8.3

Dissociações

ROBERTO LEWIS-FERNÁNDEZ, M.D.

Lourdes Zayas, uma mulher porto-riquenha de 33 anos, nascida nos Estados Unidos, foi levada ao pronto-socorro (PS) depois de ter ficado perturbada e tentado engolir água sanitária.

A paciente, que não tinha história psiquiátrica, aparentemente estava bem no dia anterior, até receber a notícia do assassinato do noivo em um incidente com drogas em Porto Rico. A família relatou que Lourdes inicialmente reagiu com uma tranquilidade incomum. Preocupados, os parentes a seguiram discretamente pelo pequeno apartamento durante várias horas. Ela não falava e, em vez disso, se dedicava a tarefas repetitivas e desnecessárias, como dobrar e desdobrar roupas.

Naquela tarde, de pé, ao lado da máquina de lavar roupas, soltou um grito, pegou uma garrafa de água sanitária e tentou bebê-la. Seu irmão arrancou a garrafa de suas mãos, e ela caiu no chão, tremendo, gritando e chorando. Esse episódio durou alguns segundos e, depois, ela "ficou parada, como se estivesse morta" durante alguns minutos. A família não percebeu movimentos tônico-clônicos, mordida da língua ou perda de controle dos esfíncteres. Quando a ambulância chegou, Lourdes estava chorando baixinho, repetindo o nome do noivo, e, de modo geral, não respondia a perguntas. Depois que a equipe médica tratou as queimaduras leves em seus lábios, ela foi encaminhada para o departamento de psiquiatria.

Ao longo das horas seguintes, Lourdes começou a reagir mais. Durante uma entrevista clínica realizada em espanhol, ela relatou ter ficado "anestesiada" (sem sentidos) pela notícia da morte do noivo e descreveu uma sensação de estar desconectada do corpo, de suas emoções e do ambiente. Esses sintomas ainda estavam presentes no PS, mas se reduziram ao longo de várias horas. Ela descreveu também amnésia do que ocorreu a partir do momento em que gritou e que sua visão ficou "turva" até o momento em que "acordou", já no PS.

Enquanto estava sob observação de 24 horas, Lourdes teve mais dois episódios de agitação repentina, choro e gritos, durante os quais tentou arranhar o rosto e deixar o quarto. Como ela respondeu rapidamente à intervenção oral e ao contato físico tranquilizador, não foram administrados medicamentos, nem colocadas contenções, mas ela ficou sob observação individual intensiva. Os resultados de testes laboratoriais, assim como um eletroencefalograma e uma punção lombar, não revelaram nada extraordinário.

Durante o exame, ela chorava baixo, seu humor era triste e ela disse não lembrar de ter tentado o suicídio. Estava orientada para tempo, pessoa e lugar; não tinha sintomas psicóticos; e negou ideação suicida atual.

Lourdes foi transferida para uma unidade de internação psiquiátrica a fim de obter avaliação. Inicialmente, teve dificuldade para dormir e tinha sonhos tristes e assustadores com o noivo. Negou lembranças das horas que se seguiram após ter tentado beber água sanitária. Esforçava-se para evitar pensar sobre o noivo e estava perturbada por lembranças intrusivas do tempo que passaram juntos, mas em nenhum momento preencheu os critérios do DSM-5 para transtorno de estresse agudo ou depressão maior. Seus sintomas melhoraram significativamente após uma semana. Não foi medicada no hospital e recebeu alta após 10 dias com acompanhamento ambulatorial. Foi a uma única consulta, um mês depois, quando ela e a família concordaram que ela ficava episodicamente triste com a morte do noivo, mas estava de volta ao normal. A partir de então, não seguiu mais o acompanhamento.

Discussão

Clínicos diferentes podem tentar conceitualizar os sintomas de Lourdes de formas diferentes. Como o assassinato do noivo foi, sem dúvida, traumático, um clínico poderia tentar encaixar seus sintomas em um dos diagnósticos listados entre os transtornos relacionados a trauma e a estressores do DSM-5. Outro clínico poderia reconhecer sintomas psicóticos e tentar encontrar um diagnóstico no espectro de esquizofrenia e outros transtornos psicóticos. Outro poderia tentar encontrar um transtorno depressivo ou relacionado à ansiedade que se encaixasse na sintomatologia. Outro ainda poderia procurar um transtorno da personalidade ou uma vulnerabilidade da personalidade preexistente que pudesse ter levado a esses sintomas.

Contudo, ao se ater às informações fornecidas, pode-se desenvolver uma explicação mais simples. Em reação à notícia do assassinato, Lourdes ficou "embotada" e perambulou pelo apartamento durante horas, repetidamente dobrando e desdobrando roupas. Descreveu estar desconectada do corpo, das emoções e do ambiente. A tentativa de beber água sanitária foi impedida e então ela caiu no chão, tremendo e chorando. Teve amnésia do evento, afirmando que acordou horas depois no PS. Prosseguiu com vários dias de memórias intrusivas e indesejadas e pesadelos, além de experiências recorrentes de despersonalização e desrealização, mas voltou essencialmente ao normal no prazo de uma ou duas semanas.

Lourdes teve uma reação dissociativa aguda. Listado como um exemplo de outro transtorno dissociativo especificado, esse diagnóstico do DSM-5 descreve um grupo de pessoas que reagem a um estresse com sintomas dissociativos agudos e transitórios, os quais podem incluir uma combinação das seguintes manifestações: constrição da consciência; despersonalização; desrealização; perturbações na percepção (p. ex., lentidão do tempo, macropsia); microamnésias; estupor transitório; e alterações dos funcionamentos sensorial e motor (p. ex., analgesia, paralisia). Lourdes relatou constrição da consciência (ensimesmamento com comportamentos repetitivos), despersonalização, desrealização, estupor transitório e microamnésia.

Em alguns indivíduos, um episódio agudo se torna recorrente, sobretudo quando estressores repetidos precipitam novas reações agudas. Em outros indivíduos, a condição aguda desaparece com sequelas mínimas.

Episódios dissociativos agudos podem ser comórbidos com outros diagnósticos psiquiátricos ou podem ser uma reação isolada em uma pessoa que, fora isso, tem funcionamento normal. Eles também foram descritos como parte de um grupo heterogêneo de sintomas em todo o mundo. Um episódio dissociativo semelhante poderia ser classificado como "desentendimento" no Sul dos Estados Unidos ou como "indisposição" no Haiti. Na América Latina, episódios semelhantes são denominados ataque de nervos, que é o termo que Lourdes e sua família usaram durante sua hospitalização. O capítulo revisado "Cultura e diagnóstico psiquiátrico" na Seção III do DSM-5-TR traz uma entrada sobre *ataque de nervos*, incluindo os diagnósticos potencialmente associados a essa condição.

Temores desse tipo de reação supostamente levaram a família a monitorar Lourdes de perto depois que ela recebeu a notícia sobre o assassinato do noivo e ajudaram a impedir que ela sofresse maiores danos por causa da água sanitária. *Ataques* são bastante comuns, com uma incidência na vida de cerca de 10% em porto-riquenhos nascidos nos Estados Unidos. Eles são considerados reações esperadas e até normais quando precipitados por estressores distintos e arrasadores como no caso de Lourdes. Uma história de ataques durante a vida, no entanto, está associada a índices mais elevados de incapacidade relacionada a saúde mental, ideação suicida e cuidados ambulatoriais de saúde mental. O *ataque* de Lourdes, portanto, sugere vulnerabilidade potencial a sequelas psiquiátricas. Neste caso em particular, Lourdes e sua família deveriam ser orientadas de que ela pode correr risco de outro ataque no contexto de outro estressor, bem como de TEPT de início tardio.

A Entrevista de Formulação Cultural Principal do DSM-5-TR, um protocolo padronizado para a condução de uma avaliação cultural individual, pode ajudar os clínicos a compreenderem as perspectivas de Lourdes e de sua família em relação à situação, facilitando o desenvolvimento de um plano terapêutico conjunto.

Diagnóstico

- Outro transtorno dissociativo especificado (reações dissociativas agudas a eventos estressantes).

Leituras recomendadas

Guarnaccia PJ, Lewis-Fernández R, Martínez Pincay I, et al: Ataque de nervios as a marker of social and psychiatric vulnerability: results from the NLAAS. Int J Soc Psychiatry 56(3):298–309, 2010.

Lewis-Fernández R, Kirmayer LJ: Cultural concepts of distress and psychiatric disorders: understanding symptom experience and expression in context. Transcult Psychiatry 56(4):786–803, 2019.

Lewis-Fernández RL, Aggarwal NK, Hinton L, Hinton DE, Kirmayer LJ (eds): DSM-5 Handbook on the Cultural Formulation Interview. Arlington, VA, American Psychiatric Publishing, 2016.

Lim RF (ed): Clinical Manual of Cultural Psychiatry, 2nd Edition. Arlington, VA, American Psychiatric Publishing, 2015.

CAPÍTULO 9

Transtorno de sintomas somáticos e transtornos relacionados

Introdução

ANNA DICKERMAN, M.D.
JOHN W. BARNHILL, M.D.

O transtorno de sintomas somáticos (TSS) é um diagnóstico do DSM-5 que descreve um grupo de pacientes que sofrem sintomas somáticos aflitivos, juntamente com pensamentos, sentimentos e comportamentos excessivos em relação a esses sintomas. O TSS é um termo abrangente, cuja intenção é descrever a maioria dos pacientes que anteriormente recebiam diagnósticos como transtorno de somatização, transtorno doloroso e hipocondria, inclusos no capítulo sobre transtornos somatoformes do DSM-IV. A diferença fundamental é que diagnosticar TSS exige uma busca por sintomas positivos, como sofrimento e disfunção, em vez de a busca por uma negativa (descartar sintomas sem explicação médica). Os pacientes com TSS podem ter – e com frequência têm – diagnósticos médicos de natureza fisiológica, mas o novo diagnóstico permite que o clínico se concentre no sofrimento e nos pensamentos, sentimentos e comportamentos anormais em vez de na validade das queixas médicas do paciente.

O capítulo do DSM-5 sobre transtorno de sintomas somáticos e transtornos relacionados também inclui o transtorno de ansiedade de doença (TAD), o transtorno de sintomas neurológicos funcionais (transtorno conversivo), os fatores psicológicos que afetam outras condições médicas (FPAOCMs) e o transtorno factício, bem como as categorias "outro transtorno de sintomas somáticos e transtorno relacionado especificado" e "transtorno de sintomas somáticos e transtorno relacionado não especificado".

Para cada um desses transtornos, o clínico deve tentar compreender a perspectiva do próprio paciente em relação à experiência somática, o que é quase inevitavelmente filtrado por múltiplas lentes, incluindo cultura, educação em saúde e experiências prévias com cuidados de saúde. Quando possível, o texto do DSM-5-TR tenta reduzir o estigma e a crítica percebida que podem fazer parte de um diagnóstico psiquiátrico.

Por exemplo, o termo hipocondria foi eliminado no DSM-5 por ser considerado pejorativo e contraproducente para o desenvolvimento de uma aliança terapêutica. Esse termo também apresenta uma história antiga e complexa que levava a um amplo espectro de ideias sobre seu significado e sua etiologia. O DSM-5 dividiu a hipocondria em dois grupos diagnósticos. A maioria das pessoas com hipocondria segundo o DSM-IV apresenta uma ansiedade significativa voltada para a saúde na presença de sintomas somáticos significativos; no DSM-5, essas pessoas são descritas como tendo TSS. Talvez 25% dos indivíduos com ansiedade de saúde elevada não apresentem queixas somáticas relevantes; esses pacientes são diagnosticados com TAD, novo no DSM-5.

O DSM-5 assume uma abordagem semelhante em relação aos indivíduos que parecem ter pensamentos, sentimentos e comportamentos anormais no contexto de dor. Indivíduos que seriam diagnosticados com transtorno doloroso pelo DSM-IV geralmente se encaixam no TSS do DSM-5, com o especificador "com dor predominante". Algumas pessoas com pensamentos, sentimentos e comportamentos anormais relacionados à dor podem ser mais bem conceitualizadas como apresentando FPAOCMs do DSM-5, um diagnóstico que anteriormente foi incluído no capítulo "Outras condições que podem ser foco da atenção clínica" do DSM-IV. O termo FPAOCMs se refere a uma condição na qual fatores psicológicos ou comportamentais influenciam de modo adverso uma condição médica. Um exemplo disso seria a negação da relevância de uma dor torácica que leve a uma intervenção médica tardia para um infarto do miocárdio.

A investigação de sintomas sem explicação médica perdeu ênfase no DSM-5, de modo que a maioria dos transtornos neste capítulo não requer que o clínico "descarte" condições médicas de fundo fisiológico. O transtorno de sintomas neurológicos funcionais no DSM-5-TR (anteriormente denominado transtorno conversivo) é um pouco diferente. Seus critérios sintomáticos incluem funcionamento voluntário motor ou sensorial alterado juntamente com evidências de que existe incompatibilidade entre o sintoma e as condições médicas ou neurológicas identificadas. Especificadores para o transtorno de sintomas neurológicos funcionais podem ser usados para descrever sintomas (p. ex., fraqueza ou convulsões), duração (p. ex., agudo ou persistente) e presença ou ausência de um estressor psicológico relevante.

O transtorno factício é a produção consciente de sinais ou sintomas falsos. Assim como o transtorno de sintomas neurológicos funcionais, a investigação de um possível transtorno factício exige que o clínico considere a possibilidade de que os sintomas do paciente não se baseiam em doença com fundo fisiológico. Esse tipo de abordagem não precisa ser invariavelmente positiva, de modo que é útil equilibrar o ceticismo necessário com uma curiosidade profissional quando a apresentação do paciente não parece fazer sentido.

Como se observa em todo o DSM-5, o capítulo sobre transtorno de sintomas somáticos e transtornos relacionados inclui uma categoria sem especificação cujo uso é indicado quando os sintomas são sugestivos, mas as informações são limitadas. A categoria "outro transtorno especificado" é usada quando os clínicos tomam a decisão de que o indivíduo apresenta aspectos característicos de um transtorno de sintomas somáticos específico e transtornos relacionados e apresenta sofrimento e/ou disfunção significativos, mas não preenche exatamente os critérios declarados para um ou outro transtorno em particular. Por exemplo, um paciente pode preencher todos os critérios para TSS ou TAD, mas teve sintomas durante um período inferior aos seis meses exigidos; deve-se indicar, então, que o paciente apresenta TSS breve ou TAD breve. Os outros dois diagnósticos nessa categoria de "outro transtorno especificado" são o TAD sem comportamentos excessivos relacionados à saúde e a pseudociese (i.e., pseudogravidez).

Transtornos de ansiedade e depressivos são identificados em cerca de metade dos transtornos de sintomas somáticos e transtornos relacionados. O transtorno de estresse pós-traumático (TEPT) e o transtorno obsessivo-compulsivo (TOC) também são comumente identificados em pessoas com TSS. A identificação de comorbidades pode ser fundamental para o desenvolvimento de uma aliança forte e de um plano terapêutico eficaz.

Todos esses transtornos envolvem um foco proeminente nas preocupações físicas, e assim não surpreende que sejam mais comumente encontrados em ambientes de cuidados clínicos em vez de naqueles de saúde mental. Esses transtornos costumam ser acompanhados por um grau incomum de incerteza clínica, o que pode levar a uma busca exagerada por causas "reais" para o problema. Em geral, o DSM-5 encoraja os clínicos a se concentrarem no paciente em vez de na detecção de falsidades. Embora possa ser útil verificar um teste de gravidez para a detecção de pseudociese ou um eletroencefalograma durante o que parece ser uma convulsão não epiléptica psicogênica (previamente chamada de *pseudoconvulsão*), uma busca cética pela "verdade" costuma ser fútil e pode levar a perda de confiança, ruptura da aliança e término do tratamento. Em vez disso, o DSM-5 encoraja os clínicos a compreenderem a relação da pessoa com os sintomas sob as perspectivas cognitiva, comportamental e afetiva. Ao fazer isso, o clínico pode não apenas desenvolver uma compreensão acurada e isenta de críticas ao paciente, mas também iniciar o processo do tratamento.

Leituras recomendadas

Bagayogo IP, Interian A, Escobar JI: Transcultural aspects of somatic symptoms in the context of depressive disorders. Adv Psychosom Med 33:64–74, 2013.

Bailer J, Kerstner T, Witthöft M, et al: Health anxiety and hypochondriasis in the light of DSM-5. Anxiety Stress Coping 29(2):219–239, 2016.

Löwe B, Gerloff C: Functional somatic symptoms across cultures: perceptual and health care issues. Psychosom Med 80(5):412–415, 2018.

MacKinnon RA, Michels R, Buckley PJ: The psychosomatic patient, in The Psychiatric Interview in Clinical Practice, 3rd Edition. Arlington, VA, American Psychiatric Publishing, 2015, pp 499–512.

Newby JM, Hobbs MJ, Mahoney AEJ, et al: DSM-5 illness anxiety disorder and somatic symptom disorder: comorbidity, correlates, and overlap with DSM-IV hypochondriasis. J Psychosom Res 101:31–37, 2017.

CASO 9.1

Dor e depressão

JAMES A. BOURGEOIS, O.D., M.D.

Michelle Adams, uma ex-cabeleireira de 51 anos, foi a uma clínica psiquiátrica por insistência de seu clínico geral. Um bilhete enviado antecipadamente revelou que ela ficou chorosa e frustrada em sua última consulta, e o médico, que tinha dificuldades em controlar a dor persistente nas costas da paciente, achou que uma avaliação psiquiátrica poderia ajudar.

Ao cumprimentar Michelle na sala de espera, o psiquiatra ficou impressionado tanto por sua aparência quanto por seus modos: lá estava uma mulher com cabelos grisalhos despenteados e óculos escuros, sentada em uma cadeira de rodas, que ofereceu um aperto de mão frouxo e um suspiro melancólico antes de perguntar se o psiquiatra se importava de empurrar a cadeira de rodas até o consultório. Ela estava cansada devido ao longo trajeto e explicou: "Ninguém na rua se ofereceu para me ajudar. Pode acreditar?".

Uma vez instalada, Michelle afirmou que sofria de dores insuportáveis nas costas há 13 meses. Na noite "em que tudo mudou", em razão de ter deixado a chave dentro do apartamento e ficado para fora, ela tentou subir pela saída de incêndio, quando caiu e fraturou a pelve, o cóccix, o cotovelo direito e três costelas. Embora não tenha sido necessário realizar uma cirurgia, ficou de cama durante seis semanas e então passou por vários meses de fisioterapia. Medicamentos opioides diários ofereciam alívio apenas moderado. Havia consultado "uma dúzia" de médicos de diversas especialidades e tentado vários tratamentos, incluindo injeções anestésicas e terapia de estimulação nervosa elétrica percutânea, mas a dor não cessava. Durante esse suplício e por vários anos antes, Michelle fumava maconha diariamente; explicou que tragadas de hora em hora de um cigarro de maconha amenizavam a dor e a ajudavam a relaxar. Não ingeria álcool, nem usava outras drogas ilícitas.

Antes do acidente, Michelle havia trabalhado em um salão de beleza do bairro por mais de 20 anos. Tinha orgulho da fidelidade de várias clientes e prazer na amizade com suas colegas de trabalho, a quem chamava de "minha verdadeira família". Não conseguiu retomar o trabalho desde o acidente em razão da dor. "Esses médicos ficam me dizendo que estou bem para voltar a trabalhar", afirmou com descontentamento evidente, "mas não sabem pelo que estou passando". Sua voz ficou embargada. "Eles não acreditam em mim. Acham que estou mentindo".

Acrescentou que, embora alguns amigos tenham, de início, tentado manter contato depois do acidente, ultimamente pareciam menos solidários. Ela deixava a secretária eletrônica atender os telefonemas na maior parte do tempo porque simplesmente não tinha vontade de socializar em razão da dor. No mês anterior, parou de tomar banhos diários e descuidou da limpeza do apartamento. Sem a estrutura do trabalho, começou a ficar acordada até as 5h da manhã, e a dor a acordava várias vezes antes de finalmente sair da cama à tarde. Quanto ao humor, afirmou: "Estou tão deprimida que chega a ser ridículo". Costuma perder as esperanças da possibilidade de viver sem dor, mas negou já ter pensado em suicídio. Explicou que sua fé católica a impedia de tirar sua própria vida.

Michelle nunca havia consultado um psiquiatra antes e não lembrava de ter se sentido deprimida antes do acidente, embora tenha descrito um "mau gênio" como um traço familiar. Falou de apenas um relacionamento amoroso significativo, que aconteceu há muitos anos, com uma mulher emocionalmente abusiva. Quando perguntada sobre dificuldades legais, ela revelou várias prisões por roubo quando estava na faixa dos 20 anos. Afirmou que estava "no lugar errado, na hora errada" e que nunca havia sido condenada por crime.

Discussão

A paciente apresenta uma história de dor desde a queda que sofreu no ano anterior. Recebeu cuidados, passou por reabilitação e por vários procedimentos ambulatoriais invasivos, mas, ainda assim, sua dor e a disfunção social limitadora que a acompanha persistiram e se agravaram. Ela sofre uma progressão de comorbidades psiquiátricas, cada vez mais deprimida, a ponto de manifestar sintomas de humor, motivação, sono e cuidados pessoais. Seria necessário obter mais informações para confirmar um transtorno depressivo maior (TDM), mas parece provável que ela preencha os critérios diagnósticos.

Ademais, Michelle usa maconha todos os dias. Ela parece ter desenvolvido uma dependência comportamental do uso devido às propriedades levemente analgésicas e ansiolíticas e parece não considerar isso um problema. No entanto, está deprimida, desmotivada e com funcionamento ruim, além de fazer uso diário de uma substância ilícita conhecida por induzir exatamente os mesmos efeitos. Portanto, é provável que ela se enquadre no diagnóstico de transtorno por uso de *Cannabis* do DSM-5. Também seria útil investigar a possibilidade de TDM induzido por *Cannabis* conectando essas doenças.

Além do transtorno depressivo e do transtorno por uso de *Cannabis*, a paciente parece experimentar pensamentos, sentimentos ou comportamentos desproporcionais em relação à dor e à debilidade física. Eles persistem há mais de um ano e são bastante debilitantes. Portanto, ela se enquadra em um TSS do DSM-5, com um especificador de "dor predominante". Nesse caso, a dor assumiu "vida própria", muito depois do período de recuperação clínica inicial. É importante lembrar que o transtorno doloroso não é mais considerado uma doença distinta no DSM-5, e sim visto como um dos TSSs.

Conforme ilustrado neste caso, é comum que pacientes com TSSs desenvolvam transtornos depressivos secundários e transtornos por uso de substância. Em termos de fenomenologia, costuma ser útil abordar casos desse tipo apurando de forma sequencial a "trimorbidade" de sintomas somáticos (dor, neste caso), transtorno depressivo e transtorno por uso de substância. Conforme apresentado nessa narrativa infelizmente bastante comum, parece que a paciente estava funcionando bem sem transtorno psiquiátrico, nem uso de substâncias incapacitantes até o surgimento de dor persistente e avassaladora. Portanto, o transtorno psiquiátrico "primário" é o TSS, com os transtornos depressivo e por uso de substância sendo "derivados" da apresentação do sintoma somático inicial.

A fase de diagnóstico é com frequência marcada por várias armadilhas potenciais. Pacientes com TSSs normalmente se consultam em serviços de atenção primária ou clínicos de outras especialidades médicas e podem se negar a um encaminhamento psiquiátrico. Embora apenas levemente sugerido pela história de Michelle, o uso em excesso de analgesia opioide com frequência se torna o enfoque psiquiátrico inicial, bem como o primeiro conflito em potencial. Os psiquiatras podem se encontrar em uma luta de poder sobre a prescrição de opioides em poucos minutos da primeira consulta com o paciente. Por conseguinte, pacientes como Michelle correm o risco de não obterem uma avaliação completa para transtornos prontamente tratáveis, como transtorno depressivo e transtorno por uso de substância, e, portanto, podem não dar início ao processo de reconceituação de sua dor de uma catástrofe debilitante para um sintoma crônico, porém manejável.

Diagnóstico

- Transtorno de sintomas somáticos, com dor predominante, persistente, moderado a grave.
- Transtorno por uso de *Cannabis*.
- Transtorno depressivo maior.

Leituras recomendadas

Bourgeois JA, Kahn D, Philbrick KL, Bostwick JM, et al: Casebook of Psychosomatic Medicine. Washington, DC, American Psychiatric Publishing, 2009.

Jaracz J, Gattner K, Jaracz K, Górna K: Unexplained painful physical symptoms in patients with major depressive disorder: prevalence, pathophysiology and management. CNS Drugs 30(4):293–304, 2016.

CASO 9.2

Queixas somáticas

JAMES L. LEVENSON, M.D.

Norma Balaban, uma mulher casada de 37 anos que trabalhava como assistente administrativa de um reitor de universidade, foi encaminhada por seu clínico geral para avaliação de depressão e múltiplos sintomas somáticos. Em geral, ela tinha uma saúde boa, com exceção da compulsão alimentar e da obesidade, até cerca de um ano antes, e foi submetida a uma cirurgia de derivação gástrica seis anos antes.

Assim que entrou no consultório, Norma entregou ao psiquiatra um resumo de três páginas sobre suas preocupações físicas. Espasmos noturnos e dores diurnas nas pernas eram suas preocupações iniciais. Seguiam-se o desenvolvimento de dificuldades do sono que levaram à "névoa do cérebro" (*brain fog*) e à sensação de cabeça pesada. Ela sentia frio intermitente nas extremidades, face, orelhas, olhos e passagens nasais. As sensações de olhos latejantes eram, em sua opinião, mais pronunciadas depois de uma noite mal dormida. Nos últimos meses, desenvolveu dificuldade de urinar e irregularidade menstrual e passou a ter diversas queixas musculares, incluindo dor no glúteo direito com sensação de ardência na coxa direita. Também tinha torcicolo acompanhado por espasmos torácicos nas costas.

O clínico geral de Norma avaliou os sintomas iniciais e a encaminhou a um reumatologista e a uma neurologista. O primeiro a diagnosticou com dores nas costas, sem evidências de artrite inflamatória, e com possíveis enxaquecas com sintomas oculares e neuropáticos periféricos. A neurologista descobriu que a paciente também estava sendo avaliada por outro neurologista e por um neuro-oftalmologista em outro centro médico.

O outro neurologista concluiu sua avaliação com um diagnóstico provisório de "variante atípica de enxaqueca", mas indicou que "a paciente parecia apresentar também um grau significativo de depressão que poderia estar agravando os sintomas ou, até mesmo, ser um fator precipitante subjacente". Uma análise dos testes realizados nos dois centros médicos indicou que os resultados dos seguintes testes de Norma foram normais: dois eletroencefalogramas, uma eletromiografia, três ressonâncias magnéticas do encéfalo e outras três da coluna vertebral, dois exames de punção lombar e exames laboratoriais em série. Recomendou-se consulta psiquiátrica, a qual a paciente recusou até ceder às constantes insistências de seu clínico geral.

Norma inicialmente falou ao psiquiatra sobre suas queixas físicas. Ela estava muito frustrada pelo fato de não receber um diagnóstico definitivo, apesar de ter consultado vários especialistas, e ainda estava muito preocupada com seus sintomas. Ela havia começado a tomar fluoxetina e gabapentina, receitadas pelo clínico geral, e sentiu uma melhora parcial no humor e em algumas de suas dores. Tinha dificuldade em se concentrar e finalizar seus trabalhos e passava muito tempo na internet pesquisando seus sintomas. Nos últimos meses, ela havia preparado uma planilha que tentava relacionar seus sintomas com a pressão arterial e o pulso.

Também se sentia mal por não passar tempo suficiente com os filhos e o marido, mas simplesmente estava sem energia. Reconheceu crises de humor deprimido ao longo do ano anterior com um pouco de anedonia e pensamentos eventuais de suicídio (havia considerado bater o carro), mas sem anorexia ou culpa. Descreveu ter experimentado sintomas depressivos pré-menstruais que já duravam quase um ano.

Norma foi tratada para depressão pós-parto seis anos antes, após o nascimento da segunda filha. A história familiar era relevante em relação a câncer, depressão e hipertensão.

Ela vivia com as duas filhas, de 10 e 6 anos, e o marido, que estava em tratamento para depressão. A paciente se formou na faculdade e era assistente administrativa do reitor da universidade local há anos. Cresceu em uma pequena cidade do interior, na qual relatou uma infância feliz, e negou experiências de abuso físico ou sexual. Não havia história de transtorno por uso de substância.

Durante o exame de estado mental, Norma estava alerta, vestida de forma casual, porém asseada, cooperativa e nem um pouco defensiva. O humor e o afeto estavam deprimidos, e demonstrou retardo psicomotor. Não havia anormalidades no processo, nem no conteúdo do pensamento, tampouco anormalidades na percepção ou disfunção cognitiva evidente.

Discussão

A paciente dedica uma quantidade de tempo e de energia incomuns pensando, documentando e buscando cuidados para seus sintomas físicos, os quais lhe causam sofrimento e interferem em sua capacidade de funcionamento. Ela está sintomática há, pelo menos, seis meses. Desse modo, o caso preenche os critérios para TSS do DSM-5.

O TSS foi um novo diagnóstico no DSM-5 e reflete uma mudança significativa dos sistemas de classificação anteriores. Os sintomas de TSS podem ter início em qualquer idade, embora a preocupação excessiva com sintomas somáticos deva persistir, de modo geral, durante um período mínimo de seis meses. O DSM-5 também enfatiza a importância de pensamentos, sentimentos e comportamentos anormais em reação aos sintomas somáticos, em vez da existência ou não de uma causa médica para os sintomas físicos.

A grande quantidade de sintomas físicos aparentemente não relacionados de Norma realmente sugere uma condição psiquiátrica. É possível que ela apresente condições médicas não diagnosticadas, as quais poderiam explicar alguns de seus sintomas (p. ex., síndrome das pernas inquietas, hipotireoidismo), mas é difícil conceber um único diagnóstico que pudesse explicar todos eles. No entanto, identificar uma explicação médica para seus sintomas não inviabilizaria o diagnóstico de TSS; provavelmente ainda seriam observados pensamentos, sentimentos ou comportamentos desproporcionais e persistentes relacionados aos sintomas e preocupações com a saúde. Em outras palavras, a questão principal no TSS não consiste nos sintomas somáticos ou a sua etiologia, mas sim nas respostas emocional, cognitiva e comportamental do paciente aos sintomas.

Uma das ramificações dessa mudança diagnóstica do DSM-IV para o DSM-5 é que este último não se baseia na *ausência* de uma explicação. O esforço em provar que o paciente não apresenta um diagnóstico médico pertinente pode levar a exames excessivos, como se observa na situação de Norma. Além disso, exames negativos em demasia podem levar a uma situação adversa, na qual o médico afirma ou sugere que não há nada errado com o paciente. Esses exames são contraprodutivos, pois isso reforça a crença do paciente de que existe ainda uma explicação a ser descoberta, levando-o a pressionar pela realização de ainda mais exames e encaminhamentos. Isso tende a levar a testes adicionais e/ou a uma peregrinação entre vários médicos, estressando ainda mais a relação médico-paciente. Quando um rótulo diagnóstico psiquiátrico é por fim proposto após as múltiplas avaliações e testagens, o paciente provavelmente vai encarar o diagnóstico como algo pejorativo ou humilhante e se sentirá descartado. Quando adequadamente explicado, o diagnóstico de TSS deve contornar esse conflito. Pacientes com TSS em geral apresentam problemas médicos reais, mas o foco psiquiátrico é a forma como seus pensamentos, sentimentos e comportamentos se desenvolveram em resposta a suas queixas físicas.

Norma tem muitas características cognitivas normalmente encontradas no TSS, incluindo a atenção excessiva aos sintomas físicos, a atribuição de sensações corporais normais a uma causa patológica, a catastrofização em relação a doenças, um autoconceito de ter um corpo frágil, muito pouca tolerância à dor e a outras queixas somáticas e medo de que a atividade física normal danifique seu corpo.

Ela também tem achados emocionais característicos de TSS, incluindo ansiedade em relação à saúde, afetividade negativa, desespero e desmoralização. O fato de ela manter uma planilha com seus sintomas, a pressão arterial e a frequência cardíaca é uma característica comportamental típica do TSS, da mesma forma que seus esforços repetidos para obter cuidados de saúde e tranquilização, suas buscas excessivas na internet e sua evitação de atividades físicas normais.

Pacientes que apresentam queixas físicas excessivas com frequência apresentam diagnósticos psiquiátricos adicionais fora da categoria de transtorno de sintomas somáticos e transtornos relacionados. Embora Norma não pareça preencher todos os critérios para o diagnóstico de TDM, ela apresenta sintomas depressivos proeminentes, incluindo alguma ideação suicida. Ela também apresenta uma história de depressão pós-parto que exigiu cuidados psiquiátricos. Essa história traz à tona a possibilidade de transtorno bipolar não diagnosticado, bem como um possível diagnóstico de transtorno depressivo. A paciente também tem um histórico de compulsão alimentar que não pode ser negligenciado. Uma avaliação mais aprofundada se concentraria em investigar episódios atuais e passados de depressão, mania e hipomania, além de considerar possíveis transtornos alimentares, do sono e por uso de opioides.

Diagnóstico

- Transtorno de sintomas somáticos.

Leituras recomendadas

Löwe B, Levenson J, Depping M, et al: Somatic symptom disorder: a scoping review on the empirical evidence of a new diagnosis. Psychol Med 52(4):1–17, 2021.

Newby JM, Hobbs MJ, Mahoney AEJ, et al: DSM-5 illness anxiety disorder and somatic symptom disorder: comorbidity, correlates, and overlap with DSM-IV hypochondriasis. J Psychosom Res 101:31–37, 2017.

Rief W, Martin A: How to use the new DSM-5 somatic symptom disorder diagnosis in research and practice: a critical evaluation and a proposal for modifications. Annu Rev Clin Psychol 10:339–367, 2014.

CASO 9.3
Doença de Lyme crônica

ROBERT BOLAND, M.D.

Oscar Capek, um homem de 43 anos, foi levado pela esposa para um pronto-socorro (PS) em razão do que ele descreveu como uma recaída de sua doença de Lyme crônica. Ele explicou que há um mês sofria de fadiga e que há uma semana estava de cama. Afirmando estar muito cansado e confuso para fornecer informações, solicitou à equipe do PS que chamasse seu psiquiatra.

O psiquiatra relatou que vinha tratando o Oscar há mais de duas décadas. Ele o atendeu pela primeira vez por um ataque de pânico, o qual melhorou com doses surpreendentemente baixas de clonazepam. No entanto, após isso, Oscar continuou a consultá-lo para ajudar a lidar com sua doença crônica. Inicialmente um estudante graduado buscando o mestrado em contabilidade, Oscar desistiu do curso devido à preocupação de que as exigências dos estudos exacerbassem sua doença. Desde então, a esposa, uma enfermeira diplomada, se tornou seu apoio principal. Ele complementava a renda familiar com pequenos trabalhos de contabilidade, porém os limitava por temer que o estresse afetasse sua saúde.

Oscar se sentia, em geral, física e emocionalmente bem. Acreditava que sua fadiga, sua ansiedade e suas dificuldades de concentração eventuais fossem "controláveis" e não exigissem tratamento. Ele era contra medicamentos psicotrópicos e seguiu uma abordagem homeopática à doença, incluindo exercícios e alimentação adequada. Quando seus sintomas de pânico retornavam, ele usava pequenas doses da medicação (p. ex., um quarto de um comprimido de 0,5 mg de lorazepam). Suas sessões psiquiátricas normalmente eram dedicadas às preocupações com sua doença subjacente; ele costumava levar artigos sobre doença de Lyme crônica para discuti-los e participava ativamente de um grupo de apoio local para os portadores da doença.

Os sintomas de Oscar ocasionalmente pioravam, com frequência quase anual, e essas "exacerbações" normalmente estavam relacionadas a algum estresse evidente. O pior evento havia ocorrido um ano antes, quando a esposa o deixou por um curto período depois da revelação de que ele havia tido um caso extraconjugal. Oscar demonstrou vergonha por seu comportamento em relação à esposa – tanto do caso extraconjugal quanto de sua incapacidade em apoiá-la. Em consequência, interrompeu o contato com a outra mulher e tentou aumentar seu trabalho em contabilidade. O psiquiatra conjecturou se um estresse semelhante estava por trás de seus sintomas atuais.

O psiquiatra se comunicava regularmente com o clínico geral de Oscar. Até hoje, seus testes para a doença de Lyme foram todos negativos. Quando o clínico geral explicou a situação, Oscar assumiu uma postura defensiva e mostrou artigos sobre a imprecisão dos testes para doença de Lyme. Por fim, o clínico geral e o psiquiatra concordaram em uma abordagem de tratamento conservadora com postura neutra quanto à validade da doença.

Durante o exame, a aparência de Oscar era a de um homem adulto saudável e de boa constituição. Estava ansioso e falava baixo, com os olhos fechados. Frequentemente perdia a linha de raciocínio, mas, com incentivo e paciência, forneceu uma história detalhada compatível com o relato do psiquiatra. O exame físico não demonstrou nada significativo, e um exame laboratorial padrão foi normal, com exceção de um valor de hemoglobina levemente reduzido. A equipe médica preferiu não fazer novos testes para Lyme, considerando os vários exames negativos do paciente no passado. No entanto, ao saber da hemoglobina baixa, Oscar ficou assustado, dispensou tentativas de tranquilizá--lo e insistiu que o caso fosse investigado com mais detalhes.

Discussão

O paciente insiste ter uma doença incapacitante apesar de explicações mais plausíveis. Sua insistência se mantém firme, mesmo com resultados de testes negativos, e contribui para ansiedades crônicas com respeito a saúde e funcionamento ruins. Os sistemas anteriores de categorização, incluindo o DSM-IV, considerariam Oscar como "hipocondríaco", mas o DSM-5 assume uma abordagem diferente.

O DSM-5 retirou o diagnóstico de hipocondríase, em parte pela conotação negativa que não levava a uma relação médico-paciente efetiva. Além disso, o diagnóstico tendia a encorajar um esforço excessivo em "provar uma negativa". Os pacientes que no passado eram diagnosticados como hipocondríacos são atualmente diagnosticados com um de dois transtornos do DSM-5: TSS ou TAD. O DSM-5 sugere que a maioria dos pacientes previamente diagnosticados com hipocondríase será agora diagnosticada com TSS, com apenas um quarto a um terço desse grupo sendo diagnosticado com TAD.

A intenção dos autores do DSM-5 era que o TAD descrevesse pacientes com a convicção de terem uma doença grave, juntamente com ansiedade proeminente em relação à saúde e evitação mal-adaptativa ou comportamentos excessivos relacionados à saúde. Os sintomas físicos no TAD estão totalmente ausentes ou apresentam intensidade leve. Por outro lado, o TSS apresenta uma reação excessiva ou mal-adaptativa a sintomas somáticos.

Os sintomas de Oscar parecem se encaixar melhor no TAD. Embora ele apresente sintomas eventuais, normalmente se sente saudável; o problema principal é que acredita ter uma doença subjacente e organizou sua vida para evitar um suposto agravamento. Além disso, o comportamento com relação ao resultado provavelmente irrelevante do teste de hemoglobina demonstra sua hipersensibilidade referente a qualquer indicação de agravamento da saúde. Essa abordagem mal-adaptativa à sua suposta doença, junto da preocupação com ela, parece ser a patologia principal.

Como ocorre com qualquer diagnóstico – sobretudo com aqueles do grupo de sintomas somáticos e transtornos relacionados –, há muita coisa que precisa ser descartada. O mais importante é eliminar a possibilidade de uma doença médica ainda não identificada. Mesmo diante da improbabilidade de ter doença de Lyme, há várias síndromes identificadas, ainda que sem definição categórica, incluindo fadiga crônica, síndrome de disfunção imune e fibromialgia que, embora facilmente despercebidas, parecem caracterizar um subconjunto de pacientes que não se encaixam de maneira simples em categorias alternativas. O psiquiatra precisa considerar doenças médicas não diagnosticadas e não ser precipitado em relação a um diagnóstico de TSS, porque, uma vez que o médico atribui os sintomas do paciente a um diagnóstico psiquiátrico, a avaliação clínica tende a cessar. Neste caso, a disponibilidade de uma história médica e psiquiátrica prolongada aumenta a confiança diagnóstica.

Vários diagnósticos psiquiátricos são possíveis. Oscar tem uma história de ataques de pânico problemáticos e recorrentes, e assim ele provavelmente preenche critérios para o transtorno de pânico. Os transtornos psiquiátricos comórbidos são comuns no TAD, e cerca de dois terços das pessoas com o transtorno apresentarão outro transtorno mental, mais comumente transtorno de ansiedade generalizada (TAG), transtorno de pânico, TOC ou transtorno depressivo. É provável que uma única consulta não seja suficiente para identificar o TAD ocorrendo em conjunto com outro transtorno mental agudo, uma vez que muitos transtornos mentais podem inicialmente se apresentar primariamente com sintomas somáticos. O reconhecimento de transtornos psiquiátricos concomitantes costuma requerer tempo, tato e uma história psiquiátrica abrangente.

A preocupação com doença de Oscar persiste apesar da ausência de evidências que a sustentem, o que desperta a possibilidade de que ele esteja psicótico. Pode ser realmente difícil identificar o limite entre as preocupações somáticas e os delírios. No entanto, as ideias de Oscar não alcançam a rigidez e a intensidade observadas em delírios somáticos que integram o transtorno delirante, a esquizofrenia e o TDM com características psicóticas; ademais, sua preocupação com doença é plausível e não mostra a qualidade bizarra normalmente encontrada em delírios. Ao lembrar seu médico de que o teste para detecção de Lyme não é perfeito, Oscar não está sendo irracional, mas apenas supervalorizando uma explicação improvável.

Não é inadequado considerar transtornos de falsificação, como o transtorno factício ou a simulação de doenças, no diagnóstico diferencial. No entanto, a experiência com este paciente sugere que sua preocupação com doença lhe é aflitiva e incapacitante. Assim, qualquer benefício em curto prazo que ele possa ter obtido ao não trabalhar parece ter sido em grande medida superado pela natureza incapacitante de seus sintomas.

Além disso, o DSM-5 nos recorda de que as normas culturais e sociais podem ser importantes na resposta de uma pessoa a sintomas aflitivos, pois muitas culturas desvalorizam o sofrimento psicológico, enxergando apenas o sofrimento físico como "digno" de atenção clínica. Embora Oscar nunca tenha discutido sua ascendência da Europa Central detalhadamente, isso também poderia afetar a forma como sua família reagiu aos seus sintomas.

Uma questão diagnóstica importante é se Oscar deve ser conceitualizado como TAD ou TOC. Ele parece ser "obsessivo", mas seu foco está nas preocupações com a saúde, e não tem outros sintomas que costumam ser encontrados no TOC, como o medo de contaminação. Assim, o TAD é um diagnóstico que se encaixa melhor do que o TOC.

Particularmente úteis para a confirmação da presença de um TAD (e a exclusão de vários outros possíveis diagnósticos psiquiátricos) são as informações adicionais obtidas a partir do psiquiatra, que conhece Oscar há décadas.

Historicamente, um diagnóstico dentro do grupo de transtornos somatoformes ou somáticos exigiria algum tipo de avaliação da possível lógica por trás do transtorno (i.e., os ganhos que resultam da debilidade). O DSM-5 retirou esse critério devido à sua subjetividade. Ainda assim, na conceitualização da situação de Oscar, é difícil não considerar o papel reforçador de determinados tipos de ganho secundário. Embora o paciente esteja sofrendo com seu transtorno, ele obteve alívio de diversas responsabilidades e uma desculpa potencial para comportamentos inadequados. Minar a importância desses fatores de reforço deve ser parte de um tratamento significativo. Como o DSM-5 nos recorda, a iatrogênese também pode contribuir para um transtorno, pois os profissionais excessivamente cuidadosos podem reforçar o papel de doentes com encaminhamentos e exames em demasia. O psiquiatra pode ter um papel vital ajudando a reduzir esse reforço e estimulando o paciente e a equipe médica a buscarem uma abordagem conservadora e imparcial.

Diagnóstico

- Transtorno de ansiedade de doença, tipo busca de cuidado.
- Transtorno de pânico.

Leituras recomendadas

Rachman S: Health anxiety disorders: a cognitive construal. Behav Res Ther 50(7-8):502-512, 2012.
Scarella TM, Boland RJ, Barsky AJ: Illness anxiety disorder: psychopathology, epidemiology, clinical characteristics, and treatment. Psychosom Med 81(5):398-407, 2019.
Sirri L, Grandi S: Illness behavior. Adv Psychosom Med 32:160-181, 2012.

CASO 9.4

Convulsões

JASON P. CAPLAN, M.D.
THEODORE A. STERN, M.D.

Paulina Delcampo, uma mulher solteira de 32 anos e com epilepsia diagnosticada pela primeira vez na adolescência, foi admitida em um centro médico acadêmico depois que a família a encontrou tendo convulsões em seu quarto. Antes de ser levada ao PS, o atendimento médico de emergência havia administrado várias doses de lorazepam, sem mudanças em sua condição. Quando chegou ao PS, recebeu uma dose inicial de fosfenitoína que interrompeu a atividade convulsiva. Exames de sangue obtidos no atendimento revelaram níveis terapêuticos dos medicamentos anticonvulsivantes que costumava usar e nenhuma evidência de infecções ou perturbações metabólicas. Exames toxicológicos de urina foram negativos para uso de substâncias ilícitas. A paciente foi admitida para atendimento neurológico para prosseguir com monitoramento.

Durante sua internação, um eletroencefalograma (EEG) de rotina foi solicitado. Logo após o início do estudo, ela começou a ter novas convulsões, o que levou à administração de lorazepam via intravenosa. A análise do EEG não revelou atividade epileptiforme. A paciente foi então colocada sob monitoramento de vídeo-EEG (vEEG) com redução da dose de medicamentos anticonvulsivantes até sua descontinuação. Durante o monitoramento, Paulina teve vários episódios de atividade motora convulsiva, e nenhuma delas foi associada à atividade epileptiforme no EEG. Desse modo, solicitou-se uma consultoria psiquiátrica.

Durante a entrevista, Paulina negou avaliações, diagnósticos ou tratamentos psiquiátricos anteriores. Também negou ter humor deprimido ou qualquer tipo de perturbação do sono, de energia, concentração ou apetite. Negou pensamentos de machucar a si ou a outros. Ela não referiu sinais, nem sintomas consistentes com mania ou psicose. Não havia história familiar de transtorno psiquiátrico, nem de abuso de substância. Seu exame revelou uma mulher bem-arrumada, sentada no leito hospitalar, com eletrodos de derivação de EEG instalados. Ela era simpática e participativa, com bom contato visual. Testes cognitivos não revelaram déficits.

Paulina indicou que havia recentemente se mudado para aquele estado a fim de começar uma pós-graduação; estava animada para iniciar seus estudos e "finalmente dar um rumo à carreira". Ela negou estressores psicossociais específicos recentes além da mudança e afirmou: "Minha vida finalmente está do jeito que eu quero". Ela era orientada em relação ao futuro e preocupada com o impacto que suas convulsões poderiam ter em sua saúde no longo prazo. Além disso, estava preocupada que uma hospitalização prolongada pudesse fazê-la perder o primeiro dia de aula (apenas uma semana após a entrevista), bem como com os custos da hospitalização, porque a cobertura do plano de saúde só começaria com o início do semestre acadêmico e o pagamento por benefícios adicionais sobre o plano que tinha do empregador anterior teria um impacto significativo em seu orçamento.

Quando os achados do estudo de vEEG foram abordados, a paciente ficou bastante irritada e perguntou: "Então vocês acham que eu estou inventando tudo isso?". A equipe tentou esclarecer que não pensava que ela estivesse fingindo e assegurou que seus sintomas poderiam melhorar com terapia estruturada, mas ela não se acalmou ao ouvir essas informações. Arrancou os eletrodos da cabeça, se vestiu e deixou o hospital contra orientação médica.

Discussão

No DSM-5-TR, o diagnóstico de transtorno de sintomas neurológicos funcionais (anteriormente denominado transtorno conversivo) descreve uma síndrome de um ou mais sintomas de alteração no funcionamento sensorial ou motor que causam sofrimento ou prejuízo significativo do funcionamento e que não podem ser explicados por uma condição médica ou neurológica identificada. Conforme visto no DSM-5, o critério de história que necessitava da identificação de estressores, conflitos ou outros fatores psicológicos capazes de precipitar ou exacerbar os sintomas de apresentação não é mais necessário para o diagnóstico. O DSM-5-TR permite o esclarecimento diagnóstico adicional ao incluir sete especificadores para caracterizar os sintomas de apresentação não explicados clinicamente, junto com um especificador para os sintomas mistos. O DSM-5-TR também inclui especificadores de duração dos sintomas: agudo (inferior a seis meses) e persistente (superior a seis meses).

O diagnóstico diferencial de pacientes que apresentam sintomas clinicamente inexplicados é longo. Quadros marcados por preocupação significativa ou por comportamentos promovidos pela percepção de doença ou sintomas podem ser decorrentes de TSS ou TAD. Se o paciente puder estar deliberadamente produzindo os sintomas, o diagnóstico diferencial inclui transtorno factício e simulação de doença.

Paulina apresenta um quadro crônico de episódios convulsivos que não estão associados a achados epileptiformes no EEG. Embora não seja incomum que um paciente com convulsões não epilépticas (CNEs) também seja diagnosticado com ataques epilépticos (a maioria dos especialistas concorda que a prevalência de CNEs comórbidas em epilepsia é de aproximadamente 10%), grande parte dos pacientes nos quais se identificou CNE não tem necessidade de tratamento contínuo com medicamentos anticonvulsivantes. Provavelmente devido à natureza dramática da apresentação e aos custos envolvidos com atendimento hospitalar, a variante de CNE do transtorno de sintomas neurológicos funcionais ganha bastante atenção na literatura profissional, apesar de essa condição responder por apenas um quarto de todas as apresentações do transtorno de sintomas neurológicos funcionais. Embora mesmo as edições recentes de manuais tenham feito referência ao fenômeno *la belle indifférence* (i.e., uma aparente ausência de preocupação exibida pelo paciente em relação a seus sintomas) como indicativo de um diagnóstico de transtorno de sintomas neurológicos funcionais, as evidências disponíveis não sustentam o uso desses sintomas ao se distinguir entre uma doença neurológica primária e uma doença funcional.

Se um transtorno de sintomas neurológicos funcionais for diagnosticado, os clínicos devem estar cientes da coocorrência comum de depressão, transtornos dolorosos crônicos, fadiga e história de abuso.

Também há evidências crescentes para uma variedade de biomarcadores em pessoas com transtorno de sintomas neurológicos funcionais. Embora os pacientes possam ficar agressivos ao receberem um diagnóstico de transtorno de sintomas neurológicos funcionais, a discussão deve se concentrar nas notícias boas: 1) eles não serão expostos a medicamentos e exames desnecessários; e 2) há disponibilidade de tratamento na forma de terapia estruturada.

Diagnóstico

- Transtorno de sintomas neurológicos funcionais (transtorno conversivo), com ataques ou convulsões, persistente.

Leituras recomendadas

Asadi-Pooya AA: Incidence and prevalence of psychogenic nonepileptic seizures (functional seizures): a systematic review and an analytical study. Int J Neurosci Jun 28, 2021:1–6 [online ahead of print].

Jones LL, Rickards H: History of abuse and psychogenic nonepileptic seizures: a systematic review. Seizure 92:200–204, 2021.

Perez DL, Matin N, Williams B, et al: Cortical thickness alterations linked to somatoform and psychological dissociation in functional neurological disorders. Hum Brain Mapp 39(1):428–439, 2018.

CASO 9.5

Dor abdominal

JOSEPH F. MURRAY, M.D.

O serviço de ligação e consultoria psiquiátrica de um hospital foi chamado para avaliar a possibilidade de depressão em Rebecca Ehrlich, uma mulher de 24 anos que havia sido hospitalizada dois dias antes devido à dor abdominal grave. Sua internação pelo PS foi decorrente do último surto de sua doença de Crohn subjacente. A consultoria foi solicitada depois que as enfermeiras ficaram preocupadas com a paciente, que estava triste e solitária e tinha dificuldade em se adaptar à sua condição médica.

Rebecca foi entrevistada pelo estudante de medicina do atendimento psiquiátrico. A paciente indicou que a dor era lancinante e que não estava triste, nem solitária, mas simplesmente havia vindo de outra cidade, portanto ninguém sabia que ela estava hospitalizada. Ela contou que a única vez que havia feito terapia antes fora na faculdade, quando foi ao atendimento de saúde estudantil para obter ajuda devido à ansiedade em fazer provas e escolher uma carreira. Havia completado com sucesso um curso breve de terapia cognitivo-comportamental, e a ansiedade não reaparecera. Ela negou qualquer outra história psiquiátrica e nunca havia tomado medicamentos psiquiátricos. Na faculdade, estudava psicologia e trabalhava em meio turno como servente de hospital. Ela havia considerado uma carreira em medicina ou enfermagem e perguntou ao estudante como ele havia decidido cursar medicina.

Rebecca relatou que antes trabalhava regularmente e "tinha muitos amigos", mas a dor abdominal recorrente destruíra sua vida social e as possibilidades de emprego. Havia sido demitida de um trabalho no ano anterior devido a constantes ausências e perdido várias entrevistas de emprego devido aos surtos de doença de Crohn. Teve um namorado na adolescência, mas não tem relacionamentos desde a faculdade. Esse tipo de coisa "não é o fim do mundo, mas como você se sentiria?". Como membro de um grupo de apoio *on-line* para distúrbios intestinais, Rebecca enviava *e-mails* aos outros participantes diariamente. Ela acrescentou que a única pessoa na família que "a entendia" era uma tia que também tinha doença de Crohn.

A equipe médica principal estava tendo dificuldade em obter informações adicionais de médicos anteriores, mas o estudante de medicina conseguiu entrar em contato com a mãe de Rebecca. Ela não sabia os nomes exatos, nem os números dos telefones do plano de saúde da filha, mas se lembrou de alguns hospitais e dos nomes de alguns dos médicos. Acrescentou que a filha não queria que ela se envolvesse nos cuidados e não a havia alertado de que estava fora da cidade, muito menos que estivesse no hospital. Confirmou que a doença de Crohn havia sido diagnosticada dois anos antes, durante o último semestre da filha na faculdade. A mãe contabilizou pelo menos seis hospitalizações da filha, ao contrário do relato de Rebecca de duas internações anteriores. Nem a equipe de gastrenterologia (GE), nem o estudante de medicina conseguiram localizar o gastrenterologista de Rebecca, cujo nome ela conseguia soletrar apenas foneticamente.

Durante o exame, Rebecca estava cooperativa, inteirada do assunto e parecia à vontade. Seu discurso era fluente. Ela parecia calma e despreocupada sobre os procedimentos que seriam realizados. Seu processo de pensamento era linear. Negou paranoia, alucinações ou ideias suicidas. A atenção e as memórias recente e remota estavam preservadas. Reconheceu que era difícil viver com a doença de Crohn, mas estava otimista com respeito à melhora dos sintomas. Negou sintomas depressivos. Tinha aparência triste no início da entrevista, mas ficou mais participativa e eutímica conforme falava. Não sabia explicar por que a equipe não conseguira localizar seu médico e ficou irritada quando o estudante de medicina insistiu para obter mais detalhes sobre os cuidados que recebera anteriormente. Foi levada para realizar endoscopia e colonoscopia após o fim da entrevista.

Os resultados da endoscopia e da colonoscopia foram normais. Naquela noite, o estudante de medicina da ala psiquiátrica sentou-se com a equipe de GE enquanto analisavam os resultados normais dos exames da paciente. Ela afirmou que estava aliviada por não ter mais nada grave. A equipe de GE disse que ela podia receber alta na manhã seguinte e que devia pedir a seu clínico geral que entrasse em contato, com o que ela concordou prontamente.

Depois que a equipe de GE deixou o quarto, Rebecca disse ao estudante que "já estava se sentindo melhor". Removeu rapidamente o cateter intravenoso e começou a se vestir. O estudante foi chamar o pessoal de GE; quando retornaram, a paciente já tinha ido embora.

O estudante de medicina passou grande parte do dia seguinte telefonando para hospitais e médicos que preenchiam as descrições fornecidas pela paciente e por sua mãe.

Naquela tarde, um dos médicos retornou a ligação e informou que havia tratado Rebecca seis meses antes em um hospital próximo à casa da mãe da paciente. O processo de internação foi bastante familiar: depois de uma hospitalização breve, ela fugiu rapidamente do hospital após uma colonoscopia com resultados normais.

Discussão

O diagnóstico de transtorno factício descreve um grupo de comportamentos de Rebecca que, sob outra ótica, continuariam causando confusão. A paciente preenche todos os critérios do DSM-5 para transtorno factício: se apresenta enferma falsificando sintomas; a hospitalização não oferece recompensa óbvia; e não há um diagnóstico alternativo óbvio como um transtorno psicótico. Embora a incapacidade de Rebecca em confirmar nomes e locais onde foi atendida anteriormente possa ter sido uma pista da possibilidade de logro, a confirmação do diagnóstico veio apenas após sua alta, quando o incansável estudante de medicina conseguiu elucidar um padrão recorrente de desonestidade.

A motivação para a "falsificação" e o "comportamento enganador" no transtorno factício não é evidente. O DSM-5 indica que os sintomas existem sem recompensas externas óbvias. Em contrapartida, o DSM-IV descrevia o fator de motivação para o transtorno factício como assumir o papel de enfermo. Embora Rebecca possa realmente estar buscando os cuidados de membros da equipe do hospital, não há como saber que tipo de motivadores inconscientes (e conscientes) podem estar agindo. No entanto, realmente parece que ela apresenta transtorno factício em vez de simulação, um diagnóstico também marcado por produção consciente de sintomas. A simulação difere do transtorno factício no sentido de que o primeiro é motivado por fatores concretos como dinheiro, moradia e substâncias de abuso. Na prática, pode haver motivação múltipla e variável em qualquer caso individual. Por exemplo, Rebecca pode estar subconscientemente motivada a assumir o papel de enferma, mas também pode ter aproveitado o fácil acesso a opiáceos intravenosos.

Queixas subjetivas como sintomas psiquiátricos e dor são mais fáceis de fingir. Pacientes com transtorno factício podem, por exemplo, alegar depressão após a morte de um ente querido que não morreu. Eles podem acrescentar sangue a uma amostra de urina, ingerir insulina ou varfarina, injetar matéria fecal ou alegar que tiveram uma convulsão. É muito fácil aprender como imitar doenças. Rebecca poderia ter aprendido sobre a doença de Crohn com sua tia, em seu trabalho na limpeza do hospital, com um grupo de apoio ou em uma busca na internet. De fato, alguns pacientes com transtorno factício podem compartilhar suas histórias clínicas com outros de forma *on-line* (ou mesmo de forma presencial) sem necessariamente envolver profissionais de saúde.

Não surpreende que os clínicos frequentemente tenham uma forte contratransferência negativa com pacientes que falsificam sintomas. Esses indivíduos exploram o desejo do clínico de cuidar dos enfermos ao fingirem que estão doentes. Todos os profissionais de saúde devem se lembrar de que pacientes com transtorno factício *estão* bastante doentes, mas não do jeito que fingem.

Uma doença clínica se apresenta de diversas formas, de modo que é importante investigar uma gama de diagnósticos possíveis. A possibilidade de logro – seja qual for a motivação subjacente do paciente –, por sua vez, deve despertar atenção dos profissionais da saúde quando os sintomas não fazem sentido. Exames e procedimentos muito minuciosos e por vezes arriscados podem ser uma consequência iatrogênica do zelo médico. Sabendo-se que a estimativa é de que até 1% da população hospitalizada apresente transtorno factício, não é preciso ser cínico para incluí-lo no diagnóstico diferencial.

Diagnóstico

- Transtorno factício autoimposto, episódios recorrentes.

Leituras recomendadas

Bass C, Wade DT: Malingering and factitious disorder. Pract Neurol 19(2):96–105, 2019.
Pulman A, Taylor J: Munchausen by internet: current research and future directions. J Med Internet Res 14(4):e115, 2012.
Yates GP, Feldman MD: Factitious disorder: a systematic review of 455 cases in the professional literature. Gen Hosp Psychiatry 41:20–28, 2016.

CASO 9.6

Falta de ar

JANNA GORDON ELLIOTT, M.D.

Sofia Fredholm era uma mulher de 22 anos com fibrose cística que foi levada ao hospital com sintomas de desconforto respiratório. No quarto dia de internação, a unidade de tratamento intensivo solicitou consultoria psiquiátrica devido à "falta de adesão ao tratamento". A paciente se negava a usar os nebulizadores e a ventilação não invasiva e estava de forma consistente hipóxica e hipercárbica. Ela disse ao psiquiatra que não conseguia tolerar o uso da máscara facial para a administração de nebulização ou de ventilação porque isso a deixava "realmente ansiosa" e a fazia sentir mais falta de ar. Ela dormia mal e acordava frequentemente com falta de ar e pânico. Descrevia sentir-se preocupada sobre ficar mais doente quanto mais ficasse no hospital e queria ir para casa; também disse que, quando solicitava ajuda aos profissionais, tudo o que eles faziam era pedir que ela "colocasse a máscara de volta".

Ao obter a história, o consultor descobriu que Sofia tinha crescido com os pais e dois irmãos mais velhos saudáveis em um bairro distante de onde o hospital estava localizado. Sua mãe, originária de Porto Rico, era enfermeira em uma escola e a responsável primária pelo cuidado clínico de Sofia, incluindo a administração de seus tratamentos pulmonares diários. Ela falava disso como se fosse a "hora de brincar" durante sua infância, pois a mãe cantava e contava histórias para ela. À medida que crescia, Sofia algumas vezes recusava a ajuda da mãe e dizia aos pais que queria "sair como uma criança normal", embora ela regularmente recusasse convites para festas e para dormir na casa de amigas no último instante e ficasse em casa, afirmando que estava com dificuldade de respirar. Ao revisar o prontuário de Sofia, o consultor notou um nível elevado de dióxido de carbono e doses de um β-agonista para broncodilatação antes de seus antibióticos, os quais eram administrados pelo nebulizador.

Durante a entrevista psiquiátrica, Sofia ficava ajustando constantemente a máscara de oxigênio, a removendo durante alguns minutos, e se interrompia, afirmando estar sem fôlego para continuar falando. Ela respirava rapidamente e parecia tremer e ficar distraída. Olhava constantemente para a porta aberta do quarto e se perguntou em voz alta quando a mãe retornaria do almoço na lanchonete do hospital. Ela disse que ela e sua mãe sabiam como manejar seus sintomas melhor do que os médicos. Em casa, ela era capaz de usar a máscara facial ou o bocal para os tratamentos com nebulização de solução salina sem qualquer problema, e achava útil respirar sobre um vapor de ervas que sua mãe preparava. Ela tinha certeza de que se sentiria melhor em alguns dias, acrescentando que "eles estão apenas me deixando mais ansiosa ao não me darem ouvidos".

Mais tarde, na mesma noite, devido a níveis crescentes de dióxido de carbono, Sofia foi intubada.

Discussão

O caso de Sofia demonstra como fatores fisiológicos e psicológicos interagem de forma complexa para influenciar sintomas, emoções, comportamentos e a administração e os desfechos dos tratamentos médicos. Em um nível superficial, vemos Sofia resistindo ou retardando elementos de seu tratamento, o que é seguido pelo manejo subótimo e um resultado negativo (intubação). Com uma inspeção adicional, podemos identificar mais detalhes que esclarecem o porquê de estarmos nessa situação e, talvez, o que fazer para melhorá-la. Seu comportamento parece estar relacionado a estados de humor (i.e., ansiedade) e crenças carregadas de emoções (i.e., que outros não podem cuidar dela tão bem quanto sua mãe) que podem afetar a forma como ela faz e comunica suas escolhas, além da maneira como ela interage com a equipe médica. As respostas à ansiedade – aquelas voluntárias, como a remoção de dispositivos ventilatórios constritivos que aumentam a sensação subjetiva de dispneia, e aquelas involuntárias, como o aumento da frequência respiratória e a ativação autonômica – podem exacerbar a experiência de ansiedade, ao mesmo tempo em que pioram sua condição fisiológica. As alterações fisiológicas também podem contribuir para comportamentos ou tomadas de decisão mais impulsivos. A adição do β-agonista pré-tratamento também pode aumentar a ativação simpática e a sensação de ansiedade. Em casa, ela consegue tolerar seus tratamentos e, assim, se beneficia deles; já no hospital, o ciclo descrito anteriormente não permite que ela utilize os tratamentos oferecidos o suficiente para se beneficiar deles – na verdade, ela se sente ainda pior. Essa experiência – que pode ser semelhante a várias outras que ela já teve, dada a cronicidade e a gravidade de sua doença – parece contraprodutiva para ela e reforça a crença de que ela fica melhor em casa do que no hospital.

O diagnóstico do DSM-5 de fatores psicológicos que afetam outras condições médicas (FPAOCMs) descreve um grupo de pacientes que têm um problema médico afetado de modo adverso por fatores psicológicos ou comportamentais. Entre esses fatores estão sofrimento psicológico, padrões de interação interpessoal, estilos de enfrentamento e estratégias de enfrentamento mal-adaptativas, como negação de sintomas e má adesão a medicamentos, testes diagnósticos e tratamentos. Esse diagnóstico é reservado para situações como a de Sofia, nas quais questões psicológicas e/ou comportamentais têm efeito direto sobre o curso ou desfecho da condição médica.

O diagnóstico diferencial para FPAOCMs é amplo e dependerá da situação específica. Outros transtornos de sintomas somáticos, transtornos de ansiedade (incluindo o transtorno de ansiedade de separação), transtorno de adaptação, um transtorno da personalidade, transtornos de ansiedade relacionados a problemas médicos e substâncias e *delirium* leve devem ser considerados no caso de Sofia.

O TSS, o TAD e transtorno factício também apresentam uma indistinção entre sinais e sintomas de natureza psicológica e física, normalmente deixando o clínico com a impressão de que as questões médicas do paciente estão, de alguma forma, relacionadas a questões emocionais subjacentes. Ao contrário de FPAOCMs, o TSS e o TAD se concentram em situações nas quais a percepção – ou medo – de doenças ou sintomas físicos influencia as emoções e o comportamento, em vez do oposto. Pessoas com transtorno factício induzem complicações médicas por meio de seu comportamento, mas há um esforço consciente de logro.

Muitas condições psiquiátricas – incluindo transtornos por uso de substância, transtornos induzidos por substâncias e transtornos psicóticos, do humor e de ansiedade – estão associadas a comportamentos que podem agravar uma condição médica comórbida. Nesses casos, a outra condição psiquiátrica geralmente deve ser indicada em vez de FPAOCMs. Em outras situações, pode ser útil a inclusão do diagnóstico de FPAOCMs, mesmo em um paciente com outro diagnóstico psiquiátrico relevante. Por exemplo, indivíduos com personalidades rígidas, manipulativas ou de outro modo "difíceis" frequentemente apresentam reações problemáticas a doenças clínicas, em geral com efeitos nefastos sobre seus cuidados médicos. Esses pacientes são bem descritos pelo diagnóstico de FPAOCMs, muitas vezes em conjunto com um diagnóstico que reflita suas características pessoais mal-adaptativas, como um transtorno da personalidade. O uso do diagnóstico de FPAOCMs concentra a atenção clínica em maneiras pelas quais os traços de personalidade podem contribuir para o problema clínico *atual* e sugere intervenções que podem ajudar a facilitar um tratamento mais efetivo.

Os diagnósticos de transtorno de ansiedade devido a outra condição médica, de transtorno depressivo devido a outra condição médica e transtorno depressivo ou de ansiedade induzido por substância, nos quais alterações fisiológicas são a causa direta de sintomas de ansiedade e do humor, respectivamente, também podem se sobrepor a FPAOCMs. Os problemas respiratórios de Sofia e os β-agonistas que ela recebeu estão presumivelmente contribuindo para sua ansiedade. Em um caso como este, pode ser útil abordar a situação sob ambas as perspectivas, articulando como fatores clínicos e relacionados a medicamentos podem estar colaborando (e, assim, importantes de abordar), ao mesmo tempo em que se enfatiza a maneira como isso se encaixa em um quadro mais amplo do ciclo de emoções, crenças, comportamentos e alterações físicas que estão levando a uma piora da condição clínica do paciente.

FPAOCMs também podem ser um construto útil em pessoas com apegos inseguros ou estilos de enfrentamento mal-adaptativos que podem derivar de fatores de desenvolvimento, muitas vezes incluindo a experiência de crescer com uma doença crônica. Tais pacientes podem buscar, obstruir ou desvalorizar de forma excessiva seus cuidados ou provedores de cuidados; ao reconhecerem o diagnóstico de FPAOCMs, os clínicos podem desenvolver um melhor senso de empatia, aliança e envolvimento com um paciente que de outra maneira pode ser simplesmente visto como "difícil".

A negação de doença clínica também costuma ser observada no contexto clínico e pode ser integrada no diagnóstico de FPAOCMs. A negação pode incluir elementos conscientes e inconscientes, causar grande impacto sobre os cuidados médicos e sobre o prognóstico, além de assumir diversas formas, desde uma rejeição da própria condição médica até uma desconsideração sutil da realidade clínica (p. ex., um sobrevivente de câncer de pele que regularmente "se esquece" de aplicar filtro solar).

Os fatores culturais também podem ter impacto sobre a evolução dos cuidados clínicos. Neste caso, existe a sugestão de que Sofia e sua mãe executam práticas aprovadas ou endossadas pela cultura de origem – vapores de ervas para a falta de ar, ou *fatiga*. Em pessoas de origem latino-americana, também pode haver maior confiança na família para a tomada de decisões médicas (parte do valor mais amplo do *familismo*). Às vezes, pode haver a suposição de parte dos profissionais de saúde de que tais práticas ou convenções culturais dificultam o tratamento médico ocidental padrão (alopático). No entanto, é mais comum que as práticas baseadas nas culturas sejam usadas de maneira complementar (i.e., usadas além) do cuidado alopático. Além disso, essas práticas podem melhorar a adesão e o envolvimento, ao personalizarem e contextualizarem o cuidado geral da doença. O uso que um paciente faz das práticas sancionadas pela cultura, mesmo em situações em que seu uso retarda ou impede aspectos do plano terapêutico médico ou tem impacto sobre os desfechos, não deve ser utilizado para apoiar um diagnóstico de FPAOCMs.

FPAOCMs consistem em uma categoria diagnóstica extraordinariamente heterogênea. Ainda assim, ao tornar uma situação explícita, na qual fatores psicológicos e comportamentais afetam de modo negativo uma condição médica, o diagnóstico pode permitir cuidados mais eficientes do paciente.

Diagnóstico

- Fatores psicológicos que afetam outras condições médicas.

Leituras recomendadas

Compas BE, Jaser SS, Dunn MJ, Rodriguez EM: Coping with chronic illness in childhood and adolescence. Annu Rev Clin Psychol 8:455–480, 2012.

Groves MS, Muskin PR: Psychological responses to illness, in The American Psychiatric Publishing Textbook of Psychosomatic Medicine and Consultation-Liaison Psychiatry, 3rd Edition. Edited by Levenson JL. Washington, DC, American Psychiatric Association Publishing, 2019, pp 53–82.

Juckett G: Caring for Latino patients. Am Fam Physician 87(1):48–54, 2013.

National Center for Complementary and Integrative Health, National Institute of Health: Complementary, Alternative or Integrative Health: What's in a Name? (Fact Sheet). April 2021.

Available at: https://www.nccih.nih.gov/health/complementary-alternative-or-integrative-health-what-s-in-a-name. Accessed July 4, 2022.

Stanton AL, Revenson TA, Tennen H: Health psychology: psychological adjustment to chronic disease. Annu Rev Psychol 58:565–592, 2007.

CAPÍTULO 10

Transtornos alimentares

Introdução

JOHN W. BARNHILL, M.D.

Até a publicação do DSM-5, metade das pessoas em clínicas especializadas em transtornos alimentares não preenchia os critérios para nenhuma das duas categorias específicas desses transtornos – anorexia nervosa (AN) ou bulimia nervosa (BN) – e, em vez disso, recebia o diagnóstico não específico de transtorno da alimentação sem outra especificação. Esse percentual era ainda maior em consultórios psiquiátricos ambulatoriais. Grande parte dos pacientes com prejuízo e sofrimento relacionados a problemas de alimentação era deixada sem um diagnóstico que descrevesse sua condição de forma mais específica.

O DSM-5 realizou várias mudanças para ajudar a subdividir a população com transtorno alimentar em subgrupos coerentes e com base em evidências. Por exemplo, o transtorno de compulsão alimentar (TCA) foi retirado do apêndice B do DSM-IV ("Conjuntos de critérios e eixos fornecidos para estudo adicional") e foi inserido no corpo principal do texto do DSM-5. Os critérios para AN mantiveram sua conceitualização inalterada, mas foram expandidos de duas formas. Em primeiro lugar, a exigência de amenorreia foi excluída. Em segundo, a expressão do medo de ganhar peso, um critério anteriormente fundamental de AN, nem sempre está presente em pessoas que parecem exibir sintomas irrefutáveis de AN; para remediar esse dilema, o DSM-5 acrescentou uma alternativa ao critério de "temor expresso": o indivíduo pode manifestar comportamento persistente que interfere com o ganho de peso. Esse critério alternativo permite o diagnóstico de pessoas cujo comportamento indica AN, mas têm *insight* prejudicado, níveis de cooperação ou transparência abaixo do necessário ou racionalizações alternativas para a restrição alimentar. A BN também permanece com a mesma conceitualização no DSM-5, mas o limiar para o diagnóstico foi reduzido ao se diminuir a frequência de compulsão alimentar e comportamento compensatório de duas para uma vez por semana.

O transtorno alimentar restritivo/evitativo (TARE) foi introduzido no DSM-5 para descrever pessoas que restringem ou evitam alimentos de uma maneira que leva a um prejuízo significativo, mas não preenchem os critérios para AN. Sendo uma categoria ampla e inclusiva, o TARE inclui indivíduos que anteriormente preenchiam os critérios para o diagnóstico do DSM-IV de transtorno da alimentação da primeira infância. O TARE descreve um grupo de pacientes que geralmente são crianças e adolescentes, mas podem ter qualquer idade.

Ao acrescentar o TCA ao texto principal, reduzir o limiar para diagnóstico de AN ou BN e criar o diagnóstico de TARE, o DSM-5 pretendia descrever com maior precisão subpopulações de pacientes que anteriormente seriam identificadas como portadoras de um transtorno alimentar causador de prejuízo, mas seriam encaixadas na categoria nada informativa de transtorno da alimentação sem outra especificação. Ademais, evidências indicam que indivíduos que preenchem os critérios mais flexíveis são, de forma significativa, semelhantes aos que preenchem os critérios mais antigos. As controvérsias se concentram em saber se essa expansão dos critérios para diagnósticos de transtornos alimentares pode "patologizar" as pessoas que não apresentam um verdadeiro problema com a alimentação. Como é o caso ao longo do DSM-5, os critérios diagnósticos exigem a presença de sofrimento e/ou prejuízo significativos. Indivíduos com uma variação normal de comportamentos alimentares não devem receber um diagnóstico.

Muitos pacientes com problemas alimentares clinicamente relevantes não preenchem todos os critérios para um transtorno alimentar específico. Por exemplo, um indivíduo pode preencher todos os critérios para AN – incluindo perda significativa de peso – porém continuar com o peso normal ou acima do normal. Esse quadro justificaria um diagnóstico de transtorno alimentar específico (anorexia nervosa atípica). Outros transtornos alimentares específicos incluem bulimia ou compulsão alimentar de baixa frequência ou duração; purgação sem compulsão alimentar; e síndrome de alimentação noturna. Por fim, o diagnóstico "transtorno alimentar não especificado" se propõe a descrever indivíduos que apresentam um transtorno alimentar aparente, mas não preenchem todos os critérios para um transtorno específico, talvez devido a uma quantidade inadequada de informações de confirmação (p. ex., durante uma admissão no pronto-socorro [PS]).

Pica se refere à ingestão persistente e clinicamente significativa de substâncias não nutritivas e não alimentares. A pica costuma ser identificada em adultos com transtorno do desenvolvimento intelectual, além de crianças em desenvolvimento. Análises globais indicam que 30% das gestantes ingerem substâncias não nutritivas como gelo e barro; a insegurança alimentar e a deficiência de vitaminas parecem aumentar o risco de pica nessas gestantes.

O *transtorno de ruminação* se refere à regurgitação recorrente de alimentos, que pode ser observada na primeira infância, bem como em todo o ciclo de vida. Pica e transtorno de ruminação podem ser diagnosticados com condições psiquiátricas comórbidas como transtorno do espectro autista, transtorno do desenvolvimento intelectual e esquizofrenia, contanto que o transtorno alimentar alcance um limiar de relevância clínica.

Observa-se que o DSM-5 estabelece uma hierarquia de diagnósticos de forma que apenas um diagnóstico de transtorno alimentar pode ser estabelecido para qualquer indivíduo específico (com exceção de pica, que pode ser comórbida com qualquer outro transtorno alimentar). A hierarquia geral de transtornos alimentares é AN, BN, TARE, TCA e transtorno de ruminação. Em outras palavras, a AN assume precedência sobre os outros transtornos e, caso seja diagnosticada, o indivíduo não pode, por exemplo, ter TCA.

Leituras recomendadas

Fawcett EJ, Fawcett JM, Mazmanian D: A meta-analysis of the worldwide prevalence of pica during pregnancy and the postpartum period. Int J Gynaecol Obstet 133(3):277–283, 2016.
Smith AR, Zuromski KL, Dodd DR: Eating disorders and suicidality: what we know, what we don't know, and suggestions for future research. Curr Opin Psychol 22:63–67, 2018.
Zipfel S, Giel KE, Bulik CM, et al: Anorexia nervosa: aetiology, assessment, and treatment. Lancet Psychiatry 2(12):1099–1111, 2015.

CASO 10.1

Dor de estômago

SUSAN SAMUELS, M.D.

Thomas, um menino de 8 anos com transtorno do desenvolvimento intelectual de leve a moderado, foi levado ao PS por seus pais depois que sua dor abdominal, que durava semanas, se agravou no decorrer das 24 horas anteriores. Os pais relataram que ele ficou constipado, teve apenas uma evacuação intestinal na última semana e havia vomitado algumas horas antes. Os professores da escola de educação especial para crianças com transtorno do desenvolvimento intelectual onde ele estudava enviaram um relatório no início da semana informando que Thomas vinha tendo dificuldades desde a transferência de uma escola semelhante em outro estado, cerca de quatro meses antes. Os professores e os pais concordavam que Thomas parecia frequentemente aflito, balançava o corpo, chorava e segurava a barriga.

Uma semana antes, um pediatra havia diagnosticado uma exacerbação aguda de constipação crônica. O uso de um laxante recomendado, sem necessidade de prescrição médica, não adiantou, e Thomas começou a reclamar de dores à noite. O desconforto levou à redução do interesse em seus passatempos favoritos, que eram videogames e esportes. Em vez disso, normalmente ele ficava no quarto, brincando com miniaturas de soldados que havia herdado da coleção do avô. Apesar dos episódios de irritabilidade e choro, de modo geral o menino saía-se bem na escola, tanto em sala de aula quanto na área de recreação. Quando não reclamava das dores de barriga, Thomas se alimentava bem e se mantinha no percentil 40 de altura e peso da curva de crescimento.

A história médica anterior de Thomas era relevante em relação a constipação e dores de barriga, bem como cefaleias intermitentes. Todos esses sintomas se agravaram vários meses antes, depois que a família se mudou de uma casa em uma área semirrural da Flórida para um apartamento antigo sem elevador em uma cidade grande de outro estado. Ele dividia o quarto com o irmão mais novo (6 anos de idade), resultado de uma gravidez normal e inesperada, matriculado em uma escola pública local de educação normal.

Thomas dizia que o irmão era seu "melhor amigo". Thomas foi adotado ao nascer e nada se sabia sobre os pais biológicos, exceto que eram adolescentes incapazes de cuidar do filho.

Durante o exame médico no PS, Thomas estava bem-arrumado, sentado no colo da mãe. Chorava, estava irritado e se recusou a falar com o examinador. Em vez disso, ele repetia para os pais que a barriga doía. Durante o exame físico, não tinha febre e seus sinais vitais eram estáveis. O único destaque do exame físico foi uma sensibilidade geral no abdome, embora a avaliação fosse difícil porque o menino chorou incontrolavelmente durante quase todo o exame.

Um raio X abdominal revelou múltiplas partículas metálicas em todo o trato intestinal, as quais, de início, suspeitou-se serem raspas de tinta com teor elevado de chumbo. Havia também três objetos metálicos de 2 centímetros de comprimento no estômago. O nível de chumbo no sangue era de 20 µg/dL (enquanto o nível normal para crianças é < 5 µg/dL). Uma indagação mais específica revelou que, em razão de estar constipado, Thomas costumava passar longos períodos de tempo no banheiro sozinho. Os pais acrescentaram que, embora o banheiro estivesse sendo reformado, a pintura era antiga e estava descascando. Os consultores chegaram à conclusão de que os corpos estranhos maiores no estômago não tinham como passar com segurança e poderiam ser responsáveis pela constipação. Uma endoscopia conseguiu extrair três soldadinhos de brinquedo do estômago do paciente.

Discussão

Thomas é uma criança de 8 anos com transtorno do desenvolvimento intelectual que foi levada para o PS com dor abdominal, constipação crônica, irritabilidade e mudanças no humor e no funcionamento. Todos esses sintomas se seguiram à mudança para uma nova cidade e uma nova escola quatro meses antes. O diagnóstico diferencial para essas queixas é amplo e inclui causas psiquiátricas, mas a prioridade é realizar um exame médico completo para buscar a fonte da dor que a criança pode não ser capaz de explicar (p. ex., otites, infecções do trato urinário).

Quando dor abdominal e constipação são as queixas principais, uma radiografia do abdome geralmente revela intestinos cheios de fezes. Esse tipo de resultado suscita uma medida intestinal mais vigorosa, conforme a recomendação do pediatra na semana anterior. O raio X de Thomas, no entanto, fugiu do comum ao revelar não apenas resíduos de tinta à base de chumbo, mas também soldadinhos de brinquedo.

A ingestão persistente de substâncias não nutritivas e não alimentares é característica fundamental de pica. Para satisfazer os critérios do DSM-5, a ingestão deve ser grave o suficiente para justificar atenção clínica. As comorbidades mais frequentes de pica são transtorno do desenvolvimento intelectual e transtorno do espectro autista, embora ela também possa ser encontrada em outros transtornos, como esquizofrenia e transtorno obsessivo-compulsivo (TOC). Como se observa em Thomas, normalmente não há aversão a alimentos em geral, de modo que ele continuou a manter sua posição na tabela de crescimento.

Pica não se refere simplesmente a colocação de objetos na boca e eventual ingestão de objetos não alimentares, o que é comum na primeira infância e em indivíduos com atraso no desenvolvimento. Em vez disso, consiste na ingestão crônica e clinicamente relevante de objetos como barro, pó, fios ou baganas de cigarro e pode ser extremamente perigosa. No caso de Thomas, por exemplo, ele poderia ter sofrido uma perfuração gastrintestinal causada pelos soldadinhos. Além disso, ele estava ingerindo tinta à base de chumbo (e os soldadinhos, uma vez que pertenceram ao seu avô, também podem ter sido feitos com chumbo). A exposição aguda a chumbo provavelmente contribuiu para sua dor abdominal, e a ingestão crônica poderia ser catastrófica, do ponto de vista neurológico, nesse menino que já apresenta transtorno do desenvolvimento intelectual.

Além de ter dores abdominais, Thomas estava se isolando de seus colegas e do irmão, estava irritável e choroso. É possível que essas atitudes sejam reflexo da dor, mas parecem ser sinais de estresse psicológico. A pica, em si, também poderia ser um sinal de estresse, especialmente se começou após a mudança da Flórida. Estressores psicossociais costumam causar múltiplos sintomas físicos em crianças, sobretudo entre aquelas com transtorno do desenvolvimento intelectual. Thomas também poderia, portanto, receber um diagnóstico de transtorno de adaptação com humor deprimido. Caso se determine que suas alterações de humor são secundárias aos níveis tóxicos de chumbo em sua corrente sanguínea, então um diagnóstico mais preciso é transtorno depressivo ou de ansiedade induzido por substância. No contexto de PS, no entanto, o clínico provavelmente adiaria o estabelecimento de diagnósticos de transtorno depressivo, de ansiedade ou de adaptação até ter a oportunidade de avaliar Thomas sem um quadro de sofrimento abdominal agudo.

Diagnóstico

- Pica.
- Transtorno do desenvolvimento intelectual, leve a moderado.

Leituras recomendadas

Samsel CB, Walter HJ, DeMaso DR: Rumination and pica, in Nelson Textbook of Pediatrics, 21st Edition. Edited by Kliegman RM, St Geme JW III. Philadelphia, Elsevier, 2019, pp 204–205.

Sturmey P, Williams DE: Pica in Individuals with Developmental Disabilities (Autism and Child Psychopathology Series, Matson JL, series editor). Switzerland, Springer International Publishing, 2016.

Williams DE, McAdam D: Assessment, behavioral treatment, and prevention of pica: clinical guidelines and recommendations for practitioners. Res Dev Disabil 33(6):2050–2057, 2012.

CASO 10.2

Ficando abaixo da curva de crescimento

EVE K. FREIDL, M.D.
EVELYN ATTIA, M.D.

Ema, uma menina de 11 anos matriculada em uma escola para superdotados, foi encaminhada a um especialista em transtornos alimentares pelo psiquiatra infantil, que estava preocupado com sua queda abaixo do percentil 10 para peso. O psiquiatra estava tratando Ema devido a traços de perfeccionismo que lhe causavam ansiedade significativa. As sessões eram voltadas para a ansiedade e não para o comportamento alimentar.

As dificuldades alimentares de Ema começaram aos 9 anos, quando ela passou a se recusar a comer, alegando medo de vomitar. Na época, os pais buscaram o tratamento do pediatra, que continuou a avaliá-la todos os anos, explicando que era normal crianças passarem por fases. Aos 9 anos, Ema estava acima do percentil 25 tanto para altura quanto para peso (1,32 m, 26 kg). Aos 11 anos, porém, ela basicamente parou de crescer e despencou para o percentil 5 na curva de crescimento (1,33 m, 25 kg).

Filha única de pais profissionais liberais que haviam se divorciado cinco anos antes, Ema vivia com a mãe durante a semana, e com o pai, que morava nas proximidades, nos fins de semana. Sua história médica era relevante em relação ao nascimento prematuro na 34ª semana de gestação. Ela demorou a atingir os marcos iniciais, mas, aos 2 anos, seu desenvolvimento era normal. Exames físicos anuais não demonstraram nada extraordinário, com exceção do recente declínio no crescimento. Ema sempre havia sido pequena, mas a altura e o peso nunca tinham caído abaixo do percentil 25 para estatura e peso na tabela de crescimento. Ela era uma aluna talentosa e querida pelos professores, mas recentemente havia parado totalmente de socializar e voltava diretamente para casa após a escola, alegando que sua barriga ficava mais calma quando estava em casa.

Durante os últimos dois anos, Ema consumia apenas quantidades muito pequenas de alimentos ao longo de períodos muito grandes de tempo. Seus pais tentaram aguçar seu interesse ao experimentar pratos típicos de outras culturas e de cores e texturas diferentes. Nada parecia ajudar a melhorar seu apetite. Eles também tentaram deixar que ela escolhesse quais restaurantes experimentariam, mas pouco a pouco Ema passou a se recusar a comer fora. Ambos os pais relataram um padrão semelhante à hora das refeições: Ema concordava em se sentar à mesa, mas passava o tempo todo movendo os alimentos no prato, cortando-os em pedaços menores, e chorava se pedissem que comesse mais um pouco.

Ao ser indagada sobre o medo de vomitar, Ema lembrou-se de um incidente, aos 4 anos, quando comeu uma sopa que não lhe caiu bem e vomitou em seguida. Mais recentemente, Ema desenvolveu medo de comer em público e não se alimentava enquanto estava na escola. Negou preocupações com a aparência e disse que percebeu o baixo peso apenas na consulta mais recente com o pediatra. Ao ser informada sobre os perigos do baixo peso, Ema chorou e manifestou um desejo evidente de ganhar peso.

Discussão

Ema é uma menina de 11 anos cujo peso e altura estacionaram nos últimos dois anos. Os exames médicos anuais não demonstraram outras anormalidades, e a causa parece ser o fato de Ema comer quantidades muito pequenas de alimento e de forma muito lenta. O desencadeante inicial para a recusa alimentar parece ter sido um medo de vomitar, mas por dois anos ela tem comido o mínimo apesar de ter demonstrado interesse em ganhar peso. Ela também parou de socializar, de modo que o problema alimentar está tendo um impacto significativo em seu funcionamento psicossocial.

Ao contrário de indivíduos com AN, Ema não relata medo de ganhar peso ou ficar gorda e não nega a gravidade do baixo peso em que se encontra. É diagnosticada, portanto, com TARE, um diagnóstico que surgiu no DSM-5.

O TARE é uma categoria relativamente ampla voltada para a descrição de um grupo de pessoas que não preenchem os critérios para AN, mas cuja esquiva ou restrição de alimentos leva a problemas de saúde, disfunção psicossocial e/ou perda de peso significativos. No caso de crianças como Ema, a ingestão reduzida de alimentos pode resultar em interrupção do crescimento em vez de em perda de peso.

A distinção entre TARE e AN pode não ser evidente quando indivíduos negam medo de ganho de peso, mas fornecem várias explicações para a restrição de alimentos, como queixas somáticas (p. ex., desconforto abdominal, sensação de saciedade, ausência de apetite), motivos religiosos, desejo de controle ou desejo de causar impacto sobre a família. Uma avaliação longitudinal pode ser necessária para esclarecer o diagnóstico e, em algumas pessoas, o TARE pode anteceder a AN.

Um diagnóstico de TARE está provavelmente presente em crianças e adolescentes, mas pessoas de qualquer idade podem apresentar esse transtorno. Foram descritos três subtipos principais: ingestão geral inadequada na presença de perturbação emocional, de forma que o problema emocional interfere com o apetite e a alimentação, mas a esquiva não deriva de um motivo específico; ingestão de um grupo restrito de alimentos (às vezes chamada de "seletividade alimentar"); e esquiva de alimentos devido a um temor específico, como medo da deglutição (disfagia funcional), medo de envenenamento ou – como no caso de Ema – medo de vomitar.

Ema se recusa a comer em público e, gradualmente, se isolou dos amigos e de situações sociais. Esse comportamento pode ser consistente com um transtorno de ansiedade. Por exemplo, o medo de vomitar poderia refletir uma fobia específica, e a evitação de amigos poderia refletir um transtorno de ansiedade social. Embora qualquer transtorno de ansiedade possa ocorrer concomitantemente a um transtorno alimentar, um diagnóstico de TARE provavelmente seja a explicação mais simples para o caso de Ema. Nos termos do DSM-5-TR, o TARE deve ser diagnosticado na presença de sintomas compatíveis com outro diagnóstico quando a gravidade da perturbação alimentar ultrapassa o nível normalmente associado à outra condição e justifica atendimento clínico adicional.

No caso de Ema, uma série de outros transtornos também deve ser considerada durante a avaliação. Entre eles estão distúrbios clínicos, estruturais e neurológicos que podem impedir a alimentação; TOC; e transtornos depressivos e de ansiedade que podem ter surgido em decorrência do divórcio dos pais e de seu desenvolvimento em direção à puberdade. Embora todas essas alternativas possam ser investigadas mais profundamente, nenhuma delas parece ser pertinente à perda de peso de Ema.

Diagnóstico

- Transtorno alimentar restritivo/evitativo.

Leituras recomendadas

Bryant-Waugh R, Markham L, Kreipe RE, Walsh BT: Feeding and eating disorders in childhood. Int J Eat Disord 43(2):98–111, 2010.

Katzman DK, Norris ML, Zucker N: Avoidant restrictive food intake disorder. Psychiatr Clin North Am 42(1):45–57, 2019.

Strand M, von Hausswolff-Juhlin Y, Welch E: A systematic scoping review of diagnostic validity in avoidant/restrictive food intake disorder. Int J Eat Disord 52(4):331–360, 2019.

CASO 10.3

Cefaleia e fadiga

JENNIFER J. THOMAS, Ph.D.
ANNE E. BECKER, M.D., Ph.D.

Valerie Gaspard, uma mulher solteira de 20 anos, recentemente imigrou para os Estados Unidos vinda da África Ocidental com a família a fim de realizar trabalho missionário. Ela se apresentou ao clínico geral com queixa de cefaleias frequentes e fadiga crônica. O exame físico não revelou nada de interesse, exceto que seu peso era de apenas 35 kg, e sua altura, 1,55 m, resultando em um índice de massa corporal (IMC) de 14,5 kg/m². Valerie também relatou a ausência de dois períodos menstruais nos últimos seis meses. Incapaz de encontrar uma explicação médica para os sintomas da paciente e preocupado com seu peso extremamente baixo, o médico a encaminhou para o programa de transtornos alimentares do hospital.

Durante a consulta para avaliação psiquiátrica, Valerie estava cooperativa e simpática. Manifestou preocupação em relação ao baixo peso e negou medo de ganho de peso ou perturbação da imagem corporal: "Sei que preciso ganhar peso. Estou magra demais", afirmou. Ela relatou que, antes de se mudar para os Estados Unidos, um ano antes, pesava 44 kg, e afirmou sentir "vergonha" quando familiares e até mesmo estranhos afirmavam que havia emagrecido demais. Observou-se que todos seus familiares que moravam nos Estados Unidos tinham peso normal ou sobrepeso.

Apesar da aparente motivação para corrigir sua desnutrição, a evocação da dieta de Valerie revelou que ela consumia apenas 600 calorias por dia. No dia anterior à avaliação, por exemplo, ela havia ingerido apenas uma pequena quantidade de macarrão, um prato de brócolis no vapor e uma xícara de feijão preto. Sua ingestão de líquidos também era bastante limitada e normalmente consistia em apenas dois ou três copos de água diários.

Valerie forneceu vários motivos para sua parca ingestão de alimentos. O primeiro era falta de apetite: "Meu cérebro nem dá sinal de que estou com fome", afirmou. "Não tenho vontade de comer durante o dia inteiro". O segundo foi inchaço e náusea após as refeições: "Depois de comer me dá um desconforto". O terceiro era a variedade limitada de alimentos permitidos pela religião, que defende uma dieta vegetariana. "Meu corpo não é realmente meu. É um templo de Deus", ela explicou. O quarto motivo era que seu baixo orçamento não permitia a aquisição das suas fontes de proteína vegetariana preferidas (p. ex., tofu, substitutos para carne processados). Valerie não tinha concluído o ensino médio e ganhava um salário médio com o trabalho de secretária em tempo parcial na sua igreja.

A paciente negou outros sintomas de transtorno alimentar, incluindo compulsão alimentar, purgação ou outros comportamentos relacionados à perda de peso. Contudo, em relação a exercícios, relatou que caminhava, aproximadamente, de 3 a 4 horas por dia. Negou que sua atividade fosse motivada pelo desejo de queimar calorias; como não dispunha de um carro e não gostava de esperar pelo ônibus, se deslocava a pé até o trabalho e para atividades de lazer.

Ela não relatou outros sintomas psiquiátricos além da história de ingestão inadequada de alimentos e da atividade física excessiva. Parecia eutímica e não relatou sintomas de depressão. Ela negou o uso de álcool ou de drogas ilícitas. Indicou que estava com má concentração, mas manifestou esperanças de que o complemento fitoterápico que havia recém começado a tomar melhorasse sua memória. Quando indagada sobre história de tratamentos anteriores, relatou que havia consultado brevemente um nutricionista cerca de seis meses antes, quando a família começou a "incomodar" sobre seu baixo peso, mas achava que as consultas não tinham ajudado.

Discussão

A paciente apresenta cefaleia, fadiga e perda ponderal de 10 kg desde que imigrou para os Estados Unidos um ano antes. Seu médico da atenção primária identificou um IMC baixo e menstruações irregulares. Como uma explicação para a ingestão de apenas 600 kcal por dia, Valerie diz que geralmente não tem fome e, quando come, fica estufada e nauseada. Além disso, explica que sua religião defende uma dieta muito saudável e que ela não tem condições de comprar muita comida. Ela também descreve caminhar de 3 a 4 horas por dia por não ter um carro e não gostar de esperar o ônibus. Embora ela pareça ter uma explicação plausível para justificar as atividades que a levam a perder peso, nota-se que ninguém mais na família (com quem ela compartilha os recursos) está com peso abaixo do normal. Com exceção da redução da ingesta e dos exercícios em excesso, não foi identificada nenhuma possível causa para ela ter um IMC abaixo do normal. Sua perda de peso parece ter ramificações psicossociais significativas, mas seu diagnóstico não está imediatamente evidente.

Vários transtornos podem ser considerados. Por exemplo, o transtorno depressivo maior (TDM) pode estar associado com a perda de apetite. No entanto, a paciente é eutímica e participa ativamente dos trabalhos missionários.

O TARE pode apresentar perda de peso desencadeada por desconforto gastrintestinal. No entanto, Valerie não mencionou um medo específico de vomitar ou dor abdominal como razão primária para a restrição alimentar; em vez disso, ela observava desconforto gastrintestinal como um de muitos possíveis colaboradores para sua ingesta limitada. As queixas de estufamento e náuseas são comuns em pessoas com alimentação cronicamente insuficiente, por diversas razões, e isso costuma estar associado a retardo do esvaziamento gástrico ou do tempo de trânsito intestinal total.

Valerie preenche os critérios para AN? O primeiro deles é perda de peso significativa. O IMC de 14,7 de Valerie a coloca abaixo do percentil 1 de IMC para mulheres norte-americanas com a mesma idade e altura e muito abaixo do limite mínimo estabelecido pela Organização Mundial da Saúde (18,5 kg/m² para adultos). Seu peso é tão baixo que a menstruação ficou irregular.

A baixa ingestão de alimentos (600 calorias por dia) de Valerie e seu alto nível de atividade física (3 a 4 horas por dia) não combinam com o desejo que ela manifestou de ganhar peso, não importa o quanto soem sinceras as suas afirmações. Sua falha em prosseguir com a intervenção alimentar anterior e sua subsequente apresentação ao clínico geral para ajudar no tratamento dos sintomas de desidratação e desnutrição (i.e., cefaleias, fadiga, má concentração) sugerem que ela pode não ter noção da gravidade de seu baixo peso. Ademais, ao se referir à preocupação da família como "incomodativa", Valerie evidencia que não reconhece de fato o impacto que o baixo peso tem sobre sua saúde.

A miríade de argumentos lógicos que ela usou para sustentar a restrição alimentar (desde falta de fome e esquecimento até falta de recursos) também diminui a credibilidade de cada argumento individual. Seria útil acompanhar a paciente ao longo do tempo para confirmar que seus comportamentos são persistentes, o que ajudaria a confirmar o diagnóstico de AN.

Contudo, ela reconhece especificamente que necessita ganhar peso, não havendo evidências de que ela esteja conscientemente perdendo peso para parecer mais magra. Considerando essa afirmação, Valerie não preencheria os critérios do DSM-IV para AN devido à ausência de fobia de gordura e ao ciclo menstrual continuado (ainda que irregular). Contudo, ela preenche os critérios atualizados do DSM-5 para AN. É importante observar que a amenorreia (i.e., ausência de menstruação durante um período igual ou superior a três meses) era um critério do DSM-IV para AN, mas foi removido no DSM-5 devido a pesquisas sugestivas de que pacientes de baixo peso com transtorno alimentar que menstruam regularmente exibem psicopatologia equiparável às pacientes com amenorreia.

Um segundo critério para AN é um temor intenso em relação à gordura ou um comportamento persistente que interfere no ganho de peso, apesar de um peso significativamente baixo. As razões de Valerie para a recusa de alimentos são incompatíveis com o temor intenso de ganho de peso que o DSM-IV caracterizava como *sine qua non* de AN. Contudo, muitos pacientes com baixo peso – sobretudo aqueles com perfil cultural não ocidental – não relatam explicitamente preocupações com o peso e a forma do corpo.

Foi descrito, em algumas populações, um risco elevado para transtorno alimentar após a imigração de um país não ocidental para um país ocidental, atribuído ao aumento da exposição a ideais de beleza ocidentais, bem como a estressores associados à aculturação.

Diferenças baseadas na cultura – incluindo normas locais predominantes que orientam vários aspectos da vida, entre eles padrões de regime alimentar, ideais estéticos sobre a forma e o peso do corpo, personificação de símbolos culturais fundamentais e de padrões da conduta e comportamento sociais, autogestão, autoapresentação e linguagens somáticas de sofrimento – potencialmente influenciam a experiência, a manifestação e a articulação de patologia alimentar. Por exemplo, uma narrativa que faz a ligação entre comportamentos alimentares restritivos com objetivos de controle de peso pode facilmente ser formulada por um paciente cujo contexto social associa prestígio à magreza, estigmatiza a obesidade e confere um valor elevado ao êxito pessoal e à autonomia.

Os alicerces culturais determinantes da apresentação convencional de AN talvez sejam mais bem ilustrados pelo trabalho de Sing Lee a partir da documentação, em Hong Kong, de "anorexia nervosa sem fobia de gordura", uma variante de transtorno alimentar que se assemelha fortemente à AN do DSM-IV exceto pela ausência de medo de ganhar peso. Lee e colaboradores alegaram que o medo de gordura não apresentava proeminência cultural suficiente para muitos de seus pacientes, que racionalizavam restrições alimentares extremas de formas distintas, mas, ainda assim, alcançavam um peso perigosamente baixo. Evidências de que a ausência de fobia de gordura possa estar associada a um curso clínico mais benigno levantam questões pertinentes não apenas sobre a mediação cultural, mas também sobre a moderação cultural da patologia alimentar. O comércio e a comunicação globalizados abriram avenidas de ampla exposição ao que Sing Lee denominou "cultura da modernidade", e transtornos alimentares agora têm sua ampla distribuição geográfica reconhecida. O diagnóstico revisado do DSM-5 para AN pode, então, ser aplicado a indivíduos como Valerie, os quais exibem comportamento persistente que interfere com o ganho de peso, mesmo quando não confirmam explicitamente fobia de gordura. Tais apresentações são muito comuns, abrangendo regiões nos hemisférios Norte e Sul, e incluindo os Estados Unidos, onde Valerie buscou atendimento.

Embora preencha critérios para AN, Valerie não manifesta comportamentos algumas vezes encontrados na AN. Por exemplo, ela não se entrega a compulsões alimentares (i.e., ela nega ingerir grandes quantidades de alimentos enquanto sente que perde o controle) ou práticas purgativas (i.e., nega vômito autoinduzido ou abuso de enemas, laxantes, diuréticos ou outros medicamentos). Assim, sua apresentação é consistente com o subtipo restritivo de AN.

Diagnóstico

- Anorexia nervosa, tipo restritivo.

Leituras recomendadas

Becker AE, Thomas JJ: Eating pathology in Fiji: phenomenologic diversity, visibility, and vulnerability, in Revisioning Psychiatry: Cultural Phenomenology, Critical Neuroscience, and Global Mental Health. Edited by Kirmayer LJ, Lemelson R, Cummings CA. Cambridge, UK, Cambridge University Press, 2015, pp 515–543.

Izquierdo A, Plessow F, Becker KR, et al: Implicit attitudes toward dieting and thinness distinguish fat--phobic and non-fat-phobic anorexia nervosa from avoidant/restrictive food intake disorder in adolescents. Int J Eat Disord 52(4):419–427, 2019.

Lee S: Reconsidering the status of anorexia nervosa as a Western culture–bound syndrome. Soc Sci Med 42(1):21–34, 1996.

Norris ML, Harrison ME, Isserlin L, et al: Gastrointestinal complications associated with anorexia nervosa: a systematic review. Int J Eat Disord 49(3):216–237, 2016.

CASO 10.4

Fora de controle

JAMES E. MITCHELL, M.D.

Wanda Hoffman, uma mulher de 24 anos encaminhada para avaliação psiquiátrica por seu internista, afirmou se sentir triste, desvalida e solitária. Relatou que precisava melhorar a dieta e se exercitar, mas se sentia fora de controle. Ela acrescentou que tinha consultado seu internista várias vezes nos últimos meses por dores abdominais, e ele acabou insistindo que ela conversasse com um psiquiatra.

Morando sozinha desde a formatura da faculdade, dois anos antes, Wanda tinha sido recentemente promovida no trabalho como contadora – do qual ela disse gostar. Ela mencionou ter alguns amigos do ensino médio e estar interessada em namorados, mas se sentia triste e cansada demais para fazer mais do que um jantar rápido após o trabalho. Era incapaz de se exercitar devido à baixa energia, ao sono ruim e às dores abdominais frequentes. Esses sintomas e a disfunção social resultante a levaram a se sentir cada vez mais isolada, sozinha e triste. Com frequência se sentia desvalida e se perguntava como faria para chegar ao final da semana, mas negava intenções ou planejamentos suicidas.

A paciente disse ter aceitado o encaminhamento ao psiquiatra a fim de obter um medicamento antidepressivo, mas "um que não causasse ganho de peso. De preferência um que causasse perda de peso". Ela acrescentou que não conseguia recuperar seu peso ideal apesar de muito esforço. Ao ser questionada sobre o esforço, Wanda ficou quieta, mas acabou respondendo: "Eu não ia falar sobre isso, mas sou uma 'anoréxica fracassada'. Eu consigo fazer dieta durante o dia, mas no jantar estou morrendo de fome e como tudo que encontro, e depois vomito. É horrível isso."

De acordo com seu relato, a paciente começou a fazer dietas por volta dos 13 anos de idade; mas hoje, olhando para trás, afirmou que na época estava "sendo ridícula", pois seu peso estava bom. A piora começou quando passou a "comer por estresse" na faculdade. Quando percebeu que tinha engordado quase 10 kg, decidiu evitar, com frequência, o café da manhã. Muitas vezes também evitava almoçar, mas então – faminta – fazia uma refeição exagerada no final da tarde e à noite.

Ao final do segundo ano de faculdade, Wanda começou a induzir vômitos, uma prática que tinha aprendido em uma revista. Ela desenvolveu seu padrão de alimentação atual durante o período de estágio e continuou com isso após a graduação: sem café da manhã, com um almoço "leve" e um jantar "médio" – depois ela voltava correndo para o apartamento para um segundo jantar e um ou dois potes de sorvete, seguidos por vômitos autoinduzidos.

Discussão

A paciente apresenta humor deprimido, anedonia, má qualidade do sono, baixa energia, queixas físicas, sentimentos de desvalia e má concentração. Ela nega intenção ou plano suicida, mas apresenta pensamentos sobre a morte. Portanto, preenche os critérios para TDM do DSM-5.

Além disso, Wanda relutantemente menciona que é uma "anoréxica fracassada" e que seu padrão alimentar está fora de controle. Começou a fazer dieta ao entrar na adolescência e, na faculdade, a fazer jejum pela manhã após ter comido demais na noite anterior. Como seu padrão alimentar saía do controle à noite, ela adotou práticas purgativas. Uma vez que os ciclos se intensificaram após a faculdade, ela buscou ajuda psiquiátrica devido à disfunção social e ao sofrimento físico e psicológico.

A história e os sintomas de Wanda são característicos de BN, a qual apresenta vários critérios principais: compulsão alimentar recorrente, mecanismos compensatórios inadequados recorrentes para evitar o ganho de peso e uma autoavaliação indevidamente influenciada pela forma e pelo peso corporal. Além disso, esses sintomas precisam ter ocorrido semanalmente por pelo menos três meses.

A compulsão alimentar é definida como sentir-se fora de controle ao comer uma quantidade incomumente grande em um determinado período de tempo (p. ex., uma ou duas horas) em vez de fazer vários lanches ao longo do dia. Se Wanda apresentasse sofrimento significativo por esse comportamento alimentar, mas não tivesse mecanismos compensatórios para a perda de peso (p. ex., purgação), ela provavelmente preencheria os critérios para o TCA.

Contudo, a paciente utiliza os vômitos autoinduzidos, o que é comum em pessoas com BN. Esse comportamento normalmente se inicia devido ao medo de que a compulsão resulte em ganho de peso, sendo que o vômito subsequente é visto como uma forma de eliminar esse risco. No início do curso da doença, a maioria dos pacientes induz vômito com os dedos, mas com frequência desenvolvem a capacidade de vomitar espontaneamente.

Seria útil perguntar à paciente se ela utiliza outros métodos para perda de peso. Por exemplo, alguns pacientes com BN usam laxativos para induzir diarreia, uma estratégia com pouca chance de causar perda de peso, mas que provavelmente induz desidratação, dor abdominal e mal-estar. Outras pessoas com BN usam diuréticos, remédios para emagrecer (p. ex., anfetaminas) ou substâncias usadas sem prescrição médica (p. ex., cocaína) para limitar o ganho de peso.

A maioria das pessoas com BN normalmente busca ajuda devido às complicações do transtorno e não por insatisfação com o comportamento alimentar. Por exemplo, as complicações clínicas costumam incluir desidratação e anormalidades nos níveis de eletrólitos, particularmente hipocloremia, alcalose metabólica e, mais raramente, hipopotassemia. Essas complicações podem levar a sensações de fadiga, cefaleia e má concentração. Complicações médicas raras, porém sérias, incluem dilatação gástrica e ruptura do esôfago.

Como parece ser o caso de Wanda, a BN é comumente comórbida com o TDM. Outras comorbidades comuns incluem transtornos de ansiedade, problemas decorrentes do uso de substância (frequentemente envolvendo álcool) e transtornos da personalidade.

Embora Wanda tenha buscado a ajuda de um psiquiatra, ela o fez por intermédio de seu clínico geral, e é comum que pessoas com BN consultem um clínico geral com queixas médicas vagas. Curiosamente, os profissionais da área da saúde que costumam estar em uma posição melhor para identificar pacientes com BN são os dentistas, os quais encontram evidências óbvias de erosão do esmalte dos dentes.

Diagnóstico

- Bulimia nervosa.
- Transtorno depressivo maior.

Leituras recomendadas

Mason TB, Lesser EL, Dolgon-Krutolow AR, et al: An updated transdiagnostic review of social cognition and eating disorder psychopathology. J Psychiatr Res 143:602–627, 2021.

Pearson CM, Wonderlich SA, Smith GT: A risk and maintenance model for bulimia nervosa: from impulsive action to compulsive behavior. Psychol Rev 122(3):516–535, 2015.

van Eeden AE, van Hoeken D, Hoek HW: Incidence, prevalence and mortality of anorexia nervosa and bulimia nervosa. Curr Opin Psychiatry 34(6):515–524, 2021.

CASO 10.5

Ganho de peso?

SUSAN L. McELROY, M.D.

Yasmine Isherwood, uma mulher casada de 55 anos, seguia tratamento psiquiátrico há seis meses devido a um episódio de TDM. Ela reagiu bem a uma combinação de psicoterapia e medicamentos (fluoxetina e bupropiona), mas começou a se queixar de ganho de peso. Estava com "o maior peso que já tive", que era de 63,5 kg (sua altura era 1,65 m, portanto seu IMC era de 23,3).

A história alimentar de Yasmine era marcada por episódios aflitivos e recorrentes de ingestão incontrolável de grandes quantidades de alimentos. O exagero de comida não era novo, mas parecia ter se agravado durante o uso de antidepressivos. Ela relatou ao psiquiatra que costumava trabalhar até tarde como diretora de *marketing* em uma grande companhia de *softwares*, e que os episódios alimentares costumavam ocorrer em um ou dois dias da semana que ela chegava em casa antes do marido, um cardiologista do hospital local. Essas "comilanças" eram marcadas por uma sensação de perda de controle. Ela comia rapidamente e sozinha, até estar desconfortavelmente saciada. Depois, ficava deprimida, cansada e com asco de si mesma. Em geral, ela ingeria alimentos saudáveis de forma compulsiva, mas também tinha "compulsões por doce", quando ingeria principalmente sorvete e balas. Negou, tanto no presente quanto no passado, vômitos autoinduzidos, jejuns ou uso inadequado de laxantes, diuréticos ou medicamentos para perda de peso. Ela relatou exercitar-se durante uma hora quase todos os dias, mas negou ser "viciada" em exercícios. Quando estava no final da faixa dos 20 anos, corria em competições, cerca de 50 km por semana, apesar de uma lesão persistente no pé que a forçou a mudar para natação, ciclismo e aparelho elíptico.

Yasmine afirmou que tinha compulsão alimentar "desde que consigo me lembrar". Ela era "robusta" quando criança, mas se manteve com peso normal durante o ensino médio (54 a 56,5 kg) porque era muito ativa. Negou história de AN. Aos 28 anos, quando competia em corridas, chegou ao peso mais baixo em toda a idade adulta, de 51,2 kg. Foi quando se sentiu "cheia de vida, saudável, com tudo sob controle".

Em meados da faixa dos 30 anos, teve um episódio depressivo maior que durou dois anos. Teve humor gravemente deprimido, não falava, "se fechou", ficava na cama, tinha muita fadiga, dormia mais do que o normal e não conseguia ter uma rotina normal. Foi uma das poucas vezes na vida em que a compulsão alimentar se interrompeu e ela perdeu peso. Negou história de episódios hipomaníacos ou maníacos. Embora vivesse com tristeza frequente, negou outros episódios depressivos graves até o ano anterior, bem como história de ideação suicida, tentativas de suicídio e uso significativo de álcool, tabaco ou substâncias ilícitas.

A avaliação revelou uma mulher bem-nutrida e com bom desenvolvimento, coerente e cooperativa. Seu discurso era fluente e não havia pressão por falar. Tinha humor levemente deprimido, mas um afeto reativo com sorrisos adequados. Ela negou culpa, ideias suicidas e desesperança. Afirmou que sua energia era normal, exceto pela fadiga após a compulsão alimentar. Negou psicose e confusão. Sua cognição estava normal. A história médica não apresentava nada fora do comum, e o exame físico e os testes laboratoriais básicos fornecidos por seu clínico geral estavam dentro dos limites normais.

Discussão

A paciente descreve episódios de ingestão excessiva de alimentos que são marcados por uma sensação de falta de controle. A ingestão é rápida e ultrapassa a saciedade. Ela come sozinha e depois se sente angustiada e com ódio de si mesma. Esses episódios ocorrem várias vezes por semana e não envolvem comportamentos compensatórios inadequados como vômitos ou uso de laxantes. Assim, ela preenche os critérios do DSM-5 para TCA.

Embora o TCA compartilhe características com a BN e a obesidade, ele é distinto dessas duas condições. Em comparação com indivíduos obesos sem compulsão alimentar, indivíduos obesos com TCA apresentam maiores preocupações com o peso e índices mais elevados de transtornos do humor, de ansiedade e por uso de substância. Em comparação com indivíduos com BN, pessoas com TCA apresentam menos preocupações com o peso, maiores índices de obesidade e índices mais baixos de transtornos do humor, de ansiedade e por uso de substância associados. Os critérios do DSM-5 para TCA foram ampliados em relação aos critérios de pesquisa do DSM-IV que apareciam no Apêndice B ("Conjuntos de critérios e eixos fornecidos para estudo adicional"). Em vez da necessidade de dois dias de compulsão por semana durante seis meses (um dia de compulsão é um dia em que ocorre ao menos um episódio de compulsão alimentar), o DSM-5 exige apenas um episódio por semana durante três meses. Essa mudança representa um exemplo do tipo de pesquisa que investiga agrupamentos sintomáticos. Nesse caso, evidenciou-se que indivíduos com episódios de compulsão de menor frequência e persistência são semelhantes às pessoas com episódios ligeiramente mais frequentes e mais persistentes. Yasmine relata dois ou três episódios por semana, o que a coloca na categoria leve.

Embora um diagnóstico de TCA não deva ser estabelecido na presença de BN ou de AN, pacientes com TCA podem ter histórias anteriores de outros tipos de transtornos alimentares, bem como comportamentos compensatórios inadequados de baixa frequência. Por exemplo, Yasmine descreveu uma época, quando estava na faixa dos 20 anos, em que corria 50 quilômetros por semana embora tivesse uma lesão crônica no pé. Apesar de evocar uma sensação de estar "cheia de vida, saudável e com tudo sob controle" naquela época, ela pode ter apresentado BN se o período tiver incluído compulsão alimentar e a corrida ter tido o propósito de compensar a compulsão.

Pacientes com TCA costumam buscar tratamento inicialmente para obesidade (IMC ≥ 30) ou ganho de peso, mas amostras clínicas indicam que até um terço dos pacientes com TCA não é obeso. Os pacientes não obesos com TCA – como Yasmine – têm mais chances que os pacientes obesos de manterem comportamentos saudáveis e não saudáveis para a perda de peso. Por exemplo, o regime de exercícios regulares de Yasmine pode ter a ajudado a manter um peso normal apesar de sua extensa história de compulsão alimentar. Também é possível que seu excesso de corridas tenha sido estimulado por um episódio de hipomania; aproximadamente 15% dos pacientes com transtorno bipolar tipo II têm um transtorno alimentar, e o TCA é o mais comum.

Todos os pacientes com TCA estão sob risco de transtornos de humor, ansiedade, uso de substância e controle de impulsos. Embora Yasmine negue história de uso inadequado de álcool ou drogas, ela tem uma história de TDM recorrente. Apesar de o caso não ser aprofundado, seria útil investigar a conexão entre os hábitos alimentares de Yasmine e seus sintomas depressivos. O TDM em si pode levar à ingestão alimentar excessiva, mas se tanto o TCA como o TDM estiverem presentes, ambos devem ser diagnosticados. Por fim, a história da paciente não aborda a personalidade, mas a compulsão integra o critério do controle de impulsos para transtorno da personalidade *borderline*. Novamente, caso todos os critérios para ambos os transtornos sejam preenchidos, então os dois devem ser diagnosticados.

Diagnóstico

- Transtorno de compulsão alimentar, leve.
- Transtorno depressivo maior, recorrente, em remissão.

Leituras recomendadas

Masheb RM, White MA, Grilo CM: Substantial weight gains are common prior to treatmentseeking in obese patients with binge eating disorder. Compr Psychiatry 54(7):880–884, 2013.

Smith KE, Mason TB, Johnson JS, et al: A systematic review of reviews of neurocognitive functioning in eating disorders: the state-of-the-literature and future directions. Int J Eat Disord 51(8):798–821, 2018.

Udo T, Grilo CM: Prevalence and correlates of DSM-5-defined eating disorders in a nationally representative sample of U.S. adults. Biol Psychiatry 84(5):345–354, 2018.

Udo T, Grilo CM: Psychiatric and medical correlates of DSM-5 eating disorders in a nationally representative sample of adults in the United States. Int J Eat Disord 52(1):42–50, 2019.

CAPÍTULO 11

Transtornos da eliminação

Introdução

JOHN W. BARNHILL, M.D.

O capítulo sobre transtornos da eliminação é o segundo dos quatro capítulos consecutivos do DSM-5 que lidam explicitamente com variações de processos corporais normais. Esses processos corporais podem ser perturbados de diversas formas, mas, do ponto de vista diagnóstico, o sofrimento e/ou a disfunção podem surgir como uma parte sintomática de outro transtorno ou como um transtorno da eliminação relativamente autônomo (com ou sem comorbidades).

A enurese e a encoprese são os dois principais transtornos da eliminação. Cada um é subdividido de forma a considerar tanto a relevância lógica, como a clínica. Os critérios diagnósticos para cada transtorno especificam a idade de desenvolvimento na qual o diagnóstico é aplicável. Por exemplo, a enurese – eliminação repetida de urina na cama e nas roupas – não é um diagnóstico até que a criança tenha atingido a idade de 5 anos. Há uma quantidade significativa de crianças mais jovens que simplesmente não estão prontas para usar o banheiro de forma confiável.

O DSM-5 não exige que o clínico determine até que ponto o papel do controle voluntário é importante; por exemplo, um diagnóstico psiquiátrico de urinar na cama à noite (enurese exclusivamente noturna) não precisa depender da indicação do pai de que "ele está fazendo isso para chamar a atenção". Da mesma forma, uma criança pequena que se recusa a evacuar no banheiro da escola e então fica, constante e vergonhosamente, incontinente, justifica um diagnóstico (encoprese com constipação e incontinência por extravasamento) que não requer aprofundamento do clínico sobre o que a criança pensa a respeito do jardim de infância, da separação e do controle corporal. O clínico pode optar por realizar essas avaliações, mas o processo diagnóstico não as exige.

Em vez disso, o enfoque é voltado para medidas de confirmação mais imediatas. A enurese é clinicamente significativa? É persistente? Causa sofrimento? O DSM-5 também encoraja o clínico a fazer um esforço para avaliar causas fisiológicas de enurese e encoprese, porque condições comuns e facilmente tratáveis, como infecção do trato urinário ou desidratação, podem causar sintomas perturbadores.

Anormalidades da eliminação também são vistas como secundárias a diversas condições clínicas e psiquiátricas. A associação entre depressão e constipação, por exemplo, é bastante comum, assim como a associação entre desconforto gastrintestinal e uma gama de medicamentos. Essas comorbidades devem ser consideradas com atenção. Ao mesmo tempo, é importante considerar, com tato, se um transtorno da eliminação autônomo deve ser o foco de atenção clínica.

Leituras recomendadas

Irwin GM: Urinary incontinence. Prim Care 46(2):233–242, 2019.

Tai TT, Tai BT, Chang YJ, Huang KH: Parents have different perceptions of bed-wetting than children from six to 15 years of age. Acta Paediatr 104(10):e466–e472, 2015.

von Gontard A: Wetting in Children and Adolescents: A Practical Guide for Parents, Teachers, and Caregivers. Boston, Hogrefe Publishing, 2017.

CASO 11.1
Ataques de raiva e queixas somáticas

DAVID H. RUBIN, M.D.

Zack, um menino de 8 anos, foi levado para uma clínica psiquiátrica infantil ambulatorial, pela mãe, devido a seus crescentes ataques de raiva e suas queixas somáticas sem causa aparente. A mãe relatou que o surgimento dos sintomas estava relacionado às noites que ele passou com a tia, outra mãe solo, com um filho da mesma idade de Zack. Ele sempre foi próximo da tia desde que nasceu, mas recentemente começou a passar todas as noites de sexta-feira com ela enquanto a mãe trabalhava.

Durante dois meses antes da consulta, Zack relatava náuseas e cefaleias às sextas-feiras, além de queixas de que a casa da tia era "assustadora". Ele continuava a frequentá-la, relutantemente, embora uma vez tenha telefonado para a mãe, pedindo que o buscasse, alegando que "as outras crianças moram na própria casa todos os dias da semana".

Nas últimas semanas, Zack gritava e se escondia quando era hora de ir para a casa da tia. Sua mãe ficou preocupada que algo podia ter "acontecido" com ele durante uma das visitas, mas tinha dificuldades em conciliar essa ideia com o fato de que Zack não se importava em ver a tia e o primo em outros lugares e que não tinha objeções quanto ao primo dormir na casa deles. A irmã sempre havia sido "uma boa mãe" e sempre estava em casa quando Zack passava a noite com ela. Ela tinha um namorado, mas Zack parecia gostar dele. Na realidade, o menino parecia ficar particularmente animado para ir ao parque ou jogar bola com o primo e o namorado da tia.

Ele nunca havia demonstrado, previamente, ter problemas de separação, comportamentais ou emocionais significativos. Atingiu todos os marcos do desenvolvimento na época adequada. Nunca havia consultado um médico, exceto as consultas de rotina e em uma situação pontual, de gripe forte, quando tinha 3 anos. Contudo, ainda precisava atingir continência noturna constante, já que molhava a cama, cerca de duas vezes por semana. Não tinha sintomas diurnos de eliminação de urina, nem de constipação. O pediatra explicou que isso era "normal" na idade de Zack. A mãe nunca fez caso do fato de o menino molhar a cama, e ele nunca manifestou sofrimento significativo a respeito.

A história familiar era negativa para transtornos psiquiátricos por parte de mãe, e ela afirmou que seus próprios marcos de desenvolvimento foram normais, até onde sabia. No entanto, não sabia muito sobre o desenvolvimento ou a história familiar do pai de Zack e não o via desde o nascimento do filho.

Durante o exame de estado mental, Zack estava cooperativo e parecia bem-alimentado e bem-cuidado. Ele teve uma pequena dificuldade para se separar da mãe. Depois de um período inicial de timidez para aproximar-se do entrevistador, seu discurso foi espontâneo, com vocabulário adequado para a idade. Manteve contato visual apropriado para a idade. De início, seu afeto era levemente ansioso, mas se acalmou rapidamente. A ansiedade reapareceu somente quando o assunto se voltou para uma discussão sobre a festa do pijama, quando Zack demonstrou inquietude, reduziu o contato visual e manifestou uma leve irritabilidade dirigida à mãe. Ao ser indagado sobre urinar na cama, Zack pareceu ficar com vergonha. Disse que fez xixi na cama da casa da tia algumas vezes, o que fez o primo e o namorado da tia zombarem dele. Apesar de a tia intervir, ele descreveu ficar "com medo" de voltar a fazer isso novamente.

Discussão

Zack apresenta ataques de raiva atípicos, queixas somáticas e recusa persistente em passar a noite na casa da tia. Ao final da entrevista, o foco da preocupação clínica se deslocou para a enurese de Zack, um transtorno que é geralmente benigno, mas pode levar a sofrimento psicossocial significativo e alteração comportamental.

Um diagnóstico de enurese do DSM-5 não exige que o clínico avalie a motivação (i.e., a micção pode ser voluntária ou involuntária). Em vez disso, o comportamento deve ser clinicamente significativo, definido pela frequência (p. ex., duas vezes por semana durante três meses) ou pelo impacto (p. ex., sofrimento ou alteração funcional). A enurese pode se desenvolver em qualquer idade, embora haja um limite de idade mínimo de cinco anos para o diagnóstico. Para pacientes com um transtorno do neurodesenvolvimento, a restrição etária se aplica à idade de desenvolvimento, não à cronológica. Por fim, o transtorno não deve ser causado por uma substância ou condição médica.

O diagnóstico de enurese também inclui uma série de subtipos. Como a enurese de Zack parece ocorrer apenas à noite, ela seria descrita como "exclusivamente noturna". Como ele nunca atingiu um período consistente de seis meses sem urinar na cama, sua enurese é definida como primária. A enurese noturna primária é frequente em crianças dos 5 aos 10 anos e particularmente comum em meninos. Embora a mãe de Zack não saiba quando o pai do menino atingiu continência noturna, uma história familiar de enurese é bastante comum, e identificou-se a contribuição de vários fatores genéticos para o transtorno. A enurese secundária, na qual a incontinência ressurge depois de a criança ter atingido um mínimo de seis meses de continência consistente, requer uma consideração criteriosa de várias etiologias médicas, incluindo diabetes, epilepsia, apneia obstrutiva do sono, bexiga neurogênica, constipação e obstrução uretral. Em casos raros, essas condições também podem ser responsáveis por enurese primária, de forma que o quadro de Zack deve merecer uma avaliação conjunta com o pediatra para descartá-las.

Qualquer sofrimento associado ao transtorno normalmente depende da reação de terceiros quanto ao urinar na cama; contudo, o sofrimento não é necessário para o diagnóstico de enurese. No caso de Zack, ele ficou com vergonha apenas depois da zombaria do primo e do namorado da tia. Levando em conta que, fora isso, seu desenvolvimento tem sido normal, Zack provavelmente tem enurese sem outro diagnóstico psiquiátrico.

No entanto, a enurese costuma ser comórbida com outros transtornos emocionais e comportamentais da infância, assim, deve-se considerar vários transtornos psiquiátricos no caso de Zack. A ansiedade e as queixas somáticas de Zack ocorreram no contexto da separação de um cuidador primário. Isso deve levar à investigação de um transtorno de ansiedade, como a ansiedade de separação. Zack se separa da mãe facilmente em outros contextos, como na escola e na própria avaliação psiquiátrica, o que torna a ansiedade de separação uma explicação improvável para seu quadro sintomático.

Zack foi levado para avaliação devido a comportamento desafiante, queixas somáticas e ataques de raiva. Transtornos da conduta, do humor e do controle de impulsos – como transtorno de oposição desafiante, transtorno da conduta e transtorno disruptivo da desregulação do humor – podem ser considerados. Contudo, os sintomas de Zack duraram apenas dois meses e, de modo geral, ele está bem. Como as mudanças parecem se concentrar especificamente em um único contexto, com um fator desencadeante compreensível, é pouco provável que Zack tenha um desses diagnósticos.

Não é de se estranhar que a mãe de Zack esteja preocupada que a especificidade do fator desencadeante possa estar relacionada a algum tipo de abuso. Embora ele tenha problemas óbvios nas noites de sexta-feira, o bem-estar geral de Zack e a facilidade com que ele interage com o primo, a tia e o namorado da tia tornam improvável que ele tenha sofrido abuso. Contudo, a mãe está certa ao achar que algo aconteceu: ele sofreu gozação do primo e do namorado da tia, duas pessoas nas quais ele parece confiar, de forma que suas palavras provavelmente despertaram um sentimento traumático nesse menino de 8 anos.

Diagnóstico

- Enurese, exclusivamente noturna.

Leituras recomendadas

Hussong J, Rosenthal A, Bernhardt A, et al: State and trait anxiety in children with incontinence and their parents. Clin Child Psychol Psychiatry 26(4):1243–1256, 2021.

Walker RA: Nocturnal enuresis. Prim Care 46(2):243–248, 2019.

CAPÍTULO 12

Transtornos do sono-vigília

Introdução

JOHN W. BARNHILL, M.D.

A busca por um sono reparador é atormentada por pressões profissionais e familiares, viagens de longa distância, uso de estimulantes (p. ex., café) e aparelhos eletrônicos (p. ex., celular). Uma boa noite de sono pode ser vítima de uma infinidade de transtornos psiquiátricos, incluindo ansiedade, depressão e transtornos bipolares e psicóticos, bem como de uma variedade de condições clínicas não psiquiátricas. Os problemas do sono podem não ser simplesmente epifenômenos, mas precipitarem, prolongarem e intensificarem essas outras condições clínicas e psiquiátricas. Com muita frequência, no entanto, os transtornos do sono-vigília são fatores silenciosos e não diagnosticados, que contribuem para sofrimento e disfunção.

O DSM-5 fez uso de uma abordagem de "agrupamento" e de "separação" aos transtornos do sono, indo além das atribuições causais (p. ex., a depressão inevitavelmente causa insônia), reconhecendo, em vez disso, as interações bidirecionais entre o sono e os outros transtornos. Transtorno de insônia pode existir de forma autônoma, mas os clínicos são encorajados a considerarem a comorbidade mais frequente da insônia com condições clínicas tanto psiquiátricas quanto não psiquiátricas. O esclarecimento de um transtorno do sono independente pode servir para lembrar o clínico de que o problema do sono talvez não melhore espontaneamente, mas, em vez disso, justifique uma atenção psiquiátrica independente.

Além de uma abordagem clínica ampla, o DSM-5 engloba transtornos do sono que exigem achados fisiológicos bastante específicos. Por exemplo, um paciente pode apresentar sono inquieto e fadiga diurna. Caso seu parceiro de cama identifique ronco alto incomum, provavelmente se deva considerar apneia do sono. Um diagnóstico do DSM-5 de apneia ou hipopneia obstrutivas do sono exige não apenas evidências clínicas, mas também uma polissonografia que revele pelo menos cinco apneias ou hipopneias obstrutivas por hora de sono (ou, caso não haja evidências de dificuldades de respiração noturnas, 15 ou mais eventos apneicos por hora).

Os avanços nas pesquisas em epidemiologia, neurobiologia e em intervenções permitiram que alguns transtornos do sono fossem cada vez mais "separados". Por exemplo, define-se narcolepsia por meio da exigência de dois critérios. O primeiro é clínico: o paciente deve experimentar episódios recorrentes e persistentes marcados por sono irresistível ou pela necessidade irresistível de dormir. O segundo critério pode ser satisfeito de três formas: por meio de episódios recorrentes de cataplexia (definida clinicamente); deficiência de hipocretina (definida por meio dos níveis do líquido cerebrospinal obtido por punção lombar); ou latência do sono de movimento rápido dos olhos (REM) especificamente anormal determinada por polissonografia noturna do sono ou por um teste múltiplo de latência do sono. Esses resultados levaram a quatro subtipos, codificados de forma separada, para a narcolepsia no DSM-5-TR: 1) com cataplexia ou deficiência de hipocretina (tipo 1); 2) sem cataplexia e sem deficiência de hipocretina ou hipocretina não medida (tipo 2); 3) com cataplexia ou deficiência de hipocretina devido a uma condição médica; e 4) sem cataplexia e sem deficiência de hipocretina devido a uma condição médica.

O transtorno comportamental do sono REM e a síndrome das pernas inquietas foram transtornos novos no DSM-5. Para cada um deles, evidências substanciais esclareceram a base fisiológica, a prevalência e a relevância clínica. Ambos, com frequência, são comórbidos com outras condições médicas psiquiátricas e não psiquiátricas (p. ex., transtorno comportamental do sono REM geralmente comórbido com narcolepsia e transtornos neurodegenerativos, como a doença de Parkinson; síndrome das pernas inquietas geralmente comórbida com depressão, doença cardiovascular e doença renal terminal).

A avaliação inicial do sono geralmente envolve um relato retrospectivo do paciente. Os clínicos estão acostumados a trabalharem com relatos subjetivos, mas uma queixa de sono impossível ("Não durmo há semanas") pode levar o clínico a pensar em "insônia" e prosseguir para outros aspectos da avaliação. Critérios diagnósticos cada vez mais sólidos para os transtornos do sono-vigília são úteis por diversos motivos, mas servem particularmente para lembrar o clínico geral de investigar queixas comuns que muitas vezes são subdiagnosticadas e que contribuem para sofrimento e disfunção significativos.

Leituras recomendadas

American Academy of Sleep Medicine: International Classification of Sleep Disorders, 3rd Edition (ICSD-3). Darien, IL, American Academy of Sleep Medicine, 2014.

During EH, Kushida CA (eds): Clinical Sleep Medicine: A Comprehensive Guide for Mental Health and Other Medical Professionals. Washington, DC, American Psychiatric Association Publishing, 2021.

Edinger JD, Ulmer CS, Means MK: Sensitivity and specificity of polysomnographic criteria for defining insomnia. J Clin Sleep Med 9(5):481–491, 2013.

Hertenstein E, Feige B, Gmeiner T, et al: Insomnia as a predictor of mental disorders: a systematic review and meta-analysis. Sleep Med Rev 43:96–105, 2019.

Ohayon M, Wickwire EM, Hirshkowitz M, et al: National Sleep Foundation's sleep quality recommendations: first report. Sleep Health 3(1):6–19, 2017.

Poon SH, Quek SY, Lee TS: Insomnia disorders: nosology and classification past, present, and future. J Neuropsychiatry Clin Neurosci 33(3):194–200, 2021.

CASO 12.1

Dificuldade de manter o sono

CHARLES F. REYNOLDS III, M.D.

Aidan Johns, um estudante de pós-graduação da língua inglesa, de 30 anos, consultou um psiquiatra para discutir sobre sua dificuldade de manter o sono. O problema havia se iniciado quatro meses antes, quando começou a acordar às 3 horas todas as manhãs, independentemente do horário em que ia para a cama, e depois não conseguia mais dormir. Em consequência, se sentia "em descompasso" durante o dia, o que o levou a ficar cada vez mais preocupado sobre como conseguiria terminar sua tese de doutorado quando era incapaz de se concentrar devido à exaustão. Quando os problemas do sono começaram, ele acordava sem nada especial na mente. Com a persistência do problema, começou a ter pavor do dia seguinte e imaginava como conseguiria dar aulas ou se concentrar na redação da tese dormindo apenas durante algumas horas. Algumas manhãs, ele ficava acordado no escuro, próximo de sua noiva, a qual dormia profundamente. Em outros dias, tentava aproveitar o tempo, levantava da cama e saía cedo para seu escritório no *campus*.

Após um mês de sono interrompido, Aidan consultou um assistente médico no serviço de apoio aos estudantes, onde costumava buscar ajuda. (Ele tinha asma, para a qual ele ocasionalmente usava agonistas dos receptores β_2-adrenérgicos inalatórios, e tinha apresentado mononucleose um ano antes.) O assistente médico prescreveu um sedativo-hipnótico, que não ajudou. "Pegar no sono nunca foi o problema", explicou Aidan. Enquanto isso, seguiu alguns conselhos que havia lido na internet. Embora tomasse café durante o dia, não o fazia depois das 14 horas. Sendo um ávido tenista, ele restringiu seu tempo na quadra às primeiras horas da manhã. Contudo, continuava bebendo uma ou duas taças de vinho todas as noites durante o jantar com a noiva. "Na hora do jantar já começo a me preocupar se vou conseguir dormir", afirmou, "e, para ser sincero, o vinho ajuda".

O paciente, um jovem magro e de boa aparência, com o estereótipo de um acadêmico, vestindo jaqueta de lã e óculos de aro de tartaruga, contou sua história de forma simpática e verdadeira. Aidan não parecia cansado, mas disse ao psiquiatra que o avaliava: "Fiz questão de marcar a consulta na parte da manhã, antes de ficar cansado". Ele não parecia triste, nem esgotado, e não tinha certeza sobre ter alguma vez se sentido deprimido. No entanto, afirmou ter uma ansiedade leve e persistente que o oprimia. "Esse problema com sono assumiu o controle", explicou. "Estou estressado com o trabalho, e minha noiva e eu andamos discutindo. Mas tudo isso é porque ando muito cansado".

Embora essa fosse sua primeira consulta com um psiquiatra, Aidan falou de uma psicoterapia psicodinâmica de três anos bastante satisfatória, realizada por um assistente social, quando estava na faculdade. "Eu só estava tentando me entender melhor", explicou, acrescentando com uma risada que, sendo filho de um psiquiatra infantil, estava acostumado com a conclusão das pessoas de que fosse "louco". Lembrou sempre ter tido "sono fácil" antes dessas dificuldades recentes; quando criança, era o primeiro a dormir nas festas de pijama e, quando adulto, deixava a noiva com inveja pela facilidade com que conseguia pegar no sono no avião.

Discussão

O paciente relata quatro meses de insatisfação com seu sono na maioria das noites, dificuldade de manter o sono e despertar precoce pela manhã. Descreve fadiga diurna, dificuldade de concentração, sintomas leves de ansiedade e prejuízo interpessoal e profissional. Não parece se enquadrar em diagnósticos de outros distúrbios clínicos, transtornos psiquiátricos, do sono ou por uso de substância. Ele preenche os critérios clínicos para transtorno de insônia do DSM-5.

O relato de caso sugere que a perturbação do sono do paciente se iniciou durante um período de estresse elevado relacionado a pressões por prazos; ele desenvolveu alguns comportamentos capazes de agravar ou perpetuar essa perturbação do sono. Ele se preocupa quanto a não dormir, criando uma profecia autorrealizável. Também pode estar se automedicando com cafeína para se manter alerta durante o dia e com vinho para diminuir a excitação durante a noite.

Observa-se também uma história médica de asma, para a qual eventualmente usa agonistas dos receptores β_2-adrenérgicos. Como os medicamentos para asma podem ser estimulantes, seria útil investigar melhor seu uso de inalatórios e outros tipos de medicamentos.

Aidan relata uma história de três anos de psicoterapia psicodinâmica, a qual iniciou com o objetivo de se conhecer melhor, durante a faculdade, mas seria útil investigar com mais atenção a história psiquiátrica pessoal do paciente e da família para determinar se a insônia pode estar relacionada a um transtorno do humor ou de ansiedade não diagnosticado. De modo inverso, a insônia por si só aumenta o risco de episódios novos e recorrentes de transtornos do humor, de ansiedade ou por uso de substâncias; mesmo que Aidan pareça ter apenas o transtorno de insônia isoladamente durante a avaliação inicial, seria útil para o clínico investigar outros sintomas que podem estar se desenvolvendo.

As histórias retrospectivas de insônia são imperfeitas, de modo que o psiquiatra pode sugerir um diário do sono-vigília de duas semanas, o que seria útil para avaliar a quantidade de tempo que o paciente passa na cama, seu estilo de vida (momentos de atividade física e mental que poderiam aumentar excitabilidade e interferir com o sono), o momento e o uso de substâncias que podem atuar sobre o sistema nervoso central e outras questões médicas (p. ex., ataques de asma). Uma história obtida junto à noiva de Aidan poderia informar a respeito de suas patologias relacionadas ao sono, como apneia, ronco alto, espasmos nas pernas ou despertares parciais (parassonias REM ou não REM).

Além de solicitar que Aidan mantenha um diário do sono-vigília, seria útil pedir que ele documentasse a gravidade da queixa atual sobre o sono por meio de um inventário de autorrelato como o Índice de Gravidade de Insônia (ISI, do inglês *Insomnia Severity Index*) ou o Índice de Qualidade do Sono de Pittsburgh (PSQI, do inglês *Pittsburgh Sleep Quality Index*). Esses instrumentos proporcionam parâmetros ou valores de referência que podem servir para medir mudanças ao longo do tempo. Além disso, o uso de medidas de autorrelato breve de estado afetivo, como os nove itens do Questionário sobre a Saúde do Paciente (PHQ-9) ou a Escala de Sete Itens de Transtorno de Ansiedade Generalizada (GAD-7, do inglês *Generalized Anxiety Disorder 7-Item*), permitiria que o clínico aprofundasse a avaliação de transtornos mentais coexistentes ou adicionais.

Exames laboratoriais formais do sono (polissonografia) não parecem ser indicados no caso de Aidan. Contudo, se mais informações surgirem a partir da história ou do diário, seria adequado obter um exame para transtorno do sono relacionado à respiração ou para movimento periódico dos membros. Outra possibilidade de diagnóstico é um transtorno do sono-vigília do ritmo circadiano, como uma síndrome de fase do sono avançada (improvável, ao se levar em consideração a idade do paciente).

Conforme ilustrado neste caso, o DSM-5 deixou de categorizar formas "primária" e "secundária" de transtorno de insônia. Em vez disso, o manual exige a especificação simultânea de condições coexistentes (distúrbios clínicos, transtornos psiquiátricos e outros transtornos do sono) por dois motivos: 1) para ressaltar que o paciente apresenta um transtorno do sono que justifica atenção clínica independente, além do distúrbio clínico ou transtorno psiquiátrico também presente, e 2) para reconhecer os efeitos interativos e bidirecionais entre transtornos do sono e distúrbios clínicos e transtornos psiquiátricos coexistentes.

Essa reformulação conceitual reflete uma mudança de paradigma na área da medicina que trata dos transtornos do sono. Essa mudança está longe de estabelecer atribuições causais entre transtornos coexistentes ("a" decorre de "b"), porque geralmente há dados empíricos limitados que sustentam essa atribuição e porque o planejamento do tratamento ideal exige atenção a cada diagnóstico pertinente.

Diagnóstico

- Transtorno de insônia.

Leituras recomendadas

Buysse DJ, Rush AJ, Reynolds CF 3rd: Clinical management of insomnia disorder. JAMA 318(20):1973–1974, 2017.
Khachatryan SG: Insomnia burden and future perspectives. Sleep Med Clin 16(3):513–521, 2021.
Reynolds CF III: Troubled sleep, troubled minds, and DSM-5. Arch Gen Psychiatry 68(10):990–991, 2011.

CASO 12.2

Ansiosa e sonolenta

MAURICE M. OHAYON, M.D., D.SC., Ph.D.

Bernadette Kleber, uma mulher branca, divorciada, desempregada, com 34 anos, mãe de três crianças em idade escolar e que morava com uma nova companheira, consultou um psiquiatra devido a ansiedade e sonolência.

Durante a maior parte de sua vida, Bernadette sentiu ansiedade, mas ficou mais preocupada e estressada desde o nascimento de seu primeiro filho, há 10 anos. Afirmou que se sentia "bem em casa", mas ansiosa em situações sociais. Ela evitava interagir com novas pessoas, temendo que ficasse constrangida e fosse criticada. Por exemplo, queria perder o peso que ganhou desde o nascimento de seus filhos (índice de massa corporal [IMC] atual de 27,7), mas tinha medo de parecer ridícula na academia de ginástica. Assim, ela retraiu-se gradualmente de situações nas quais poderia ser forçada a conhecer novas pessoas, o que tornou quase impossível ter um trabalho e fazer entrevistas de emprego. Ela havia se tratado para ansiedade social com sucesso, cinco anos antes, com psicoterapia, antidepressivo inibidor seletivo da recaptação de serotonina (ISRS) e 0,25 mg de clonazepam, duas vezes ao dia, mas os sintomas retornaram no ano anterior. Ela negou ter aumentado a dose dos medicamentos em uso ou buscar novas medicações (com ou sem receita) para ansiedade. Embora estivesse animada com o novo relacionamento, temia que a namorada a deixasse caso não "tomasse jeito".

Ela negou períodos de depressão significativa, embora afirmasse ter passado por vários períodos em que se sentia frustrada devido a suas limitações. Também negou todo tipo de sintomas maníacos.

O psiquiatra a indagou então sobre a "sonolência". Ela afirmou que dormia mais do que todas as pessoas que conhecia. Referiu que normalmente dormia um mínimo de nove horas por noite, e tirava dois cochilos durante o dia, os quais acrescentavam cinco horas de sono. Não conseguia se lembrar de problemas até o final do ensino médio, quando começou a adormecer por volta das 20 ou 21 h, e cochilava todas as tardes. Quando tentou começar a faculdade, percebeu o quanto sua necessidade de sono era maior do que a de seus amigos, largando os estudos por não conseguir ficar acordada durante as aulas. Apesar dos cochilos, normalmente adormecia quando visitava os amigos ou a família e quando lia ou assistia à televisão. Parou de dirigir sozinha por medo de pegar no sono no trânsito. Os cochilos no final da tarde não eram reparadores e aparentemente não tinham nenhum impacto sobre o início do sono à noite.

Criar os filhos era uma tarefa difícil, sobretudo porque o turno da manhã era seu pior período. Durante pelo menos meia hora depois do despertar, sentia-se desorientada e confusa, o que dificultava preparar as crianças para irem à escola. Afirmou que, ao longo do dia, sentia-se "dispersa e desatenta".

Ela começou a roncar cinco anos antes. Sua companheira não tinha certeza se Bernadette também tinha pausas durante o sono. Bernadette negou ter vivenciado paralisia do sono ou dormir abruptamente no meio de uma frase. Embora pegasse no sono em eventos sociais, isso geralmente ocorria durante uma pausa na conversa, enquanto estava em um local tranquilo, no canto de um sofá. Negou quedas quando adormecia. Relatou ter alucinações hipnopômpicas várias vezes por ano desde que era adolescente.

Ao exame, a paciente apresentava sobrepeso, foi cooperativa e coerente. Ela estava preocupada com sua ansiedade, mas manifestava uma preocupação maior quanto a seu problema com o sono. Negou depressão, ideias suicidas, psicose e queixas de memória. Seu *insight* e seu julgamento pareciam preservados.

O exame físico praticamente não acrescentou dados relevantes. A história médica era significativa em relação a hipercolesterolemia e enxaquecas eventuais. Bernadette apresentou algumas queixas musculares, como fraqueza nas pernas e dor no braço esquerdo, as quais estavam relacionadas a esforços. Fumava maconha eventualmente para ajudar com a dor, mas negou que a substância contribuísse de forma significativa para a sonolência. Negou história de traumatismo craniano e doenças incomuns, bem como história familiar de problemas do sono ou do humor, embora vários parentes fossem "ansiosos".

Bernadette foi encaminhada para exames do sono. Uma polissonografia revelou índice de apneia/hipopneia de três eventos por hora. No dia seguinte, submeteu-se a um teste das múltiplas latências do sono (TMLS), o qual indicou latência média do sono de sete minutos com um período de início do sono REM durante o teste. Uma punção lombar foi realizada para avaliar os níveis de hipocretina-1 no líquido cerebrospinal (LCS); o nível parecia estar na faixa da normalidade.

Discussão

A paciente parece apresentar vários diagnósticos do DSM-5 que justificam atenção clínica. Ela foi diagnosticada com transtorno de ansiedade social no passado, e sua recorrência parece ter originado esta consulta psiquiátrica. Ganhou peso desde o nascimento dos filhos, e a obesidade exacerba sua esquiva social e a coloca em risco de transtornos do sono e complicações médicas. A obesidade não é um diagnóstico no texto principal do DSM-5, mas integra a lista apresentada no capítulo "Outras condições que podem ser foco da atenção clínica". A ansiedade de Bernadette e seus problemas relativos ao peso podem justificar atenção clínica independente, mas são as questões do sono que parecem afetá-la mais profundamente.

Bernadette dorme demais. O sono não é reparador e não propicia descanso. Devido aos problemas com sono, ela mal consegue cumprir as demandas de ser mãe e indica que não consegue manter um emprego, dirigir independentemente ou socializar com amigos. Ela preocupa-se em perder o novo relacionamento amoroso. O excesso de sono e a sonolência aparentemente ocorrem todos os dias, desde o fim do ensino médio. Seus sintomas apontam para transtorno de hipersonolência do DSM-5. Os critérios incluem sintomas em um mínimo de três dias por semana durante pelo menos três meses (Bernadette apresenta sintomas quase diários há mais de 15 anos). Apenas a duração noturna do sono (9 horas) não sugeriria um problema, mas a duração total de sono diário de 14 horas é típica de hipersonolência, assim como a inércia ao despertar e seus cochilos inesperados.

É importante descartar outras explicações para a sonolência. Bernadette fuma maconha e usa um medicamento benzodiazepínico para ansiedade. Ela insiste que o uso ou é eventual (maconha) ou em uma dose baixa e estável (clonazepam) e que os sintomas são anteriores ao uso dessas substâncias. Embora ambos os agentes possam ser sedativos e ela possa estar sub-relatando o uso, a maconha e o clonazepam não parecem ser agentes causadores. Bernadette apresenta dor e cefaleias, portanto seria útil indagar de maneira mais aprofundada e com tato o possível uso de medicamentos analgésicos, os quais podem causar sedação. Ela também descreve desânimo quanto a suas limitações, o que suscita a consideração de depressão, a qual pode levar a quantidades excessivas de sono não reparador. No momento, nenhuma dessas possibilidades parece provável.

Há vários transtornos do sono que podem levar a sono excessivo e/ou sonolência diurna. A obesidade, a sonolência excessiva e os roncos de Bernadette suscitam a consideração de apneia do sono, e um estudo do sono certamente foi acertado. A polissonografia mostrou um índice de apneia/hipopneia de três eventos por hora, o que está na faixa da normalidade e indica que a paciente não apresenta um transtorno do sono relacionado à respiração.

Bernadette também deveria ser avaliada quanto à narcolepsia, a qual se caracteriza por períodos recorrentes de necessidade irresistível de sono, cair no sono ou tirar cochilos no mesmo dia. O quadro clínico de Bernadette é instigante. Ela não apenas adormece abruptamente, mas também tem alucinações hipnopômpicas relativamente frequentes. Embora sejam, de modo geral, consideradas normais, alucinações hipnopômpicas podem refletir intrusões no início do sono REM e, por conseguinte, sugerem narcolepsia. Para preencher as exigências para narcolepsia nos moldes do DSM-5-TR, o indivíduo deve demonstrar cataplexia, deficiência de hipocretina-1 no LCS ou redução da latência do sono REM durante polissonografia noturna ou TMLS. O TMLS de Bernadette mostrou uma latência média do sono de sete minutos, com apenas um período de início do sono REM durante o teste. A latência do sono é breve; no entanto, para qualificar para narcolepsia, seriam necessários, no mínimo, dois períodos iniciais de REM durante o estudo. Os níveis de hipocretina-1 no LCS parecem estar na faixa da normalidade, o que descarta narcolepsia-cataplexia/síndrome de deficiência de hipocretina. A menos que seus episódios de adormecer sejam considerados como cataplexia, Bernadette não se enquadra em um diagnóstico de narcolepsia. Nesse momento, então, ela se qualifica apenas para um transtorno de hipersonolência do DSM-5 além de seu transtorno de ansiedade social.

Diagnóstico

- Transtorno de ansiedade social.
- Transtorno de hipersonolência.

Leituras recomendadas

Karasu SR, Karasu TB: The Gravity of Weight: A Clinical Guide to Weight Loss and Maintenance. Washington, DC, American Psychiatric Publishing, 2010.

Murray BJ: Subjective and objective assessment of hypersomnolence. Sleep Med Clin 15(2):167–176, 2020.

Ohayon MM, Reynolds CF 3rd: Epidemiological and clinical relevance of insomnia diagnosis algorithms according to the DSM-IV and the International Classification of Sleep Disorders (ICSD). Sleep Med 10(9):952–960, 2009.

CASO 12.3

Sonolência

BRIAN PALEN, M.D.
VISHESH K. KAPUR, M.D., M.P.H.

César Linares, um homem hispânico, casado, de 57 anos, agendou uma consulta para a reavaliação de seus medicamentos antidepressivos. Descreveu vários anos de agravamento de fadiga, sonolência diurna e "não me sentir bem" de forma geral. Não tinha energia para realizar as atividades de sempre, mas ainda tinha prazer quando as fazia. Ele tinha um pouco de dificuldade em se concentrar no trabalho como consultor de tecnologia da informação e estava preocupado em perder o emprego. Há seis meses ele havia começado o uso de um antidepressivo ISRS, o que resultou em alguma melhora dos sintomas, e insistiu que aderia ao uso dos medicamentos.

O paciente negou a ocorrência de estressores recentes. Além do diagnóstico de depressão, também recebeu os de hipertensão, diabetes e doença arterial coronariana. Ele queixou-se de azia e de disfunção erétil, para a qual não havia recebido avaliação médica.

César havia nascido na Venezuela, tinha dois filhos adultos e não consumia tabaco nem álcool, mas bebia várias xícaras de café durante o dia para manter-se alerta.

Ao exame físico, o paciente apresentou 1,78 m de altura e 106,6 kg, com um IMC de 34. A circunferência do pescoço era de 50 cm. A frequência respiratória era 90, e a pressão arterial 155/90. Não havia outras anormalidades.

Durante o exame de estado mental, o paciente mostrou-se cooperativo, mas parecia cansado, sem indícios de humor deprimido, ansiedade, psicose ou declínio cognitivo.

Uma indagação mais específica revelou que o problema de César não se resumia a se manter acordado no trabalho, mas também incluía eventuais cochiladas na direção. Ele dormia de 8 a 10 horas por noite, mas com despertares frequentes e idas ao banheiro (noctúria). Com frequência despertava com uma sensação de engasgo e, às vezes, com cefaleia. Roncava desde a infância, mas acrescentou: "Todos os homens na minha família roncam". Antes de optar por dormir no quarto de hóspedes, sua esposa afirmou que ele roncava muito alto e, intermitentemente, parava de respirar e resfolegava.

César foi encaminhado para realizar um estudo do sono (polissonografia). Os resultados incluíram as seguintes informações:

- Índice de apneia/hipopneia: 25 eventos por hora
- Índice de dessaturação de oxigênio: 20 eventos por hora

- Saturação de oxigênio: 82%
- Percentual de tempo com saturação de oxigênio inferior a 90%: 10%
- Índice de despertares: 35 eventos por hora
- Estágio do sono (%):
  - Percentual de tempo em estágio do sono N1: 20%
  - Percentual de tempo em estágio do sono N2: 65%
  - Percentual de tempo em estágio do sono N3: 5%
  - Percentual de tempo em sono REM: 10%

Discussão

O paciente procurou o clínico para a reavaliação de seu tratamento para depressão, mas seus sintomas atuais são muito mais relacionados à fadiga e à sonolência do que ao transtorno do humor. Sua história de roncos altos e episódios de engasgo e resfôlego sugerem que o problema subjacente mais provável seja apneia e hipopneia obstrutivas do sono (AHOS), também chamada de síndrome de apneia e hipopneia obstrutivas do sono (SAHOS).

A AHOS é uma condição comum, com até 13% dos homens e 6% das mulheres nos Estados Unidos preenchendo os critérios diagnósticos do DSM-5-TR baseados nos achados da polissonografia. César tem risco adicional para a SAHOS com base em idade maior que 50 anos, obesidade com grande circunferência cervical e história familiar em que se observa ronco em "todos os homens". O ronco é um indicador particularmente sensível para a SAHOS, em especial o ronco que é alto e ocorre em mais de três dias da semana. Episódios de engasgos e sufocações também são indicadores muito específicos. Como se observa no caso de César, pacientes com SAHOS, com frequência, também relatam noctúria, azia, disfunção sexual e cefaleias matinais, as quais refletem os efeitos multissistêmicos desse transtorno.

A AHOS se caracteriza pelo colapso repetitivo ou colapso parcial das vias aéreas da faringe durante o sono. O relaxamento dos músculos da faringe durante o sono permite que o tecido mole da parte posterior da garganta bloqueie a via aérea faríngea. A diminuição resultante de fluxo de ar pode causar reduções significativas na saturação de oxigênio no sangue. O aumento do esforço para respirar pelas vias aéreas obstruídas estimula despertares breves para permitir que a respiração normal seja retomada. Esse padrão pode se repetir centenas de vezes durante a noite, resultando em padrões do sono significativamente fragmentados.

Exames do sono (polissonografia e testes de apneia do sono domiciliares) medem a fisiologia do sono de várias maneiras, mas as especificações de gravidade do DSM-5-TR se baseiam no índice de apneia/hipopneia (IAH), o qual é uma medida da quantidade de ausência completa de fluxo (apneias) e de fluxo aéreo reduzido (hipopneias) que duram um mínimo de 10 segundos por hora de sono. Se os pacientes apresentam um mínimo de 15 apneias ou hipopneias obstrutivas por hora de sono (i.e., um IAH de 15), eles preenchem os critérios independentemente de sintomas associados. Se os pacientes apresentam um IAH de 5 a 15, também precisam ter distúrbios respiratórios noturnos associados (i.e., roncos, engasgos, pausas respiratórias durante o sono) ou sonolência diurna, fadiga ou sono não restaurador para que os critérios sejam preenchidos.

O IAH também é usado para classificar a gravidade da AHOS, com valores menores a 15 geralmente sendo considerados como leve e valores maiores que 30 considerados como grave. Dito isso, há limitações para essa métrica, sendo importante também considerar outros índices do quadro, como a frequência das quedas de saturação de oxigênio ou o tempo passado com baixas saturações de oxigênio (ambos anormais na polissonografia de César), o que está mais intimamente ligado a desfechos negativos de longo prazo. Além disso, a polissonografia de César chama a atenção pela arquitetura do sono anormal, com redução da porcentagem de sono passado em REM e em sono estágio N3, bem como por seu índice de despertares, que mede os despertares corticais por hora, também estar elevado. Por fim, a gravidade da carga de sintomas, como a sonolência e as perturbações do sono, também deve ser considerada, dado que essas medidas podem não se correlacionar com o IAH e com outros índices dos estudos do sono.

A AHOS se assemelha a vários diagnósticos do DSM-5 no sentido de que, se não for tratada, pode ter um grave impacto negativo sobre a qualidade de vida. Contudo, a síndrome é incomum no DSM-5-TR, por ter um diagnóstico que se baseia quase inteiramente nos resultados de um teste em vez de em observação clínica. A AHOS e os transtornos mentais costumam se sobrepor, e ambos podem afetar a qualidade do sono. Como apontado no caso de César, muitos pacientes com SAHOS experimentam atrasos no diagnóstico, levando a períodos prolongados de sintomas não tratados.

Diagnóstico

- Apneia e hipopneia obstrutivas do sono.

Leituras recomendadas

Gottlieb DJ, Punjabi NM: Diagnosis and management of obstructive sleep apnea: a review. JAMA 323(14):1389–1400, 2020.

Malhotra A, Ayappa I, Ayas N, et al: Metrics of sleep apnea severity: beyond the apnea-hypopnea index. Sleep 44(7):zsab030, 2021.

Peppard PE, Young T, Barnet JH, et al: Increased prevalence of sleep-disordered breathing in adults. Am J Epidemiol 177(9):1006–1014, 2013.

Sharafkhaneh A, Giray N, Richardson P, et al: Association of psychiatric disorders and sleep apnea in a large cohort. Sleep 28(11):1405–1411, 2005.

CASO 12.4

Coceira e formigamento

KATHY P. PARKER, Ph.D., R.N.

Dingxiang Meng era um homem de 63 anos, nascido na China, que foi encaminhado para uma consulta psiquiátrica a fim de avaliar depressão e queixas somáticas excessivas. Ele tinha história de depressões psicóticas, motivo pelo qual foi hospitalizado duas vezes na década anterior. Recebeu avaliação ambulatorial na unidade renal de um pequeno hospital durante sua hemodiálise de rotina.

Ele foi diagnosticado com diabetes logo após sua imigração para os Estados Unidos, há 15 anos. Desenvolveu insuficiência renal progressiva e começou hemodiálise sete anos antes. Era divorciado, tinha dois filhos adultos e três netos pequenos. Morava atualmente com um dos filhos. Antes de começar a diálise, o sr. Dingxiang trabalhava esporadicamente em um mercado local de propriedade de amigos e, antes de imigrar da China, ele tinha sido farmacêutico. Falava pouco inglês; todas as entrevistas foram conduzidas usando um intérprete de mandarim.

No momento da avaliação, o sr. Dingxiang afirmou que sentia "coceira e formigamentos", como se "vermes estivessem rastejando sob minha pele". Esses sintomas oscilaram ao longo dos anos anteriores, mas se agravaram nas últimas semanas, e ele achava que estava "ficando louco". Descreveu sentir-se preocupado e geralmente cansado, mas observou que sempre se animava brincando com os netos ou visitando velhos amigos de sua cidade natal. Não apresentava desorganização do pensamento. Uma análise do prontuário indicou que suas queixas físicas foram conceitualizadas em diversos momentos como acatisia, neuropatia periférica, sintomas "psicossomáticos" e "ruminação psicótica". Ele estava eutímico e sem medicamentos psiquiátricos há dois anos.

O sr. Dingxiang observou que seus sintomas físicos eram piores à noite, quando tentava sentar-se ou deitar-se. O desconforto se restringia às pernas. Ajudava massageá-las, mas o maior alívio ocorria quando ficava em pé e caminhava. A diálise era especialmente difícil, porque tinha de "ficar preso a uma máquina durante horas". Reclamou também de sonolência diurna e fadiga. No curso da entrevista, o sr. Dingxiang levantou-se rapidamente duas vezes na diálise. Uma das enfermeiras mencionou que ele costumava, com frequência, pedir para interromper a diálise, quase sempre tinha aparência de cansaço e parecia sempre estar "pulando". A equipe se perguntava se ele poderia não estar usando seus medicamentos adequadamente, assim como não colaborava algumas vezes durante a diálise.

Discussão

O paciente apresenta um quadro com depressão, fadiga, sensação estranha de "vermes" rastejando sob a pele e uma ânsia intensa de se mover. Não havia ficado claro para examinadores anteriores se as hospitalizações para "depressão psicótica" estavam relacionadas a essas sensações físicas. Essas sensações foram diagnosticadas de várias formas ao longo dos anos: acatisia, neuropatia periférica e sintomas "psicossomáticos" e "ruminação psicótica".

Em vez desses diagnósticos, a maior probabilidade de diagnóstico de Dingxiang é síndrome das pernas inquietas (SPI). A SPI se caracteriza por uma ânsia de mover as pernas, acompanhada por sensações desagradáveis. Os sintomas de Dingxiang são típicos. Eles melhoram com movimento e são mais intensos à noite ou quando a pessoa está em alguma situação sedentária (como a diálise). Os sintomas são frequentes, crônicos e aflitivos.

A SPI é um problema especificamente comum para pessoas com doença renal terminal (DRT) que fazem diálise. Normalmente, mas nem sempre, a condição está associada a movimentos periódicos dos membros: movimentos estereotipados envolvendo a extensão do hálux com flexão parcial do tornozelo, do joelho e, às vezes, do quadril. A sonolência diurna de Dingxiang pode estar relacionada a um atraso no início do sono, mas também a uma redução na qualidade do sono; a SPI está associada a esses dois problemas. A DRT e a diálise são explicações adequadas para a SPI (que muitas vezes não tem explicação), mas deve-se realizar uma busca por fatores que podem estar associados, como anemia, deficiência de folato e uremia. Embora, obviamente, não se aplique a Dingxiang, a gestação também está associada à SPI.

Não está claro o motivo pelo qual o diagnóstico de SPI foi postergado, especialmente porque a SPI é um achado comum em unidades de diálise. A história de depressões psicóticas de Dingxiang pode ter levado a equipe de tratamento a presumir que suas queixas eram psicológicas. Esse tipo de compreensão poderia ter levado ao diagnóstico de sintomas "psicossomáticos", sugerindo que seus sintomas físicos eram atribuíveis a algum tipo de conflito ou transtorno psicológico. Esse caso parece ser não apenas uma interpretação equivocada das queixas de Dingxiang, mas também um mau uso da expressão psicossomático, cujo conceito é mais bem explicado como o ramo da psiquiatria que se concentra na comorbidade entre doenças clínicas e psiquiátricas; ao se usar essa definição, não faz sentido descrever alguém como "psicossomático". Como o sr. Dingxiang tomou medicação antipsicótica durante parte do tempo em que se encontrava sintomático, faz algum sentido a hipótese de acatisia. Os novos medicamentos antipsicóticos (p. ex., antipsicóticos atípicos), no entanto, raramente estão implicados em acatisia, e seus sintomas persistiram por dois anos após a descontinuação de todos os medicamentos psiquiátricos. A neuropatia periférica em geral causa dor, ardência e dormência nas extremidades, o que não é exatamente a queixa real de Dingxiang.

Talvez a preocupação maior sejam as anotações no prontuário que indicam que as pernas inquietas de Dingxiang eram uma manifestação de "ruminação psicótica". Dificuldades de comunicação podem ter contribuído para esse entendimento, mas é possível que as duas internações psiquiátricas de Dingxiang, decorrentes de "depressão psicótica" possam, na realidade, ter sido precipitadas por preocupações somáticas, ansiedade e disforia causadas por um caso não diagnosticado de SPI, uma condição que há muito se revelou comórbida com uma série de doenças clínicas.

Diagnóstico

- Transtorno depressivo maior, em remissão.
- Síndrome das pernas inquietas.

Leituras recomendadas

Araujo SM, de Bruin VM, Nepomuceno LA, et al: Restless legs syndrome in end-stage renal disease: clinical characteristics and associated comorbidities. Sleep Med 11(8):785–790, 2010.

Trenkwalder C, Allen R, Högl B, et al: Restless legs syndrome associated with major diseases: a systematic review and new concept. Neurology 86(14):1336–1343, 2016.

Trenkwalder C, Tinelli M, Sakkas GK, et al: Socioeconomic impact of restless legs syndrome and inadequate restless legs syndrome management across European settings. Eur J Neurol 28(2):691–706, 2021.

CAPÍTULO 13
Disfunções sexuais

Introdução

JOHN W. BARNHILL, M.D.

Embora os critérios para disfunções sexuais sejam relativamente simples e diretos, eles deixam entrever a dificuldade de categorizar problemas sexuais. Por exemplo, um sistema diagnóstico que pretende descrever uma disfunção sexual de forma significativa precisa levar em consideração a gama de respostas sexuais normais, bem como o fato de que a disfunção e o sofrimento dependem muito das expectativas, dos desejos e das oportunidades do indivíduo em relação à atividade sexual (bem como das do parceiro). Ele deve considerar os efeitos do envelhecimento, das normas sociais e religiosas condenatórias de comportamentos sexuais e o entendimento do que significa funcionar sexualmente como homem e mulher (ou em qualquer ponto do contínuo de gênero da modernidade). Esse sistema também deve considerar medicamentos e doenças conhecidos por reduzirem o desejo e/ou a função sexuais, bem como aqueles que, de forma previsível, intensificam o desejo e/ou a função, além da realidade de que as avaliações de função e disfunção sexual, na maioria, são incompletas se não tiverem a compreensão de que, embora tenha uma base biológica, a resposta sexual é vivenciada a partir de perspectivas intrapessoais, interpessoais e culturais.

Neste contexto biopsicossocial, fazer um diagnóstico de, por exemplo, transtorno do desejo sexual masculino hipoativo é potencialmente mais complicado do que explorar se o paciente está interessado em ter relações sexuais.

O DSM-5 identifica oito disfunções sexuais, quatro específicas para homens, três específicas para mulheres e uma que pode se aplicar a qualquer um dos sexos (disfunção sexual induzida por substância/medicamento). A terminologia e os critérios do DSM-5 variam um pouco de um sexo para o outro. Por exemplo, os homens podem apresentar transtorno erétil e/ou transtorno do desejo sexual masculino hipoativo, mas, para as mulheres, a condição que permite alguma comparação é combinada no transtorno do interesse/excitação sexual feminino.

O DSM-5-TR aborda o fato de que tanto os homens como as mulheres podem ter dificuldades com o orgasmo. Enquanto as mulheres podem preencher os critérios para transtorno do orgasmo feminino, os homens podem ser diagnosticados ou com ejaculação retardada ou com ejaculação prematura (precoce). As mulheres também podem ter transtorno da dor genito-pélvica/penetração, um diagnóstico novo do DSM-5 e que foi desenvolvido em resposta ao crescente reconhecimento de que os diagnósticos anteriores de vaginismo e dispareunia eram altamente comórbidos e de difícil distinção. Além disso, como ocorre normalmente no DSM-5, há categorias para apresentações clínicas que ou não preenchem totalmente os critérios ou são incompletas (i.e., outra disfunção sexual especificada e disfunção sexual não especificada).

Exceto no caso de disfunção sexual induzida por substância/medicamento, todas as disfunções sexuais exigem uma duração mínima de seis meses. Além disso, cada transtorno pode ser notificado como ao longo da vida ou adquirido, generalizado ou situacional. Caso uma condição médica seja considerada pertinente, ela pode ser listada como um especificador, mas o DSM-5 excluiu especificamente o diagnóstico anterior de disfunção sexual devido à condição médica em razão da noção de que a maioria das disfunções sexuais pode ser atribuída a fatores tanto psicológicos como biológicos.

Os diagnósticos de disfunção sexual são aplicáveis a pessoas de gêneros diversos. Em particular, o DSM-5-TR encoraja o juízo clínico na avaliação de disfunções sexuais em pessoas transgênero, não binárias, agêneros e de outros tipos que podem parecer não se encaixar nas categorias deste capítulo. Quando o diagnóstico se baseia na anatomia (p. ex., disfunção erétil), o DSM-5-TR orienta o clínico a basear o diagnóstico na anatomia atual da pessoa em vez de no sexo atribuído ao nascimento.

Leituras recomendadas

Balon R, Briken P (eds): Compulsive Sexual Behavior Disorder: Understanding, Assessment, and Treatment. Washington, DC, American Psychiatric Association Publishing, 2021.
Hall KSK, Binik YM (eds): Principles and Practice of Sex Therapy, 6th Edition. New York, Guilford, 2020.

CASO 13.1

Disfunção sexual

CYNTHIA A. GRAHAM, Ph.D.

Elizabeth Olsen e Finn Nelson se apresentaram para aconselhamento de casais frente ao aumento das discussões durante o período pré-matrimonial. Ambos eram advogados de sucesso, com quase 40 anos de idade. Conheciam-se desde o ensino médio, namoravam há dois anos e planejavam se casar em seis meses. Ambos negaram consultas anteriores com terapeutas ou terem recebido diagnóstico psiquiátrico.

O terapeuta de casais recebeu os dois ao mesmo tempo no consultório. Tanto Elizabeth quanto Finn relataram estar apaixonados e desejosos de que o casamento desse certo, mas também afirmaram que brigavam na maior parte do tempo. Elizabeth afirmou que admirava a inteligência e a firmeza de Finn e não sabia por que brigavam. Ele, por sua vez, afirmou que estava "totalmente apaixonado", mas incomodado com a falta geral de interesse de Elizabeth por ele. Perto do fim da sessão, Finn perguntou à Elizabeth se ela gostaria de mencionar "a coisa dos horários, do álcool ou do sexo", ao que ela sorriu e disse: "Acho que hoje não temos mais tempo".

O terapeuta depois os recebeu separadamente. Durante sua consulta, Finn afirmou que sua maior preocupação era a falta de interesse de Elizabeth por sexo. Ela parecia fazer tudo mecanicamente, afirmou, e sempre precisava de álcool. Ele preocupava-se por ser um "cara nota sete tentando namorar uma mulher nota dez" e temia que ela simplesmente não o achasse atraente. Estava incomodado pelo fato de que, por mais que tentasse, não conseguia levá-la ao orgasmo ou mesmo excitá-la de forma significativa. Isso o levou a iniciar sexo com menos frequência e, mesmo quando tentava, ele "simplesmente desistia no meio do caminho". Trouxe o assunto à tona várias vezes, mas ela insistia que não havia problema. O terapeuta perguntou o que ele quis dizer com "a coisa dos horários". Ele explicou que, desde que começaram a namorar, ela limitava o tempo que passavam juntos a um "dia útil", geralmente uma terça-feira, e depois uma sexta-feira ou um sábado à noite. Ela havia insistido que "o horário" era necessário para que finalizasse seu trabalho e visse suas melhores amigas, mas ele passou a acreditar, cada vez mais, que era para evitá-lo.

Em sua sessão individual, Elizabeth afirmou estar mais frustrada pela intensidade do desejo sexual de Finn. Ela definiu horários semanais pois, do contrário, ele iria querer fazer sexo com ela constantemente. Do jeito que estava, ele queria sexo todas as vezes em que se encontravam, com frequência, duas vezes na mesma noite. Ela admitiu prontamente que se embebedava para tolerar a relação sexual. Acrescentou que usava álcool para se anestesiar desde quando começou a namorar, na adolescência. Até o início da relação com Finn, a maioria de suas experiências sexuais havia sido "com estranhos enquanto estava bêbada". Teve alguns namorados, mas um era homossexual não assumido e o outro "se satisfazia com uma chupada eventual". Não havia contado a Finn sobre essas experiências porque preferia que ele continuasse a vê-la como "uma beldade quase virginal". Embora o álcool deixasse o ato sexual aceitável, "a excitação sexual quase nunca era tolerável" e a fazia querer desmaiar. Nos últimos meses, Finn insistia, cada vez mais, na "questão do orgasmo". No passado, ela simplesmente rompia com o namorado que agisse assim, mas acreditava que agora tinha de tolerar a situação porque estava perto dos 40 anos e essa era sua "última chance de ter um filho". Quando indagada por que achava que tinha essas questões sobre sexo, Elizabeth olhou pela janela durante quase um minuto e respondeu: "Não vou te contar".

Discussão

O casal Elizabeth e Finn buscou aconselhamento de casal diante do aumento das discussões durante o período pré-matrimonial. Problemas sexuais e de relacionamento costumam ocorrer simultaneamente, e será importante avaliar se suas dificuldades de relacionamento impedem que eles trabalhem juntos para resolver seus problemas sexuais.

Do ponto de vista diagnóstico, as questões mais óbvias envolvem Elizabeth, que relata conseguir tolerar a relação sexual apenas com o auxílio do álcool e que a maioria de suas experiências sexuais foi "com estranhos enquanto estava bêbada". Ela afirma que a excitação sexual é "quase nunca tolerável" e a faz querer desmaiar. A paciente afirma que, habitualmente, romperia com qualquer homem que "insistisse na questão do orgasmo", mas, com quase 40 anos, está desesperada para ter um filho, admira Finn e está tentando achar uma solução conciliatória.

Uma análise de suas questões na perspectiva do DSM-5 indica que Elizabeth tem interesse diminuído em atividade sexual e redução do prazer do sexo, o que destaca a possibilidade de um transtorno do interesse/excitação sexual feminino. Ela também não atinge o orgasmo durante a atividade sexual, o que poderia indicar um transtorno do orgasmo feminino. Embora não mencione isso, Elizabeth pode experimentar dor durante a relação sexual; se for este o caso, ela pode apresentar um transtorno da dor genito-pélvica/penetração. Aparentemente, seus problemas sexuais ocorrem ao longo da vida e não parecem ser adquiridos. Contudo, todos esses diagnósticos exigem sofrimento por parte do paciente, e, a partir do relato de caso, parece que a preocupação de Elizabeth não é com a sexualidade, mas com a insistência do parceiro em querer que o sexo seja parte do relacionamento.

Outro desqualificador importante para todos esses diagnósticos do DSM-5 seria a presença de um diagnóstico psiquiátrico não sexual que pudesse explicar os sintomas. Elizabeth afirma que a excitação sexual a faz querer desmaiar, e, então, diz ao terapeuta que não vai revelar o motivo por trás dessas questões sobre sexo. Essas afirmações sugerem a possibilidade de uma ou mais experiências sexuais traumáticas ou então abuso sexual na infância. Seria útil investigar mais aprofundadamente se ela apresenta sintomas de transtorno de estresse pós-traumático, depressão, ansiedade ou outro transtorno psiquiátrico não sexual que poderia estar contribuindo para seus problemas com sexo. Caso algum desses outros transtornos seja considerado a causa dos problemas sexuais, então não se justifica um diagnóstico do DSM-5 distinto para Elizabeth voltado para seus problemas sexuais.

Ela também indica uma necessidade de usar álcool para "ficar anestesiada" antes de se entregar à atividade sexual. O uso de álcool parece estar diretamente relacionado às questões sexuais mais primárias, mas, ainda assim, o papel do álcool em sua vida deve ser investigado. Se, por exemplo, ela apresenta uma história de "sexo com estranhos" que a coloca sob risco físico e a conduz a problemas sociais recorrentes, então ela provavelmente seria diagnosticada com transtorno por uso de álcool. Seu uso de álcool pode estar contribuindo para os problemas de relacionamento e pode ter outras ramificações em sua vida.

Devido às várias questões diagnósticas potenciais para esse casal, pode ser de grande valia utilizar a "abordagem de três janelas" de Bancroft para avaliação de disfunções sexuais. Por meio da primeira "janela", o clínico explora aspectos da situação atual que afetariam o relacionamento sexual. Exemplos podem ser as discussões, a insegurança de Finn e os horários rígidos impostos por Elizabeth para limitar a atividade sexual. A segunda janela – vulnerabilidade do indivíduo – incentiva uma investigação de dificuldades anteriores. Os problemas sexuais de Elizabeth são os mais óbvios e justificam uma investigação mais aprofundada, mas também seria importante compreender a história sexual e de relacionamentos de Finn. A terceira janela – fatores relacionados à saúde que alteram a função sexual – enfatiza a importância de explorar fatores potencialmente pertinentes de natureza física, farmacológica ou hormonal que possam estar afetando a vida sexual em conjunto do casal.

Além de focar muito nos problemas sexuais de Elizabeth, o casal parece ter uma discrepância de desejo sexual que, embora não seja um diagnóstico no DSM-5, é uma das principais razões pelas quais os casais buscam terapia e pode informar estratégias terapêuticas.

Embora ambos os parceiros se concentrem nos problemas sexuais, seria útil ampliar a avaliação para incluir questões não sexuais que possam ser pertinentes ao relacionamento. Observa-se também que tanto Finn quanto Elizabeth forneceram muito mais informações durante as sessões individuais do que durante a sessão em conjunto. Apesar de ser uma ocorrência comum, é importante que o clínico esclareça o que pode e o que não pode ser compartilhado, bem como investigue alguns dos motivos para a relutância de cada indivíduo em falar abertamente na presença do outro.

Diagnóstico

- Transtorno do interesse/excitação sexual feminino.

Leituras recomendadas

Bancroft J: Human Sexuality and Its Problems, 3rd Edition. Edinburgh, Churchill Livingstone/Elsevier, 2009.

Bancroft J, Loftus J, Long JS: Distress about sex: a national survey of women in heterosexual relationships. Arch Sex Behav 32(3):193–208, 2003.

Brotto LA, Velten J: Sexual interest/arousal disorder in women, in Principles and Practices of Sex Therapy, 6th Edition. Edited by Hall KSK, Binik YM. New York, Guilford, 2020, pp 13–40.

Mitchell K, Graham CA: Two challenges for the classification of sexual dysfunction. J Sex Med 5(7):1552–1558, 2008.

Rosen NO, Corsini-Munt S, Dubé JP, et al: Partner responses to low desire: associations with sexual, relational, and psychological well-being among couples coping with female sexual interest/arousal disorder. J Sex Med 17(11):2168–2180, 2020.

Vowels LM, Mark KP: Strategies for mitigating sexual desire discrepancy in relationships. Arch Sex Behav 49(3):1017–1028, 2020.

CASO 13.2

Problemas sexuais

RICHARD BALON, M.D.

Gerhard Palmer, um contador casado de 55 anos, consultou um psiquiatra para obter uma segunda opinião sobre um diagnóstico de transtorno depressivo maior (TDM) recorrente. Ele havia feito duas tentativas de três meses com medicamentos antidepressivos que não surtiram efeito, uma com fluoxetina e outra com sertralina, ambas em altas doses. No momento da apresentação, ele não estava tomando nenhum medicamento antidepressivo desde o teste com sertralina (cerca de um mês antes).

A avaliação revelou um homem gravemente deprimido, com profundo retardo psicomotor, falta de concentração, insônia inicial, libido levemente reduzida e anedonia. Gerhard negou transtorno por uso de substância, quase não bebia e não fumava. Havia começado a tomar propranolol para hipertensão cerca de seis meses antes. Seu exame físico não revelou nada fora do comum. Testes laboratoriais básicos estavam dentro dos limites de normalidade. A pressão arterial era de 135/85.

O tratamento com clomipramina foi iniciado e rapidamente aumentado, conforme tolerado, até a dose máxima recomendada de 250 mg/dia. Foi acrescentada a buspirona, 30 mg/dia. Depois de cinco semanas de tratamento, Gerhard relatou se sentir muito melhor. Ele dormia e se alimentava bem, participava de atividades prazerosas com entusiasmo crescente e, pela primeira vez em meses, sentiu seu interesse sexual retornar.

Depois de passar vários meses sem relações sexuais, Gerhard tentou fazer sexo várias vezes, sem sucesso. Ficou aflito ao descobrir que, pela primeira vez na vida, não conseguia manter uma ereção durante o ato sexual, sendo incapaz de ejacular, mesmo durante a masturbação. Os problemas continuaram durante um mês. Lembrou-se de ter ejaculação ligeiramente retardada quando tomava fluoxetina, mas não se lembrava de problemas sexuais durante uma tentativa anterior com bupropiona.

Discussão

O paciente se queixa de problemas sexuais que preenchem parcialmente os requisitos para dois diagnósticos do DSM-5: transtorno erétil e ejaculação retardada. Seus problemas, no entanto, não preenchem os critérios para nenhum desses transtornos por dois motivos: a duração é inferior a seis meses e há uma forte possibilidade de que ambas as condições possam ser atribuídas a medicamentos ou a comorbidade médico-psiquiátrica.

As dificuldades de Gerhard com ereção e ejaculação parecem ter começado imediatamente após o início da clomipramina, um medicamento antidepressivo tricíclico com fortes propriedades serotoninérgicas. Os antidepressivos tricíclicos estão associados a diversos prejuízos da função sexual, mais frequentemente à disfunção erétil. Os efeitos colaterais sexuais da clomipramina também incluem ejaculação retardada ou inibida, refletindo seus efeitos como um forte inibidor da recaptação de serotonina. Gerhard também começou a tomar buspirona, um agonista parcial de serotonina e dopamina que normalmente não está associado com disfunção sexual e que, às vezes, é usado para melhorar a disfunção sexual associada a antidepressivos.

Caso a clomipramina seja o agente causador, então a disfunção sexual de Gerhard se encaixaria melhor no diagnóstico de disfunção sexual induzida por medicamento do DSM-5. Os critérios para esse transtorno incluem evidências de que há uma relação temporal entre a disfunção sexual e o início, a alteração da dose ou a suspensão de um medicamento específico capaz de produzir tal disfunção. A associação de transtorno erétil e ejaculação retardada com clomipramina, neste caso, parece evidente.

O DSM-5 também requer uma avaliação de que a disfunção sexual não é mais bem explicada por outro mecanismo. Por exemplo, o TDM costuma estar associado à disfunção sexual, principalmente redução da libido, que era o quadro de Gerhard antes de usar a clomipramina. Na verdade, sua libido reduzida melhorou juntamente com os sintomas de depressão. Além disso, várias substâncias de abuso (p. ex., álcool, nicotina, heroína) também podem estar associadas a comprometimento da função sexual. Gerhard nega abuso de substâncias, não fuma e raramente usa álcool; portanto, o transtorno por uso de substância parece uma causa improvável de seus problemas sexuais.

Diversas doenças clínicas (p. ex., diabetes melito e doença cardiovascular) também estão associadas a problemas sexuais. Na realidade, a disfunção sexual às vezes anuncia uma doença física. Com relação a Gerhard, ele recebeu diagnóstico de hipertensão e começou a tomar propranolol seis meses antes. Tanto a hipertensão quanto esse medicamento podem comprometer o funcionamento sexual. Contudo, o paciente só foi relatar disfunção após o início do uso de clomipramina, meses depois de ter começado com propranolol. Esse autorrelato parece descartar tanto a hipertensão quanto o propranolol como a causa para as dificuldades sexuais, mas também é possível que a depressão tenha levado à inatividade sexual, de forma que a disfunção sexual simplesmente não tenha sido percebida. Ainda assim, o responsável mais provável pela disfunção sexual continua sendo a clomipramina, o mesmo medicamento que melhorou significativamente sua qualidade de vida.

Diagnóstico

- Disfunção sexual induzida por medicamento.
- Transtorno depressivo maior, em remissão completa.

Leituras recomendadas

Balon R: SSRI-associated sexual dysfunction. Am J Psychiatry 163(9):1504–1509, 2006.
Goldberg JF, Ernst CL: Managing the Side Effects of Psychotropic Medications, 2nd Edition. Washington, DC, American Psychiatric Association Publishing, 2019.

CAPÍTULO 14
Disforia de gênero

Introdução

JOHN W. BARNHILL, M.D.

Os psiquiatras estudam, categorizam e tratam todo tipo de transtorno mental.

Embora haja uma perspectiva alternativa de que todo transtorno mental seja um "mito", quase ninguém da área psiquiátrica duvida do sofrimento e da disfunção que acompanham os transtornos mentais como esquizofrenia, depressão psicótica e mania bipolar. No entanto, há mais controvérsia sobre agrupamentos de sintomas que se misturam de forma sutil em variações da normalidade. Quando a timidez se torna um transtorno de ansiedade? Quando peculiaridades se tornam um transtorno do espectro autista de funcionamento elevado? A que ponto comportamentos desagradáveis se tornam um transtorno da personalidade? Quando "lapsos de memória" se tornam um transtorno neurocognitivo leve? Essas discussões são inevitáveis e se assemelham aos debates sobre diagnósticos médicos não psiquiátricos como diabetes e hipertensão.

Definições de normalidade afetam diretamente o financiamento de pesquisas em psiquiatria e a cobertura clínica de planos de saúde; também influenciam como a sociedade considera sentimentos, comportamentos e pensamentos atípicos. Para lidar com essa questão, o DSM-5-TR destina um enfoque maior sobre sofrimento e disfunção e, ao longo do texto, aconselha os clínicos a estabelecerem diagnósticos apenas quando os sintomas são duradouros e significativos. Essa exigência parece ser satisfatória do ponto de vista da clínica e da ética: se não há sofrimento nem efeitos negativos, então não há transtorno.

Uma discussão acalorada continua, no entanto, no que se refere a grupos de comportamentos, cognições e sentimentos que não são intrinsecamente patológicos, porém são problemáticos porque existem dentro de uma determinada estrutura social. Talvez nada nesse debate suscite uma discussão mais acalorada do que o comportamento sexual. Historicamente, por exemplo, a homossexualidade era classificada como um transtorno psiquiátrico. Pelo menos em parte como resposta à pressão política, o diagnóstico de homossexualidade foi mudado no DSM-III para um diagnóstico de infelicidade quanto a ser homossexual (homossexualidade egodistônica). O DSM-IV incluiu o sofrimento persistente e acentuado em relação à orientação sexual como "transtorno sexual sem outra especificação". O DSM-5 se distanciou da "patologização" da homossexualidade ao eliminar todas as referências específicas à orientação sexual como causa de perturbação psiquiátrica. Obviamente, pessoas que fantasiam ou fazem sexo com outras pessoas do mesmo gênero podem apresentar qualquer um dos diagnósticos do DSM-5 – e podem estar infelizes com sua sexualidade –, mas sua orientação sexual não é vista como um agente contribuidor de destaque considerado acima de qualquer outra característica.

Historicamente, a identidade de gênero se referia à identificação de um indivíduo como masculino ou feminino. Normalmente, a identidade de gênero era vista como binária e compatível com marcadores biológicos como cromossomos e genitália externa. Alguns clínicos conhecidos forneceram avaliações e tratamento, a fim de auxiliarem pessoas com identidade de gênero discordante, em seus esforços para desenvolverem um corpo compatível com sua identidade interna; contudo, para a maioria dos psiquiatras, a identidade de gênero raramente era um problema.

Mudanças sociais deixaram o panorama confuso, e há uma quantidade crescente de pessoas que não se identificam com as dicotomias tradicionais (masculino/feminino; heterossexual/homossexual) e, em vez disso, se conectam melhor com identidades como transgênero, *queer* e gênero fluido.

O DSM-III e o DSM-IV entraram nesse território complexo e amplamente desconhecido com diagnósticos (transexualismo e transtorno de identidade de gênero, respectivamente) que indicavam que o problema clínico era uma identidade de gênero discordante. O DSM-5 se voltou ainda mais para a "despatologização" da identidade de gênero discordante ao introduzir um novo diagnóstico, disforia de gênero, o qual enfatiza o sofrimento ou a disfunção clinicamente significativos juntamente com a discordância.

O diagnóstico de disforia de gênero pode refletir uma conciliação entre objetivos pragmáticos e conflitantes. Por exemplo, ter um diagnóstico que faz referências específicas a questões sobre identidade de gênero pode ser importante para pessoas que buscam cobertura de plano de saúde para cirurgia de readequação sexual e terapia hormonal, bem como para pessoas transgênero que buscam proteção legal quando passam por discriminação baseada em identidade de gênero. No entanto, pode ser possível que um diagnóstico relacionado à identidade de gênero seja usado em um contexto legal como indicador de algum tipo de patologia.

O DSM-5-TR, no entanto, não está mais preocupado com as implicações financeiras e legais de sua nomenclatura. Também parece pouco provável que o DSM-5 tenha a intenção de usar o termo *disforia de gênero* para se referir principalmente a reações psicológicas ao preconceito social; a discriminação assume diversas formas, e nenhum outro desencadeador de discriminação ganha privilégio com seu próprio diagnóstico. O DSM-5 também esclarece que o diagnóstico não se refere simplesmente à não conformidade de gênero ou ao travestismo.

Em vez disso, o diagnóstico do DSM-5-TR de disforia de gênero reflete uma realidade clínica: um subconjunto de pacientes apresenta infelicidade que parece estar ligada à discordância entre seus corpos e seu senso de *self*, bem como à realidade de que as intervenções cirúrgicas e hormonais estão longe de serem perfeitas. Embora talvez seja uma denominação imperfeita, a *disforia de gênero* se propõe a aumentar a probabilidade de que as questões específicas desses pacientes sejam objeto de atenção clínica efetiva.

Leituras recomendadas

Bränström R, Pachankis JE: Reduction in mental health treatment utilization among transgender individuals after gender-affirming surgeries: a total population study. Am J Psychiatry 177(8):727–734, 2020.

CASO 14.1
Reatribuição de gênero

SOFIA E. MATTA, M.D.
JOHN W. BARNHILL, M.D.

Irene Rohmer, uma vendedora de 25 anos, apresentou-se para uma consulta psiquiátrica devido a ansiedade e depressão. Ela começou afirmando que qualquer avaliação de seu humor teria que considerar outros aspectos de sua jornada pessoal.

Irene nasceu sem complicações, recebeu a atribuição de sexo masculino e foi criada como um menino. Desde que se lembra, ela era provocada e chamada de "marica" pelos meninos da vizinhança, e preferia a companhia de meninas durante a infância. Na adolescência, ela continuou a ter muitas amigas mulheres, mas se considerava um homem *gay* e namorou outros adolescentes *gays*. Ela refere que se esforçou ao máximo para se "encaixar", mas observou que sempre se sentiu uma estranha.

Aos 19 anos, durante uma relação amorosa com um homem, percebeu um desejo intenso de ser mulher. Esse relacionamento terminou, mas o desejo de Irene de ser mulher evoluiu para um forte senso de que havia nascido com o gênero errado. Tentou descobrir se esse sentimento já existia antes, mas tudo de que conseguiu lembrar foi desejar ser uma menina para se dar melhor com suas amigas.

Aos 20 anos, Irene estava muito infeliz por ser vista como um homem. Ela via sua genitália como algo "repugnante" e um "erro da natureza". Sua família e alguns amigos não a apoiaram no desenvolvimento de um senso de *self* feminino, e ela lembra de se sentir cada vez mais desesperançosa, com ideação suicida episódica e uma tentativa de suicídio não letal aos 21 anos.

A partir dos 22 anos, Irene passou a viver como mulher, inclusive mudou seu nome e começou a usar apenas roupas femininas. Ela tentava obter acesso adequado aos serviços de saúde e encontrava múltiplas barreiras, mas, aos 24 anos, Irene foi avaliada por dois psiquiatras especializados em saúde transgênero, os quais concordaram com sua perspectiva, e ela começou a terapia hormonal de afirmação de gênero.

À medida que sua transição progredia, ela passou a se sentir mais confortável no papel feminino e satisfeita por ter características sexuais secundárias mais consistentes com sua experiência de gênero. Ela explorou sua sexualidade nessa época, namorando tanto homens *gays* como heterossexuais. Sua ansiedade diminuiu, embora, como membro de um subgrupo privado de direitos, ela se sentia vulnerável a vários tipos de agressão, incluindo a possibilidade de violência do parceiro.

No ano seguinte, aos 25 anos, Irene mudou o gênero de masculino para feminino em sua carteira de motorista e em seu passaporte (uma mudança de marcadores de gênero) e foi submetida a cirurgias de afirmação de gênero que incluíram vaginoplastia e aumento de mamas. Os resultados dessas cirurgias foram, no geral, satisfatórios, e ela se sentia feliz com a transição. Ela se descrevia como estando "mais confortável em sua pele" como nunca havia se sentido, e apenas eventualmente se sentia desesperançada e com pensamentos suicidas. Apesar de não se sentir particularmente aceita pela família de origem ou por alguns de seus velhos amigos, ela encontrou suporte adequado em outros amigos e colegas de trabalho. Embora tenha muitos amigos de gênero não binário/gênero não conformista, Irene se identifica como uma mulher heterossexual.

Ela disse que tendia a se preocupar com o fato de as pessoas a julgarem negativamente, mas essa preocupação era menos intensa agora do que antes da transição. Negou qualquer tentativa recente de suicídio, depressão ou comportamento autolesivo e afirmou que "quase" havia desistido de ter um relacionamento bem-sucedido, mas "de alguma forma" ainda estava otimista de que algo funcionaria.

Discussão

A paciente apresenta "ansiedade e depressão", embora a maior parte de sua história inicial se concentre em sua crescente incongruência de gênero.

Irene nasceu com o sexo masculino e foi criada como um menino. Seus comportamentos durante a infância eram considerados "afeminados" e, portanto, "atípicos do gênero". Ao atingir a adolescência, ela certamente ficou consciente de seu comportamento "destoante do gênero" – e, se não estivesse consciente, seus colegas de aula sem dúvida indicariam –, mas se considerava um menino homossexual até os 19 anos. Nesse momento, tomou consciência de um forte senso de ser mulher, embora tivesse lembranças vagas da infância, quando desejava ser uma menina para poder brincar mais facilmente com as outras meninas.

Há uma certa ambiguidade sobre quando Irene desenvolveu pela primeira vez a sensação consistente de que era mulher, mas isso parece mais provavelmente ter ocorrido com cerca de 19 anos. A insatisfação com o gênero que ocorre na adolescência ou na vida adulta é considerada como "de início tardio", em contraste com a insatisfação de gênero que ocorre durante a infância. No momento em que Irene resolveu, pela primeira vez, viver como uma mulher, ela seria vista como "transgênero", um termo que se refere a um indivíduo que busca ou que sofreu uma transição social entre gêneros (no caso de Irene, de masculino para feminino). Como geralmente ocorre com pessoas transgênero a quem se atribui o sexo masculino ao nascer, Irene é sexualmente atraída por homens. Ela se descreve como homossexual em relação à escolha de seu objeto sexual durante a adolescência e o início da idade adulta. Contudo, como uma mulher adulta transgênero/transexual, ela se descreve como heterossexual.

Durante a fase de transição, Irene também pode ter preenchido os critérios do DSM-5 para o diagnóstico de disforia de gênero. A disforia de gênero em adolescentes e adultos é um diagnóstico em que se apresenta uma marcada incongruência entre o gênero atribuído e a experiência/expressão de gênero da pessoa. Para receber esse diagnóstico, Irene também precisaria preencher ao menos dois de seis critérios, incluindo um forte desejo de se livrar das características sexuais primárias e/ou secundárias do gênero atribuído; um forte desejo de ter características sexuais primárias ou secundárias do outro gênero; e um forte desejo de ser do outro gênero e/ou de ser tratado como do outro gênero. Ela preenche facilmente esses critérios.

Dois critérios adicionais são fundamentais para o diagnóstico de disforia de gênero. No primeiro, o senso de incongruência de Irene deve ter persistido por pelo menos seis meses, uma duração que objetiva especificamente excluir os desvios transitórios da formação da identidade comumente vistos em crianças e adolescentes. Como seus pensamentos sobre ser uma garota na infância parecem ter sido transitórios e principalmente focados em se encaixar, é provável que Irene não preencheria os critérios para "disforia de gênero em crianças".

Como ocorre em todos os diagnósticos do DSM, o diagnóstico de disforia de gênero também exige que a condição esteja associada a sofrimento ou prejuízo clinicamente relevante em áreas importantes do funcionamento. A "disforia de gênero" poderia ter sido um termo aplicável quando Irene tinha entre 19 e 22 anos: ela sentia de maneira consistente a incongruência entre o gênero atribuído e aquele experimentado e demonstrava a maioria dos critérios típicos. Aos 22 anos, ela provavelmente tivesse recebido um especificador, "pós-transição", o que indica que a pessoa começou a viver integralmente no gênero experimentado e se submeteu a tratamentos hormonais e/ou procedimentos médicos (ou está se preparando para isso).

No momento da avaliação atual, porém, Irene parece estar ajustada ao seu papel de mulher transgênero heterossexual. Ela continua a apresentar problemas antigos de humor e ansiedade, e embora sua família de origem e amigos antigos não tenham lhe oferecido suporte, ela está psicologicamente muito melhor e parece ter desenvolvido amizades e ambientes de trabalho que são positivos e afirmantes.

A próxima fase da avaliação seria o enfoque na ansiedade e na depressão de Irene (incluindo seus sentimentos suicidas episódicos), além de outros problemas vitais que são importantes para ela (p. ex., relações e namoros, vida profissional e social, objetivos de vida).

Diagnóstico

- Disforia de gênero, pós-transição.

Leituras recomendadas

Claahsen-van der Grinten H, Verhaak C, Steensma T, et al: Gender incongruence and gender dysphoria in childhood and adolescence-current insights in diagnostics, management, and follow-up. Eur J Pediatr 180(5):1349–1357, 2021.

Mueller SC, De Cuypere G, T'Sjoen G. Transgender research in the 21st century: a selective critical review from a neurocognitive perspective. Am J Psychiatry 174(12):1155–1162, 2017.

Zucker KJ: Epidemiology of gender dysphoria and transgender identity. Sex Health 14(5):404–411, 2017.

CAPÍTULO 15

Transtornos disruptivos, do controle de impulsos e da conduta

Introdução

JOHN W. BARNHILL, M.D.

As funções executivas ajudam a controlar e a regular a atenção, a memória e o comportamento. Elas são essenciais para a adaptação, o início e a finalização de tarefas e para a capacidade de adiar a gratificação. Elas inibem comportamentos inadequados, perigosos e danosos.

O funcionamento executivo prejudicado é uma característica fundamental de todos os transtornos disruptivos, do controle de impulsos e da conduta. Essas condições incluem transtorno de oposição desafiante (TOD), transtorno explosivo intermitente, transtorno da conduta (TC), transtorno da personalidade antissocial, piromania e cleptomania, bem como categorias para pessoas que apresentam sintomas clinicamente relevantes, mas não preenchem os critérios para um transtorno nomeado.

Outros transtornos do DSM-5 estão associados a impulsividade, planejamento deficiente e conflitos interpessoais, de modo que esses outros transtornos – que vão de transtorno de déficit de atenção/hiperatividade (TDAH) a transtornos por uso de substância e alguns dos transtornos da personalidade – são frequentemente comórbidos com os transtornos descritos neste capítulo. Ademais, a impulsividade disruptiva está associada a uso de substância, infecções por HIV e hepatite C, lesão traumática do encéfalo e todos os tipos de padrões comportamentais perigosos que refletem o prejuízo do funcionamento executivo e que podem levar a ciclos cada vez mais intensos de comportamento disfuncional.

Todos os transtornos deste capítulo costumam começar cedo na vida, o que não chega a ser surpreendente, dada a relativa imaturidade de funções executivas durante a infância e a adolescência. Caso a entrevista clínica indique que um dos transtornos disruptivos, do controle de impulsos e da conduta tenha se manifestado subitamente durante a idade adulta, há grande probabilidade de que o indivíduo tenha desenvolvido um transtorno neuropsiquiátrico grave ou, então, não tenha fornecido uma história precisa. Contudo, crianças que apresentam um desses transtornos não vão desenvolver, inevitavelmente, diagnósticos críticos globais como transtorno da personalidade antissocial ou transtorno explosivo intermitente durante a vida. No entanto, elas correm risco de problemas contínuos, incluindo transtornos depressivos, de ansiedade e por uso de substância.

Essas crianças também correm risco de enfrentar uma quantidade desproporcional de problemas sociais, e o DSM-5 fornece uma estrutura para investigar a gravidade disso. Em indivíduos com TOD, por exemplo, o alcance dos sintomas que permeiam vários contextos é um marcador útil para gravidade, enquanto "emoções pró-sociais limitadas" é um especificador para TC que identifica uma gravidade maior e uma resposta terapêutica diferente.

O controle deficitário do comportamento e das emoções encontra-se em um *continuum*, de modo que a maioria dos comportamentos impulsivos esporádicos e das emoções desreguladas não indica um transtorno do DSM-5, mas sim uma imaturidade intensificada por questões situacionais, como conflito familiar e interpessoal, intoxicação por substâncias e pressão dos pares. Como ocorre em todo o DSM-5, cabe ao clínico o ônus de considerar criteriosamente o ponto a partir do qual pensamentos, sentimentos e comportamentos ultrapassam o limite para um nível de sofrimento e disfunção que justifique o diagnóstico.

Variáveis particularmente relevantes incluem a frequência, o contexto e a duração dos episódios problemáticos. Uma história precisa é necessária para obter essas informações. Esse tipo de investigação pode ser impedido pelo fato de que, como ocorre com os transtornos da personalidade, são os outros que costumam sofrer mais do que o paciente. Além disso, a história psiquiátrica normalmente depende da honestidade do paciente, e muitos deles não fornecem tais informações de forma espontânea e transparente. Por esses motivos, as avaliações com frequência são iniciadas por familiares e instituições (escola, trabalho, sistema judiciário) e dificilmente são completadas sem a coleta de informações adicionais.

Leituras recomendadas

Buitelaar JK, Smeets KC, Herpers P: Conduct disorders. Eur Child Adolesc Psychiatry 22 (suppl 1):S49–S54, 2013.

Coccaro EF, McCloskey MS (eds): Aggression: Clinical Features and Treatment Across the Diagnostic Spectrum. Washington, DC, American Psychiatric Association Publishing, 2019.

Matthys W, Lochman JE: Oppositional Defiant Disorder and Conduct Disorder in Childhood, 2nd Edition. West Sussex, UK, Wiley-Blackwell, 2017.

CASO 15.1

Desconhece as regras

JUAN D. PEDRAZA, M.D.
JEFFREY H. NEWCORN, M.D.

Kyle era um menino de 12 anos que concordou relutantemente em ser internado em uma unidade psiquiátrica depois de ser preso por arrombar uma mercearia. Sua mãe disse que estava "exausta" e acrescentou que era difícil criar um menino que "desconhece as regras".

Desde pequeno, Kyle sempre foi extraordinariamente agressivo: intimidava outras crianças e tomava seus pertences. Quando confrontado pela mãe, pelo padrasto ou por um professor, costumava xingar, dar socos e se mostrar despreocupado quanto a ser castigado. Disruptivo, impulsivo e "inquieto", Kyle foi diagnosticado com TDAH e colocado em um programa de educação especial no 3º ano. No 5º ano, começou a consultar um psiquiatra para psicoterapia semanal e prescrição de medicamentos (quetiapina e dexmetilfenidato). Sua adesão ao tratamento, tanto com medicamentos, quanto com terapia, era apenas esporádica. Quando questionado sobre isso, ele respondia que seu psiquiatra era "burro".

Durante o ano anterior à admissão, foi pego roubando objetos dos armários escolares (um telefone celular, uma jaqueta, um *laptop*); foi castigado por "assaltar" um colega para ficar com sua carteira; e foi suspenso depois de várias brigas físicas com colegas. Foi preso duas vezes devido a esses comportamentos. Sua mãe e os professores concordaram que, embora ele conseguisse ser simpático com estranhos, as pessoas logo percebiam que ele era "malandro". De forma consistente, Kyle não apresentava remorso, não assumia culpa e não se importava com os sentimentos dos outros. Ele era desorganizado, desatento e desinteressado em seguir as regras, de modo que constantemente perdia seus pertences. Em geral, não fazia os deveres de casa e, quando os fazia, seu desempenho não era consistente. Ao ser questionado sobre seu baixo rendimento escolar, ele dizia "E você vai fazer o quê? Atirar em mim?". Kyle, sua mãe e os professores concordaram que ele era solitário e que seus pares não gostavam dele.

Kyle morava com a mãe, o padrasto e dois meio-irmãos mais jovens. Seu padrasto estava desempregado e a mãe trabalhava meio expediente como caixa em uma mercearia. O pai biológico estava preso por posse de drogas. Ambos os avôs biológicos tinham história de transtorno por uso de álcool.

A história inicial de Kyle não apresentava fatos dignos de nota. A gravidez foi tranquila, e ele atingiu todos os marcos de desenvolvimento a termo. Não havia história de abuso sexual ou físico. Kyle não tinha problemas médicos conhecidos, abuso de álcool ou de substância ou participação em atividades de gangues. Não havia sido pego com armas, não havia provocado incêndios e não era visto como alguém particularmente cruel com outras crianças ou animais. Ele deixava de ir às aulas regularmente, mas nunca havia fugido, nem ficado fora de casa até tarde da noite.

Ao ser entrevistado na unidade psiquiátrica, observou-se que os cuidados com a aparência eram casuais, e ele parecia realmente ter 12 anos. Estava inquieto e fez contato visual esporádico com o entrevistador. Disse que estava "furioso" e insistia que preferia estar na cadeia do que em uma unidade psiquiátrica. Seu discurso era alto, porém coerente, objetivo e com velocidade adequada. O afeto era irritável e raivoso. Negou ideação suicida ou homicida e sintomas psicóticos. Negou sentir-se deprimido e não apresentava déficits cognitivos aparentes, mas recusou-se a testes mais formais. Seu *insight* era limitado, e sua história indicava julgamento fraco.

Discussão

O paciente é um menino de 12 anos que foi levado a uma unidade psiquiátrica depois de ser pego arrombando uma mercearia. Ele apresenta uma longa história de comportamentos que violam os direitos dos outros. Esses comportamentos desviam-se significativamente das normas sociais adequadas à idade e causam prejuízos sociais, acadêmicos e funcionais. Ele tem um transtorno da conduta (TC).

No DSM-5, os critérios para TC estão organizados em quatro categorias de comportamento: agressividade dirigida a pessoas e animais, destruição de propriedade, logro ou roubo e grave violação de regras. Um diagnóstico de TC requer três ou mais comportamentos específicos entre os 15 listados nessas quatro categorias. Os comportamentos devem estar presentes nos últimos 12 meses, com pelo menos um critério presente nos seis meses anteriores. Kyle apresenta pelo menos sete desses 15: *bullying*, brigas, roubos (com e sem confronto), arrombamentos, mentiras e absenteísmo escolar.

O paciente também tem uma história de TDAH comórbido, conforme evidenciado por sintomas persistentes de hiperatividade, inquietação, impulsividade e desatenção. Encontra-se TDAH em cerca de 20% dos jovens com TC. Os critérios para os dois transtornos são relativamente distintos, embora ambos apresentem níveis patológicos de impulsividade.

O DSM-5 inclui vários especificadores que permitem que o TC ganhe outras subdivisões. O comportamento de Kyle teve início antes dos 10 anos, o que o coloca na categoria de tipo com início na infância, em oposição ao tipo com início na adolescência. Também há uma designação de início não especificado, usada quando as informações não são suficientes para esclarecer se os comportamentos se iniciaram antes dos 10 anos. Ao tentar identificar a idade de início, o clínico deve buscar várias fontes de informação e ter em mente que as estimativas costumam ser de dois anos após o início real. Pessoas com início em uma faixa etária muito baixa – como Kyle – normalmente são do sexo masculino, agressivas e têm relacionamentos prejudicados com os pares. Também são mais propensas a terem TDAH comórbido e evoluírem para uma idade adulta marcada por comportamentos criminosos e transtornos por uso de substâncias. Em contrapartida, o TC que se manifesta entre os 10 e os 16 anos (o início raramente se dá depois dos 16 anos) normalmente é mais leve, e a maioria dos indivíduos evolui para alcançar adaptação social e profissional adequada na idade adulta. Os dois grupos, no entanto, correm risco elevado de desenvolverem vários transtornos psiquiátricos.

O segundo especificador de TC do DSM-5 está relacionado à presença (ou ausência) de traços de insensibilidade e à falta de emoção. O especificador "com emoções pró-sociais limitadas" requer a presença persistente de dois ou mais dos seguintes: ausência de remorso ou culpa; ausência de empatia; ausência de preocupação com desempenho; e afeto superficial ou deficiente. Kyle tem uma história de descaso pelos sentimentos dos outros, parece não se preocupar com seu desempenho ("E você vai fazer o quê? Atirar em mim?") e demonstra ausência de remorso por seus atos. Esse especificador se aplica apenas a uma minoria de pessoas com TC e está associado à agressividade e à ausência de medo na busca por emoções.

Um terceiro especificador para TC está relacionado à gravidade dos sintomas. Mentir e ficar fora de casa além do horário combinado para voltar poderiam qualificar um indivíduo para TC leve. Vandalismo ou roubo sem confrontos poderia levar a um diagnóstico de TC moderado. Os comportamentos de Kyle indicam o subtipo grave.

Vários outros aspectos da história de Kyle são úteis para compreender sua situação. O pai está preso por uso e/ou tráfico de substância. Ambos os avôs biológicos têm história de transtorno por uso de álcool. A mãe e o padrasto estão subempregados, embora não sejam conhecidos detalhes sobre o padrasto. De modo geral, descobriu-se que há risco aumentado de TC em famílias com antecedentes criminais, TC e abuso de substância, bem como transtornos do humor, de ansiedade e do espectro da esquizofrenia. O ambiente também contribui, tanto no que diz respeito à educação caótica dos filhos como, mais tarde, à moradia em uma vizinhança perigosa e ameaçadora.

O diagnóstico de Kyle de TC é um exemplo de como os diagnósticos podem evoluir ao longo da vida. Seu comportamento inicial justificaria um diagnóstico do DSM-5 de TOD, o qual se caracteriza por um padrão de comportamentos negativos, hostis e desafiantes que normalmente são dirigidos a uma figura de autoridade (p. ex., pai ou professor) e que pode causar sofrimento significativo no contexto social ou acadêmico. Contudo, o TOD não pode ser diagnosticado na presença de TC. Ao entrar na adolescência, Kyle corre risco de desenvolver vários transtornos psiquiátricos, incluindo transtornos do humor, de ansiedade e por uso de substância. Particularmente preocupante é a possibilidade de que sua agressividade, os roubos e as violações de regras persistam e seu diagnóstico de TC mude, na idade adulta, para transtorno da personalidade antissocial.

Diagnóstico

- Transtorno da conduta, tipo com início na infância, grave, com emoções pró-sociais limitadas.
- Transtorno de déficit de atenção/hiperatividade.

Leituras recomendadas

Fairchild G, Hawes DJ, Frick PJ, et al: Conduct disorder. Nat Rev Dis Primers 5(1):43, 2019.
Junewicz A, Billick SB: Conduct disorder: biology and developmental trajectories. Psychiatr Q 91(1): 77–90, 2020.
Rowe R, Maughan B, Moran P, et al: The role of callous and unemotional traits in the diagnosis of conduct disorder. J Child Psychol Psychiatry 51(6):688–695, 2010.

CASO 15.2

Impossível de conviver

EMIL F. COCCARO, M.D.

Lucas Sandahl, um arquiteto paisagista de 32 anos, consultou um psiquiatra em busca de ajuda para lidar com sua raiva. Foi ao consultório com a esposa, mãe de seus dois filhos. O casal concordou que Lucas tornou a "convivência quase impossível" entre os dois. A esposa relatou que, embora sempre achasse que o marido fosse "nervoso", as explosões aumentaram tanto em frequência quanto em intensidade, e ela preocupava-se que ele ficasse violento com ela.

A discussão mais recente começou quando Lucas voltou para casa depois de um "dia duro de trabalho" e o jantar não estava pronto. Quando entrou na cozinha e viu a esposa sentada à mesa lendo o jornal, "explodiu" e começou um discurso sobre como ela era uma "péssima" esposa. Quando ela tentou explicar que também tivera um dia longo, Lucas proferiu xingamentos, quebrou copos e uma cadeira da cozinha. Horrorizada, ela saiu correndo do local, pegou as crianças e foi para a casa da mãe, distante alguns quilômetros. No dia seguinte, disse ao marido que ele precisava obter ajuda imediatamente ou, então, se preparar para um divórcio.

Lucas afirmou que suas "explosões" começaram na infância, mas só foram se tornar "problemáticas" aos 13 anos, quando começou a ter brigas frequentes com os colegas, o que eventualmente resultava em idas à sala do diretor. Entre as altercações, era socialmente ativo e bom aluno.

Ele estimava ter aproximadamente quatro explosões verbais por semana nos últimos anos, em geral em reação a frustração, demandas inesperadas ou o que percebesse como ofensa. Além dessas rusgas verbais acaloradas, Lucas descreveu atos de violência, aproximadamente, a cada dois meses; por exemplo, jogou um monitor de computador para o outro lado da sala quando "parou de funcionar direito", abriu um buraco na parede aos chutes quando um dos filhos não parava de chorar e destruiu seu celular durante uma discussão com sua mãe. Ele negou brigas físicas desde a adolescência, embora quase tenha chegado a trocar socos com um vizinho e com vários estranhos e empregados. A ideia de que poderia machucar alguém fisicamente o deixava "apavorado".

Essas explosões prejudicaram seus relacionamentos com colegas e parceiras românticas e levaram à decisão de montar sua própria empresa de paisagismo aos 25 anos. Os negócios iam bem, apesar de seu estilo exigente e seu "pavio curto", o que levava a uma alta rotatividade de empregados.

Lucas descreveu os episódios como breves, que atingiam o auge em alguns segundos e dificilmente duravam mais do que alguns minutos. Entre os episódios, descreveu a si mesmo como se sentindo "bem". Passou por breves períodos de humor deprimido e aumento de ansiedade, que não o prejudicaram de modo significativo e normalmente melhoravam sozinhos em uma semana. Ele bebia socialmente, mas nem ele, nem a esposa associavam as explosões ao álcool. Embora tivesse uma história de experimentação com várias drogas de abuso, não havia usado nos últimos anos.

O paciente relatou pelo menos outros dois familiares próximos com "problemas de temperamento" significativos. O pai era emocionalmente abusivo e perfeccionista e tinha "grandes expectativas" quanto ao único filho homem. Sua irmã mais velha também tinha problemas com o temperamento; Lucas atribuía os três divórcios da irmã ao comportamento emocionalmente abusivo dela.

Durante o exame, ele estava vestido de forma casual, era cooperativo e coerente. Estava preocupado com seu comportamento e arrependido perante a esposa. Negou depressão, psicose e confusão. Negou pensamentos de machucar a si mesmo ou aos outros. Sua cognição estava preservada. Seu *insight* e seu julgamento durante o curso da entrevista estavam preservados.

Discussão

O paciente relata explosões verbais quatro vezes por semana e explosões de agressividade física com intervalo de alguns meses entre elas. Esse comportamento é sempre desproporcional ao que o provoca, não é planejado e baseia-se em raiva. Ele causa prejuízo e sofrimento na vida pessoal e profissional e não é mais bem explicado por outro transtorno psiquiátrico ou doença clínica. Ele preenche todos os critérios para transtorno explosivo intermitente (TEI), o qual é discutido no capítulo do DSM-5 sobre transtornos disruptivos, do controle de impulsos e da conduta.

Lucas também manifesta características comumente associadas ao TEI, mas que não fazem parte dos critérios diagnósticos centrais. Essas características incluem: viés de atribuição hostil (p. ex., o motivo de o jantar não estar pronto se deve à preguiça da esposa e não ao cansaço dela); "gatilhos" associados à frustração e/ou ao que percebe como ofensa; história de familiares próximos com problemas de raiva; história pessoal de abuso emocional (por parte do pai); início precoce; e curso crônico. Muitos (ou a maioria dos) indivíduos com TEI apresentam traços associados a um transtorno da personalidade, mesmo quando não preenchem todos os critérios para um transtorno da personalidade específico (p. ex., perfeccionismo, como no transtorno da personalidade obsessivo-compulsiva). Isso ocorre porque a vasta maioria de indivíduos com TEI têm dificuldades antigas de controle de impulsos e com relacionamentos interpessoais. Quando os indivíduos chegam a preencher os critérios para TEI e para um transtorno da personalidade, ambos os diagnósticos devem ser estabelecidos.

Indivíduos com transtorno da personalidade *borderline* e transtorno da personalidade antissocial são particularmente propensos a terem explosões que podem se assemelhar às observadas no TEI. Contudo, a menos que apresentem um TEI comórbido, suas explosões costumam ser menos agressivas do que as observadas em pessoas com TEI.

As comorbidades mais comuns são transtornos de ansiedade, depressivos e por uso de substância. Embora Lucas descreva períodos transitórios de humor deprimido e ansiedade e faça uso de álcool, nada disso parece preencher os critérios para um diagnóstico do DSM-5. Explosões intermitentes também figuram em vários outros transtornos psiquiátricos. Caso os episódios explosivos recorrentes estejam relacionados a traumatismo craniano, *delirium*, demência ou intoxicação recorrente, então o diagnóstico de TEI não se aplica. Nenhuma dessas alternativas parece ser pertinente na situação de Lucas. No entanto, se ele também tivesse sido diagnosticado com TDAH, TC, TOD ou transtorno do espectro autista, diagnósticos comórbidos seriam adequados.

Além da frequente agressividade verbal e física, Lucas também comete abuso contra o parceiro íntimo. Esse comportamento é potencialmente perigoso, e sua esposa finalmente chegou ao limite de sua tolerância. O tratamento é uma questão crucial não apenas para o casamento, mas também para evitar a perpetuação do ciclo de violência em seus filhos.

Diagnóstico

- Transtorno explosivo intermitente.

Leituras recomendadas

Coccaro EF, McCloskey MS (eds): Aggression: Clinical Features and Treatment Across the Diagnostic Spectrum. Washington, DC, American Psychiatric Association Publishing, 2019.

Coccaro EF, Lee R, McCloskey MS: Relationship between psychopathy, aggression, anger, impulsivity, and intermittent explosive disorder. Aggress Behav 40(6):526–536, 2014.

CAPÍTULO 16
Transtornos relacionados a substâncias e transtornos aditivos

Introdução

JONATHAN AVERY, M.D.

O capítulo do DSM-5 sobre transtornos relacionados a substâncias e transtornos aditivos abrange os transtornos associados a 10 classes de drogas, bem como o transtorno do jogo.

Todos os transtornos por uso de substância do DSM-5 exigem prejuízo ou sofrimento clinicamente significativos e a presença de, no mínimo, duas consequências físicas, psicológicas e sociais decorrentes do uso da substância. O DSM-5 inclui vários especificadores para caracterizar mais minuciosamente os transtornos por uso de substância, os quais estão relacionados ao *curso* (p. ex., remissão inicial, remissão sustentada) e à *gravidade* (com base na quantidade de critérios confirmados). Destaca-se o fato de que o diagnóstico de transtorno por uso de substância substituiu as categorias anteriores de abuso e dependência de substância.

O DSM-5 também fornece critérios diagnósticos para apresentações clínicas diretamente relacionadas ao uso de substância, como intoxicação e abstinência, com especificadores descritivos. Por exemplo, se um indivíduo apresenta intoxicação por álcool, o clínico pode acrescentar um código que indica a presença ou a ausência de um transtorno comórbido por uso de álcool. Para pacientes que mantêm um sensório claro durante a abstinência de álcool, mas também desenvolvem perturbações da percepção, o diagnóstico do DSM-5 provavelmente seria de abstinência de álcool com perturbações da percepção. No evento mais provável, de que as perturbações da percepção sejam acompanhadas por confusão, o diagnóstico mudaria para *delirium* por abstinência de álcool (um transtorno listado no capítulo sobre transtornos neurocognitivos em vez de no capítulo sobre transtornos relacionados a substâncias). O uso de substâncias também pode resultar em conjuntos de sintomas que lembram uma gama de diagnósticos psiquiátricos, incluindo os transtornos depressivo, bipolar e psicótico. O DSM-5 deixa clara uma abordagem diagnóstica que se baseia significativamente no curso e no provável impacto da substância em questão. Por exemplo, se os sintomas depressivos ocorrerem durante uma abstinência aguda de cocaína, eles podem ser considerados parte da abstinência. Caso os sintomas depressivos clinicamente significativos tenham início no contexto de uso de cocaína e persistam após a interrupção do uso da droga e além da duração esperada da abstinência, é provável que o indivíduo estaria qualificado para um transtorno depressivo induzido por cocaína. Caso os sintomas depressivos significativos persistam durante um período razoável de tempo (p. ex., 1 mês) após a interrupção do uso de cocaína, então o paciente provavelmente seria diagnosticado com um transtorno depressivo maior independente. Nesse caso, o uso da cocaína pode ser encarado como um desencadeador, mas não faz mais parte do diagnóstico do DSM-5.

O transtorno do jogo é a única adição comportamental no capítulo. Evidências indicam que adições comportamentais, como o jogo, têm muito em comum com os transtornos por uso de substâncias, incluindo o padrão de uso e a ativação do mesmo sistema de recompensa no cérebro. Outras adições comportamentais estão sendo consideradas para as edições futuras do DSM.

Leituras recomendadas

Avery JD, Barnhill JW (eds): Co-Occurring Mental Illness and Substance Use Disorders: A Guide to Diagnosis and Treatment. Arlington, VA, American Psychiatric Association Publishing, 2017.

Brady KT, Levin FR, Galanter M, Kleber HD (eds): The American Psychiatric Publishing Textbook of Substance Use Disorder Treatment, 6th Edition. Washington, DC, American Psychiatric Association Publishing, 2021.

Hasin DS, O'Brien CP, Auriacombe M, et al: DSM-5 criteria for substance use disorders: recommendations and rationale. Am J Psychiatry 170(8):834–851, 2013.

CASO 16.1

Álcool

MARC A. SCHUCKIT, M.D.

Matthew Tucker, um encanador americano de 45 anos e de origem europeia, foi encaminhado para avaliação psiquiátrica depois de uma intervenção feita por sua família para manifestar a preocupação de que seus problemas com álcool estavam fugindo de controle. Matthew negou ter consumido álcool desde que havia marcado a consulta, três dias antes.

Durante 20 anos após o ensino médio, Matthew costumava beber de três a cinco cervejas por noite, cinco vezes por semana. Ao longo dos últimos sete anos, consumia álcool quase todos os dias, com uma média de seis cervejas nas noites de segunda a sexta-feira e 12 cervejas nos fins de semana e feriados. A esposa manifestou repetidamente sua preocupação de que ele estava "bebendo demais", mas apesar de seus esforços para limitar a ingestão de álcool, Matthew continuava a passar a maior parte do fim de semana bebendo, às vezes faltando a reuniões familiares, e frequentemente desmaiava enquanto assistia à televisão durante a noite. No entanto, continuava produtivo e nunca faltou a um dia de trabalho. De diversas formas, sua história representava o que costuma ser observado no transtorno por uso de álcool. Matthew havia alcançado dois períodos de abstinência de 30 dias nos últimos quatro anos. Nas duas ocasiões, afirmou que havia parado de beber "na marra", em reação às preocupações da esposa. Negou ter tido sintomas de abstinência de álcool nas duas ocasiões.

Nos seis meses anteriores à avaliação, Matthew havia se tornado atipicamente irritável, cansado, disfórico e preocupado. Não conseguia ter prazer nas atividades habituais, incluindo alimentação e sexo, e tinha dificuldades de concentração. Também reagia de maneira mais emotiva a estresses e manifestou uma preocupação infundada sobre o futuro de seus negócios. Com frequência acordava às 2 horas da madrugada e tinha dificuldade em retomar o sono.

Matthew e a esposa indicaram que, embora esse período de tristeza tivesse durado seis meses, ele havia passado por vários episódios semelhantes nos últimos cinco anos, sendo que cada um teve duração de quatro a seis semanas. Negaram episódios dessa natureza na juventude.

Matthew estava casado há 18 anos. Ele e a esposa tinham uma filha de 17 anos. O paciente formou-se no ensino médio, cursou dois anos de faculdade comunitária e atualmente era dono de uma companhia bem-sucedida de serviços hidráulicos. Ele negou história de outros problemas psiquiátricos ou médicos, bem como história de mania ou tentativas de suicídio. Nunca havia consultado um psiquiatra antes.

Durante um exame de rotina anual recente, o médicode Matthew percebeu uma pressão arterial ligeiramente elevada (135/92), um valor de gama-glutamiltransferase de 47 UI/L e um volume corpuscular médio de 92,5 mm^3. Todos os outros resultados de exames laboratoriais estavam na faixa da normalidade.

No momento da primeira consulta psiquiátrica, Matthew estava bem vestido, mantinha bom contato visual e não exibia sinais de confusão ou de sintomas psicóticos. Ele ficou com lágrimas nos olhos quando falou sobre seu futuro e admitiu ter se sentido triste durante a maior parte do dia, ou o dia inteiro, regularmente nos últimos seis meses, mas negou ideação ou planos suicidas. Sua cognição estava dentro dos limites esperados, e demonstrou compreensão dos efeitos que o álcool tinha sobre ele.

Um exame físico realizado pelo psiquiatra revelou uma frequência cardíaca normal, sem tremores nem sudorese, e uma pressão arterial apenas ligeiramente elevada.

Discussão

O paciente preenche os critérios para dois diagnósticos do DSM-5. O primeiro é transtorno por uso de álcool moderado, conforme indicado por seus esforços frustrados de reduzir o consumo, pelo excesso de tempo passado sofrendo intoxicação ou se recuperando dos efeitos do álcool, pela perda de atividades sociais importantes e pelo uso continuado de álcool apesar de problemas relacionados. Matthew não tinha sintomas clinicamente significativos de abstinência de álcool durante a avaliação, apesar de estar abstinente durante três dias, e negou apresentar sintomas de abstinência durante as tentativas anteriores de parar de beber.

Um segundo diagnóstico está relacionado a seus sintomas de humor. Matthew preenche os critérios sintomáticos para episódio depressivo maior com início cerca de seis meses antes. Descreve humor persistentemente deprimido, redução do interesse em atividades, insônia intervalar, redução da capacidade de concentração e fadiga. Ele experimentou "vários" episódios dessa natureza nos últimos cinco anos, sendo que todos, aparentemente, se resolveram de forma espontânea no prazo de quatro a seis semanas de abstinência.

É importante fazer a distinção entre episódios depressivos que ocorrem apenas no contexto de uso intenso de álcool e os que se desenvolvem independentemente do consumo excessivo. Um episódio depressivo independente que ocorre em uma pessoa com transtorno por uso de álcool tem a tendência de apresentar o curso de qualquer episódio depressivo maior, com duração semelhante e resposta aos tratamentos usuais. Os episódios depressivos que se desenvolvem apenas durante períodos de consumo intenso – como se observa no caso de Matthew – são diferentes. Sob a denominação mais adequada de transtorno depressivo induzido por álcool, esses episódios tendem a diminuir e desaparecer no prazo de algumas semanas ou um mês de abstinência. Poucos dados indicam que esses episódios depressivos requerem medicamentos antidepressivos, e, quando a pessoa interrompe o uso excessivo de álcool, os sintomas depressivos tendem a reduzir em menos tempo do que os medicamentos levariam para surtir efeito. Sintomas subliminares (p. ex., prejuízo do sono) podem persistir, mas devem melhorar com a sobriedade continuada. No entanto, se os critérios para transtorno depressivo maior continuassem a ser preenchidos após um mês de abstinência, seria possível afirmar que Matthew tem um transtorno depressivo maior independente, embora o clínico possa considerar o uso de álcool como um evento desencadeador.

Diagnóstico

- Transtorno por uso de álcool.
- Transtorno depressivo induzido por álcool.

Leituras recomendadas

Farmer RF, Seeley JR, Kosty DB, et al: No reliable evidence that emotional disorders are proximal antecedents, concomitants, or short-term consequences of first episode alcohol use disorders in a representative community sample. J Stud Alcohol Drugs 78(2):222–231, 2017.

Grant BF, Chou SP, Saha TD, et al: Prevalence of 12-month alcohol use, high-risk drinking, and DSM-IV alcohol use disorder in the United States, 2001-2002 to 2012-2013: results from the National Epidemiologic Survey on Alcohol and Related Conditions. JAMA Psychiatry 74(9):911–923, 2017.

Hasin DS, O'Brien CP, Auriacombe M, et al: DSM-5 criteria for substance use disorders: recommendations and rationale. Am J Psychiatry 170(8):834–851, 2013.

Schuckit MA, Smith TL: Endorsement of specific alcohol use disorder criterion items changes with age in individuals with persistent alcohol use disorders in 2 generations of the San Diego Prospective Study. Alcohol Clin Exp Res 45(10):2059–2068, 2021.

CASO 16.2

Abstinência de álcool

ROGER D. WEISS, M.D.

Nicholas Underwood, um engenheiro de *software* de 41 anos casado, entrou em um programa de tratamento para álcool com a queixa principal: "Preciso parar de beber ou minha esposa pede o divórcio".

No momento da admissão, Nicholas afirmou que bebia aproximadamente um litro de *vodka* por dia, todos os dias, e não havia passado um único dia sem beber nos últimos dois anos. Durante vários anos, ele ingeriu álcool apenas após o expediente, mas cerca de um ano antes da avaliação, começou a beber regularmente pela manhã sempre que tinha um dia de folga. Mais recentemente, havia começado a se sentir "trêmulo" todas as manhãs e, às vezes, tratava a sensação com uma bebida, seguida por mais álcool durante o dia.

Nicholas vivenciou uma série de problemas relacionados à bebida. Sua esposa estava "no limite" e pensava em divórcio. A redução de sua capacidade de se concentrar no trabalho estava "afundando" uma carreira que havia sido promissora. Ele passava muito tempo tentando se recuperar dos efeitos da bebida e percebeu que estava planejando estratégias tanto para se manter abstinente quanto para tomar a próxima dose escondido.

Nicholas experimentou álcool pela primeira vez durante o ensino médio e disse que sempre teve uma resistência maior que a de seus amigos. Na faculdade, ele era uma das pessoas que mais bebia em uma confraria conhecida como "Reis do Trago" no *campus*. Na faixa dos 30 anos de idade, aumentou a frequência de seu consumo, anteriormente restrito aos fins de semana, para todos os dias. No decorrer do ano anterior, mudou a preferência exclusiva por cerveja para *vodka*. Havia passado por muitos encontros de Alcoólicos Anônimos no passar dos anos, mas tinha propensão a beber assim que a reunião terminava. Nunca havia recebido tratamento formal.

O paciente negou o uso recente de outras substâncias. Havia fumado maconha e cheirado cocaína várias vezes durante a faculdade, mas nunca mais depois disso. Não havia usado outras substâncias ilícitas e não tomava medicamentos, nem fumava cigarros. Teve apagões em diversas ocasiões durante a faculdade, mas não os teve mais desde então. Não tinha história de convulsões ou outro problema médico. A história familiar era relevante em relação ao transtorno por uso de álcool no pai e no avô paterno.

Nicholas entrou no programa de tratamento de álcool aproximadamente às 15h, sem ter tomado nada desde a noite anterior. Ele estava diaforético e exibia tremores significativos nas mãos. Queixou-se de ansiedade, inquietude, irritabilidade, náusea e insônia recente.

A avaliação clínica revelou um homem diaforético e vestido casualmente, cooperativo, mas que caminhava de um lado para outro ansiosamente e que imediatamente disse: "Estou me preparando para ficar assustado". O discurso tinha velocidade, ritmo e tom normais. Ele negou depressão. Não havia evidências de pensamento psicótico, e negou alucinações auditivas, visuais ou táteis. Estava alerta e com a orientação auto e alopsíquica preservada. Não tinha grandes déficits de memória, mas a redução de atenção e concentração era perceptível.

Os aspectos de destaque em seu exame físico eram diaforese acentuada, pressão arterial de 155/95, frequência cardíaca de 104 batimentos por minuto, tremores intensos nas extremidades superiores e reflexos tendíneos profundos hiperativos. Os exames de laboratório estavam dentro dos limites normais, exceto pelos níveis de aspartato aminotransferase e alanina aminotransferase, que eram aproximadamente o triplo do normal.

Discussão

O paciente evidentemente preenche os critérios para abstinência de álcool. Além da interrupção recente do uso intenso e prolongado de álcool, ele demonstra os seguintes sintomas: hiperatividade do sistema autônomo, tremor nas extremidades superiores, insônia, náusea, agitação e ansiedade. Em outras palavras, ele apresenta seis dos oito critérios para abstinência de álcool, muito além do limite mínimo exigido de dois critérios.

Uma forma de memorizar os sintomas essenciais da abstinência de álcool é usar a técnica mnemônica SETS: problemas do Sono, problemas Estomacais, Tremores e Sudorese. Também é importante lembrar que o objetivo principal do tratamento da abstinência de álcool é evitar convulsões tônico-clônicas.

A abstinência de álcool ocorre no contexto de dependência física. Embora possa ocorrer com a redução do consumo de álcool em indivíduos com dependência física grave, a abstinência significativa costuma ocorrer com a interrupção repentina e completa da ingestão de álcool. Os sintomas de abstinência normalmente podem começar de 4 a 12 horas após a última dose, com pico de intensidade no período de 24 a 48 horas após a última dose.

Um dos principais objetivos no tratamento farmacológico de abstinência é evitar duas das complicações mais graves da abstinência de álcool: 1) convulsões tônico-clônicas e 2) *delirium* por abstinência de álcool (também conhecido como *delirium tremens*). Convulsões acontecem em aproximadamente 3% dos pacientes em abstinência; elas costumam ocorrer de 7 a 48 horas após a última dose, e a maioria delas, entre 17 e 24 horas depois. Em algumas circunstâncias, uma convulsão é seguida por *delirium* por abstinência de álcool, cuja marca registrada consiste em desorientação e oscilação do nível de consciência, em geral com hiperatividade grave do sistema autônomo. Os pacientes que correm maior risco de *delirium* são os que apresentam doenças clínicas graves e uma história duradoura de consumo muito intenso de álcool. Como o *delirium* por abstinência de álcool pode ser fatal, o tratamento precisa ser vigoroso, realizado em um ambiente médico de monitoração intensiva. É importante observar que, embora as convulsões sejam algumas vezes seguidas por *delirium*, a ordem inversa é rara. Portanto, se um paciente apresentar *delirium* e em seguida tiver uma convulsão tônico-clônica, o clínico deve buscar outra causa para a convulsão (p. ex., hematoma subdural).

Nicholas também preenche os critérios sintomáticos para transtorno por uso de álcool. Ele bebe grandes quantidades de álcool, apesar de esforços repetidos para abandonar o hábito. Seu desejo pela bebida é forte, e ele continua o uso mesmo com problemas profissionais e conjugais que parecem ser exacerbados diretamente pelo uso da bebida e pelo tempo necessário para se recuperar da intoxicação noturna diária. Ele também demonstra tolerância e abstinência. O paciente preenche pelo menos oito dos 11 critérios para transtorno por uso de álcool e, assim, se enquadra no especificador "grave".

Diagnóstico

- Abstinência de álcool.
- Transtorno por uso de álcool, grave.

Leituras recomendadas

Askgaard G, Hallas J, Fink-Jensen A, et al: Phenobarbital compared to benzodiazepines in alcohol withdrawal treatment: a register-based cohort study of subsequent benzodiazepine use, alcohol recidivism and mortality. Drug Alcohol Depend 161:258–264, 2016.

Holleck JL, Merchant N, Gunderson CG: Symptom-triggered therapy for alcohol withdrawal syndrome: a systematic review and meta-analysis of randomized controlled trials. J Gen Intern Med 34(6):1018–1024, 2019.

CASO 16.3

Adição

PETROS LEVOUNIS, M.D., M.A.

Oliver Vincent nunca se viu como um adito. Ele sempre "estava por cima". Aos 35 anos, estava bem de vida como proprietário de várias franquias de roupas, morava com um ex-companheiro em um apartamento mais do que confortável na cidade de Nova York, exercitava-se todos os dias, gozava da companhia de um grupo de amigos afetuosos e, embora fosse solteiro, não havia desistido da ideia de algum dia (de preferência logo) encontrar o homem perfeito para compartilhar a vida. Oliver assumiu sua homossexualidade perante a família católica de origem irlandesa quando tinha 19 anos. Seus pais já imaginavam que ele fosse *gay* muito antes que se revelasse e encararam bem a "novidade", mas tinham receio de que o filho sofresse discriminação devido à sua sexualidade, se machucasse e vivesse uma vida solitária. Nada poderia ter sido mais diferente: Oliver tinha "saído do armário" e convivia bem com isso.

Quando percebeu que tinha um problema com uso de substância, Oliver lidou com a situação do mesmo modo que havia lidado com praticamente tudo: de frente. Pela primeira vez na vida, ele decidiu consultar um psiquiatra.

O paciente descreveu um padrão baseado em atividades de *"party and play"** nos finais de semana. Nas noites de sexta-feira e sábado – e eventualmente durante a semana – saía para jantar com amigos e depois ia a uma casa noturna ou a uma festa particular. Normalmente bebia dois ou três coquetéis e de quatro a cinco taças de vinho durante a noite. Sem o consumo de álcool, percebia que facilmente conseguia dizer "não" ao uso de substâncias, mas "depois de ficar alto, se alguém tem cocaína – e sempre tem alguém por perto com cocaína – eu uso. Então meu coração dispara e faço de tudo para não ficar sozinho. Antes eu entrava na internet, mas agora é tudo no Scruff e no velho Grindr."**

Em geral, Oliver bebia álcool e usava cocaína três a quatro vezes por semana e "ocasionalmente usava Tina*** e sais de banho." Ele tinha dificuldade para comparecer às reuniões nas manhãs de segunda-feira, muito menos conseguia preparar-se para elas, e vinha tentando reduzir o uso de cocaína há seis meses sem sucesso.

Desde que havia começado a usar estimulantes (cocaína) regularmente, Oliver perdeu peso e tinha problemas do sono. Ele preocupava-se que seu esforço na academia estava sendo desperdiçado. Seus negócios continuavam a ter sucesso, mas sua própria eficiência havia diminuído. Mais importante ainda, ele não praticava sexo de maneira segura quando estava sob efeito de estimulantes, e como não queria usar a profilaxia pré-exposição (PrEP), preocupava-se com a soroconversão para o HIV.

Discussão

O paciente apresenta transtorno por uso de estimulantes (cocaína). Se o uso de metanfetamina ou sais de banho for considerado significativo, um diagnóstico mais preciso seria transtorno por uso de estimulantes. Conforme o DSM-5, um transtorno por uso de estimulantes (especificamente a cocaína, neste caso) envolve um padrão de prejuízo e sofrimento significativos, acompanhado por um mínimo de dois entre 11 critérios. Oliver demonstrou um desejo persistente de redução de consumo (mas sem sucesso), fez sexo sem proteção sob efeito de drogas várias vezes, reconhece os riscos que corre e parece sofrer abstinência toda segunda-feira. O transtorno por uso de estimulantes de Oliver se manifesta por pelo menos quatro dos sintomas do critério A do DSM-5 e seria descrito como de gravidade moderada.

Sua situação oferece respaldo para a lógica por trás da mudança no DSM-5 de transformar dois diagnósticos distintos (abuso e dependência de substância) em um transtorno por uso de substância unificado. No sistema do DSM-IV, a intenção com o conceito de *abuso* era indicar um transtorno menos grave do que *dependência*, mas um caso como o de Oliver poderia ser de difícil diagnóstico. Se não fosse pelo uso de cocaína em situações perigosas fisicamente (sexo sem proteção com risco de transmissão de HIV), o transtorno apresentado por Oliver preencheria todos os critérios para dependência de cocaína,

---

* *Party and play* é um código para drogas e sexo, respectivamente. Às vezes, o termo é abreviado para PNP.
N. do T.: Essa gíria é norte-americana; no Brasil usa-se PnP ou o similar "festinha de embalo".
** *Grindr* é um aplicativo de *smartphone* que usa GPS para identificar e conectar indivíduos com os mesmos interesses em uma vizinhança geográfica.
*** *Tina* é uma gíria para cristal de metanfetamina. *Sais de banho* é uma gíria para um pó que contém vários estimulantes sintéticos.

mas não para abuso – uma formulação confusa. O DSM-5 unifica esses dois diagnósticos e então descreve três níveis de gravidade: leve, moderada e grave.

Oliver pode se enquadrar em diversos outros diagnósticos do DSM-5. Se fosse avaliado em um sábado à noite, provavelmente se enquadraria no diagnóstico de intoxicação por cocaína, evidenciado por taquicardia e prejuízo do julgamento. Se fosse avaliado na manhã de segunda-feira, provavelmente preencheria os critérios para abstinência de cocaína, caracterizada por disforia e fadiga. Seu uso de álcool também é problemático. Ele parece levar diretamente ao uso de cocaína e – dependendo da obtenção de história adicional – pode ou não chegar ao nível de um transtorno por uso de álcool.

Uma investigação mais aprofundada poderia revelar uma sintomatologia adicional, mas Oliver não parece estar sofrendo de transtornos depressivo maior, de ansiedade, da personalidade ou relacionados a trauma. Seu uso de substâncias parece ter sido motivado principalmente por determinantes sociais, especificamente a subcultura de "*party and play*" da comunidade *gay* masculina, a qual aceitou, legitimizou e, por fim, banalizou o uso de estimulantes.

Muitos pacientes usuários de substâncias apresentam outros transtornos psiquiátricos concomitantes, e é muitas vezes tentador presumir que o uso de substância deve ter sido causado por (e/ou resultado em) algum tipo de perturbação maior do humor ou outro problema psiquiátrico. Não obstante, uma quantidade significativa de pacientes com adição não apresenta comorbidades. Muitas pessoas – possivelmente incluindo os pais de Oliver – presumem que pessoas lésbicas, *gays*, bissexuais, transgêneros, *queers* e outras minorias sexuais e de gênero (LGBTQ+) vivem vidas tristes e solitárias, de modo que uma variedade de diagnósticos psiquiátricos seja quase inevitável. Um estereótipo diferente poderia sugerir que o uso de estimulantes e sexo sem proteção é uma parte normativa de uma subcultura *gay* que deve simplesmente ser aceita como parte razoável do mundo *party and play*. Esses dois estereótipos podem desqualificar o clínico, reduzir sua eficiência e levar, respectivamente, à superestimação ou à subestimação da psicopatologia.

Ademais, embora o comportamento perigoso e aflitivo possa às vezes parecer uma parte inerente a uma subcultura (p. ex., a de jovens homens *gays* urbanos), vale lembrar que a maioria das pessoas que se encaixam nessa categoria mais ampla não usa substâncias de forma regular, nem se entrega repetidamente a um comportamento sexual arriscado. Ao se apresentar para uma consulta psiquiátrica, o próprio Oliver demonstrou que esses aspectos de sua vida – a qual, fora isso, é fantástica – estão fora de controle e necessitam de auxílio profissional.

Diagnóstico

- Transtorno por uso de estimulantes (cocaína), moderado.

Leituras recomendadas

Levounis P, Ruggiero JS: Outpatient management of crystal methamphetamine dependence among gay and bisexual men: how can it be done? Primary Psychiatry 13(2):75–80, 2006.

Levounis P, Yarbrough E (eds): Pocket Guide to LGBTQ Mental Health: Understanding the Spectrum of Gender and Sexuality. Washington, DC, American Psychiatric Association Publishing, 2020.

Levounis P, Zerbo EA, Aggarwal R (eds): Pocket Guide to Addiction Assessment and Treatment. Arlington, VA, American Psychiatric Association Publishing, 2016.

Levounis P, Arnaout B, Marienfeld CB (eds): Motivational Interviewing for Clinical Practice. Arlington, VA, American Psychiatric Association Publishing, 2017.

CASO 16.4

Dor no joelho

JONATHAN AVERY, M.D.
STEPHEN ROSS, M.D.

Peter Winters, um pastor, branco, casado, de 46 anos, foi encaminhado para o departamento psiquiátrico ambulatorial por seu clínico geral devido a sintomas depressivos e ao uso inadequado de opioides no contexto de dor crônica no joelho direito.

Peter machucou o joelho direito 17 meses antes, jogando basquete. Sua mãe lhe deu vários comprimidos de hidrocodona-acetaminofeno – os quais ela usava devido a dores nas costas –, o que aliviou a dor. Quando os comprimidos acabaram e a dor persistiu, ele foi ao pronto-socorro, onde foi informado de que tinha uma leve entorse. Recebeu a prescrição de um mês de hidrocodona-acetaminofeno, que usou conforme indicado, e a dor melhorou.

Contudo, depois de interromper o uso dos comprimidos, Peter começou a sentir recorrência da dor no joelho. Consultou um ortopedista, que solicitou exames de imagem, determinou que não havia danos estruturais e prescreveu mais um mês de hidrocodona-acetaminofeno. No entanto, dessa vez, o paciente precisou de mais doses do que prescrito para aliviar a dor. Ele também começou a se sentir disfórico e "dolorido" quando não tomava o medicamento e descreveu uma "fissura" por mais opioides. Ele retornou ao ortopedista, que o encaminhou a um especialista em dor.

Peter estava com muita vergonha de ir ao especialista e acreditava que a fé e a força deveriam ajudá-lo a superar a dor. Contudo, chegou à conclusão de que era impossível viver sem analgésicos, devido à dor, à disforia e às dores musculares que ocorriam quando interrompia a medicação. Ele também começou a "gostar do barato" e sentia uma intensa fissura por usar o fármaco. Começou a frequentar prontos-socorros para receber mais opioides, frequentemente mentia sobre a natureza e o início da dor no joelho direito e chegou a roubar comprimidos de sua mãe em duas ocasiões. Ele ficou obcecado em obter mais opioides, comprometendo seu trabalho e sua vida doméstica. Confirmou um humor deprimido, sobretudo ao refletir sobre o impacto dos opioides em sua vida, mas negou outros sintomas de humor ou neurovegetativos. Por fim, contou a seu clínico geral sobre o uso de opioides e o humor deprimido, e o médico o encaminhou à clínica psiquiátrica ambulatorial.

Peter tinha uma história de dois episódios depressivos maiores ao longo da vida que foram tratados com escitalopram por seu clínico geral. Também tinha história de um transtorno por uso de álcool quando tinha 20 anos. Nessa ocasião, ele conseguiu abandonar o hábito sozinho, depois de uma intervenção familiar. Hoje ele fuma dois maços de cigarro por dia. Seu pai sofria de depressão e "quase todo mundo" no lado materno tinha "problemas de adição". Ele estava casado há 20 anos, tinha dois filhos em idade escolar e era pastor em sua igreja há 15 anos. Os resultados de um exame físico e testes laboratoriais recentes realizados por seu clínico geral estavam dentro dos limites da normalidade.

Durante o exame de estado mental, Peter estava cooperativo e não exibiu anormalidades psicomotoras. Ele respondeu à maioria das perguntas de maneira breve, frequentemente dizendo apenas "sim" ou "não". A fala apresentava fluxo e tom normais, sem tangencialidade, nem circunstancialidade. Ele relatou que seu humor estava "péssimo", seu afeto era disfórico e contido. Negou sintomas de paranoia ou alucinações. Negou pensamentos de machucar a si ou a outros. A memória, tanto recente como remota, estava preservada.

Discussão

Entre os transtornos por uso de substâncias, o uso indevido não médico de opioides prescritos fica atrás apenas do uso da maconha em termos de prevalência. Em geral, não é feita triagem de indivíduos como Peter para fatores de risco de adição antes de receitar opioides. O paciente não apenas é um membro do clero, mas tem um motivo legítimo para tomar analgésicos. Entretanto, ele tinha vários fatores de risco para adição de opioides prescritos, incluindo história pessoal e familiar de adição, uso atual intenso de tabaco e história de depressão. Embora inicialmente ele estivesse tomando os medicamentos conforme prescritos, seu uso o levou ao abuso compulsivo de opioides fora de controle, o que acabou tendo um impacto negativo em sua vida. Conforme o DSM-5, Peter seria diagnosticado com transtorno por uso de opioides.

No DSM-5, o transtorno por uso de opioides substituiu as categorias do DSM-IV de abuso e dependência de opioides. Essa mudança permitiu que os clínicos caracterizassem melhor as pessoas que tinham um problema significativo com o uso de opioides, mas que ficavam fora das definições de abuso ou dependência. O transtorno por uso de opioides pode ser diagnosticado quando há um padrão mal-adaptativo de uso dessas substâncias que leva a prejuízo ou sofrimento clinicamente significativos ao longo de um período de 12 meses, manifestado por um mínimo de dois dos 11 critérios diagnósticos. Peter exibe pelo menos seis critérios de um transtorno por uso de opioides: seu uso levou a uma incapacidade de cumprir obrigações importantes; ele demonstra três sintomas diferentes (tolerância, abstinência e fissura por consumo); ele tem usado quantidades maiores de opioides por um período mais longo do que o pretendido; e tem gastado muito tempo em atividades necessárias para obter, usar ou se recuperar dos efeitos dos opioides. A fissura, ou o forte desejo de usar substâncias, é bastante proeminente no caso deste paciente. A fissura foi acrescentada aos critérios diagnósticos no DSM-5 porque costuma ser um sintoma característico de adição.

Os sintomas de humor de Peter precisam ser investigados de forma mais minuciosa, mas provavelmente representam uma exacerbação de seu transtorno depressivo maior subjacente. O transtorno depressivo induzido por opioides também deve fazer parte do diagnóstico diferencial. Outros diagnósticos psiquiátricos que devem ser levados em consideração em um indivíduo com transtorno por uso de opioides são o transtorno da personalidade antissocial e o transtorno de estresse pós-traumático (TEPT). A saúde física de Peter aparentemente foi confirmada por seu clínico geral, mas infecções por HIV, por hepatite C e bacterianas também são comuns entre usuários de opioides por meios injetáveis, embora sejam menos prevalentes em indivíduos que usam apenas opioides prescritos.

Pode ser útil dirigir a atenção clínica para a depressão de Peter e o uso de opioides e tabaco, bem como abordar o foco aparentemente excessivo na dor do joelho. Esse foco excessivo pode exacerbar a depressão e o uso de substâncias e reduzir a sua qualidade de vida em geral. Embora haja necessidade de mais informações, Peter também pode apresentar transtorno de sintomas somáticos (TSS) do DSM-5 com dor predominante. O TSS se caracteriza por um ou mais sintomas somáticos que são perturbadores e/ou resultam em ruptura significativa de atividades diárias, bem como pensamentos, sentimentos e comportamentos excessivos relacionados a esses sintomas somáticos ou preocupações associadas com a saúde.

Diagnóstico

- Transtorno por uso de opioides.
- Transtorno por uso de tabaco.
- Transtorno por uso de álcool, em remissão.
- Transtorno depressivo maior.

Leituras recomendadas

Boscarino JA, Rukstalis MR, Hoffman SN, et al: Prevalence of prescription opioid-use disorder among chronic pain patients: comparison of the DSM-5 vs. DSM-4 diagnostic criteria. J Addict Dis 30(3):185–194, 2011.

Cheney B, Galanter M, Dermatis H, Ross S: Medical versus spiritual orientations: differential patient views toward recovery. Am J Drug Alcohol Abuse 35(5):301–304, 2009.

Day P, Secrest S, Davis D, et al; ARCHNet Investigators: Prescription opioid use duration and beliefs about pain and pain medication in primary care patients. J Opioid Manag 16(6):425–434, 2020.

Wu LT, Woody GE, Yang C, et al: Differences in onset and abuse/dependence episodes between prescription opioids and heroin: results from the National Epidemiologic Survey on Alcohol and Related Conditions. Subst Abuse Rehabil 2011(2):77–88, 2011.

CASO 16.5

Rumo ao fundo do poço

CHARLES H. SILBERSTEIN, M.D.

Raymond Xavier, um paisagista subempregado, divorciado, de 29 anos, consultou um psiquiatra particular com a queixa de que sua vida estava "rumo ao fundo do poço". No momento da consulta, estava sem moradia fixa havia mais de seis meses. Ele morou em diversos lugares, incluindo seu carro e a casa de amigos. Durante mais de um mês antes da consulta, estava morando em uma barraca na floresta. Ele havia telefonado para os pais quando fez aniversário e eles se ofereceram para pagar pelo tratamento do transtorno por uso de substância, contanto que pudessem fazê-lo diretamente.

Raymond relatou que seu problema começou aos 24 anos, quando era recém-casado e pai de um bebê, assumindo dois empregos para poder pagar as contas (trabalhava em uma fábrica e como motorista de entregas locais). Quando machucou as costas e não conseguiu mais ir ao trabalho devido à dor, um amigo lhe ofereceu alguns comprimidos de paracetamol-oxicodona*. Não apenas sua dor desapareceu, mas sua energia e seu humor melhoraram. Pela primeira vez na vida, sentiu-se "normal e feliz".

Raymond continuou a usar de um a quatro comprimidos de Percocet ao dia durante um ano e meio. Nunca tomava mais de um comprimido por vez. Então, aos 26 anos, cheirou meio papelote de heroína (o que custa aproximadamente 5 dólares nas ruas). "Levou uns 10 minutos, mas me senti transportado para um estado indescritível de euforia. Foi como tomar aquele primeiro comprimido de paracetamol-oxicodona, multiplicado por dez... Você vai atrás daquela primeira sensação pelo resto da vida e ela nunca mais se repete". Depois de alguns meses após ter iniciado o consumo de heroína, ele começou a usá-la via intravenosa para vislumbrar novamente aquele estado de euforia.

Depois da primeira experiência com heroína, o avanço do uso foi rápido. Em seis meses, Raymond ficou desempregado, separou-se da família e virou um sem-teto. "Dormia no meu carro ou na rua... usava até 30 papelotes (300 dólares) por dia".

Raymond começou a buscar ajuda e inscreveu-se em uma clínica ambulatorial de reabilitação para usuários de opioides. A fissura pelo uso, mesmo durante o tratamento, era intensa, e houve múltiplas recaídas. Em determinado momento, acrescentou cocaína às injeções de heroína, e essa mistura (*speedball*) passou a ser sua primeira opção de droga durante algum tempo, mas, então, voltou a usar apenas heroína. A primeira de uma série de *overdoses* acidentais ocorreu em uma casa abandonada quando ele tinha 27 anos. Ele havia passado por "uns dez períodos de desintoxicação e reabilitação", mas sempre tinha recaídas no prazo de horas ou semanas após a alta. Ele também chegou a frequentar esporadicamente reuniões dos Narcóticos Anônimos durante anos.

---

* N. de R.T. Esta associação comercial não está disponível no Brasil.

Para conseguir dinheiro a fim de financiar seu hábito, ele arrombava casas, roubava de parentes e passava cheques sem fundos. "Cada centavo ia para as drogas. Tenho sorte de não estar preso, mas o lado ruim é que todo mundo me odeia".

Raymond decidiu se mudar para Martha's Vineyard um ano antes da consulta porque "parecia um lugar tranquilo". Levou um pouco de metadona na bagagem, mas a abstinência subsequente foi "brutal".

Ele continuou a usar heroína e oxicodona quando era fácil consegui-las; caso contrário, ingeria álcool em excesso, embora afirmasse: "Preciso parar de beber – é isso que me traz problemas". Também tomava diazepam esporadicamente; contudo, não achava que isso fosse um problema, e sim uma forma de aguentar o dia.

Trabalhava eventualmente como paisagista. Seu chefe – alguém que havia conhecido em uma das reuniões dos Narcóticos Anônimos – deixou claro que chamaria quando houvesse trabalho extra para ser realizado, mas que não esperaria que Raymond aparecesse se não parasse de se drogar. O paciente fez uma série de "bicos", incluindo vendedor de artigos de escritório, assistente de veterinário e frentista. Não via sua filha há mais de dois anos.

Durante o exame, Raymond parecia um pouco desleixado. De modo geral, estava cooperativo, mas parecia inquieto e, em determinado momento, saiu da sala apressado; quando retornou, explicou que estava tendo surtos de diarreia. Suas pupilas estavam dilatadas e a pele chamava atenção pelo suor e a piloereção. Bocejou várias vezes e parecia irritável e infeliz. Seus braços e pernas sofriam espasmos frequentes. Assoou o nariz repetidamente e parecia choroso. Sua fala era rápida e ele parecia impaciente. Ele negou sintomas psicóticos, ideias suicidas e homicidas. Afirmou que tinha esperanças de que, se conseguisse um pouco de Suboxone (buprenorfina e naloxona), talvez conseguisse manter um emprego e tivesse a chance de ser um pai de verdade.

Os exames laboratoriais foram negativos para HIV e hepatites A, B e C.

Discussão

Em reação ao não uso de heroína ou metadona, o paciente experimenta um grupo de sintomas típicos de abstinência aguda de opioides. Eles incluem diarreia, lacrimejamento e rinorreia, midríase, sudorese, bocejos, inquietação e espasmos ocasionais das pernas. Ele apresenta humor disfórico e ansioso.

Os sintomas atribuíveis à abstinência aguda de opioides se sobrepõem a diversos outros transtornos do DSM-5. Por exemplo, a ansiedade e a depressão de Raymond são significativas, mas provavelmente têm relação direta com a experiência de abstinência; nessa situação, elas não justificam um diagnóstico distinto. Caso os sintomas se prolonguem para além do período imediato de abstinência (cuja duração varia conforme a meia-vida do opioide em questão), então o diagnóstico provável seria o de transtorno depressivo (ou de ansiedade) induzido por substância. Se os sintomas persistirem durante um mês após a descontinuação da substância, então pode-se diagnosticar um transtorno autônomo (mesmo que desencadeado pelo uso de substância).

O paciente também relata uso de álcool significativo, bem como uso esporádico de diazepam. Ambos provocam sintomas de abstinência intensos e podem estar contribuindo para o quadro clínico atual. Contudo, nenhum deles induz os sintomas de abstinência específicos de opioides como lacrimejamento, bocejos e diarreia. Raymond não especifica a quantidade de álcool que consome, mas afirma: "Preciso parar de beber – é isso que me traz problemas". Mesmo sem muito esclarecimento do uso, ele descreve beber mais do que pretende e ter problemas relacionados ao álcool, o que o enquadra em um transtorno por uso de álcool.

Raymond roubou de terceiros e da família, abandonou a esposa e a filha e, aparentemente, não é um empregado confiável. Isso pode levar à consideração de um transtorno da personalidade antissocial. No entanto, a heroína é ilegal e cara, sendo quase impossível que o usuário médio consiga adquiri-la por meio de um emprego legítimo. Por esse motivo, o DSM-5 sugere que não se diagnostique transtorno da personalidade antissocial quando o comportamento decorre diretamente dos esforços para adquirir drogas. No entanto, caso o comportamento antissocial fosse evidente durante a infância ou anterior ao início do abuso de substância, os dois diagnósticos poderiam ser estabelecidos. Sem uma história de comportamento antissocial não relacionada à aquisição de heroína, Raymond provavelmente não satisfaria os critérios para transtorno da personalidade antissocial. Contudo, ele pode justificar um diagnóstico de comportamento antissocial adulto, o qual consta no capítulo "Outras condições que podem ser foco da atenção clínica". Assim como outros diagnósticos que são listados nesse capítulo, mas não figuram no texto principal do DSM-5, o comportamento antissocial adulto está ligado a um código Z na CID-10-MC.

Evidentemente, o transtorno por uso de opioides grave de Raymond está mais bem-definido. Trata-se de um diagnóstico que se refere ao uso autoadministrado, compulsivo e prolongado de opioides sem supervisão médica. O uso desse paciente preenche todos os 11 critérios do DSM-5: uso de maiores quantidades do que o pretendido; incapacidade de reduzir o uso; muito tempo gasto na obtenção, utilização e recuperação dos efeitos do opioide; fissura; incapacidade em cumprir obrigações importantes; problemas sociais e interpessoais persistentes; redução de atividades; colocar a integridade física em perigo; uso contínuo apesar da consciência de suas consequências; tolerância; e abstinência.

De várias formas, a apresentação de Raymond é clássica. O início costuma se dar no final da adolescência e o começo da faixa dos 20 anos. A experiência de se sentir "normal e feliz" com o primeiro uso é comum, assim como "buscar o barato", a procura incessante por aquela primeira sensação de bem-estar e euforia. Alguns usuários de opioides mantêm seus empregos e famílias, mas muitos sofrem um declínio vertiginoso em suas vidas. No entanto, a única característica atípica de Raymond é não estar infectado com um dos vírus normalmente encontrados em usuários de substâncias intravenosas: HIV ou hepatites A, B ou C.

Diagnóstico

- Abstinência de opioides.
- Transtorno por uso de opioides.
- Transtorno por uso de álcool.

Leitura recomendada

Shorter D, Kosten T: The pharmacology of opioids, in The ASAM Principles of Addiction Medicine, 6th Edition. Edited by Miller SC, Fiellin DA, Rosenthal RN, Saitz R. Philadelphia, Wolters Kluwer, 2019, pp 136–149.

CASO 16.6
Estresse e abuso de substâncias

BRITNEY LAMBERT, M.D.
COREEN DOMINGO, D.P.H., M.P.H.
THOMAS R. KOSTEN, M.D.
DARYL SHORTER, M.D.

Shaun Yates, um analista de segurança em tecnologia da informação (TI), afro-americano, casado e de 32 anos, procurou um psiquiatra particular por se sentir "estressado". Ele e sua esposa têm dois filhos pequenos e uma vida social estável que inclui uma grande família estendida. Esta era sua primeira avaliação psiquiátrica, e não relatou história psiquiátrica prévia.

Shaun relacionou o aumento de seu estresse a uma morte em sua cidade quatro meses antes, registrada em vídeo: um homem negro não identificado era assassinado por dois policiais brancos à paisana que o acusavam de roubo. Assim como muitas pessoas, Shaun viu o vídeo primeiro nas redes sociais, onde era frequentemente repostado pelos amigos. Como o assassinato tinha acontecido em sua cidade, recebeu muita atenção local.

As redes sociais de Shaun começaram a se encher de outros exemplos de brutalidade da polícia em relação a homens negros. Ele disse que assistiu aos vídeos porque estavam "viralizando" e apareciam em sua rede social de forma abrupta, sem filtros e sem alertas. Além disso, ele ficou cada vez mais ciente de noticiários, postagens em redes sociais e memoriais da comunidade relacionados a mortes e abusos de outros homens negros. Embora descrevesse tentar evitar os detalhes dessas tragédias, disse que notícias, imagens e vídeos eram inevitáveis, e ele tinha ficado cada vez mais preocupado com a segurança de sua esposa, seus filhos, sua família estendida e dele mesmo.

Shaun relatou que, sob circunstâncias normais, "não gostava de falar sobre essas coisas", mas sua esposa tinha insistido para ele buscar tratamento, pois estava preocupada por ele "não parecer ele mesmo". O paciente queria que o psiquiatra compreendesse que ele não estava paranoide, nem sensível demais em relação ao racismo, e que até recentemente ele era bom em "compartimentalizar" as coisas. Contudo, admitiu que estava difícil parar de pensar na violência contra homens negros anônimos. Ele tinha recentemente cancelado suas contas em redes sociais em uma tentativa de minimizar sua exposição a imagens e comentários relacionados a esses incidentes. Além disso, relatou que evitava jornais, internet e televisão.

Shaun observou que também andava no limite, nervoso e sempre pronto para ser atacado. Ele tinha gradualmente reduzido suas saídas pela cidade, preferindo ficar fechado em casa. Embora anteriormente corresse todas as manhãs antes do trabalho, decidiu parar de correr no parque local porque "não queria nenhum problema". Relatou, ainda, que seu sono nos últimos três meses estava sendo interrompido por sonhos vívidos e perturbadores sobre ser caçado por policiais.

Para ele, as noites eram particularmente estressantes, e tinha recentemente aumentado o uso de álcool e maconha para "relaxar" ao final do dia. Ele também tinha começado a beber um ou mais fardos de seis cervejas após o jantar, em geral "desmaiando" na sala. O álcool o ajudava a relaxar, e fumar um "baseado" de maconha antes de dormir melhorava seu sono e reduzia os pesadelos. Ele afirmou que o maior problema com a maconha eram as queixas da esposa de que os filhos poderiam vê-lo usando a droga ou de que o uso pudesse ser detectado em um exame toxicológico aleatório de urina no trabalho. Shaun estava cada vez mais chegando atrasado ao trabalho, mas não havia mencionado para sua mulher que tinha sido reprimido duas vezes pelo supervisor devido aos atrasos.

Ele relatou ter usado álcool e maconha pela primeira vez em festas de fraternidade quando tinha 19 anos. Durante a faculdade, fumava pequenas quantidades de maconha uma ou duas vezes por semana, e raramente bebia mais de duas cervejas por vez. Na década que se seguiu à sua formatura, ele havia fumado maconha apenas ocasionalmente e tendia a beber não mais de uma ou duas cervejas aos finais de semana. Ele nunca tinha fumado tabaco, nem usado outras substâncias. Seu uso de álcool e maconha não havia aumentado até três meses antes da avaliação, após ele começar a ver os vídeos.

Shaun negava experimentar sentimentos de desvalia, culpa ou desesperança. Ele não relatou história prévia de ataques de pânico, mania, psicose ou sintomas obsessivo-compulsivos, e nunca tinha recebido tratamento ambulatorial ou hospitalização psiquiátrica. Negou ideação suicida, tentativas suicidas ou história prévia de suicidalidade, e não havia história psiquiátrica na família além de seu pai, o qual desenvolveu TEPT após o serviço militar no Vietnã.

Discussão

O paciente apresenta-se para avaliação psiquiátrica porque tem ficado cada vez mais estressado e preocupado com a segurança de seus entes queridos após assistir a vídeos de mortes de homens negros anônimos a tiros. Ele descreve ter assistido repetidamente ao vídeo de uma morte na vizinhança e depois ter visto imagens e vídeos semelhantes de outros lugares do país. Além da ameaça de dano físico por "viver sendo negro", Shaun parece ter ficado ainda mais estressado pelo dano psicológico de testemunhar repetidamente (ou ouvir falar) a violência contra pessoas de cor, particularmente contra homens negros.

Shaun expressa relutância em falar com o psiquiatra e se esforça para garantir a ele que "não é paranoide" e "não está demasiadamente sensível em relação ao racismo". Isso pode estar relacionado ao seu desejo de ser visto como "normal", mas pode também refletir uma falta de confiança nos sistemas institucionais. O clínico provavelmente vai obter uma história mais completa e formar uma aliança mais forte se reconhecer que uma avaliação da saúde mental é provavelmente difícil com o membro de uma comunidade que tem sido historicamente marginalizada e/ou subservida pelas instituições médicas. Além disso, é provável que qualquer confiança que Shaun possa ter depositado no papel protetor das autoridades de segurança tenha-se perdido em grande medida pelo fato de que os perpetradores da violência eram policiais à paisana. O relato de caso não menciona nada sobre o gênero, raça ou etnia do psiquiatra, mas essas características terão sido notadas por Shaun e vão afetar a natureza da interação entre o clínico e o paciente.

Em relação aos diagnósticos do DSM-5, Shaun espontaneamente descreve um conjunto de sintomas psicológicos além do uso excessivo de álcool e maconha. Sua queixa principal de "estresse" parece estar claramente relacionada à experiência traumática de assistir aos vídeos de assassinatos de outros homens negros repetidamente. Shaun cresceu com o pai que sofria de TEPT, e ele próprio também preenche a maioria dos critérios para esse transtorno. Ele relata a exposição traumática a vídeos, sintomas de intrusão (pesadelos, preocupações), comportamentos evitativos (ele parou de correr), preocupação com a segurança dos entes queridos e dele mesmo e sintomas de hiperexcitabilidade (nervosismo, hipervigilância e dificuldades do sono). Esses sintomas persistiram por mais de um mês e estão causando sofrimento significativo.

No entanto, é provável que, devido à natureza do "trauma inicial" de Shaun, ele não preenchesse os critérios para um diagnóstico de TEPT. No DSM-5-TR, um adulto sendo avaliado para TEPT deve ter sido exposto a um trauma grave em uma de quatro formas: experiência direta; como testemunha do evento; sabendo que o trauma ocorreu a um familiar próximo ou amigo íntimo; ou experimentando exposição repetida ou extrema a detalhes aversivos do evento traumático. O DSM-5-TR especificamente afirma que a exposição "por meio de mídia eletrônica, televisão, filmes ou imagens" não pode ser contada como exposição traumática "a menos que a exposição esteja relacionada ao trabalho". Embora uma avaliação estendida seja capaz de demonstrar informações adicionais que possam levar a um diagnóstico de TEPT, Shaun provavelmente receberia um diagnóstico inicial encontrado em outra parte do capítulo sobre transtornos relacionados a trauma e a estressores: transtorno de adaptação com ansiedade. Os critérios para transtorno de adaptação são menos específicos do que aqueles para TEPT, incluindo sofrimento e prejuízo funcional desproporcionais após um estressor.

As dificuldades de Shaun em relação a álcool e maconha parecem ter começado nos últimos meses. Antes disso, seu uso de substâncias não teria merecido a atenção clínica. No entanto, no momento da avaliação, seu uso de álcool e maconha estava associado a prejuízo em vários domínios. Seu uso de álcool criou conflito com a esposa (uso apesar de problemas interpessoais recorrentes) e resultou em advertências no trabalho (falha em cumprir suas obrigações laborais). Embora ele reconheça essas consequências negativas, não reduziu o uso e continuou um consumo pesado (incapacidade de controlar ou reduzir o uso). Shaun preenche os critérios para transtorno por uso de álcool, leve. Embora relate que a maconha seja benéfica para o sono e os pesadelos, seu uso causou conflitos conjugais, aumento do uso e fissura pela droga. Assim, Shaun preencheria os critérios do DSM-5 para transtorno por uso de *Cannabis* leve, além dos diagnósticos de transtorno de adaptação com ansiedade e transtorno por uso de álcool, leve.

Diagnóstico

- Transtorno de adaptação com ansiedade.
- Transtorno por uso de álcool, leve.
- Transtorno por uso de *Cannabis*, leve.

Leituras recomendadas

Alcántara C, Casement MD, Lewis-Fernández R: Conditional risk for PTSD among Latinos: a systematic review of racial/ethnic differences and sociocultural explanations. Clin Psychol Rev 33(1):107–119, 2013.

Mekawa Y, Carter S, Brown B, et al: Interpersonal trauma and posttraumatic stress disorder among Black women: does racial discrimination matter? J Trauma Dissociation 22(2):154–169, 2021.

Motley RO Jr, Chen Y-C, Johnson C, Joe S: Exposure to community-based violence on social media among Black male emerging adults involved with the criminal justice system. Social Work Research 44(22):87–97, 2020.

CASO 16.7

Jogo

SILVIA BERNARDI, M.D.
CARLOS BLANCO, M.D., Ph.D.

Tomás Zambrano era um homem hispânico de primeira geração, casado, de 36 anos, que buscou auxílio em uma clínica especializada em jogos de azar de um grande centro médico para avaliação e tratamento.

Técnico de um time escolar suburbano de futebol americano, Tomás tinha um filho de 5 anos. O paciente negou ter história psiquiátrica ou de uso de substância anterior. Ele estava vestido de forma adequada e bem-arrumado, expressava-se fluentemente tanto em inglês quanto em espanhol, falava em tom e volume adequados e, durante o exame, apresentou função cognitiva preservada e inteligência na média.

Tomás fazia apostas em eventos esportivos e jogos de cartas desde a infância e indicou, durante a avaliação, que jogos com apostas "fazem parte de nossa cultura". O passatempo preferido de seu pai – e que também funcionava como alívio para o estresse – eram jogos de pôquer com os amigos à noite, de modo que Tomás se lembrava com carinho dos momentos especiais compartilhados entre pai e filho. Para ele, o pôquer se tornou uma atividade familiar que realizava com cada vez mais frequência para aliviar o estresse relacionado ao trabalho. Ele adorava a empolgação, o desafio intelectual e a competição.

Contudo, jogos de cartas não permaneceram sendo um passatempo inocente para Tomás. Ele começou a perder mais dinheiro do que podia gastar. Ao longo dos dois anos anteriores à sua apresentação para tratamento, ele aumentou gradativamente a frequência e o risco de suas noites de pôquer. Quando perdia, ele tendia a apostar ainda mais, convencido de que teria sorte na vez seguinte. Quando ganhava, sentia-se fantástico e continuava a jogar, convencido de que estava em uma maré de sorte. Embora as perdas fizessem com que se sentisse inútil, tolo e irritável, acreditava que venceria se pudesse refinar sua estratégia. Sentia um impulso forte, quase constante, de aumentar o ritmo dos jogos e recuperar o dinheiro que havia perdido. Quando tentava reduzir o jogo, ficava irritável, obcecado, e logo retomava as noites de pôquer.

Quando Tomás finalmente foi à clínica, já estava desesperado. Jogar pôquer todas as noites levou a uma fadiga diurna e ao baixo desempenho em seu trabalho como técnico, que antes ele adorava. Ele estava sendo consumido por pensamentos sobre a próxima partida de pôquer. A esposa e o filho há muito se ressentiam do pouco tempo que ele lhes dedicava, mas ela havia recém-descoberto que ele gastou toda a poupança destinada à faculdade do filho e que acumulou uma dívida de 30 mil dólares no cartão de crédito. Quando ela ameaçou entrar com um pedido de divórcio na justiça, ele sentiu-se triste, deprimido e resolveu buscar tratamento.

Discussão

O paciente tem obsessão por jogar, apresenta um padrão recorrente de tentar recuperar o prejuízo e tem jogado com quantias de dinheiro cada vez maiores. Ele mente para a esposa sobre as perdas e colocou em risco seu relacionamento conjugal e o emprego. Tomás demonstra pelo menos cinco dos nove critérios do DSM-5 para transtorno do jogo (quatro entre os nove são necessários para o diagnóstico).

Se o excesso de jogo é um sintoma de um episódio maníaco, o diagnóstico de transtorno do jogo não é estabelecido. Quando o episódio maníaco é o diagnóstico principal, o paciente normalmente joga mais devido ao contexto de excitação e grandiosidade e vai exibir outros sintomas de transtorno bipolar, como aumento da energia e redução da necessidade de sono. Quando o jogo é usado como uma reação de enfrentamento mal-adaptativa, o indivíduo tende a se entregar a atividades de jogo principalmente durante estados negativos do humor, como ansiedade e depressão. O clínico também deve ter em mente que as perdas no jogo podem desencadear episódios de humor, em geral transtornos de adaptação, embora transtorno depressivo maior e mania ou hipomania bipolar comórbidos também possam ocorrer. Uma avaliação da relação temporal entre os sintomas e a intensidade desses sintomas ajuda a estabelecer o diagnóstico principal. Neste caso, Tomás negou todos os sintomas maníacos.

O paciente foge um pouco à regra em sua negação de comorbidade psiquiátrica. Um grande percentual de pessoas com transtorno do jogo também apresenta transtorno por uso de substância, transtorno da personalidade, transtorno do humor e/ou transtorno de ansiedade. Como uma avaliação precisa de comorbidade é essencial para decisões de tratamento, é importante que o clínico investigue a possibilidade de que Tomás esteja dando menos relevância a outra sintomatologia.

O caso de Tomás é mais típico em razão de seu pai também ser um jogador. Muitas pessoas com transtorno do jogo também relatam ter familiares de primeiro grau que jogam, embora não esteja claro o nível em que o comportamento é aprendido ou herdado geneticamente.

Durante a entrevista clínica, Tomás descreveu seu comportamento de jogo no contexto da cultura de sua família de origem, aumentando a possibilidade de que fatores culturais possam ter contribuído para a manifestação desse transtorno do jogo. Como a conceitualização de Tomás de seu comportamento de jogo poderia afetar profundamente a eficácia de diferentes estratégias terapêuticas, além de influenciar seu próprio senso de identidade pessoal, é necessária uma exploração mais profunda dos fatores culturais antes da implementação de um tratamento abrangente.

Diagnóstico

- Transtorno do jogo.

Leituras recomendadas

Abbott MW: Gambling and gambling-related harm: recent World Health Organization initiatives. Public Health 184:56–59, 2020.

Blanco C, Myers J, Kendler KS: Gambling, disordered gambling and their association with major depression and substance use: a Web-based cohort and twin-sibling study. Psychol Med 42(3): 497–508, 2012.

Potenza MN, Balodis IM, Derevensky J, et al: Gambling disorder. Nat Rev Dis Primers 5(1):51, 2019.

CAPÍTULO 17
Transtornos neurocognitivos

Introdução

JOHN W. BARNHILL, M.D.

Os transtornos neurocognitivos se caracterizam por déficits cognitivos adquiridos proeminentes. Esses transtornos cognitivos podem ser divididos em dois grupos abrangentes – o *delirium* agudo e os transtornos neurocognitivos (TNCs) mais crônicos –, e cada um deles pode ser caracterizado mais detalhadamente.

O *delirium* se caracteriza por uma perturbação flutuante da atenção, da consciência e da cognição que se desenvolve de forma aguda e no contexto de um ou mais precipitantes fisiológicos identificados. Ele pode ser caracterizado com mais detalhes em relação à sua duração, ao seu nível de atividade e à sua etiologia. Encontrado com mais frequência entre pacientes internados devido a condições médicas e/ou que abusam de substâncias, requer uma busca criteriosa da etiologia – é frequentemente multifatorial. Se o *delirium* for causado por abstinência ou intoxicação por substância, o diagnóstico pertinente é *delirium*, comórbido com possíveis transtornos por uso de substância. Por exemplo, o quadro de um paciente pode ser codificado como *delirium* por abstinência de álcool, agudo, hiperativo, com transtorno por uso de álcool.

Além do *delirium* agudo, esse capítulo do DSM-5-TR também descreve TNCs crônicos. Embora o *delirium* agudo e os TNCs crônicos sejam separados em relação a seus critérios diagnósticos, o DSM-5-TR reconhece que evidências crescentes indicam que o *delirium* está significativamente associado a declínio cognitivo em longo prazo.

Há dois outros aspectos da nomenclatura que também podem causar confusão. Em primeiro lugar, a maioria dos TNCs crônicos tem sido geralmente diagnosticada como demência. Embora ainda esteja em uso, o termo *demência* às vezes assume uma conotação pejorativa. Além disso, essa expressão pode se encaixar melhor nos transtornos que são progressivos e que afetam, com maior frequência, adultos mais velhos (p. ex., doença de Alzheimer) em vez de no declínio cognitivo abrupto e estático comumente visto em um transtorno como lesão cerebral traumática (LCT).

Um segundo aspecto é que o termo *neurocognitivo* implica uma ênfase em déficits cognitivos. Contudo, todos os TNCs envolvem múltiplos déficits, e o DSM-5 sugere que a avaliação de TNC inclua um exame de funções executivas complexas como atenção, aprendizagem e memória, linguagem, habilidade perceptiva visual construtiva e cognição social. Além disso, todos os TNCs podem ter componentes proeminentes da personalidade e do comportamento como aspecto mais visível e disfuncional da apresentação clínica.

Os TNCs estão divididos nas categorias maior e leve, com base no funcionamento cognitivo do indivíduo e em seu nível de independência prática.

O TNC maior está em conformidade com critérios para demência utilizados há muito tempo nas áreas de psiquiatria, medicina e neurologia; esses critérios identificam grupos de pessoas com déficits e necessidade de cuidados semelhantes.

O TNC leve era uma nova categoria no DSM-5 e representa uma tentativa de identificar grupos de pacientes cujo comprometimento pode ser relativamente sutil, porém significativo. Como ocorre em toda a área psiquiátrica, é necessário discernimento clínico para evitar uma "patologização" excessiva. Por exemplo, "lapsos de memória" não são um TNC leve. Em vez disso, a intenção do diagnóstico de TNC leve é identificar pessoas cujos déficits prejudicam a qualidade de vida a ponto de justificar atenção clínica. Um segundo motivo para a criação do diagnóstico de TNC leve é o fato de que a maioria dos TNCs maiores é inexoravelmente progressiva, e o esforço para reduzir seu impacto catastrófico provavelmente incluirá a identificação e o tratamento em um estágio inicial da progressão da doença.

Leituras recomendadas

Arciniegas DB, Yudofsky SC, Hales RE (eds): The American Psychiatric Association Publishing Textbook of Neuropsychiatry and Clinical Neurosciences, 6th Edition. Washington, DC, American Psychiatric Association Publishing, 2018.

Goldberg TE, Chen C, Wang Y, et al: Association of delirium with long-term cognitive decline: a meta-analysis. JAMA Neurol 77(11):1373–1381, 2020.

Inouye SK, Marcantonio ER, Kosar CM, et al: The short-term and long-term relationship between delirium and cognitive trajectory in older surgical patients. Alzheimers Dement 12(7):766–775, 2016.

Steffens DC, Blazer DG, Thakur ME (eds): The American Psychiatric Publishing Textbook of Geriatric Psychiatry, 5th Edition. Arlington, VA, American Psychiatric Publishing, 2015.

CASO 17.1

Disforia

JOHN W. BARNHILL, M.D.

Um psiquiatra foi chamado para avaliar depressão em Victor Alvarez, um homem viúvo de 76 anos que parecia disfórico no dia seguinte a uma cirurgia para corrigir uma fratura do quadril. Era tarde da noite e ninguém na equipe de admissão estava disponível, mas um bilhete do assistente social no prontuário médico indicou que a fratura do paciente parecia ter sido resultado de um tropeço na bagunça de seu apartamento. O bilhete dizia, ainda, que o paciente não tinha filhos, nem familiares vivos conhecidos.

A vizinha que havia levado o sr. Victor para o hospital afirmou que, nos últimos anos, o paciente ficou mais recluso e que seus cuidados pessoais se agravaram depois da morte da esposa, há seis meses. Até o dia da cirurgia, no entanto, ele era capaz de viver independentemente em seu apartamento. A vizinha, uma enfermeira, também mencionou que, enquanto esperavam pela ambulância, seu marido fez companhia ao sr. Victor, e ela fez uma busca por embalagens de comprimidos no apartamento do paciente. Disse ter encontrado apenas uma embalagem lacrada de acetaminofeno e uma embalagem empoeirada de medicamentos para hipertensão.

Os resultados dos exames laboratoriais de rotina na admissão indicaram que o sr. Victor tinha nível elevado de ureia no sangue, baixo nível de albumina e volume corpuscular médio (VCM) no limite superior da normalidade. A pressão arterial era de 160/110. Além dos medicamentos relacionados à cirurgia, o prontuário indicava que ele havia sido medicado com 2 mg de haloperidol depois de um surto de agitação. Uma anotação da enfermagem, 1 hora depois da administração de haloperidol, indicou que o paciente estava "preocupado e rígido".

Durante o exame de estado mental, o sr. Victor estava deitado em um ângulo de 45 graus na cama desarrumada. Parecia magro e tinha emaciação temporal moderada. Seu afeto era triste, preocupado e contido. Parecia rígido e desconfortável. Ele não respondeu imediatamente às perguntas e aos comentários do entrevistador. Seus olhos permaneceram fechados na maior parte do tempo, mas às vezes abriam, e suas reações corporais indicavam que ele estava acordado. Depois de vários esforços, o psiquiatra conseguiu fazer o paciente dizer "estou bem" e "vá embora". Quando indagado sobre onde estava, o sr. Victor respondeu "meu apartamento". Quando finalmente abriu os olhos, ele parecia confuso. Não respondeu a outras perguntas e se recusou a fazer o teste de desenho do relógio. A equipe cirúrgica havia solicitado uma acompanhante, e ela afirmou que o paciente ou dormia ou tentava sair do leito e havia passado o dia sem dizer algo que fizesse sentido.

Discussão

Embora as informações sejam limitadas, o paciente realmente parece ter sofrido perturbação em seus níveis de consciência e atenção, de modo que esses problemas parecem agudos e diretamente relacionados à cirurgia e à hospitalização. Uma avaliação mais aprofundada poderia examinar de forma mais completa seu nível de consciência e a capacidade de direcionar, focar, manter e mudar a atenção. Também propiciaria uma documentação mais criteriosa de déficits específicos de orientação, capacidade executiva, linguagem, percepção visual, aprendizagem e memória. No entanto, como frequentemente acontece em ambientes de cuidados agudos, esse psiquiatra precisa fazer um diagnóstico inicial com informações incompletas, e o sr. Victor parece preencher os critérios do DSM-5-TR para *delirium*.

O *delirium* é comum entre pessoas hospitalizadas e particularmente frequente em idosos após cirurgia do quadril. A equipe de tratamento costuma tratar *delirium* como um evento normal (p. ex., podem afirmar "quem não ficaria um pouco confuso em uma unidade de tratamento intensivo?"), o qual geralmente passa despercebido, a menos que a confusão seja acompanhada por agitação. Como ocorreu no caso do sr. Victor, o *delirium* com frequência é interpretado de forma equivocada como depressão, uma vez que pacientes com qualquer um desses dois transtornos podem parecer tristes e preocupados. Como é verdade em todos os TNCs, porém, o *delirium* pode afetar o humor além da cognição. É clinicamente importante identificar o *delirium* por várias razões – para reduzir as quedas e os atrasos no tratamento e para fornecer uma oportunidade de reorientação ao paciente e aconselhamento à família sobre a natureza dessa confusão aguda (o *delirium* pode ser tão assustador para a família como para o paciente).

Além de documentar um curso flutuante e um conjunto de critérios sintomáticos, um diagnóstico de *delirium* requer evidências que liguem diretamente a perturbação a uma disfunção fisiológica. Essa é uma exigência incomum no DSM-5. Embora os psiquiatras costumem buscar causas para uma gama de transtornos, os diagnósticos geralmente não requerem a busca de uma. No caso do sr. Victor, a única causa provável de *delirium* é a fratura do quadril e seu tratamento cirúrgico. Como essas lesões normalmente ocorrem em idosos e envolvem cirurgia, anestesia e analgésicos, elas causam *delirium* com frequência. No entanto, o *delirium* do sr. Victor provavelmente é multifatorial, e o psiquiatra consultado deve investigar o prontuário médico na busca de outros fatores que podem ter contribuído para o quadro, os quais podem incluir medicamentos (p. ex., medicamentos anticolinérgicos), anormalidades laboratoriais (p. ex., anemia) e comorbidades médicas (p. ex., uma infecção).

Além de investigar o que é mais frequente, o clínico precisa buscar o que é mais perigoso. Talvez a abstinência de substância seja a possibilidade que demanda maior urgência. Se as informações fornecidas pela vizinha estiverem corretas – que não havia embalagens relevantes de medicamentos no apartamento –, então é improvável que o sr. Victor esteja sofrendo de abstinência de medicamentos como benzodiazepínicos ou barbitúricos. Contudo, é possível que seu *delirium* seja efeito de abstinência de álcool. O psiquiatra não conseguiu obter uma história completa, mas os resultados de exames laboratoriais do sr. Victor indicam um VCM na faixa superior da normalidade, o que costuma refletir o uso crônico de álcool. Sua pressão arterial elevada poderia refletir hipertensão não tratada, o que é sugerido pelo frasco empoeirado de anti-hipertensivos encontrados pela vizinha do paciente, mas a pressão arterial elevada também poderia refletir abstinência alcoólica. O sr. Victor estava agitado, um evento comum na abstinência de álcool, embora ele pareça estar, de modo geral, hipoativo, o que é mais típico de um *delirium* pós-operatório. Essa ambiguidade deve levar o psiquiatra a buscar outros indícios. Por exemplo, após reconhecer o VCM elevado, o psiquiatra pode pesquisar outros biomarcadores objetivos comumente encontrados em pessoas com risco de abstinência alcoólica: relação aspartato aminotransferase/alanina aminotransferase (AST/ALT) maior que 2:1, baixos níveis de magnésio e sinais vitais elevados. Também pode ser útil perguntar diretamente à vizinha sobre ela ter encontrado garrafas de bebidas alcoólicas descartadas ao procurar por embalagens de medicamentos.

Essa informação é fundamental porque o *delirium* secundário à abstinência alcoólica é potencialmente catastrófico. No caso de o paciente ter um transtorno por uso de álcool significativo, o plano de tratamento precisa ser adaptado, porque o tratamento primário para abstinência de álcool é constituído por benzodiazepínicos, os quais costumam ser contraindicados em pacientes com *delirium* relacionado à cirurgia e com idade avançada.

Embora não sejam emergências em potencial, outros dois diagnósticos devem ser considerados no caso do sr. Victor. A vizinha indica que ele sofreu um declínio nos cuidados pessoais desde a morte da esposa. Embora o nível elevado de ureia no sangue sugira desidratação aguda, seu baixo nível de albumina e a emaciação temporal apontam para desnutrição, o que muitas vezes acompanha apatia e redução da funcionalidade. Como costuma ser o caso, o sr. Victor pode ter ficado propenso a *delirium* devido a um TNC leve ou maior (i.e., demência) nos anos anteriores.

Se ele tiver demência, não está claro qual tipo seria mais provável. A doença de Alzheimer é o tipo mais comum de demência, mas a hipertensão aparente desse paciente também o coloca em risco de uma etiologia vascular primária ou comórbida com a doença de Alzheimer. Observa-se também que o paciente fica rígido após o uso de haloperidol para agitação, um resultado particularmente comum no declínio cognitivo relacionado ou à doença com corpos de Lewy ou à doença de Parkinson. Esclarecer, com precisão, a existência de uma demência, é improvável na noite da avaliação, mas um TNC crônico deve ser incluído no diagnóstico diferencial.

Outro diagnóstico que deve ser considerado é o de depressão. A esposa do paciente faleceu recentemente e ele parece ter se isolado e ficado com funcionamento ruim. Embora seu declínio crônico possa estar relacionado a um TNC, seria importante que o psiquiatra verificasse, de forma sistemática, sintomas depressivos quando o *delirium* desaparecer.

Na noite da avaliação, no entanto, o psiquiatra provavelmente limitaria o diagnóstico a *delirium* não especificado. O objetivo de uma busca mais detalhada ao longo das 12 a 24 horas seguintes seria evidenciar possíveis comorbidades como transtorno por uso de álcool, depressão e demência.

Diagnóstico

- *Delirium* não especificado.

Leituras recomendadas

Goldberg TE, Chen C, Wang Y, et al: Association of delirium with long-term cognitive decline: a meta-analysis. JAMA Neurol 77(11):1373–1381, 2020.

Inouye SK, Marcantonio ER, Kosar CM, et al: The short-term and long-term relationship between delirium and cognitive trajectory in older surgical patients. Alzheimers Dement 12(7):766–775, 2016.

CASO 17.2

Agitado e confuso

JOSÉ R. MALDONADO, M.D.

Wesley Brown, um empresário branco e casado, de 63 anos, foi encontrado inconsciente pela polícia e levado ao pronto-socorro (PS) de um grande hospital afiliado à universidade. O serviço de psiquiatria foi consultado sobre o manejo do "comportamento psicótico" no PS. A família do paciente relatou que, há aproximadamente duas semanas, ele exibia uma história de "comportamento estranho". Conforme a irmã, o sr. Wesley corria pela cozinha com facas, enviava *e-mails* de conteúdo paranoide sobre o sistema judiciário para amigos, exibia suas armas de fogo para os vizinhos, dizia ver pessoas nas paredes, tinha pensamentos paranoides de que sua esposa o traía, e não dormia. A esposa do paciente relatou seu desaparecimento três dias antes da internação. Digno de nota é o fato de seu carro ter sido encontrado a alguns quarteirões de distância com uma grande caixa no bagageiro que continha sacos com várias embalagens de medicamentos (vendidos com ou sem prescrição médica), e a maioria das embalagens estava parcial ou completamente vazia. Também havia vários itens da extensa coleção de armas do paciente.

Os registros médicos do sr. Wesley revelaram uma história de doença arterial coronariana e enxerto de ponte de artéria coronária cinco anos antes da internação, bem como dores crônicas nas costas e história de várias cirurgias na coluna, com uma história associada ao uso diário de opiáceos. Ele não tinha história psiquiátrica anterior, tampouco história de depressão ou uso de medicamentos antidepressivos. Seus medicamentos de uso ambulatorial incluíam metoprolol, oxicodona e doses usadas conforme a necessidade de ciclobenzaprina e diazepam.

Ao exame, o sr. Wesley estava confuso e combativo, ainda que sonolento. A pele e a mucosa oral estavam secas, e ele manifestava midríase, ruídos intestinais hipoativos, retenção urinária, epistaxe e reflexos deprimidos. Os sinais vitais incluíam temperatura de 39,9°C, frequência cardíaca de 115 bpm e pressão arterial de 172/74, mas sua frequência respiratória estava normal e a saturação de oxigênio estava normal em ar ambiente. Uma tomografia computadorizada (TC) de crânio foi normal, e uma TC da coluna cervical mostrou degeneração. O exame de álcool no sangue foi negativo, e os resultados do hemograma completo e do painel metabólico abrangente estavam dentro dos limites da normalidade, assim como estavam um eletrocardiograma e o líquido cerebrospinal obtido por meio de punção lombar. O exame toxicológico de urina foi positivo para "benzodiazepínicos e tricíclicos".

O exame de estado mental do sr. Wesley revelou flutuação do estado de alerta (aumento e redução), aparência desgrenhada, ausência de cooperação com as equipes médicas e de enfermagem, fala ligeiramente arrastada e sinais de retardo psicomotor. Seu afeto se alternava entre quieto/sonolento e inquieto/agitado. Negou ideação suicida ou homicida, mas relatou ideação paranoide significativa concentrada na suspeita de um caso extraconjugal da esposa. Ele também parecia estar sofrendo de alteração de percepção visual e auditiva – acusando pessoas de rirem dele e identificando a equipe do hospital como seus conhecidos. Seu processo de pensamento era evidentemente tangencial. Tinha prejuízo de julgamento e de *insight*. Durante a avaliação inicial, observou-se uma pontuação do paciente no Miniexame de Estado Mental de 16 dos 30 pontos possíveis. Perdeu 7 de 10 pontos para orientação, sendo: 3 para atenção e cálculo, 2 para evocação, 1 para escrita de frase e 1 para cópia de desenho.

Discussão

O paciente foi encontrado inconsciente depois de um episódio de duas semanas de comportamento estranho e atípico, aparentemente de início repentino. De acordo com a esposa e a irmã, ele estava paranoide e ameaçador, brandindo facas e exibindo armas de fogo. Ele passou alguns dias desaparecido antes de ser levado ao PS. Seu exame de estado mental se destacou pela perturbação acentuada tanto da atenção como da consciência. Seu nível de atenção oscilou durante horas. Vários déficits cognitivos eram novos e pareciam não estar relacionados a outro TNC.

Embora alguém no PS tenha chamado seu comportamento de "psicótico", o sr. Wesley apresenta um *delirium* bastante clássico do DSM-5-TR. Seus níveis flutuantes de atenção e alerta preenchem as exigências do critério A. O transtorno se desenvolveu em um curto período, representa uma mudança em relação ao nível basal e oscila durante o dia (critério B). A presença de distúrbios da percepção e de outros déficits cognitivos preenche as exigências do critério C. O sr. Wesley não tem condição neuropsiquiátrica relevante prévia ou em evolução (critério D). O conjunto final de critérios (critério E) exige "evidências a partir da história do exame físico ou de achados laboratoriais de que a perturbação é causada pela consequência fisiológica de outra condição médica, intoxicação ou abstinência de substância ou exposição a toxinas" (ou uma combinação desses fatores). A exigência final – relacionar o diagnóstico psiquiátrico com um desencadeante fisiológico – é muito incomum no DSM-5 e pode algumas vezes ser difícil de preencher especificamente.

O exame inicial do sr. Wesley revelou midríase, ruídos intestinais hipoativos, retenção urinária e reflexos deprimidos, além de oscilação nos níveis de sedação, atenção e consciência. Esses resultados indicam um *delirium* por efeito anticolinérgico. Fontes potenciais de *delirium* anticolinérgico incluem benzodiazepínicos e antidepressivos tricíclicos (ATCs) (conforme indica o exame toxicológico positivo do sr. Wesley). Além disso, agentes opioides poderiam estar implicados, especialmente tendo em vista a história de dor crônica e uso de opioides do paciente. Embora seu exame toxicológico tenha sido negativo para opiáceos, o *delirium* pode ter sido precipitado por opioides de ação curta, porém estes não constavam mais em seu sistema no momento em que chegou ao PS. Ele também tem uma história de longa duração de dor, que está associada tanto com o desenvolvimento quanto com a gravidade do *delirium*.

A presença de ATCs no exame toxicológico do sr. Wesley é enigmática. Sua família insistiu que ele nunca havia tomado antidepressivos, e seus registros pareciam confirmar a informação. No entanto, de acordo com seus registros ambulatoriais, seus medicamentos incluíam a ciclobenzaprina, um relaxante muscular de ação central comumente prescrito para pacientes com dor crônica. A ciclobenzaprina é uma molécula tricíclica, intimamente relacionada aos ATCs, que na verdade compartilha muitas das características farmacológicas e dos efeitos psiquiátricos dos ATCs e costuma apresentar reação cruzada nos exames toxicológicos, gerando falso-positivos para ATCs. O *delirium* do sr. Wesley, portanto, provavelmente foi causado por uma combinação de ciclobenzaprina, opioides e benzodiazepínicos. A falta de sono pode ter sido resultado do *delirium* e então um fator que contribuiu para sua perpetuação.

Diagnóstico

- *Delirium*.

Leituras recomendadas

Bulbena-Cabre A, Dunn NR, Swift RG: Cyclobenzaprine-induced hallucinosis. Prim Care Companion CNS Disord 17(3):10.4088/PCC.14l01773, 2015.

Maldonado JR: Delirium pathophysiology: an updated hypothesis of the etiology of acute brain failure. Int J Geriatr Psychiatry 33(11):1428–1457, 2018.

Oh ES, Fong TG, Hshieh TT, Inouye SK: Delirium in older persons: advances in diagnosis and treatment. JAMA 318(12):1161–1174, 2017.

Serrano WC, Maldonado J: The use of physostigmine in the diagnosis and treatment of anticholinergic toxicity after olanzapine overdose: literature review and case report. J Acad Consult Liaison Psychiatry 62(3):285–297, 2021.

CASO 17.3

Deprimido e retraído

PETER V. RABINS, M.D., M.P.H.

Arthur Cullman, um homem casado de 71 anos, foi encaminhado a um psiquiatra por seu clínico geral para avaliação de sintomas depressivos que não haviam respondido à medicação. Sua esposa relatou que o sr. Arthur havia começado a mudar aos 68 anos, cerca de um ano após se aposentar. Ele havia, aos poucos, parado de jogar golfe e cartas, atividades que lhe deram prazer "durante décadas". Explicou que ver seus amigos não era mais "divertido", e, de modo geral, recusava-se a socializar. Em vez disso, ele ficava no sofá o dia inteiro, preocupado com a situação financeira e o futuro. Contudo, negou tristeza e ideação suicida ou homicida. A esposa afirmou que ele dormia de 10 a 12 horas por dia em vez das 7 horas de costume, e que havia ganhado 3,5 quilos em menos de um ano, o que era atípico.

Transtornos neurocognitivos

Sua esposa mencionou ao clínico geral a preocupação de que a aposentadoria pudesse ter deixado o sr. Arthur deprimido; o médico concordou e prescreveu sertralina (titulada até 100 mg ao dia por 8 meses) e depois venlafaxina de liberação prolongada (titulada até 150 mg, duas vezes ao dia, e mantida assim por mais de um ano). Os sintomas do sr. Arthur se agravaram gradativamente durante essas tentativas com medicação, e o médico por fim o encaminhou para uma avaliação psiquiátrica.

A história psiquiátrica anterior do sr. Arthur destacava-se por um episódio, quando estava na faixa dos 20 anos, em que passou dificuldades no trabalho, ficou apático, desconectado e com má concentração. Esses sintomas persistiram durante vários meses e desapareceram sem tratamento quando sua situação de trabalho melhorou.

A história familiar era positiva para um único episódio de depressão maior em um de seus dois irmãos mais jovens, que respondeu bem à psicoterapia com medicação antidepressiva. Além disso, sua mãe havia desenvolvido demência na faixa dos 70 anos.

A história pessoal revelou desenvolvimento e infância comuns, formatura na faculdade com diploma de administração de empresas, uma carreira de sucesso como gerente corporativo e aposentadoria aos 67 anos. Ele e a esposa estavam casados havia 45 anos, negaram desentendimentos significativos e tinham três filhos e quatro netos com boa saúde. Antes da doença, ele era extrovertido, cheio de energia e organizado.

A história médica do sr. Arthur se destacava por hipertensão, hiperlipidemia e diabetes melito tipo 2. Ele tomava lisinopril, metformina, sinvastatina e venlafaxina.

O exame de estado mental revelou um homem alerta e cooperativo, bem-vestido e com marcha firme, porém lenta, sem movimentos anormais além de lentidão psicomotora. A fala do sr. Arthur tinha volume suave, mas velocidade e ritmo normais, sem erros parafásicos. Ele tinha uma gama limitada de expressão emocional. Negou sentir-se triste ou culpado, mas achava que tinha se aposentado cedo demais. Negou sentimentos de culpa, desesperança e pensamentos ou planos suicidas. Estava ciente de que a esposa estava preocupada e reconheceu que tinha menos energia e estava menos ativo do que no passado. Atribuiu essas mudanças à aposentadoria, mas afirmou que estava satisfeito, de modo geral, com sua vida.

Durante o exame cognitivo, o sr. Arthur estava orientado, exceto pela data. Lembrou-se de um entre três objetos após dois minutos, executou três de cinco subtrações de sete em série de forma correta, nomeou quatro objetos comuns de forma correta e repetiu uma frase complexa com precisão. Ele conseguiu desenhar a face de um relógio e colocar os números corretamente, mas não conseguiu colocar os ponteiros em 10 minutos depois das duas horas. Sua pressão arterial era de 142/82, e seu pulso era de 84 e regular. O exame físico não revelou nada fora do comum. O exame neurológico revelou nervos cranianos intactos e reflexos tendíneos profundos simétricos de 1+.

Discussão

O paciente é um homem de 71 anos que apresenta uma história de três anos de retração social gradativa. Os sintomas proeminentes no exame são lentidão, ausência de tristeza ou humor disfórico no autorrelato, ausência de preocupação quanto ao seu declínio, aumento do sono e um exame cognitivo que indica comprometimento da memória, da concentração e da matemática, bem como do desenho do relógio. Ele não respondeu a duas tentativas prolongadas de medicação antidepressiva, uma das quais não alcançou dosagem máxima recomendada (sertralina) e outra que alcançou uma dose moderadamente elevada (venlafaxina). Tinha um casamento e uma carreira bem-sucedidos, e a apatia de apresentação é uma mudança significativa de seus parâmetros de referência na vida inteira. Ele pode ter tido um episódio de depressão quando estava na faixa dos 20 anos, mas não há confirmação disso. Ele apresenta história familiar de depressão em um dos irmãos e demência tardia na mãe.

O diagnóstico diferencial no caso do sr. Arthur inclui demência primária (TNC) e transtorno depressivo maior (TDM) com apatia acentuada. Os fatores que sugerem TDM são a falta de interesse em atividades que anteriormente davam prazer, a hipersonia e a infelicidade com a aposentadoria.

O diagnóstico mais provável, contudo, é o TNC maior devido à doença de Alzheimer, com apatia e perturbação do humor. Embora os prejuízos na memória e na função executiva possam ser vistos no transtorno cognitivo primário e no TDM, os prejuízos na função visuoespacial (anormalidade no desenho do relógio) não são vistos na depressão. A história de início gradual e progressão lenta também é mais compatível com uma demência do que com TDM, assim como a ausência de uma alteração do humor relatada pelo paciente. Embora a doença de Alzheimer seja a causa mais provável do TNC, causas reversíveis de demência devem ser investigadas.

O DSM-5 melhorou a abordagem diagnóstica de demência de várias maneiras. Em primeiro lugar, não é mais necessário que haja comprometimento da memória, uma exigência que era adequada para doença de Alzheimer, mas não necessariamente para demência frontotemporal ou demência vascular. Ao enumerar um conjunto de prejuízos por domínio – atenção complexa, função executiva, aprendizado e memória, linguagem, perceptivo-motor e cognição social –, o DSM-5 amplia a compreensão do clínico quanto às manifestações multiformes dos TNCs. No entanto, infelizmente, o DSM-5 requer comprometimento em apenas um domínio, uma mudança não apenas diversa do DSM-IV, mas também da maioria das conceitualizações de demência que requerem prejuízos múltiplos. No DSM-IV e na CID, prejuízos em um único domínio, seja ele linguagem, percepção ou memória, eram identificados como comprometimentos específicos e classificados separadamente porque o diagnóstico diferencial que se aplica a eles é distinto do diagnóstico diferencial para comprometimentos múltiplos.

Uma segunda grande mudança no DSM-5 foi o uso de *transtorno neurocognitivo* como expressão abrangente. Isso se deu provavelmente para retirar o estigma do comprometimento cognitivo, porque acredita-se que a palavra *demência* seja pejorativa. A mudança na terminologia foi adotada por clínicos na cobrança pelos serviços, mas ainda não foi padronizada entre cientistas não clínicos, pacientes e cuidadores. Não encontro evidências de que isso tenha melhorado os cuidados ao remover as barreiras criadas pelo estigma. Eu continuo a defender a expressão tradicional *demência* porque *neurocognitivo* sugere que as manifestações são cognitivas e "neurológicas", enquanto alterações no humor, na experiência (alucinações e delírios) e no comportamento (agitação, perambulação, apatia) também podem ser sintomas de demência.

Uma terceira mudança geral no DSM-5 foi a divisão em TNCs maiores e leves. Essa mudança confirma o reconhecimento, nos últimos anos, de que muitos transtornos neurodegenerativos se desenvolvem de forma tão gradativa que prejuízos sutis estão presentes antes que o funcionamento fique comprometido. Essa delimitação será clinicamente relevante no futuro, quando estratégias preventivas dependerem da identificação de transtornos muito leves.

Diagnóstico

- Transtorno neurocognitivo maior devido à doença de Alzheimer.

Leituras recomendadas

Rabins PV, Lyketsos CG: A commentary on the proposed DSM revision regarding the classification of cognitive disorders. Am J Geriatr Psychiatry 9(3):201–204, 2011.

Shin M: Depressive symptoms with cognitive dysfunction increase the risk of cognitive impairment: analysis of the Korean Longitudinal Study of Aging (KLoSA), 2006-2018. Int Psychogeriatr 33(8):791–801, 2021.

CASO 17.4
Desarrumada e esgotada

GEORGE S. ALEXOPOULOS, M.D.

Betty Drucker, uma mulher branca, de 76 anos, apresentava humor triste, redução do interesse em atividades que antes eram prazerosas, negligência em relação à aparência pessoal e às responsabilidades da casa, sentimentos de insegurança ao interagir com outras pessoas e dificuldades de concentração e de lembrar-se de palavras. Ela havia reduzido suas interações sociais, parado de frequentar o centro de terceira idade e desistido de seu jogo de cartas semanal porque não sentia prazer, nem se concentrava adequadamente. Havia perdido 3 quilos nos dois meses anteriores, e o sono era interrompido por períodos de insônia com ruminações angustiantes. Era a primeira vez que tinha sintomas psiquiátricos.

A sra. Betty tinha se aposentado 10 anos antes, após uma carreira bem-sucedida como advogada. Ela estava divorciada há 30 anos. Seus dois filhos e três netos moravam perto, e ela seguia os encontrando com frequência antes desse episódio.

A paciente tinha hipertensão, hiperlipidemia e história de oclusão coronária, para a qual recebera um *stent*. Tomava hidroclorotiazida, o inibidor de receptores de angiotensina olmesartana, atorvastatina e ácido acetilsalicílico de baixa dosagem. Fumava meio maço de cigarros por dia há cerca de 30 anos.

Durante o exame, a sra. Betty estava desarrumada e parecia esgotada, sem energia. Levou muito tempo para responder às perguntas. Tinha humor deprimido e ansioso, afeto triste e estava preocupada com sua situação financeira, mas podia ser tranquilizada temporariamente. Queixou-se de esquecimentos; conseguiu evocar dois entre quatro objetos em três minutos e identificou um terceiro quando foram apresentadas várias escolhas. Ela conseguiu pensar em 14 itens disponíveis em um supermercado em um período de um minuto, mas não conseguiu agrupar itens semelhantes. Teve dificuldade em produzir uma lista de verduras alternada com peças de roupa; produziu 12 respostas corretas e quatro erradas. Desenhou as horas de um relógio com espaçamento desigual, mas colocou os ponteiros de forma correta. O escore no Miniexame do Estado Mental foi de 24. Forneceu 22 respostas corretas no decorrer de um minuto no Teste de Stroop, o qual mede "inibição de resposta" ao solicitar que o indivíduo identifique a cor da tinta com a qual palavras não correspondentes estão escritas (p. ex., a palavra "VERMELHO" escrita em tinta azul).

Um exame neurológico foi essencialmente normal, com a exceção de um leve desvio no lado esquerdo da boca. Uma TC de crânio revelou hiperintensidades de substância branca periventricular e subcortical.

Discussão

Existem quatro questões que devem ser abordadas para caracterizar a síndrome da sra. Betty: 1) Os sintomas e sinais depressivos são uma resposta ao estresse crônico resultante de restrições sociais e limitações funcionais crescentes (DSM-5: transtorno de adaptação com humor deprimido)? 2) A disfunção cognitiva é um aspecto transitório de uma síndrome depressiva (DSM-5: TDM, episódio único)? 3) O prejuízo cognitivo é um TNC em estágio inicial (DSM-5: TNC leve), possivelmente revelado ou acentuado pela síndrome depressiva (DSM-5: TDM, episódio único)? 4) Ambos os sintomas depressivos e cognitivos se devem a um evento neurológico subjacente, que afeta tanto a rede cognitiva como a do humor, que pode não evoluir para demência (DSM-5: transtorno depressivo devido a outra condição médica)? Algumas dessas questões podem ser abordadas por meio de uma avaliação clínica minuciosa, mas outras podem ser respondidas apenas depois que os sintomas depressivos desaparecerem ou após um acompanhamento de longo prazo.

Limitações funcionais crescentes e a necessidade de se adaptar a um novo e desconhecido estilo de vida com frequência levam a sintomas de depressão e ansiedade. A maioria das reações induzidas por estresse consiste em humor deprimido, choro ou sentimentos de desesperança. Contudo, as reações a estresse crônico raramente surgem com sintomas em todos os cinco domínios da síndrome depressiva (i.e., humor, atividade motora, funções cíclicas, sintomas somáticos e perturbação de ideias). Quando elas realmente envolvem todos os domínios e causam sofrimento e disfunção, o paciente deve receber o diagnóstico de TDM, e o estresse crônico deve ser considerado um fator desencadeante.

A disfunção cognitiva é parte integral do TDM tardio. A menos que exista uma lesão neurológica coexistente, como um TNC, a disfunção cognitiva da depressão tardia é leve. A atenção, os testes com limite de tempo e as funções cognitivas que requerem esforço (p. ex., evocação verbal livre) são os aspectos mais prejudicados. O comprometimento da função executiva também é comum na depressão tardia e inclui desempenho anormal em tarefas de fluência semântica, organização semântica, inibição de resposta, planejamento e sequenciamento. A disfunção executiva ocorre em até 40% dos pacientes idosos deprimidos e é um fator de risco para resposta ruim a antidepressivos, mas não à psicoterapia. Pacientes com a síndrome de disfunção executiva da depressão podem não desenvolver um TNC maior durante o acompanhamento, mas a disfunção executiva costuma persistir mesmo quando a depressão desaparece.

Contudo, a depressão tardia costuma coexistir com um TNC maior. Mais de 20% dos pacientes com doença de Alzheimer desenvolvem TDM, seja durante a fase pré-clínica ou durante os estágios iniciais e intermediários de demência. A depressão é ainda mais comum em pacientes com TNC vascular ou de etiologia mista, TNC com corpos de Lewy, TNC frontotemporal e TNC devido à doença de Parkinson. Como parte de uma depressão grave, alguns pacientes idosos desenvolvem uma síndrome demencial cujos sintomas e sinais desaparecem com a melhora da depressão. Essa síndrome tem sido vista como uma "pseudodemência" benigna. No entanto, a melhora dos sintomas geralmente é transitória. A maioria dos casos de pseudodemência depressiva tardia evolui para um TNC irreversível que costuma ser identificado durante o seguimento de longo prazo.

Neste momento, a sra. Betty parece preencher os critérios do DSM-5 tanto para TDM como para TNC leve. Seus leves distúrbios de memória e seu comprometimento mais grave da função executiva sugerem o diagnóstico de síndrome da disfunção executiva da depressão tardia. Seus fatores de risco vasculares (hipertensão, hiperlipidemia), a história de doença arterial coronariana, o desvio da comissura labial e as hiperintensidades de substância branca sugerem uma contribuição vascular para a síndrome de disfunção executiva da depressão.

Ao se supor que a síndrome da sra. Betty tenha sido identificada corretamente (TDM e TNC leve), o diagnóstico diferencial deve se voltar para os fatores etiológicos que mais provavelmente contribuem para a síndrome. O exame clínico deve se concentrar em causas comuns de depressão tardia e comprometimento cognitivo leve – ou seja, estágio inicial de doença de Alzheimer, demência vascular, demência de etiologia mista, demência com corpos de Lewy, doença de Parkinson e demência frontotemporal. Uma história de tabagismo, hipertensão, doença arterial coronariana e desvio da comissura labial e as hiperintensidades da substância branca sugerem uma contribuição vascular para o TDM e para os sintomas cognitivos. O retardo psicomotor e a disfunção executiva reforçam ainda mais essa possibilidade porque os dois sintomas podem ser causados pelo comprometimento de estruturas mediofrontais e subcorticais devido à doença de pequenos vasos.

Outra possibilidade é que a sra. Betty tenha um TNC leve em estágio inicial devido à doença de Alzheimer. A patologia cerebrovascular acelera a expressão clínica do processo da doença de Alzheimer. Na realidade, síndromes cognitivas de etiologia mista são mais comuns do que síndromes cognitivas de etiologia exclusivamente vascular. No caso da sra. Betty, os diagnósticos de TNC devido à doença com corpos de Lewy e à doença de Parkinson são pouco prováveis porque ela não apresenta sinais extrapiramidais ou instabilidade do sistema autônomo. Também é improvável o diagnóstico de demência frontotemporal em uma paciente com perturbação da memória na ausência de início de patologia da personalidade e desinibição comportamental.

Diagnóstico

- Transtorno depressivo maior.
- Transtorno neurocognitivo leve devido a múltiplas etiologias.

Leituras recomendadas

Alexopoulos GS: "The depression-executive dysfunction syndrome of late life": a specific target for D3 agonists? Am J Geriatr Psychiatry 9(1):22–29, 2001.

Alexopoulos GS: Mechanisms and treatment of late-life depression. Transl Psychiatry 9(1):188, 2019.

Alexopoulos GS, Meyers BS, Young RC, et al: The course of geriatric depression with "reversible dementia": a controlled study. Am J Psychiatry 150(11):1693–1699, 1993.

Alexopoulos GS, Kiosses DN, Klimstra S, et al: Clinical presentation of the "depression-executive dysfunction syndrome" of late life. Am J Geriatr Psychiatry 10(1):98–106, 2002.

Alexopoulos GS, Raue PJ, Banerjee S, et al: Comparing the streamlined psychotherapy "Engage" with problem-solving therapy in late-life major depression. A randomized clinical trial. Mol Psychiatry 26(9):5180–5189, 2021.

Taylor WD, Aizenstein HJ, Alexopoulos GS: The vascular depression hypothesis: mechanisms linking vascular disease with depression. Mol Psychiatry 18(9):963–974, 2013.

CASO 17.5

Rígido e esquecido

JAMES E. GALVIN, M.D., M.P.H.

Carl Estel, um homem destro e casado de 74 anos, veio a uma avaliação neuropsiquiátrica depois de um declínio de vários anos marcado por rigidez, esquecimento e apatia. Sua esposa há tempos tentava levá-lo a uma consulta e ficou desesperada o suficiente a ponto de recrutar os cunhados para fazê-lo.

A sra. Carl descreveu que os problemas do marido iniciaram quando ele se aposentou do trabalho como encanador, aos 65 anos. Ele parecia ter ficado "mal-humorado" quase imediatamente, e ela conjecturou, na época, se ele estava ficando deprimido. Tornou-se atipicamente esquecido, perdia objetos e não pagava as contas, e tinha problemas com compromissos, medicamentos e cálculos. Recusava-se a consultar médicos até que sofreu um acidente de trânsito alguns anos antes desta avaliação. Naquele momento, a médica que o atendeu não encontrou lesões físicas significativas, mas disse que o acidente havia sido causado por desatenção e redução da percepção de profundidade e recomendou que o sr. Carl parasse de dirigir, sugerindo que ele realizasse uma avaliação mais aprofundada para demência.

No decorrer do último ano, a situação piorou. Seguidamente o sr. Carl não conseguia se lembrar do resultado de partidas esportivas a que havia recém-assistido pela televisão, embora sua memória melhorasse ao receber dicas. Recusava-se a realizar atividades como viajar e socializar, eventos que anteriormente lhe davam prazer. Ele era um ex-atleta, mas parou de fazer caminhadas na vizinhança depois de várias quedas. Desistiu de jogar cartas com os vizinhos porque as regras haviam se tornado confusas. Parecia deprimido e apático, mas geralmente dizia que estava bem. Seu julgamento e as habilidades para a resolução de problemas pareciam ter diminuído muito. Apesar de ter completado quatro anos de faculdade e trabalhado por muitos anos como um encanador profissional bem-sucedido, o sr. Carl ficava periodicamente sem condições de manusear os utensílios domésticos.

Todos esses problemas cognitivos pareciam oscilar; a esposa relatou que em alguns momentos ele era "quase como costumava ser", enquanto em outros era "como um zumbi, um zumbi deprimido". Ela também descreveu a frequente exaustão, a sonolência diurna e os ataques de olhar fixo.

Quando questionada especificamente sobre o sono do esposo, a sra. Carl relatou que, na verdade, nenhum dos dois dormia bem, principalmente, afirmou, porque o marido "se mexia enquanto sonhava". Durante esses episódios, os quais ocorriam muitas vezes por mês, ele dava socos e gritava, chegando a cair da cama algumas vezes. A sra. Carl decidiu que seria mais seguro dormir no sofá após sofrer hematomas em decorrência dos episódios, os quais, ela lembrou, se iniciaram pouco tempo antes da aposentadoria do marido. Naquela época, ela imaginava que ele pudesse estar sofrendo de transtorno de estresse pós-traumático, embora não achasse que ele tinha sofrido algum tipo específico de trauma. Alguns anos antes, uma amiga lhe ofereceu um "comprimido para dormir" que havia ajudado o próprio marido com demência. O sr. Carl reagiu ao medicamento desconhecido com extrema rigidez e confusão, e a esposa quase o levou ao PS no meio da noite.

A sra. Carl negou que o marido tivesse história de doença psiquiátrica. Ao ser indagada sobre sintomas psicóticos, afirmou que, mais ou menos uma vez por semana, ele parecia espantar coisas invisíveis no ar. Ela não acreditava que ele ouvisse vozes ou ficasse desconfiado.

A história médica do sr. Carl era relevante em relação a hipercolesterolemia, doença cardiovascular com a colocação de um *stent* e possíveis ataques isquêmicos transitórios. Sua história familiar era positiva para desenvolvimento de demência na mãe, na faixa dos 70 anos. Durante o exame, o sr. Carl tinha a aparência de um homem curvado e rígido, que entrou no consultório arrastando os pés. Enquanto ouvia a esposa apresentar a história, ficou com o olhar fixo e parecia não prestar atenção ao conteúdo da conversa. Sua mão direita tremia. Parecia deprimido, mas, ao ser indagado, disse que se sentia bem. Sua voz era tão baixa que as palavras frequentemente eram ininteligíveis mesmo quando o entrevistador se aproximava. Algumas vezes babou, sem perceber até a esposa limpar seu queixo.

Quando foi solicitado a realizar testes cognitivos, deu de ombros e disse: "Não sei".

Discussão

O paciente apresenta um declínio progressivo na cognição, particularmente nas áreas de atenção, capacidade executiva e habilidades visuoespaciais. Esses sintomas representam uma mudança significativa a partir de seu padrão basal e interferem em seu funcionamento. Portanto, ele preenche os critérios para um TNC maior, ou demência.

A excelente história fornecida pela sra. Carl permite uma compreensão mais específica do TNC de seu marido. O primeiro sintoma do sr. Carl parece ter sido uma perturbação do sono caracterizada por movimentos violentos decorrentes de sonhos. A memória e o funcionamento executivo sofreram um declínio significativo, mas seu nível de consciência global oscila no decorrer do dia. Alguns anos depois do declínio na memória, ele desenvolveu sintomas parkinsonianos, e parece ter desenvolvido alucinações visuais periódicas (espantar coisas no ar). Sua resposta a um "comprimido para dormir" desconhecido foi uma intensificação grave dos sintomas parkinsonianos e da aparente "confusão". O sr. Carl provavelmente tem um transtorno neurocognitivo maior com corpos de Lewy (TNCMCL), conforme o DSM-5.

O TNCMCL (também denominado demência com corpos de Lewy) se caracteriza por três achados "centrais" relativamente específicos e dois achados "sugestivos". Um diagnóstico "provável" é estabelecido se o paciente apresenta dois aspectos centrais ou um aspecto sugestivo com um ou mais aspectos centrais. Para um diagnóstico "possível", o indivíduo deve apresentar um aspecto central ou um ou mais aspectos sugestivos.

O primeiro aspecto central do TNCMCL é uma oscilação da cognição com variações pronunciadas na atenção e no estado de alerta. Embora algumas variações sejam observadas em outros TNCs, a oscilação é mais pronunciada no TNCMCL do que, por exemplo, na demência por doença de Alzheimer. As flutuações cognitivas não são simplesmente variações na memória, mas representam alterações espontâneas de consciência, atenção ou concentração. Elas podem aumentar e diminuir em questão de minutos, horas ou dias, com sintomas como sonolência diurna excessiva, incluindo cochilos diários com mais de duas horas de duração; conversa ou pensamento ilógico ou incoerente; e momentos frequentes de olhar fixo. A sra. Carl relata que seu marido às vezes é quase "como costumava ser", mas em outros momentos é "um zumbi". Além da cognição oscilante, o sr. Carl, assim como outros pacientes com TNCMCL, tende a apresentar déficits de memória que melhoram com pistas (como indicado com relação à evocação de eventos esportivos). Essa característica difere da doença de Alzheimer, na qual as pistas geralmente não auxiliam a lembrança.

Um segundo aspecto central são as alucinações visuais recorrentes. Embora o sr. Carl negue ter alucinações, a esposa relata que ele abana as mãos no ar, como se visse algo. Alucinações visuais (que os pacientes normalmente descrevem como pessoas, crianças ou animais pequenos) podem ser acompanhadas por alucinação em outras modalidades.

O sr. Carl também tem o terceiro aspecto central: seus sintomas parkinsonianos se desenvolveram dois anos depois do comprometimento cognitivo. Se esses sintomas tivessem se desenvolvido na ordem inversa, ele teria maior probabilidade de apresentar doença de Parkinson. O sr. Carl apresenta alguns dos aspectos típicos de parkinsonismo espontâneo: bradicinesia, rigidez (com ou sem presença de rigidez de roda dentada), instabilidade postural e tremor em repouso.

Ele também pode preencher os critérios para ambos os aspectos sugestivos para o TNCMCL. Aparentemente, ele preenche os critérios para o transtorno comportamental do sono REM, o qual desenvolveu pouco antes de a esposa perceber as suas dificuldades cognitivas. O transtorno comportamental do sono REM se caracteriza por vocalizações e por movimentos dos braços e das pernas durante o sono REM. Como visto no caso do sr. Carl, esses movimentos podem ser violentos. O transtorno comportamental do sono REM é um sintoma prodrômico comum tanto da doença de Parkinson como do TNCMCL.

Um critério sugestivo final é a sensibilidade a medicamentos antipsicóticos. O sr. Carl desenvolveu confusão e exacerbação de seus aspectos parkinsonianos depois de tomar um "comprimido para dormir", oferecido por uma amiga cujo marido tomava a medicação para demência. Embora seja difícil ter certeza de qual era o tipo de comprimido, há a possibilidade de que fosse uma medicação antipsicótica. Em caso positivo, o sr. Carl preencheria o critério do TNCMCL de "sensibilidade neuroléptica grave". A sensibilidade neuroléptica se caracteriza por rigidez excessiva com exposição a neurolépticos "clássicos" ou a outros medicamentos antidopaminérgicos (p. ex., antieméticos). Pacientes afetados também apresentariam um aumento do risco de síndrome neuroléptica maligna.

Embora o TNCMCL seja o diagnóstico mais provável, outras possibilidades devem ser consideradas. A doença de Alzheimer é a demência mais comum, mas a presença de transtorno comportamental do sono REM indica uma sinucleinopatia como o TNCMCL, assim como o fato de que sua memória melhora com pistas. O sr. Carl apresenta aspectos parkinsonianos, e o transtorno comportamental do sono REM também está associado à doença de Parkinson, mas seus sintomas cognitivos começaram antes do transtorno do movimento, o que torna improvável que ele tenha doença de Parkinson. A doença cerebrovascular pode causar sintomas um pouco semelhantes, mas deve ser acompanhada por sinais neurológicos focais e/ou anormalidades em exames de imagem do encéfalo. O sr. Carl parece não ter história de doença psiquiátrica. Embora transtornos psiquiátricos primários possam surgir tardiamente, seu conjunto de sintomas – cognitivos, motores, do sono e comportamentais – oferece respaldo para um diagnóstico de TNC em vez de um diagnóstico psiquiátrico primário como transtorno depressivo.

Diagnóstico

- Transtorno neurocognitivo maior com corpos de Lewy.
- Transtorno comportamental do sono REM.

Leituras recomendadas

Karantzoulis S, Galvin JE: Distinguishing Alzheimer's disease from other major forms of dementia. Expert Rev Neurother 11(11):1579–1591, 2011.

Walaszek A: Behavioral and Psychological Symptoms of Dementia. Washington DC, American Psychiatric Association Publishing, 2020.

Walker Z, Possin KL, Boeve BF, Aarsland D: Non-Alzheimer's dementia 2: Lewy body dementias. Lancet 386(10004):1683–1697, 2015.

CASO 17.6

Paranoia e alucinações

LORIN M. SCHER, M.D.
COLLIN SHUMATE, M.D.
BARBARA J. KOCSIS, M.D.

Dorothy Franklin, uma ex-garçonete casada de 54 anos, foi levada para o PS psiquiátrico pelo marido devido a delírios e alucinações visuais crescentes. O marido relatou que ela estava episodicamente agitada há 10 anos, atipicamente desconfiada há cerca de seis meses e queixava-se de alucinações diárias durante um período de semanas a meses. A paciente se referia à sua experiência como "meu pesadelo". Com uma voz aterrorizada, ela explicou que "Eu vejo um juiz à minha frente. Claro como o dia. Ele é um bom juiz, mas ameaça me matar e não consigo fazê-lo parar. Não consigo acreditar que ninguém mais o veja. Você pode me ajudar?"

O marido de Dorothy relata que ela estava "completamente bem" até cerca de 10 anos antes, quando tinha quarenta e poucos anos, momento a partir do qual começou a ficar frequentemente agitada, paranoide, preocupada e, algumas vezes, agressiva. Ele a levou para consultar com psiquiatras e internistas, que a diagnosticaram com vários transtornos, incluindo esquizofrenia de início tardio, transtorno bipolar, depressão, personalidade paranoide e ansiedade. Nem ela, nem o marido conseguiram se lembrar dos nomes de todos os medicamentos psiquiátricos que foram receitados ao longo dos anos, mas incluíram na lista medicamentos antidepressivos, antipsicóticos, ansiolíticos e estabilizadores do humor.

Dorothy fumava meio maço de cigarros por dia há vários anos, mas raramente bebia álcool e nunca havia usado drogas recreativas. Trabalhou como garçonete durante 20 anos, mas se demitiu 10 anos antes da avaliação porque "derrubava bandejas", confundia pedidos e se irritava facilmente. Por volta daquela época, foi presa por "bater em alguém" em um *shopping center*, quando, então, ela e o marido decidiram que ela precisava reduzir seu nível de estresse.

A paciente tinha dois filhos adultos saudáveis no final da faixa dos 20 anos. Ela tinha uma irmã com "depressão e irritabilidade". Sua mãe havia morrido 10 anos antes, aos 70 anos de idade, depois de passar anos em uma cadeira de rodas devido a demência grave, instabilidade postural e movimentos involuntários. Seu avô materno "ficou doente" no final da faixa dos 50 anos e cometeu suicídio com uma arma de fogo aos 62 anos.

Ao exame do estado mental no PS, Dorothy estava assustada, mas colaborativa, e aparentava ter a idade declarada, com compleição delgada, estava bem-arrumada e com boa higiene. Ela estava sentada ao lado do marido, segurando sua mão e frequentemente olhando para ele quando o entrevistador fazia perguntas. Tinha lentidão psicomotora moderada e movimentos involuntários perceptíveis, semelhantes a uma dança, do tronco e das extremidades superiores. Seu contato visual era intermitente, porém intenso. Dorothy descreveu seu humor como "nada bom", e seu afeto estava embotado e minimamente reativo. O discurso era suave e lento, com espontaneidade mínima. Seu processo de pensamento era linear, mas lento. Ela estava obcecada por delírios paranoides e alucinações visuais. Relatou alucinação ativa durante a entrevista. Negou pensamentos ou planos suicidas e homicidas. Durante o exame cognitivo, estava alerta e orientada para pessoa, lugar e tempo. Tinha boa atenção e concentração, embora apresentasse comprometimentos significativos na memória tanto de curto quanto de longo prazo. Seu desempenho no Miniexame de Estado Mental e no teste do desenho do relógio revelou prejuízo moderado em tarefas visuoespaciais e de planejamento.

No PS, os resultados de testes laboratoriais extensos foram normais. A paciente foi admitida na unidade de internação psiquiátrica por medida de segurança e para exames mais detalhados de seus sintomas psicóticos.

Discussão (Parte I)

A paciente desenvolveu um transtorno psicótico com história e sintomatologia que indicam uma etiologia médica ou neuropsiquiátrica subjacente. O início foi relativamente tardio para uma psicose por esquizofrenia, por exemplo, e ela tem alucinações visuais, déficits cognitivos de início precoce e um grupo de sintomas neurológicos não específicos (falta de destreza, movimentos coreiformes e bradicinesia). Medicamentos e drogas ilícitas não parecem estar implicados.

Causas médicas gerais de psicose são variadas e incluem etiologias infecciosas, metabólicas, cerebrovasculares, epilépticas, desmielinizantes e degenerativas, bem como psicoses e síndromes tóxicas induzidas por substância.

Possíveis condições neuropsiquiátricas que podem explicar os sintomas de Dorothy incluem doença de Parkinson, demência com corpos de Lewy, doença de Huntington, epilepsia e esclerose múltipla.

A doença de Parkinson afeta 1% da população acima dos 50 anos e é definida por tremor, bradicinesia, rigidez e, em alguns pacientes, demência. A depressão é amplamente vivenciada por pacientes com doença de Parkinson, e psicose não é incomum. Embora não seja pertinente para Dorothy, sabe-se que os fármacos anticolinérgicos e dopaminérgicos usados para tratar a doença de Parkinson precipitam ou agravam a psicose.

O transtorno neurocognitivo com corpos de Lewy (TNCCL) é outra consideração relevante devido ao sintoma característico de alucinações visuais, junto de sintomas semelhantes aos da doença de Parkinson.

A doença de Huntington é um transtorno autossômico dominante fatal que se manifesta na quarta ou quinta década da vida e é marcado por declínio cognitivo, sintomas motores e perturbação psiquiátrica. Sintomas psiquiátricos são comuns em todo o curso da doença e incluem depressão, apatia, irritabilidade e psicose.

Em pacientes como Dorothy, epilepsia – em particular convulsões parciais complexas – deve sempre ser descartada com eletroencefalograma (EEG). Convulsões parciais complexas podem se apresentar com sintomas semelhantes a ataques de pânico e alucinações breves, embora pacientes com epilepsia de longa data possam desenvolver sintomas psicóticos crônicos e incessantes.

A esclerose múltipla, uma doença desmielinizante inflamatória, mais comum em mulheres, é frequentemente caracterizada por depressão, irritabilidade e déficits cognitivos, mas alucinações e delírios não são manifestações comuns.

Embora qualquer um dos diagnósticos prévios possa estar presente em Dorothy, seus sintomas na internação eram suficientemente inespecíficos para que ela recebesse um diagnóstico de transtorno do espectro da esquizofrenia e outros transtornos psicóticos não especificados.

Diagnóstico na internação

- Transtorno do espectro da esquizofrenia e outro transtorno psicótico não especificado.

Caso (*continuação*)

Depois que Dorothy foi internada na unidade psiquiátrica, ela foi submetida a uma ressonância magnética (RM) para descartar lesões expansivas (p. ex., tumor ou acidente vascular cerebral) e processos desmielinizantes (p. ex., esclerose múltipla). A RM mostrou resultados normais, e o departamento de neurologia foi consultado para assistência diagnóstica e realização de EEG a fim de avaliar possível epilepsia. Embora ela estivesse ativamente alucinando, seu EEG foi negativo para atividade epiléptica.

Devido à natureza e ao curso de tempo dos sintomas de Dorothy, juntamente com sua história familiar de demência e perturbações psiquiátricas de início tardio, as equipes de psiquiatria e de neurologia ficaram preocupadas com a possibilidade de doença de Huntington. Depois de uma extensa discussão com a paciente e seu marido, ela concordou em se submeter a testes genéticos para doença de Huntington, e o resultado foi positivo para 44 repetições do trinucleotídeo (CAG). Depois de assistência psicossocial e manejo de medicamentos, ela e o marido foram encaminhados para uma clínica ambulatorial especializada na doença.

Discussão (Parte II)

Considerando a sintomatologia da paciente e a exclusão de outras possíveis causas, a equipe hospitalar explorou a possibilidade da doença de Huntington. A doença é incomum pelo fato de ter um prognóstico muito ruim e ser um distúrbio autossômico dominante que pode ser identificado por testagem genética. Seria certamente importante para a equipe ter "discussões extensas" com Dorothy e o marido antes de pedir o consentimento para a testagem genética.

Após o casal se envolver com a clínica ambulatorial de doença de Huntington, uma discussão semelhante provavelmente será oferecida a seus dois filhos adultos. Embora eles estejam atualmente assintomáticos, cada um dos filhos tem 50% de chances de ter herdado o gene da doença de Huntington. A decisão difícil para cada filho é se querem saber se estão destinados a desenvolverem a doença de Huntington na meia-idade, bem como saber se, ao carregarem de fato o gene, eles teriam 50% de chances de passá-lo a seus próprios filhos.

Em relação à Dorothy, parece que ela se enquadraria em dois diagnósticos do DSM-5. Seus sintomas neurocognitivos ainda não são graves, de forma que ela seria provavelmente diagnosticada com transtorno neurocognitivo leve devido à doença de Huntington. Além disso, ela seria diagnosticada com transtorno psicótico devido à doença de Huntington.

Pesquisas recentes sugerem que os pacientes com doença de Huntington e psicose podem ter uma evolução diferente dos pacientes com doença de Huntington sem psicose. Os pacientes com psicose parecem demonstrar piora da cognição, da função e dos distúrbios do comportamento em relação aos pacientes sem psicose, além de tenderem a funcionar de maneira menos independente. A clínica ambulatorial de doença de Huntington provavelmente acompanhará de perto a condição neurocognitiva de Dorothy, pois haverá necessidade de avaliar e reavaliar intervenções ao longo da evolução da doença.

Dorothy está em uma fase importante de sua doença. Embora ela tenha sintomas significativos, parece que ainda compreende sua situação e mantém a cognição para tomar muitas de suas decisões. É importante que a equipe assistente aproveite essa oportunidade para desenvolver uma aliança com a paciente, fornecer o suporte psicológico necessário e explorar com delicadeza as questões relacionadas ao final da vida antes que seu TNC progrida e ela desenvolva dificuldades relacionadas à capacidade de tomar decisões médicas e legais. Por exemplo, seria importante ajudar Dorothy (e seu marido) a esclarecer suas preferências em relação a questões financeiras (p. ex., estabelecimento de um testamento), cuidados (p. ex., preferência de cuidados em longo prazo) e diretivas médicas antecipadas (p. ex., grau de limitação de cuidados no futuro).

Diagnóstico final

- Transtorno neurocognitivo leve devido à doença de Huntington.
- Transtorno psicótico devido à doença de Huntington.

Leituras recomendadas

Beck BJ, Tompkins KJ: Mental disorders due to another medical condition, in Massachusetts General Hospital Comprehensive Clinical Psychiatry, 2nd Edition. Edited by Stern TA, Fava M, Wilens TE, Rosenbaum JF. Philadelphia, PA, Mosby/Elsevier, 2016, pp 205–228.

Connors MH, Teixeira-Pinto A, Loy CT: Psychosis and longitudinal outcomes in Huntington disease: the COHORT Study. J Neurol Neurosurg Psychiatry 91(1):15–20, 2020.

Langa KM, Levine DA: The diagnosis and management of mild cognitive impairment: a clinical review. JAMA 312(23):2551–2561, 2014.

Scher LM, Kocsis BJ: How to target psychiatric symptoms of Huntington's disease. Current Psychiatry 11(9): 34–39, 2012.

CASO 17.7

Repentinamente rebelde

STUART C. YUDOFSKY, M.D.
ROBERT E. HALES, M.D., M.B.A.

Apenas depois da insistência constante e intensa dos pais, Emily, de 19 anos, concordou relutantemente em consultar um psiquiatra. "Não é a mim que você deve consultar", Emily dizia de forma enfática. "São os malucos dos meus pais que precisam de ajuda." Ela não apresentou uma queixa principal além da preocupação de que seus pais a estavam deixando "louca". Acrescentou: "Tudo está ótimo na minha vida. Tenho vários amigos, saio quase todas as noites e sempre me divirto".

Enquanto Emily "dava um tempo para o mundo real", sua irmã estudava em uma universidade de prestígio, o irmão mais novo tinha um ótimo rendimento acadêmico em uma escola particular de ensino médio, e ambos os pais pareciam aproveitar suas carreiras como radiologistas. Ela perguntou: "Você não acha que já tem gente demais se esforçando na família?"

Emily concordou em deixar que os pais participassem da consulta, e eles contaram uma história diferente. Aos prantos, revelaram que a filha havia se tornado irritável, improdutiva e opositora. Bebia até se intoxicar todas as noites e, com frequência, não voltava para casa durante todo o fim de semana. Uma busca em seu quarto revelou pequenas quantidades de maconha, alprazolam, cocaína e estimulantes vendidos com receita médica. Os pais descreveram as mudanças na personalidade de Emily como "um pesadelo adolescente" e os amigos da filha como "fracassados que não fazem nada além de tingir o cabelo e fazer tatuagens e que odeiam tudo". As atitudes e o comportamento de Emily contrastavam muito com o comportamento dos pais e irmãos. "Não nos importamos que ela esteja buscando o próprio caminho e que não seja conservadora como nós", seu pai afirmou, "mas agora ela está irreconhecível".

De acordo com os pais, o "pesadelo adolescente" de Emily havia começado quatro anos antes. Aparentemente ela era uma menina de 15 anos estudiosa, com ótimo senso de humor e um amplo círculo de "amigos maravilhosos". "Quase do dia para a noite" ela começou se afastar dos amigos antigos e preferia a companhia de "vagabundos e rebeldes". Começou a acumular multas de trânsito e detenções escolares. Em vez de sua curiosidade anterior, Emily demonstrava falta de interesse por todas as áreas acadêmicas, e suas notas caíram de A para D. Os pais estavam perplexos e não conseguiam explicar a mudança drástica e repentina.

A mudança abrupta no desempenho levou o psiquiatra a pedir que Emily passasse por uma bateria de testes neuropsicológicos para que os resultados pudessem ser comparados com os exames que havia feito quando solicitou a matrícula em uma escola particular de ensino médio vários anos antes. Sozinha, Emily refez dois testes para admissão no ensino médio: o System for Assessment and Group Evaluation (SAGE), que mede uma gama de aptidões acadêmicas e de percepção, e o Differential Aptitude Tests (DAT), voltado para lógica, ortografia e habilidades de percepção.

No SAGE, sua pontuação média em percentil caiu dos 10% melhores entre crianças de 13 anos para os 10% piores em idade adulta (e 20% piores entre crianças de 13 anos). Quando Emily fez o DAT aos 13 anos, sua pontuação atingiu a faixa mais alta para alunos do 9º ano em praticamente todas as medições; seu pior resultado havia sido em ortografia, no qual atingiu o segundo nível mais alto. Ao repetir o teste com 19 anos, ficou abaixo da média para ensino médio em todas as medidas.

Um EEG, uma TC do encéfalo e imagens de RM ponderadas em T2 não mostraram evidências de danos estruturais no encéfalo. Contudo, uma RM FLAIR (*fluid alterned inversion recovery*) ponderada em T2 exibiu uma lesão evidente no córtex frontal esquerdo, altamente sugestiva de uma lesão anterior na região.

Em um questionamento mais detalhado sobre o período crítico em que parecia ter mudado, Emily admitiu ter sofrido um acidente de trânsito com seu ex-namorado, Mark. Embora ela não tivesse muitas memórias do episódio, lembrou-se de ter batido a cabeça e sentir cefaleias intensas durante várias semanas após o acidente. Como ela não estava sangrando e não houve danos ao carro, Mark e Emily não contaram a ninguém sobre o acidente. Com a permissão de Emily, o psiquiatra entrou em contato com Mark, atualmente cursando faculdade em outra cidade, e que provou ser uma fonte confiável e disposta de informações. Ele se lembrava muito bem do acidente. "Emily bateu a cabeça com muita força no painel do meu carro. Ela não chegou a ficar totalmente inconsciente, mas estava bastante atordoada. Durante umas três horas, falou muito devagar, reclamou que a cabeça doía muito e que estava confusa. Por cerca de duas horas, ela não sabia onde estava, nem que dia era. Ela também vomitou duas vezes. Eu fiquei com muito medo, mas Emily não queria que eu deixasse seus pais preocupados porque eles são superprotetores. Depois, ela rompeu o namoro e nunca mais nos falamos".

Discussão

Sentindo-se pressionada pelos pais "superprotetores" para consultar um psiquiatra, Emily tenta enquadrar sua própria história como a de uma jovem sem ambições que está aproveitando sua juventude e se rebelando contra os rigores acadêmicos e sociais da família. Em contrapartida, os pais enfatizam uma mudança "do dia para a noite", de uma menina agradável e estudiosa de 15 anos para a figura de "pesadelo": mal-educada, academicamente inepta, que abusa de substâncias. O diagnóstico diferencial para uma mudança desse tipo é amplo, mas pode ser esclarecido por meio de história, informações colaterais e testes cognitivos.

O elemento fundamental para um diagnóstico preciso é a identificação da mudança, que parece ser um pouco diferente do que é normalmente explicado pelo início de um transtorno do humor, de ansiedade ou por uso de substância. Essa identificação levou à decisão de testar novamente o desempenho de Emily nos testes de aptidão e rendimento escolar para ingresso no ensino médio, o que revelou um declínio drástico em sua pontuação. Uma indagação concentrada sobre a história revelou o acidente de carro, aspecto central do desenvolvimento dos sintomas de Emily.

No acidente, Emily sofreu uma lesão cerebral traumática (LCT). A história obtida a partir do motorista e da própria Emily indica que ela apresentou dois dos quatro critérios fundamentais para diagnóstico de LCT: ficou desorientada e confusa durante horas após o acidente e não se lembrava bem do ocorrido (amnésia pós-traumática). Apenas um critério é necessário para estabelecer o diagnóstico de LCT. Emily aparentemente não perdeu a consciência, e não se observaram sinais neurológicos na história. Embora exames de imagens cerebrais de rotina indicassem normalidade, uma RM FLAIR ponderada em T2, realizada quatro anos depois, revelou uma lesão "altamente sugestiva" de trauma no córtex frontal esquerdo.

Para um diagnóstico do DSM-5 de transtorno neurocognitivo devido à LCT, também deve haver evidências de declínio no funcionamento cognitivo do paciente. Emily preenche esse critério; seu declínio é corroborado pela observação dos pais, pelos registros escolares e pelos testes de aptidão e rendimento escolar realizados antes e depois do ensino médio. É menos óbvio se o seu TNC é considerado leve ou maior. A categoria mais grave costuma ser reservada para indivíduos cujos déficits interferem em atividades da vida cotidiana, como pagamento de contas e manejo de medicamentos. A categoria leve se destina a pessoas com prejuízos mais modestos. Os resultados dos testes de Emily refletem um declínio dramático, dos 10% melhores percentis para os 10% piores. Para Emily e sua família, essa queda provavelmente seja percebida como catastrófica. No entanto, o fato de que ela consegue se vestir, dirigir e socializar parece indicar que o diagnóstico mais apropriado seja transtorno neurocognitivo leve devido à LCT. Embora o DSM-5 inclua um especificador de perturbação comportamental para TNC maior, ele exclui o uso de um código para um especificador de perturbação comportamental no TNC leve; ainda assim, a perturbação comportamental deve ser indicada por escrito.

O caso de Emily reflete dois desafios peculiares do diagnóstico neuropsiquiátrico. Em primeiro lugar, embora alguns transtornos neuropsiquiátricos apresentem início repentino e dramático, vários outros são mais insidiosos. Em alguns casos – como o de Emily –, a lesão pode ter sido aguda, mas a conexão entre o transtorno neuropsiquiátrico subjacente e a apresentação dos sintomas é obscura. Embora a LCT tenha sido um evento agudo com sequelas acadêmicas e sociais abruptas, Emily não ficou visivelmente machucada e manteve muitas de suas habilidades verbais. Em vez de um reconhecimento imediato dos déficits, a escola e a família ficaram perplexas com o comportamento disruptivo, o declínio acadêmico e as mudanças da personalidade.

Em segundo lugar, pode ser difícil determinar se os sintomas de apresentação são efeitos ou diretos ou secundários da lesão cerebral ou, ainda, uma combinação dos dois. A lesão no córtex frontal de Emily teve um impacto cognitivo significativo, e ela não consegue mais alcançar seus padrões habituais. A lesão no córtex pré-frontal também pode ter afetado diretamente seu controle dos impulsos, o funcionamento executivo, o discernimento social e a capacidade de entender e aplicar conceitos abstratos.

Os fracassos acadêmico e interpessoal resultantes teriam mudado a maneira como ela era vista pelos pais, professores e colegas, assim como o modo como via a si mesma. Sem que se tenha reconhecido a LCT, Emily era incapaz de manter sua posição entre os "esforçados" da família e de seus pares. Em vez disso, ela encontrou uma fraternidade entre os "desgarrados e rebeldes", um grupo que a pode ter ajudado a recuperar um senso de pertencimento. Emily começou a usar álcool e substâncias ilícitas na mesma época, o que leva a outras questões: ela fazia isso para melhorar sua cognição (p. ex., com estimulantes), para reduzir a ansiedade (p. ex., com maconha) ou primariamente para sentir um barato? Ela usou substâncias para se convencer de que sua cognição e as alterações da personalidade estavam sob seu controle ou para se encaixar melhor em uma subcultura de excluídos que praticamente exige o uso de substâncias?

Em outras palavras, o que é fenômeno e o que é epifenômeno? As mudanças impressionantes na personalidade de Emily foram resultado direto de sua LCT ou elas foram reações disfuncionais a estresses psicossociais produzidos por seu comprometimento cognitivo? Ou, talvez, houve uma interação complexa entre essas mudanças, acompanhada pelo aumento de estresses e oportunidades da adolescência?

Pode ser difícil aprofundar todos os fatores que podem ter contribuído para a situação atual de Emily, mas é importante identificar condições comórbidas capazes de exacerbar ainda mais seus déficits cognitivos e questões de personalidade. A identificação de transtornos por uso de substância é importante, mas também é crucial buscar por transtornos no espectro do DSM-5, sobretudo transtornos do humor e de ansiedade. Esclarecer essas questões provavelmente será importante para o desenvolvimento de um tratamento eclético e flexível para essa jovem, bem como para a família preocupada.

Diagnóstico

- Transtorno neurocognitivo leve devido à lesão cerebral traumática, com perturbação comportamental.
- Transtorno por uso de álcool.

Leituras recomendadas

McAllister TW: Overview of mild brain injury, in Textbook of Traumatic Brain Injury, 3rd Edition. Edited by Silver JM, McAllister TW, Arciniegas DB. Washington, DC, American Psychiatric Publishing, 2019, pp 583–606.

Oldenburg C, Lundin A, Edman G, et al: Cognitive reserve and persistent post-concussion symptoms–a prospective mild traumatic brain injury (mTBI) cohort study. Brain Injury 30(2):146–155, 2016.

Silver JM, McAllister TW, Arciniegas DB: Depression and cognitive complaints following mild traumatic brain injury. Am J Psychiatry 166(6):653–661, 2009.

Yudofsky SC: Getting help, in Fatal Flaws: Navigating Destructive Relationships With People With Disorders of Personality and Character. Washington, DC, American Psychiatric Publishing, 2005, pp 461–474.

Yudofsky SC, Hales RE: Neuropsychiatry: back to the future. J Nerv Ment Dis 200(3):193–196, 2012.

CAPÍTULO 18

Transtornos da personalidade

Introdução

JOHN W. BARNHILL, M.D.

Personalidade é o padrão permanente de comportamento e experiência interior. Ela define a forma como pensamos, sentimos e agimos. Ela determina a maneira como enxergamos a nós mesmos e às pessoas à nossa volta. Quando pensamos em quem somos, costumamos pensar na personalidade como a característica essencial que nos define.

Psiquiatras e outros profissionais da área de cuidados em saúde mental passam uma quantidade considerável de tempo pensando sobre a personalidade e as formas pelas quais as personalidades disfuncionais causam sofrimento e disfunção em indivíduos e nas pessoas que os rodeiam. Os transtornos da personalidade são, de certa maneira, tão complexos quanto a humanidade, a qual é cheia de idiossincrasias, conflitos mal resolvidos e complexidades impossíveis de serem conhecidas.

Assim como vários outros sistemas complexos, no entanto, as personalidades e os transtornos da personalidade tendem a se encaixar em padrões, e, durante muito tempo, clínicos e pesquisadores da personalidade, oriundos de uma grande variedade de áreas, têm buscado o santo *graal*: um sistema nosológico que seja, ao mesmo tempo, simples de usar e sofisticado o suficiente para capturar as nuances e os paradoxos da personalidade humana.

Tradicionalmente, a área da psiquiatria conceitualiza os transtornos da personalidade de forma categórica, de modo a refletir síndromes clínicas distintas. Em outro paradigma, os traços da personalidade são conceitualizados de forma dimensional, como variantes que existem em uma escala de mal-adaptativo a normal. Um terceiro modelo incorpora ambos os paradigmas, um modelo híbrido categórico-dimensional.

Os contextos socioculturais acrescentam mais uma camada de complexidade à identificação de transtornos da personalidade. O DSM-5 considera as pesquisas continuadas sobre as maneiras como os modelos de mente variam entre as culturas, assim como as normas cognitivas e comportamentais. Por exemplo, os contextos socioculturais que enfatizam o individualismo e a autonomia pessoal podem ter mais chances de normalizar os traços narcisistas.

O DSM-5 continua a descrever o modelo categórico tradicional de transtornos da personalidade no corpo principal do texto. Ele geralmente seria visto como o modelo "oficial" para os transtornos da personalidade. Além disso, o DSM-5 inclui um modelo híbrido alternativo categórico-dimensional na Seção III (Medidas e modelos emergentes).

Para entender melhor as semelhanças e as diferenças entre os dois modelos, pode ser útil investigar a forma como os dois sistemas diagnósticos do DSM-5 recomendam que um clínico avalie, por exemplo, um paciente com transtorno da personalidade obsessivo-compulsiva (TPOC). Da perspectiva categórica, o indivíduo deve receber um diagnóstico de TPOC quando determinados critérios forem preenchidos. Em primeiro lugar, o clínico deve identificar um padrão disfuncional persistente de, por exemplo, perfeccionismo à custa de flexibilidade. O clínico identificaria, então, pelo menos quatro de sete critérios sintomáticos específicos (p. ex., preocupação com listas, incapacidade de delegar tarefas, obstinação) e pesquisaria transtornos que possam ser responsáveis pelos mesmos sintomas. Essa investigação poderia levar à codificação apenas do outro diagnóstico, como quando a esquizofrenia causa sintomas semelhantes àqueles encontrados no TPOC, bem como à codificação de dois ou mais diagnósticos, como quando a pessoa preenche critérios para TPOC e para outro transtorno da personalidade.

O Modelo Alternativo do DSM-5 para Transtornos da Personalidade rearranja os 10 transtornos da personalidade do DSM-IV em uma lista de seis categorias redefinidas (antissocial, evitativa, *borderline*, narcisista, obsessivo-compulsiva e esquizotípica). Para cada uma das seis categorias, o novo modelo exige duas avaliações. A primeira envolve determinar se o indivíduo tem um prejuízo significativo em pelo menos duas entre quatro áreas de funcionamento da personalidade: identidade, autodireção, empatia e intimidade. Para cada um dos seis transtornos da personalidade, essas especificações são diferentes. Por exemplo, para se enquadrar em TPOC, uma pessoa deve demonstrar múltiplas dificuldades específicas no funcionamento da personalidade (p. ex., rigidez e falta de empatia), além de múltiplos traços da personalidade (p. ex., perfeccionismo, perseveração e evitação de intimidade).

O modelo híbrido alternativo, então, requer uma avaliação de traços da personalidade que são divididos em cinco domínios abrangentes. Conforme mostrado na Tabela 18-1, esses traços e domínios existem em um espectro; por exemplo, para um dos cinco domínios de traços, o antagonismo se encontra em uma extremidade do espectro, enquanto na outra está a afabilidade. Esses cinco domínios de traços abrangentes são novidade para muitos psiquiatras, mas eles têm sido estudados rigorosamente durante várias décadas na psicologia acadêmica, sob a rubrica de "modelo dos cinco fatores", cujas dimensões da personalidade incluem neuroticismo, extroversão, socialização, conscienciosidade e abertura à experiência. Para cada uma dessas dimensões da personalidade, há agrupamentos de traços de personalidade relacionados. Aplicado a uma pessoa específica, o modelo dos cinco fatores pode atribuir uma pontuação percentual para cada traço. Por exemplo, a pessoa hipotética com TPOC pode pontuar no percentil 95 para conscienciosidade e no percentil 5 para abertura. O DSM-5 adaptou essas dimensões e os traços de personalidade para proporcionar um foco mais específico nos transtornos psiquiátricos.

Um total de 25 traços patológicos específicos da personalidade está incluído sob a égide desses cinco domínios de traços negativos. Para cada um dos transtornos da

Tabela 18-1
Modelo alternativo do DSM-5: domínios de traços patológicos da personalidade

Domínio negativo		Domínio positivo
Afetividade negativa	vs.	Estabilidade emocional
Desvinculação	vs.	Extroversão
Antagonismo	vs.	Socialização
Desinibição[a]	vs.	Conscienciosidade[a]
Psicoticismo	vs.	Lucidez

[a] Ambos os extremos desse domínio são considerados patológicos

personalidade, o DSM-5 e o DSM-5-TR exigem que o indivíduo demonstre a maioria dos traços típicos da personalidade.

Por exemplo, o paciente com TPOC deve demonstrar perfeccionismo rígido (um aspecto do domínio de conscienciosidade), bem como pelo menos dois dos seguintes três traços: perseveração (um aspecto de afetividade negativa), esquiva de intimidade (um aspecto de desvinculação) e afetividade restrita (também um aspecto de desvinculação).

O modelo híbrido alternativo do DSM-5 também determina que traços específicos podem ser registrados mesmo que não sejam identificados como parte de um transtorno da personalidade diagnosticado (p. ex., hostilidade, um traço associado ao domínio de afetividade negativa, poderia ser listado junto a qualquer diagnóstico do DSM-5 e não ser considerado apenas um traço associado a, digamos, transtorno da personalidade antissocial).

Os dois modelos do DSM-5 apresentam vantagens e desvantagens. O novo modelo híbrido do DSM-5 pode contribuir para uma compreensão mais sutil dos pacientes, e sua abordagem aproveita décadas de pesquisas sobre personalidade. Sua complexidade, no entanto, pode intimidar até os clínicos mais experientes, e o uso de um novo sistema reduziria potencialmente a utilidade de dados já existentes de pesquisa dentro da área da psiquiatria.

O paradigma categórico tradicional foi criticado por apresentar comorbidade excessiva e heterogeneidade dentro dos próprios transtornos e pelo fato de que um dos diagnósticos da personalidade mais comuns no passado era "transtorno da personalidade sem outra especificação", o qual ganhou uma tentativa fraca de esclarecimento pelas opções no DSM-5 de "outro transtorno da personalidade especificado" e "transtorno da personalidade não especificado". No entanto, a abordagem categórica é relativamente simples de usar, é familiar a muitos profissionais de cuidados de saúde mental e segue a estrutura de categorias usada no restante do DSM-5. Também é o modelo de personalidade incluído no corpo principal do texto do DSM-5 e, como tal, continua sendo a perspectiva oficial da American Psychiatric Association sobre transtornos da personalidade.

Leituras recomendadas

Gore WL, Widiger TA: The DSM-5 dimensional trait model and five-factor models of general personality. J Abnorm Psychol 122(3):816–821, 2013.

MacKinnon RA, Michels R, Buckley PJ: The Psychiatric Interview in Clinical Practice, 3rd Edition. Arlington, VA, American Psychiatric Association Publishing, 2015.

Michels R: Diagnosing personality disorders. Am J Psychiatry 169(3):241–243, 2012.

Ronningstam EF, Keng SL, Ridolfi ME, et al: Cultural aspects in symptomatology, assessment, and treatment of personality disorders. Curr Psychiatry Rep 20(4):22, 2018.

Skodol AW, Oldham JM (eds): The American Psychiatric Association Publishing Textbook of Personality Disorders, 3rd Edition. Washington, DC, American Psychiatric Association Publishing, 2021.

CASO 18.1
Conflitos de personalidade

LAUREN Z. RYNAR, Ph.D.
LARRY J. SIEVER, M.D.*

Frazie Archer, um homem branco solteiro, de 34 anos, entrou em contato com um programa de pesquisa sobre transtornos do humor e da personalidade porque um ex-amigo uma vez lhe disse que ele era "*borderline*". Frazie, então, quis saber mais sobre sua personalidade.

Durante a entrevista diagnóstica, Frazie estava inicialmente relutante em compartilhar suas informações pessoais, citando uma preocupação de que suas palavras fossem mal interpretadas, distorcidas ou usadas contra ele. Quando questionado sobre seus relacionamentos, ele relatou situações regulares, quase diárias, nas quais tinha certeza de que estava sendo enganado ou que era alvo de mentiras. Desconfiava especificamente de indivíduos em posições de liderança ou que haviam estudado psicologia e, portanto, tinham "treinamento para compreender a mente humana", utilizando-se disso para manipular pessoas. Frazie acreditava que, ao contrário das pessoas à sua volta, ele não era "um maria vai com as outras" e conseguia perceber manipulação e fraude.

Frazie estava empregado como gerente assistente em uma rede de mercearias, era extremamente detalhista no trabalho e tinha dificuldade em delegar e completar tarefas. Ele dizia que seus colaboradores consistentemente falhavam em completar as tarefas da maneira que ele gostaria. Isso o levava a trabalhar rotineiramente por muitas horas "corrigindo erros". Vários empregadores e colegas lhe disseram que ele se fixava demais nas

---

* Dr. Siever faleceu em 2021.

regras, listas e pequenos detalhes e que precisava ser mais simpático. Ele descreveu ter tido vários empregos ao longo dos anos, mas acrescentou rapidamente: "Pedi demissão com a mesma frequência com que era despedido".

Durante a entrevista, enfatizou que, ao contrário de várias pessoas, ele entendia que o valor da qualidade superava o da produtividade. Ele acreditava que seus "padrões elevados" contribuíam para seu "mau humor" e "altos e baixos" emocionais. Socializava apenas "superficialmente" com um punhado de conhecidos e conseguia se lembrar dos momentos exatos em que seus "supostos amigos e parceiros amorosos" o traíram. Ele passava a maior parte do tempo sozinho.

Frazie negou história significativa de trauma, problemas atuais ou antigos com o uso de substância e qualquer tipo de traumatismo cerebral ou perda de consciência. Negou também história de diagnóstico ou tratamento de saúde mental, mas achava que podia ter uma condição de saúde mental que ainda não havia sido diagnosticada. Ele descrevia alguma ansiedade social e dificuldades acadêmicas na infância, o que atribuía a seus próprios padrões elevados e aos colegas "pouco confiáveis".

Durante o exame de estado mental, Frazie estava bem-arrumado, cooperativo e orientado. Seu discurso variou; às vezes fazia pausas bem pensadas antes de responder as questões e fornecia respostas deliberadamente muito lentas. Em outros momentos da entrevista, ficou bravo e ofereceu respostas longas e digressivas. Contudo, parecia coerente, de modo geral, e não demonstrou nenhuma perturbação da percepção. Seu afeto era ocasionalmente inadequado (p. ex., sorria enquanto chorava), mas em geral contido. Relatou apatia quanto a viver ou morrer, mas não relatou ideação suicida ou ideação homicida ativa.

Um fato de destaque foi quando Frazie ficou irritado e verbalmente agressivo com a equipe de pesquisa ao ser informado de que, embora pudesse receber um relato verbal sobre suas entrevistas, não receberia uma cópia dos questionários preenchidos ou das ferramentas diagnósticas. Comentou que documentaria em seus registros pessoais que a equipe de pesquisa lhe havia recusado a devolução dos formulários.

Discussão

Frazie descreve um padrão antigo, inflexível e disfuncional de lidar com o mundo. Demonstra permanente desconfiança e suspeita; acredita que os outros o exploram ou o enganam; duvida da lealdade de amigos; guarda rancores; e constantemente desconfia da fidelidade de parceiros amorosos.

Um segundo grupo de traços de personalidade está relacionado à obsessão de Frazie com perfeccionismo e controle. Ele se concentra excessivamente em regras, listas e detalhes; é inflexível e incapaz de delegar, resultando em gasto de tempo excessivo na realização e perfeição de tarefas em vez de usá-lo em atividades mais prazerosas. Frazie preenche os critérios para transtorno da personalidade paranoide (TPP) e para transtorno da personalidade obsessivo-compulsiva (TPOC).

Não surpreende que Frazie preencha critérios para dois transtornos da personalidade. Estima-se que 75% das pessoas com TPP tenham um transtorno da personalidade comórbido. O transtorno por uso de substâncias e o transtorno de pânico também são frequentemente comórbidos com o TPP, embora nenhum pareça ser um problema para

Frazie. O TPP é com frequência comórbido com o transtorno da personalidade esquizotípica e transtornos do espectro da esquizofrenia, um achado atribuível à sobreposição de critérios relacionados à paranoia. Como o TPP raramente é um transtorno "isolado", as pesquisas atuais indicam a possibilidade de que alguns transtornos da personalidade, entre eles o TPP, possam ser combinados para criar diagnósticos mais inclusivos. A paranoia, então, poderia passar a ser usada como um especificador ou modificador de outros transtornos.

TPP e TPOC compartilham a sintomatologia, incluindo uma tendência ao controle excessivo, à constrição emocional, a ser fechado a novas experiências, ao julgamento duro dos outros e à rigidez cognitiva e emocional; os indivíduos podem também ter baixa autoestima e ser avessos ao risco. Como era o caso de Frazie, as pessoas com TPP ou TPOC também podem manifestar dificuldades ocupacionais significativas. Além disso, embora o perfeccionismo rígido seja um traço definidor do TPOC, as pessoas com TPP também podem demonstrar uma tendência para o perfeccionismo em vários domínios, incluindo o perfeccionismo auto-orientado (necessidade de perfeição em relação a si mesmo) e o perfeccionismo com outras orientações (necessidade de perfeccionismo de outros).

É importante diferenciar o TPP e o TPOC da esquizofrenia e do transtorno obsessivo-compulsivo (TOC). Existem evidências genéticas, neurobiológicas, epidemiológicas e sintomáticas de que o TPP, assim como o transtorno da personalidade esquizotípica, está relacionado à esquizofrenia e integra o espectro da esquizofrenia. Contudo, o TPP não é um precursor de esquizofrenia, e seus sintomas não são indicativos de uma fase prodrômica desse transtorno. A síndrome da esquizofrenia é mais bem caracterizada por sintomas psicóticos iniciais, incluindo pensamentos e comportamento desorganizados, enquanto os padrões de pensamento no TPP costumam ser mais semelhantes aos do transtorno delirante e dos transtornos do pensamento relacionados.

Da mesma forma, tem havido muito debate sobre a relação entre TPOC e TOC. Há um consenso de que o TPOC e o TOC constituem transtornos distintos, embora muitos pesquisadores sugiram que as condições estejam intimamente relacionadas e possam se sobrepor conceitualmente, com alguns ainda sugerindo que possa haver um subtipo grave de TOC no qual as pessoas também preencham critérios para o TPOC.

Diagnóstico

- Transtorno da personalidade paranoide.
- Transtorno da personalidade obsessivo-compulsiva.

Leituras recomendadas

Diedrich A, Voderholzer U: Obsessive-compulsive personality disorder: a current review. Curr Psychiatry Rep 17(2):2, 2015.

Dimaggio G, MacBeth A, Popolo R, et al: The problem of overcontrol: perfectionism, emotional inhibition, and personality disorders. Compr Psychiatry 83:71–78, 2018.

Gordon OM, Salkovskis PM, Oldfield VB, Carter N: The association between obsessive compulsive disorder and obsessive compulsive personality disorder: prevalence and clinical presentation. Br J Clin Psychol 52(3):300-315, 2013.

Lee R: Mistrustful and misunderstood: a review of paranoid personality disorder. Curr Behav Neurosci Rep 4(2):151-165, 2017.

CASO 18.2

Estranhamente isolado

SALMAN AKHTAR, M.D.

Grzegorz Buchalski era um homem branco, de 87 anos, levado ao pronto-socorro (PS) psiquiátrico por paramédicos depois que os vizinhos os chamaram ao perceberem um cheiro estranho. Aparentemente, sua irmã de 90 anos havia morrido alguns dias antes em decorrência de uma doença prolongada. O sr. Grzegorz demorou para registrar a morte por vários motivos: ele havia ficado cada vez mais desorganizado com a deterioração da saúde de sua irmã e estava receoso de que o proprietário do apartamento que alugavam usasse o estado do local como pretexto para despejo. Afirmou que tentou limpar tudo, mas suas tentativas consistiam basicamente em mudar objetos de um lugar para outro, e que estava prestes a pedir ajuda quando a polícia e os paramédicos apareceram.

No PS, o sr. Grzegorz admitiu que sua atitude era estranha e que devia ter pedido ajuda mais cedo. Às vezes, ficava choroso ao falar sobre a situação e a morte da irmã; outras vezes, parecia indiferente e abordava os mesmos assuntos de forma calma e factual. Também quis esclarecer que, embora o apartamento realmente estivesse bagunçado, grande parte do que parecia uma bagunça era, na realidade, sua enorme coleção de artigos sobre bioluminescência, um tópico que vinha pesquisando há décadas.

O sr. Grzegorz tinha licença para atuar como encanador, eletricista e chaveiro e trabalhou até os 65 anos. Descreveu a irmã falecida como sempre tendo sido "um pouco estranha". Ela nunca havia trabalhado e casara-se uma vez, por um breve período. Exceto no período do casamento, que durou meses, ela e o sr. Grzegorz viveram em Manhattan, em um apartamento de dois quartos, durante toda a vida. Nenhum dos dois jamais havia consultado um psiquiatra.

Ao ser indagado, o sr. Grzegorz afirmou que nunca havia tido um relacionamento amoroso ou sexual e que nunca teve muitos amigos ou contatos sociais fora da família, o que justificou pelo fato de ser pobre e polonês e ter que trabalhar o tempo inteiro. Ele havia assistido a aulas noturnas para compreender melhor "esse estranho mundo em que vivemos" e afirmou que seus interesses intelectuais eram o que ele achava mais gratificante. Disse ter ficado triste quando percebeu que a irmã estava morrendo, mas era mais como ficar "anestesiado" do que deprimido. Também negou história de sintomas maníacos ou psicóticos. Depois de uma hora com o residente em psiquiatria, o sr. Grzegorz confidenciou que imaginava que a universidade de medicina pudesse ficar interessada em alguns de seus ensaios depois de sua morte. Disse acreditar que a bioluminescência e tecnologias genéticas estavam à beira de um momento revolucionário, o qual poderia permitir que a pele de animais, e também de seres humanos, brilhasse em cores sutis, possibilitando o reconhecimento de emoções mais prontamente. Ele havia escrito artigos sobre essa tecnologia, mas eles acabaram se tornando uma "novela de ficção científica longa demais e cheia de notas de rodapé".

Durante o exame, o sr. Grzegorz tinha a aparência de um idoso magro, vestido de forma asseada, com calças cáqui e camisa de botões. Era meticuloso e preferia falar sobre seus interesses científicos do que contar sua história. Fez contato visual adequado e tinha uma conduta bem-educada e agradável. Sua fala era coerente e objetiva. Seu humor era "bom", e seu afeto era adequado, embora talvez um pouco animado demais, dadas as circunstâncias. Negou todos os sintomas de psicose, depressão e mania. Exceto por seus comentários sobre bioluminescência, não falou nada que parecesse delirante. Sua cognição estava preservada, e o *insight* e o julgamento foram considerados bons de modo geral, embora estivessem comprometidos na história com relação ao atraso em chamar a polícia e informar sobre a irmã.

Discussão

O estilo de vida indiferente, taciturno e assexuado do sr. Grzegorz decididamente se encaixa nos critérios diagnósticos para transtorno da personalidade esquizoide; sua explicação de que não tinha amigos porque é polonês e pobre é uma racionalização falha para seus déficits psicossociais. A excentricidade de seu interesse em bioluminescência, a estimativa exagerada do valor de seus "ensaios" e sua história de ter vivido essencialmente a vida toda com a irmã fornecem mais evidências de sua obsessão interna e da ausência de atividade social. A pobreza impressionante de sua reação emocional à morte da irmã e sua incapacidade de providenciar o funeral confirmam uma vida afetiva embotada e habilidades de ego fracas. O fato de que sua cognição estava preservada descarta uma etiologia demencial de ocorrência gradual para seu retraimento e "confirma" o diagnóstico de transtorno da personalidade esquizoide.

Esse diagnóstico tem uma longa história em psiquiatria e psicanálise. Na psiquiatria, suas origens remontam a Eugen Bleuler, que cunhou o termo *esquizoide* em 1908 para descrever um componente natural da personalidade que desviava a atenção de um indivíduo para uma vida interna e afastada do mundo exterior. Ele nomeou o exagero mórbido dessa tendência como "personalidade esquizoide". Esses indivíduos foram descritos como quietos, desconfiados e "confortavelmente embotados". A descrição de Bleuler foi ainda elaborada no século seguinte, com muitas características sendo acrescentadas. Isso incluía estilos de vida solitários, amor por livros, ausência de atividade física, tendência ao pensamento autista, sexualidade pouco desenvolvida e sensibilidade oculta, mas intensa às respostas emocionais dos outros. Essa última característica, no entanto, foi retirada das descrições mais recentes da personalidade esquizoide, incluindo as que figuram no DSM-III e no DSM-IV. Apesar da reserva de vários pesquisadores

(p. ex., Otto Kernberg, John Livesley e eu), a "ausência de desejo por relacionamentos íntimos" se tornou um critério principal para o diagnóstico esquizoide. Entre outros fatores que foram enfatizados estão assexualidade, indiferença a elogios ou críticas, anedonia e frieza emocional. O critério de hipersensibilidade e a aparente conexão com esquizofrenia foram atribuídos, respectivamente, às categorias de transtornos da personalidade "evitativa" e "esquizotípica".

Dentro da psicanálise, a condição esquizoide foi mais bem descrita por W.R.D. Fairbaim e Harry Guntrip. De acordo com eles, uma sensibilidade intensa tanto ao amor como à rejeição e uma propensão a prontamente se retrair de relacionamentos interpessoais está na base da patologia esquizoide. O indivíduo com essa condição alternava entre desejar e repudiar intimidade; temia a força de suas próprias necessidades e seu impacto sobre os outros; e era atraído por atividades literárias e artísticas porque essas são formas de autoexpressão sem contato humano direto. A personalidade esquizoide evoluiu de um ou mais dos seguintes cenários: 1) recusa tantalizante por parte dos primeiros cuidadores, o que fez surgir quantidades assustadoras de carência emocional; 2) rejeição crônica dos pais, o que resultou em apatia e falta de vitalidade; e 3) negligência continuada dos pais, o que levou ao refúgio no mundo da fantasia. Trabalhando em uníssono, essas variáveis produziam um estilo de vida que mostrava um conflito crônico, ainda que sutil e subterrâneo, entre vinculação e desvinculação, a curiosidade elementar e a indiferença defensiva e, acima de tudo, o desejo de morrer e renascer.

A ausência de história de desenvolvimento e de qualquer tipo de dados sobre a infância do sr. Grzegorz enfraquece uma compreensão psicodinâmica da sua personalidade esquizoide. Contudo, a história do desenvolvimento não é um critério necessário para um diagnóstico descritivo; esse critério é utilizado principalmente por psiquiatras com orientação psicodinâmica. No fim das contas, o diagnóstico de transtorno da personalidade esquizoide parece razoável para o sr. Grzegorz, embora se possa argumentar a favor de um diagnóstico de transtorno da personalidade esquizotípica, devido à estranheza de seus interesses. Caso uma investigação mais aprofundada revele informações que enquadrem esse paciente nos dois transtornos da personalidade, então ambos devem ser registrados.

Com relação a outras comorbidades, o mais provável parece ser um diagnóstico de transtorno de acumulação, um novo diagnóstico do DSM-5. O sr. Grzegorz indica que demorou para chamar a polícia após a morte da irmã porque estava preocupado que o proprietário do apartamento usasse a condição do local como pretexto para despejo. Ele descreve uma ampla coleção de artigos sobre bioluminescência, por exemplo, uma afirmação que poderia se referir tanto a uma pilha de manuscritos de 60 cm quanto a um apartamento entupido até o teto com jornais, revistas e anotações acumulados ao longo de décadas devido a sua possível utilidade. Esclarecer a presença dessa (ou de outras) condição comórbida seria crucial para o desenvolvimento de um plano de tratamento que tente potencializar ao máximo a probabilidade de felicidade independente para esse paciente.

Diagnóstico

- Transtorno da personalidade esquizoide.

Leituras recomendadas

Akhtar S: Schizoid personality disorder: a synthesis of developmental, dynamic, and descriptive features. Am J Psychother 41(4):499–518, 1987.

Akhtar S: The schizoid wish to die and be reborn, in The Damaged Core: Origins, Dynamics, Manifestations, and Treatment. Lanham, MD, Jason Aronson, 2009, pp 49–65.

Attademo L, Bernardini F, Spatuzzi R: Suicidality in individuals with schizoid personality disorder or traits: a clinical mini-review of a probably underestimated issue. Psychiatr Danub 33(3):261–265, 2021.

Dozier ME, Davidson EJ, Pittman JOE, Ayers CR: Personality traits in adults with hoarding disorder. J Affect Disord 276:191–196, 2020.

Triebwasser J, Chemerinski E, Roussos P, Siever LJ: Schizoid personality disorder. J Pers Disord 26(6):919–926, 2012.

CASO 18.3

Preocupado e estranhamente aflito

KRISTIN CADENHEAD, M.D.

Henry, um universitário de 19 anos, no segundo ano de faculdade, foi encaminhado ao centro de saúde do estudante por um assistente de ensino que observou seu comportamento estranho, preocupado e obcecado e os desenhos bizarramente ameaçadores em seu caderno de laboratório.

Henry apareceu no horário para a consulta psiquiátrica. Embora desconfiado quanto ao motivo do encaminhamento, explicou que, em geral, "seguia ordens" e faria o que lhe fosse solicitado. Concordou estar desconfiado de alguns de seus colegas, acreditando que eles sabotavam suas habilidades, e afirmou que eles diziam aos instrutores que ele era "um cara esquisito" e que não o queriam como parceiro de laboratório. O encaminhamento ao psiquiatra era, na sua opinião, a confirmação de sua percepção.

Henry descreveu como havia visto dois estudantes "tirarem no cara ou coroa" para ver se ele era *gay* ou heterossexual. Afirmou que as moedas podiam, com frequência, prever o futuro e que uma vez o resultado "cara" previu a doença de sua mãe. Ele acreditava que seus pensamentos seguidamente se tornavam realidade.

Henry havia se transferido para essa universidade fora de sua cidade natal depois de cursar o primeiro ano em sua faculdade comunitária local. A transferência havia sido ideia dos pais, disse, e fazia parte dos planos deles para que o filho fosse como todos os outros, frequentasse festas e saísse com meninas. Na opinião dele, esse tipo de comportamento era uma perda de tempo. Embora tivessem tentado forçá-lo a ficar em uma residência estudantil, ele se recusou e vivia sozinho em um apartamento fora do *campus*.

Com a permissão de Henry, sua mãe foi chamada para fornecer informações adicionais e informou que ele sempre foi quieto, tímido e reservado desde a infância. Ele nunca teve amigos próximos, nem namoros, e negava querer ter amigos. Reconhecia sentir-se deprimido e ansioso às vezes, mas esses sentimentos não melhoravam quando estava na companhia de outras pessoas. Outras crianças zombavam dele na escola, de modo que ele voltava para casa aborrecido. Sua mãe chorou ao explicar que ela se sentia mal por ele nunca ter realmente "se adaptado" e que ela e o marido tentaram orientá-lo durante anos, sem sucesso. Ela conjecturava sobre como uma pessoa poderia viver sem nenhum tipo de vida social.

Ela acrescentou que fantasmas, telepatia e bruxaria fascinavam Henry desde o final do ensino fundamental. Há muito tempo ele achava que conseguiria mudar o resultado de eventos, como terremotos e furacões, ao pensar neles. Ele consistentemente negava qualquer transtorno por uso de substância, e dois exames toxicológicos foram negativos nos dois anos anteriores. A mãe mencionou que seu avô havia morrido em um "manicômio" muitos anos antes do nascimento de Henry, mas ela não soube precisar seu diagnóstico.

Durante o exame, Henry tinha a aparência de um jovem alto, magro, vestindo calça *jeans* e camiseta. Ele estava alerta e desconfiado e, embora de forma não espontânea, respondia às perguntas diretamente. Negou sentir-se deprimido ou confuso, bem como qualquer história de pensamentos, planos ou tentativas de suicídio. Também negava ter quaisquer alucinações auditivas ou visuais, ataques de pânico, obsessões, compulsões ou fobias. Sua capacidade intelectual parecia acima da média, e sua pontuação no Miniexame de Estado Mental foi de 30 em um total de 30 pontos.

Discussão

O paciente apresenta um padrão de déficits sociais e interpessoais acompanhados por excentricidades e distorções cognitivas. Esse padrão inclui sintomas semelhantes a delírio (pensamento mágico, desconfiança, ideias de referência, grandiosidade), interesses excêntricos, evidências de retraimento social (poucos amigos, esquiva de contato social) e afeto restrito (frieza emocional). Portanto, Henry parece satisfazer os critérios para o transtorno da personalidade esquizotípica do DSM-5.

Ele também suspeita que outros o estejam sabotando, enxerga significados ocultos em atividades benignas, guarda rancor e é extremamente sensível a percepções de ataque ao seu caráter. Além de transtorno da personalidade esquizotípica, ele preenche os critérios para transtorno da personalidade paranoide. Se (como é comum) um indivíduo preencher os critérios para dois transtornos da personalidade, ambos devem ser registrados.

Henry, no entanto, tem apenas 19 anos, e um diagnóstico de transtorno da personalidade deve ser estabelecido apenas depois de serem exploradas outras possibilidades diagnósticas que possam produzir sintomas semelhantes. Por exemplo, seus déficits em comunicação e interação social podem ser compatíveis com um diagnóstico de transtorno do espectro autista (TEA) sem comprometimento intelectual. É possível que ele tenha sintomas não relatados além de "timidez" no início do período de desenvolvimento, e, como descrito no caso de Henry, crianças com TEA normalmente sofrem zombarias na escola. No entanto, nem ele, nem a mãe relatam os tipos de padrões de comportamento, interesses ou atividades restritos e repetitivos desde a infância, que são a característica básica do TEA. Sem isso, o diagnóstico de Henry não se encaixa no espectro autista.

Henry também pode ter um transtorno psiquiátrico que se desenvolve no começo da idade adulta – e ele encontra-se na idade com maior probabilidade de início de transtornos do humor, de ansiedade e psicóticos. Qualquer um desses transtornos pode exacerbar os traços de personalidade e fazê-los assemelharem-se a transtornos, mas o paciente não aparenta ter sintomas depressivos, maníacos ou de ansiedade significativos.

Mais provável, neste caso, seria um diagnóstico dentro do espectro da esquizofrenia. Para que Henry se enquadrasse em um diagnóstico esquizofreniforme ou de esquizofrenia, entretanto, ele precisaria de dois ou mais entre os cinco critérios a seguir – delírios, alucinações, fala desorganizada, comportamento grosseiramente desorganizado ou catatônico e sintomas negativos –, além de manifestar uma deterioração do funcionamento. Seus pensamentos são lineares, ele nega alucinações e não apresenta comportamentos estranhos, nem sintomas negativos. Ele pode ter delírios – e seria importante esclarecer até que ponto ele tem crenças fixas e errôneas sobre prever e afetar o futuro e qual é a extensão de seu *insight* sobre a plausibilidade de tais crenças.

Embora Henry atualmente se enquadre melhor nos diagnósticos de dois transtornos da personalidade, ele parece estar em risco de progressão para esquizofrenia (ou outros transtornos psiquiátricos). Se ele realmente desenvolver esquizofrenia, esses sintomas iniciais seriam considerados como uma fase inicial da esquizofrenia. Essa progressão não é incomum, mas atualmente não é possível prevê-la. Para encorajar uma maior compreensão dessa população de pacientes, os critérios propostos para "síndrome de psicose atenuada" são fornecidos no capítulo "Condições para estudo adicional" na Seção III do DSM-5-TR. A síndrome de psicose atenuada se caracteriza por sintomas psicóticos subsindrômicos de início recente que não alcançaram o limite para psicose completa. Espera-se que, com a estimulação da pesquisa dessa população de risco, intervenções precoces possam reduzir o sofrimento psicológico e as consequências funcionais em longo prazo de um transtorno psicótico crônico.

Diagnóstico

- Transtorno da personalidade esquizotípica.
- Transtorno da personalidade paranoide.

Leituras recomendadas

Boldrini T, Tanzilli A, Pontillo M, et al: Comorbid personality disorders in individuals with an at-risk mental state for psychosis: a meta-analytic review. Front Psychiatry 10:429, 2019.

Poletti M, Raballo A: Childhood schizotypal features vs. high-functioning autism spectrum disorder: developmental overlaps and phenomenological differences. Schizophr Res 223:53–58, 2020.

Salazar de Pablo G, Radua J, Pereira J, et al: Probability of transition to psychosis in individuals at clinical high risk: an updated meta-analysis. JAMA Psychiatry 78(9):970–978, 2021.

CASO 18.4

Injustiça

CHARLES L. SCOTT, M.D.

Ike Crocker era um carpinteiro divorciado de 32 anos, encaminhado para uma avaliação de saúde mental pelo departamento de recursos humanos de uma grande empresa de construção, na qual estava empregado havia duas semanas. Em sua entrevista de emprego inicial, Ike se apresentou motivado e forneceu dois certificados de cursos profissionalizantes de marcenaria que indicavam um nível elevado de habilidade e treinamento. Desde que começou o trabalho, seus supervisores perceberam discussões frequentes, absenteísmo, baixa qualidade e diversos erros que poderiam ter consequências perigosas. Ao ser confrontado, reagiu de modo indiferente, atribuindo os problemas a "madeira barata" e "mau gerenciamento", e acrescentou que, se alguém se machucasse, seria "por causa de sua própria estupidez".

Quando o diretor de recursos humanos o chamou para tratar de sua demissão, Ike rapidamente salientou que sofria tanto de transtorno de déficit de atenção/hiperatividade (TDAH) como de transtorno bipolar. Afirmou que se enquadrava na *Americans with Disabilities Act* (Lei dos Norte-americanos com Deficiência) e que, portanto, se não tivesse o emprego garantido, ele processaria a empresa. Exigiu, então, uma avaliação psiquiátrica.

Durante o exame mental, Ike se concentrou na injustiça da empresa e em como ele "dava de dez em todos os outros marceneiros que eles tinham". Ele alegou que seus dois casamentos terminaram por ciúmes e que suas ex-esposas "sempre achavam que eu estava com outras mulheres" – motivo pelo qual "as duas mentiram para o juiz e pediram ordem de restrição, dizendo que eu batia nelas". A fim de "dar o troco pela prisão", ele se recusou a pagar pensão alimentícia para seus dois filhos. Não tinha interesse em vê-los porque eram "mentirosos" como as mães.

Ike disse que devia "ter sido esperto" porque conseguia tirar notas C na escola apesar de comparecer somente à metade das aulas. Ele passou algum tempo no reformatório, aos 14 anos, por ter roubado "coisas de criança, como tênis e carteiras que estavam praticamente vazias". Abandonou a escola aos 15 anos, depois de ter sido "falsamente incriminado" pelo diretor por "roubar um carro". Ike indicou esses fatos de sua história como evidências de que conseguia superar adversidades e injustiças. A revisão do relato de um supervisor de liberdade vigiada indicou que desde a segunda série ele costumava fazer *bullying* com colegas portadores de incapacidades, era visto sorrindo ao ver suas vítimas chorarem e consistentemente não sentia remorso, nem culpa por suas ações.

Quanto a uso de substância, o paciente afirmou que havia fumado maconha quando era adolescente e começado a beber álcool "regularmente" depois de ter se casado, aos 22 anos. Negou que o uso das duas substâncias fosse problemático.

Ike concluiu a entrevista exigindo do examinador um atestado de "bipolaridade" e "TDAH". Disse que era "bipolar" porque tinha "altos e baixos" e ficava "com raiva bem rápido". Ele negou outros sintomas de mania e afirmou que ficava para baixo quando se decepcionava, mas tinha "memória curta" e "conseguia se livrar de uma depressão rapidinho". Disse não ter dificuldades relacionadas ao sono, humor e apetite e que descobriu ter TDAH porque "meus dois filhos têm TDAH". Concluiu a entrevista com um pedido de medicamentos e acrescentou que os únicos que funcionavam eram estimulantes ("de qualquer tipo") e um benzodiazepínico de ação breve específico.

Durante o exame de estado mental, Ike estava vestido de forma casual, fez contato visual razoável e não apresentou movimentos anormais. Seu discurso era coerente, objetivo e de velocidade normal. Não havia evidências de desorganização do pensamento ou alucinações. Estava obcecado em colocar a culpa nos outros, mas esses comentários pareciam representar ideias supervalorizadas em vez de delírios. Sua cognição estava preservada. Seu *insight* sobre a situação era ruim.

O diretor de recursos humanos verificou os antecedentes de Ike durante a avaliação psiquiátrica. Alguns telefonemas revelaram que ele havia sido expulso de dois programas de treinamento de marcenaria e que os dois certificados de conclusão de curso haviam sido falsificados. Foi despedido de uma empreiteira local depois de uma briga de socos com o supervisor e de outro emprego depois de abandonar o local subitamente. Uma rápida análise de seus registros nas outras empresas indicou que ele havia fornecido a mesma documentação falsa.

Discussão

O paciente apresenta um padrão global de desconsideração e violação dos direitos dos outros, conforme indicado por vários atos diferentes. Foi condenado duas vezes por violência doméstica – uma por cada de suas ex-esposas – e passou um tempo encarcerado. Falsificou suas credenciais em marcenaria e fornece evidências abundantes de brigas constantes e irritabilidade, tanto no trabalho como em seus relacionamentos. Demonstra pouca ou nenhuma consideração sobre como seus atos afetam a segurança dos colegas de trabalho. Recusa-se a ver os filhos e a pagar pensão alimentícia, porque os considera "mentirosos". Não exibe remorso pela maneira como seus atos afetam de forma negativa a família, os colegas e empregadores. Habitualmente abandona empregos e é incapaz de fazer planos futuros para um próximo emprego. Assim, ele preenche todos os sete critérios sintomáticos para transtorno da personalidade antissocial (TPA) do DSM-5. Devido ao seu comportamento de violação de regras, as pessoas com TPA estão sobrerrepresentadas entre as populações de instituições penais.

O diagnóstico de TPA não pode ser estabelecido antes dos 18 anos de idade, mas exige evidências de transtorno da conduta antes dos 15 anos. A história de Ike indica um histórico de ausências escolares, condenação por roubo aos 14 anos e expulsão da escola aos 15 anos por roubo de carro. Além disso, o relato do supervisor de liberdade vigiada observou que o transtorno da conduta de Ike tinha começado antes dos 10 anos de idade (tipo de início na infância) e que ele exibia emoções pró-sociais limitadas, ambos sendo fatores de prognóstico ruim para o desenvolvimento de TPA na vida adulta.

No final da avaliação, Ike solicita dois medicamentos potencialmente aditivos. Ele fumou maconha no ensino médio e pode ter começado um consumo intenso de álcool na faixa dos 20 anos. Embora seja difícil obter um relato sincero sobre seu uso de substância, Ike pode realmente ter um transtorno por uso de substância comórbido. Esse diagnóstico, no entanto, não afetaria seu diagnóstico de TPA, porque o comportamento antissocial é anterior ao uso relatado de substâncias. Além disso, as atitudes e os comportamentos antissociais são evidentes em situações variadas e não apenas como resultado de seu abuso de substância (p. ex., roubar para comprar drogas).

A alegação de que tem TDAH precisaria de evidências de que o paciente apresentava algum tipo de sintoma hiperativo-impulsivo ou de desatenção que tenha causado prejuízo antes dos 12 anos. Embora o TDAH possa ser uma condição comórbida e responsável por parte de sua impulsividade, ele não explica seu comportamento antissocial abrangente.

O diagnóstico de TPA também exige que o comportamento não ocorra apenas durante o curso de um transtorno bipolar ou esquizofrenia. Embora Ike afirme ter transtorno bipolar, ele não fornece evidências de ter sido maníaco (ou esquizofrênico).

O estilo interpessoal de Ike é marcado por desprezo pelos sentimentos dos outros e autocrítica arrogante. Tais qualidades podem ser encontradas em outros transtornos da personalidade, como transtorno da personalidade narcisista, mas também são comuns no TPA. Embora essa comorbidade não seja rara, indivíduos com transtorno da personalidade narcisista não demonstram os mesmos níveis de impulsividade, agressividade e logro presentes no TPA. Pessoas com transtorno da personalidade histriônica ou da personalidade *borderline* podem ser manipuladoras ou impulsivas, mas seus comportamentos normalmente não são antissociais. Já aquelas com transtornos da personalidade paranoide podem demonstrar comportamentos antissociais, mas seus atos normalmente se originam de um desejo paranoide de vingança em vez de ganho pessoal. Por fim, pessoas com transtorno explosivo intermitente também se envolvem em brigas, mas não apresentam os traços de exploração que são parte global do TPA.

Diagnóstico

- Transtorno da personalidade antissocial.

Leituras recomendadas

Anderson JL, Kelley SE: Antisocial personality disorder and psychopathy: the AMPD in review. Personal Disord 13(4):397–401, 2022.

Baliousis M, Duggan C, McCarthy L, et al: Executive function, attention, and memory deficits in antisocial personality disorder and psychopathy. Psychiatry Res 278:151–161, 2019.

Nakic M, Stefanovics EA, Rhee TG, Rosenheck RA: Lifetime risk and correlates of incarceration in a nationally representative sample of U.S. adults with non-substance-related mental illness. Soc Psychiatry Psychiatr Epidemiol Aug 28, 2021 [online ahead of print].

Retz W, Ginsberg Y, Turner D, et al: Attention-deficit/hyperactivity disorder (ADHD), antisociality and delinquent behavior over the lifespan. Neurosci Biobehav Rev 120:236–248, 2021.

CASO 18.5

Frágil e raivoso

FRANK YEOMANS, M.D., Ph.D.
OTTO KERNBERG, M.D.

Juanita Delgado, uma mulher hispânica, solteira e desempregada, buscou terapia aos 33 anos para o tratamento de humor deprimido, pensamentos suicidas crônicos, isolamento social e má higiene pessoal. Ela havia passado os seis meses anteriores isolada em seu apartamento, deitada na cama, se alimentando de comida industrializada, assistindo à televisão e fazendo compras *on-line*, as quais não tinha como pagar. Vários tratamentos haviam surtido pouco efeito.

Juanita era a filha do meio de uma família de imigrantes de classe média alta, na qual o pai supostamente valorizava o sucesso profissional acima de tudo. Ela sentiu-se isolada durante sua trajetória escolar e vivenciou períodos recorrentes de humor deprimido. Na família, eram conhecidas suas explosões de raiva. Havia se saído bem academicamente no ensino médio, mas abandonou a faculdade por irritar-se com uma colega de quarto e com um professor.

Tentou uma série de estágios e empregos de nível básico com a expectativa de que fosse voltar à faculdade, mas demitia-se todas as vezes porque "chefes são idiotas. Eles se fazem passar por grande coisa, mas no fim são uns degenerados". Esses "traumas" sempre a faziam se sentir péssima consigo mesma ("Não consigo sequer ser uma balconista?") e com raiva dos chefes ("Eu poderia, e provavelmente vou, administrar esse lugar"). Teve namorados quando era mais jovem, mas nunca os deixava se aproximarem fisicamente porque ficava muito ansiosa quando o relacionamento ficava mais íntimo. Seus amigos da vizinhança tinham, na maioria, "se tornado fraudes ou perdedores", mas ela continuava sendo "amiga no Facebook" de alguns amigos da faculdade, os quais estavam "fazendo coisas fantásticas ao redor do mundo. Eu certamente vou encontrá-los se eles voltarem para a cidade."

Juanita afirmou que geralmente estava "para baixo e deprimida", mas teve dúzias de "manias" de um ou dois dias, nos quais ficava cheia de energia e nervosa e passava a noite acordada. No dia seguinte "batia uma ressaca" e ela dormia durante 12 horas.

Juanita relatou que ocasionalmente se cortava, "mas apenas superficialmente". Ela tinha pensamentos persistentes de que seria melhor estar morta, e já tinha sido hospitalizada na psiquiatria três vezes após *overdoses*.

Ela indicou que a psicoterapia nunca tinha sido especialmente útil, nem mesmo os medicamentos, os quais incluíam estabilizadores do humor, antidepressivos e doses baixas de antipsicóticos.

Durante a entrevista, Juanita estava vestida de forma casual e um pouco desarrumada, mas cooperativa, coerente e objetiva. De modo geral, estava disfórica, com afeto contido, mas sorriu nos momentos adequados várias vezes. Relatou vergonha por seu baixo desempenho, mas também acreditava que "estava na Terra para fazer algo grandioso". Descreveu o pai como um sucesso espetacular que, no entanto, também era um "fracassado maquiavélico que estava sempre tentando manipular as pessoas". Ela disse que abandonou os empregos porque as pessoas lhe faltavam com o respeito. Ao final da sessão inicial, zangou-se com o entrevistador depois que ele olhou o relógio ("Você já está com tédio?").

Discussão

A paciente apresenta instabilidade afetiva, dificuldade de controlar a raiva, relacionamentos interpessoais instáveis, perturbação da identidade, comportamento autolesivo, sentimentos de vazio e paranoia transitória relacionada a estresse. Portanto, ela preenche os critérios para transtorno da personalidade *borderline* (TPB) do DSM-5.

Indivíduos com TPB frequentemente apresentam sintomas depressivos e/ou bipolares, e Juanita não é exceção. Seus sintomas de apresentação incluem humor predominantemente deprimido, redução de interesses, alimentação excessiva, anergia e ideação suicida crônica. Como esses sintomas são incapacitantes, persistentes e ocorrem na ausência do uso de substâncias ou de um distúrbio médico, Juanita também preenche critérios para o transtorno depressivo maior (TDM) do DSM-5. Se a avaliação adicional indicar que esses sintomas depressivos têm sido consistentemente experimentados há dois anos, ela também preencheria critérios para transtorno depressivo persistente.

Essa comorbidade entre TPB e depressão é comum. É interessante observar que as obsessões de Juanita são acusatórias, enquanto as obsessões típicas de uma pessoa deprimida sem transtorno da personalidade são de culpa e autoacusatórias. Seria válido investigar a possibilidade de os sintomas depressivos de Juanita serem mais episódicos e reativos do que ela relata inicialmente. Também parece ser possível que ela se enquadre em um diagnóstico de depressão ao longo da vida, o que poderia sugerir um transtorno depressivo persistente, mas também apontaria para um transtorno da personalidade.

Juanita relata "manias" que não são típicas de alguém com transtorno bipolar. Por exemplo, ela descreve dúzias de episódios com duração de um a dois dias nos quais está energizada e nervosa, seguidos por uma "ressaca" e 12 horas de sono. Isso não se enquadra nos critérios de sintomas ou de duração para o transtorno bipolar tipo I ou tipo II. O fato de que a instabilidade emocional e a tempestuosidade do afeto do TPB podem ser muito semelhantes a um episódio maníaco ou hipomaníaco pode levar ao subdiagnóstico de TPB. Mesmo na presença de um episódio maníaco significativo, o clínico deve investigar variáveis na história, como estabilidade afetiva, maturidade dos relacionamentos interpessoais, estabilidade no emprego e em relacionamentos e autocrítica. Caso se encontrem problemas, um diagnóstico de TPB é provável.

Os critérios para transtornos da personalidade do DSM-5 continuam inalterados em relação à edição anterior do DSM (DSM-IV). Contudo, o Modelo Alternativo para Transtornos da Personalidade apresentado na Seção III do DSM-5-TR sugeria uma abordagem mais dimensional, na qual o entrevistador consideraria explicitamente o funcionamento da personalidade. O sistema de traços da personalidade usado no modelo alternativo do DSM-5 define cinco domínios de traços diferentes, os quais existem em um contínuo. "Estabilidade emocional" é contrastada com "afetividade negativa", por exemplo, enquanto "antagonismo" está no outro extremo do espectro de "socialização" (ver a Tabela 18-1 na introdução deste capítulo).

A visão dimensional da personalidade é compatível com o modelo já antigo de Kernberg de organização da personalidade *borderline* (OPB). Além de preencher os critérios do DSM-5 para TPB, Juanita se encaixa nos critérios para OPB – uma estrutura psicológica caracterizada por: 1) ausência de um senso de si e dos outros claro e coerente (difusão de identidade); 2) uso frequente de mecanismos de defesa primitivos baseados em cisão; e 3) teste de realidade preservado, porém frágil. Quanto mais integradas e realisticamente complexas forem as representações que o indivíduo tem de si e dos outros, mais ele será capaz de modular e controlar seus estados emocionais e interagir com os demais de forma bem-sucedida.

Juanita demonstra difusão de identidade em suas visões contraditórias de si mesma (ao mesmo tempo superior e inadequada) e dos outros (seu pai é ao mesmo tempo espetacular e um "fracassado maquiavélico"). Seu estilo defensivo se caracteriza pela projeção constante de seus sentimentos hostis e pela percepção da hostilidade como oriunda dos outros. A fragilidade de seu teste de realidade, observada nas afrontas que sente no trabalho, levou à disfunção ocupacional crônica.

Como pessoas com transtornos da personalidade frequentemente apresentam uma narrativa interpessoal que não está de acordo com a história que seria narrada por terceiros, é importante prestar atenção ao comportamento do paciente em relação ao terapeuta. No caso de Juanita, observam-se evidências de sua fragilidade quando ela interpreta a consulta do terapeuta ao relógio como indício de que ele não gostou dela e quer se livrar de sua companhia.

Tendências suicidas fazem parte tanto de depressão quanto de TPB. De modo geral, comportamento parassuicida agudo ou crônico é típico de transtornos da personalidade graves. Ademais, tendências suicidas podem se desenvolver repentinamente durante crises entre uma gama de pacientes, mas é particularmente prevalente em pessoas – como Juanita – com uma noção frágil do mundo e de si mesmas.

Diagnóstico

- Transtorno da personalidade *borderline*.

Leituras recomendadas

Kernberg OF, Yeomans FE: Borderline personality disorder, bipolar disorder, depression, attention deficit/hyperactivity disorder, and narcissistic personality disorder: practical differential diagnosis. Bull Menninger Clin 77(1):1–22, 2013.

Skodol AW, Oldham JM (eds): The American Psychiatric Association Publishing Textbook of Personality Disorders, 3rd Edition. Washington, DC, American Psychiatric Association Publishing, 2021.

Yeomans FE, Clarkin JF, Kernberg OF: Transference-Focused Psychotherapy for Borderline Personality Disorder: A Clinical Guide. Arlington, VA, American Psychiatric Association Publishing, 2015.

Transtornos da personalidade

CASO 18.6

Ideação suicida dolorosa

ELIZABETH L. AUCHINCLOSS, M.D.

Karmen Fuentes era uma mulher hispânica de 50 anos, casada, que se apresentou no PS psiquiátrico devido à insistência de seu psiquiatra ambulatorial depois que ela lhe contou sobre o plano de tomar uma *overdose* de Advil.

No PS, Karmen explicou que suas costas estavam a "matando" desde que havia caído, vários dias antes, na mercearia da família, onde ela trabalhava há anos. Essa queda a deixou abatida e deprimida, embora tenha negado outros sintomas depressivos além do humor ruim. Ela falou detalhadamente sobre o acidente e como isso a lembrou de outra queda que havia sofrido alguns anos antes. Naquela época, havia consultado um neurocirurgião que lhe disse para descansar e tomar medicamentos anti-inflamatórios não esteroides. Ela descreveu sentir-se "abandonada e desprezada" por ele. A dor diminuiu sua capacidade de se exercitar, e ela ficou chateada por ter ganhado peso. Enquanto relatava os eventos relativos à queda, Karmen começou a chorar.

Quando questionada sobre seus comentários suicidas, ela relatou que "não era nada demais" e que eram "só uma ameaça" dirigida ao marido para ele "aprender uma lição" porque não sentia "pena" dela e não lhe deu apoio desde a queda. Ela insistiu que seus comentários sobre *overdose* não tinham outro significado. Quando o entrevistador manifestou preocupação com a possibilidade de que ela se mataria, ela exclamou com um sorriso: "Oh, puxa, não tinha me dado conta de que isso é levado tão a sério. Acho que não devo mais fazer isso". Então deu de ombros e riu. Continuou a falar como era "legal e gentil" que tantos médicos e assistentes sociais quisessem ouvir sua história, chamando muitos deles pelo primeiro nome. Ela também flertou ligeiramente com o entrevistador residente, o qual havia comentado que ela era a "mulher mais bem-vestida no PS".

De acordo com o psiquiatra ambulatorial, que a tratou por três anos, ela nunca havia manifestado ideação suicida até aquela semana, e ele não conseguiria falar com ela antes de sair de férias no dia seguinte. O marido de Karmen relatou que ela falava sobre suicídio "como as outras pessoas reclamam do tempo. Ela só quer me deixar preocupado, mas comigo isso não funciona mais". Ele afirmou que nunca teria sugerido que ela fosse ao PS e achou que o psiquiatra tinha reagido de forma exagerada.

A paciente inicialmente buscou psicoterapia ambulatorial aos 47 anos porque estava se sentindo deprimida e não tinha apoio do marido. Durante três anos de tratamento ambulatorial, ela recebeu prescrições adequadas de sertralina, escitalopram, fluoxetina e paroxetina. Nenhum medicamento parecia ajudar.

Karmen descreveu ser "precoce". Tornou-se sexualmente ativa com homens mais velhos quando estava no ensino médio. Afirmou que namorar era a coisa mais divertida que já havia feito e que sentia falta de ver homens "fazendo qualquer negócio" para dormir com ela. Ela vivia com o marido de 73 anos. Seu filho, de 25 anos, morava perto com a esposa e o filho pequeno. Descreveu o marido como um músico "muito famoso" e afirmou que ele nunca a havia ajudado nos afazeres domésticos ou na criação do filho e que não valorizava seu esforço para cuidar do filho e do neto.

Discussão

A paciente se apresentou no PS com depressão e ameaças suicidas, mas nenhum desses sintomas era tão proeminente quanto seu padrão contínuo de emotividade excessiva e busca por atenção. Seu comportamento com a equipe do PS e talvez a própria queda parecem servir ao propósito de obter atenção e cuidados, e tanto ela quanto seu marido descrevem suas ameaças crônicas de cometer suicídio como tentativas de punir e provocar preocupação. Por exemplo, a visita ao PS foi precipitada pela primeira vez que Karmen fez uma ameaça de cometer suicídio durante o tratamento, precisamente quando seu médico estava prestes a sair de férias, o que sugere que ela pode ter se sentido deixada de lado e abandonada.

As emoções de Karmen mudam do choro para a alegria de forma rápida, mas ela consistentemente descarta a ameaça real de suicídio. Em vez disso, se concentra em sua queda dramática e em sua percepção de que nem o marido, nem o neurocirurgião parecem estar interessados em seu sofrimento. Durante todo o tempo em que esteve no PS, foi sedutora com o entrevistador e extraordinariamente simpática com a equipe, chamando vários integrantes pelo primeiro nome. Mesmo em um PS movimentado, cheio de pessoas doentes, machucadas e supostamente mal-arrumadas, Karmen mantém sua preocupação com a aparência física. Ela dá a entender que seu jeito de vestir, seus cuidados com a aparência e seu peso têm importância fundamental para seu sentimento de autoestima e que ela continua a prestar bastante atenção à sua conservação.

Essas observações sugerem que suas ameaças suicidas não fazem parte de um transtorno afetivo maior. Em vez disso, ela apresenta pelo menos seis dos oito critérios sintomáticos para um diagnóstico do DSM-5 de transtorno da personalidade histriônica (TPH): incômodo quando não é o centro das atenções; comportamento sedutor; emotividade intensa, porém alternante e superficial; uso da aparência física para chamar atenção; autodramatização e teatralidade; e uma tendência a considerar relacionamentos como mais íntimos do que realmente são. Embora Karmen não demonstre evidências claras de outros critérios para TPH, como discurso impressionista e sugestionabilidade, elas podem simplesmente não ter sido incluídas no relato de caso.

Como os pacientes com TPH frequentemente têm transtornos de sintomas somáticos, deve-se prestar muita atenção ao avaliar o paciente para esses transtornos. Karmen tem obsessões episódicas com desconforto físico, e uma avaliação mais aprofundada pode demonstrar um padrão mais global e comprometedor de queixas ou preocupações de natureza física. Pacientes com TPH também têm índices elevados de TDM. Na verdade, Karmen exibe vários sinais de humor deprimido. Além disso, ela foi encaminhada ao PS devido a ameaças suicidas. Embora ela e o marido menosprezem a gravidade dessas ameaças, o TPH realmente parece estar associado a um risco elevado de tentativas de suicídio. Muitas dessas tentativas ficam abaixo do nível letal, mas vários "gestos" suicidas podem levar a um dano grave e mesmo à morte semiacidental. Um trabalho clínico com Karmen vai envolver um equilíbrio entre a identificação de que sua ideação suicida serve ao propósito de chamar atenção, com a consciência de que ela também pode levar à autolesão.

Como em todas as avaliações psiquiátricas, o clínico deve considerar se as questões da personalidade são problemáticas antes de estabelecer um diagnóstico. As normas para expressão emocional, comportamento interpessoal e estilo de vestir variam significativamente entre culturas, gêneros e faixas etárias, de modo que é importante não "patologizar" gratuitamente variações que não são acompanhadas por disfunção e sofrimento. Como exemplo de um preconceito potencial, as mulheres são diagnosticadas com maior frequência com TPH do que homens, apesar de estudos populacionais indicarem que o transtorno é igualmente comum entre homens e mulheres.

O TPH frequentemente é comórbido com outros transtornos da personalidade. Embora Karmen tenha traços que são comuns a outros transtornos da personalidade, ela não parece ter um segundo diagnóstico. Por exemplo, suas ameaças suicidas e sua apresentação dramática podem levar o examinador a considerar transtorno da personalidade *borderline*. Karmen, no entanto, não exibe instabilidade acentuada em relacionamentos interpessoais, autodestrutividade extrema, dificuldade de controlar a raiva em relacionamentos interpessoais e sentimentos crônicos de vazio que são comuns nesse transtorno. Embora a paciente se queixe de não receber os cuidados de que gostaria, ela não manifesta o temor de separação e o tipo de comportamento submisso e apegado típicos do transtorno da personalidade dependente. De modo semelhante, embora ela pareça ter uma necessidade excessiva de admiração, não demonstrou a falta de empatia, característica essencial do transtorno da personalidade narcisista. Por fim, apesar de ela demonstrar um pouco de comportamento manipulativo, como fazem as pessoas com transtorno da personalidade antissocial, sua manipulação é motivada pelo desejo de atenção em vez de algum tipo de proveito.

Diagnóstico

- Transtorno da personalidade histriônica.

Leituras recomendadas

Gabbard GO: Hysterical and histrionic personality disorders, in Psychodynamic Psychiatry in Clinical Practice, 5th Edition. Arlington, VA, American Psychiatric Association Publishing, 2014, pp 545–576.

MacKinnon RA, Michels R, Buckley PJ: The histrionic patient, in The Psychiatric Interview in Clinical Practice, 3rd Edition. Arlington, VA, American Psychiatric Association Publishing, 2016, pp 133–172.

Roberts LW (ed): The American Psychiatric Publishing Textbook of Psychiatry, 7th Edition. Arlington, VA, American Psychiatric Association Publishing, 2019.

CASO 18.7

Insatisfação

ROBERT MICHELS, M.D.

Larry Goranov, um homem de 57 anos, solicitou uma revisão especializada do cuidado psiquiátrico que tinha recebido nos últimos sete anos em uma clínica psiquiátrica ligada a uma faculdade de medicina. Larry indicou ao diretor da clínica psiquiátrica que estava deprimido há muitos anos, mas a psicoterapia semanal e os múltiplos medicamentos psiquiátricos diferentes não faziam diferença.

Ele relatava se sentir triste, cansado e frustrado "há décadas" e raramente tentava fazer algo. Havia perdido o emprego três anos antes e rompido com uma namorada pouco depois – e duvidava que fosse trabalhar ou namorar novamente. Ele tinha vergonha de ainda morar com a mãe, uma senhora na faixa dos 80 anos. Negou intenção suicida imediata ou planos de se matar, mas afirmou que, se não melhorasse até a morte da mãe, não via motivos para continuar vivendo. Negou perturbações no sono, no apetite ou na concentração.

Os registros clínicos indicaram que Larry teve adesão a tentativas adequadas com fluoxetina, escitalopram, sertralina, duloxetina, venlafaxina e bupropiona, bem como potencialização com quetiapina, aripiprazol, lítio e levotiroxina. Ele apresentou alguma melhora no humor quando tomava escitalopram, mas não houve remissão dos sintomas. Também recebeu um plano de terapia cognitivo-comportamental no início do tratamento; demonstrou desinteresse pelo terapeuta e pelo tratamento, não realizava as tarefas em casa e parecia não fazer nenhum esforço para usar a terapia entre as sessões.

Larry manifestou decepção quanto à ausência de melhora, à natureza de seu tratamento e à sua terapia específica. Achava que era "humilhante" ser forçado a consultas com estagiários, que mudavam uma ou duas vezes por ano. Com frequência, achava que os residentes de psiquiatria não eram instruídos, cultos ou sofisticados e que sabiam menos sobre psicoterapia do que ele próprio. Ele preferia muito mais consultar terapeutas mulheres "porque pelo menos elas são bonitas, e os homens são muito competitivos e invejosos".

Dos 25 aos 40 anos, Larry havia trabalhado como corretor de seguros. Ele explicou: "É ridículo. Eu era o melhor corretor que eles já haviam visto, mas ainda assim não consigo emprego. Acho que o problema é que essa é uma profissão com egos inflados, e eu ponho o dedo na ferida". Depois de ser "banido" por agências de seguros, Larry não trabalhou durante cinco anos, até ser contratado por uma revenda de automóveis. Afirmou que, embora vender carros estivesse abaixo de suas capacidades, era bem-sucedido, e "em seguida já estava comandando a revenda". Desistiu depois de alguns meses, após discutir com o proprietário. Apesar do incentivo de vários terapeutas, Larry não buscou empregos, nem fez cursos de reciclagem profissional ou trabalho voluntário; encarava essas opções como decididamente indignas.

Larry havia "desistido das mulheres". Teve muitas companheiras quando era mais jovem, mas, de modo geral, achava que elas não lhe davam o apreço que merecia e "só ficavam com ele por interesse". As anotações da clínica de psicoterapia indicaram que ele reagia a demonstrações de interesse com desconfiança. Essa tendência foi comprovada por duas mulheres que tentaram travar amizade e por terapeutas que manifestaram interesse em seu atendimento. Larry descreveu a si mesmo como alguém com muito amor para dar, mas afirmou que o mundo estava cheio de pessoas manipuladoras. Disse que tinha uns poucos amigos, mas sua mãe era a única pessoa com quem realmente se importava. Seus pais tinham imigrado da Europa Oriental quando ele era criança. Ele não tinha irmãos, e seu pai tinha morrido quando o paciente tinha 41 anos. Ele havia encontrado alguns parentes ao longo dos anos, "mas eles não falavam inglês, então não dei muita atenção". Ele gostava de bons restaurantes e "hotéis cinco estrelas", mas acrescentou que seu orçamento não permitia mais frequentá-los. Exercitava-se diariamente e preocupava-se em manter seu corpo. Passava a maior parte do tempo em casa, assistindo à televisão ou lendo romances e biografias.

Durante o exame, o paciente tinha a aparência bem-cuidada, o cabelo penteado para trás, e suas roupas pareciam ser da coleção de um estilista de *hip-hop* em voga entre homens na faixa dos 20 anos. Era coerente, objetivo e cooperativo. Disse estar triste e zangado. Seu afeto era contido e desinteressado. Negou intenção de se matar, mas sentia-se desesperançado e pensava com frequência na morte. Sua cognição estava preservada.

Discussão

Quando um paciente se apresenta a um psiquiatra, os sintomas costumam ser os aspectos da psicopatologia que são mais fáceis de se reconhecer e diagnosticar. Ansiedade, depressão, obsessões e fobias são vistas de modo semelhante pelo paciente e pelo médico e são as características centrais que definem vários transtornos. Já os pacientes com transtornos da personalidade são diferentes; seus problemas em geral causam mais sofrimento aos outros do que ao paciente, e seus sintomas são frequentemente vagos, podendo parecer secundários a suas questões centrais. O que determina o diagnóstico ou define o enfoque do tratamento não é a ansiedade ou a depressão, por exemplo, mas quem o paciente é, a vida que ele escolheu levar e o padrão de seus relacionamentos.

O resultado é que as queixas do paciente podem ser menos reveladoras do que a forma como elas são feitas. A entrevista de consulta com a maioria dos pacientes consiste em coletar informações e fazer observações. A consulta com a maioria dos pacientes que têm transtornos da personalidade exige que se estabeleça um relacionamento e, então, a vivência e a compreensão desse relacionamento por parte do médico. Reações de contratransferência podem ser ferramentas diagnósticas importantes, e a forma pela qual o paciente se relaciona com o clínico reflete o molde que estrutura a forma pela qual o paciente se relaciona com os outros. Por exemplo, a queixa principal de Larry é seu humor triste. Embora possa apresentar um transtorno depressivo, ele parece não ter a maioria dos critérios pertinentes do DSM-5 para qualquer dos transtornos depressivos. Em vez disso, seu humor deprimido parece ser uma reação a uma decepção crônica. Apesar de ver a si mesmo como talentoso e atraente, ele está desempregado, é subestimado e solitário. Uma desmoralização vazia costuma acompanhar os transtornos da personalidade e, como ocorre com Larry, com frequência não responde à farmacoterapia.

O paciente parece estar muito preocupado em manter sua aparência, o que não é típico de pessoas com depressão grave. Seus cuidados, roupas e modos refletem sua convicção subjacente de que é especial e merece a valorização que até agora não conseguiu receber.

Essa história de Larry reflete um transtorno da personalidade narcisista de leve a moderado. As características clássicas incluem grandiosidade, convicção de que merece tratamento especial, alienação dos outros, redução impressionante da capacidade de demonstrar empatia e atitude de desdém arrogante. O afeto deprimido está claramente presente, mas é secundário à psicopatologia fundamental da personalidade.

Esses pacientes são difíceis de tratar. Eles veem seus problemas como uma incapacidade do mundo em reconhecer seu verdadeiro valor e muitas vezes se retraem na tristeza. Uma aliança terapêutica exige que se faça contato com os pacientes ao redor de sua dor, solidão e isolamento, desenvolvendo uma conexão de trabalho e funcionamento. No entanto, Larry acredita que seu terapeuta não ofereceu a si o que sente que deveria receber. Este é um problema familiar para Larry. Ele está insatisfeito com seus amigos, seus empregadores e suas companheiras. Assim como seus terapeutas, essas pessoas não foram boas o suficiente, não conseguiram reconhecer seu valor e o desapontaram.

Diagnóstico

- Transtorno da personalidade narcisista.

Leituras recomendadas

Ackerman RA, Donnellan MB, Wright AGC: Current conceptualizations of narcissism. Curr Opin Psychiatry 32(1):32–37, 2019.

Akhtar S: The shy narcissist, in Changing Ideas in a Changing World: The Revolution in Psychoanalysis. Essays in Honour of Arnold Cooper. Edited by Sandler J, Michels R, Fonagy P. London, Karnac, 2000, pp 111–119.

Cooper AM: Narcissism and masochism. The narcissistic-masochistic character. Psychiatr Clin North Am 12(3):541–542, 1989.

Ronningstam E: Introduction to the Special Issue on Narcissistic Personality Disorder. J Pers Disord 34 (suppl):1–5, 2020.

Transtornos da personalidade

CASO 18.8

Timidez

J. CHRISTOPHER PERRY, M.P.H., M.D.

Mathilda Herbert era uma mulher de 23 anos, encaminhada a uma consulta psiquiátrica para ajudá-la a "deixar de ser um bicho do mato". Ela havia recentemente se mudado para uma nova cidade a fim de ter aulas para se tornar técnica de laboratório industrial e estava dividindo um apartamento com uma prima mais velha, que era psicoterapeuta e achava que Mathilda devia "sair mais e aproveitar a juventude".

Embora já tivesse tomado remédios para ansiedade, Mathilda afirmou que seu problema real era "timidez". A vida na escola foi difícil porque todos a "criticavam" constantemente. Temia ser chamada em aula porque sabia que "diria alguma coisa tola", ficaria vermelha e todos zombariam dela. Evitava falar em voz alta ou ao telefone, pois se preocupava como ela soaria. Falar em público a apavorava.

Ela também era reservada com amigos. Disse que sempre tentou agradar as pessoas e preferia esconder seus sentimentos com uma atitude animada, dócil e atenciosa. Tinha poucos amigos, os quais descreveu como "afetuosos e para a vida inteira". Sentia-se sozinha depois da mudança recente e ainda não havia conhecido ninguém da escola ou da comunidade local.

Ela disse ter rompido com seu primeiro namorado dois anos antes. Ele era inicialmente "bom e paciente", e, por meio, dele, ela teve uma vida social por tabela. Contudo, logo depois de passarem a morar juntos, ele se revelou um "alcoolista raivoso". Desde então, não namorara mais.

Mathilda cresceu em uma área metropolitana com seus pais e três irmãos mais velhos. Seu irmão era "hiperativo e antissocial" e atraía a atenção de todos, enquanto suas irmãs eram "supercompetitivas e perfeitas". A mãe era ansiosamente submissa, "como eu". O pai era um gerente de investimentos muito bem-sucedido que com frequência frisava como os seus filhos não cumpriam suas expectativas. Ele sabia dar apoio, mas normalmente desprezava a incerteza emocional e valorizava um "otimismo rigoroso". Gozações e competições "saturavam" o ambiente familiar, e "não ajudou em nada quando tive de frequentar a mesma escola para meninas onde minhas irmãs eram 'as maiorais' e todo mundo era rico e traiçoeiro". Mathilda desenvolveu uma sensibilidade aguçada para críticas e insucesso.

Seus pais se divorciaram quando estava no último ano do ensino médio, e o pai casou-se com outra mulher logo em seguida. Embora planejasse frequentar a mesma universidade conceituada que as duas irmãs, Mathilda preferiu estudar em uma faculdade comunitária local no último minuto. Explicou que era bom estar fora de toda aquela competição e que sua mãe precisava de seu apoio.

Os pontos fortes de Mathilda incluíam um trabalho excelente em química, especialmente depois que um dos professores universitários mais antigos demonstrou um interesse especial nela. As viagens para acampar em família a tornaram especialista em habilidades de sobrevivência e ela descobriu que gostava de ficar na floresta, exercitando sua independência. Também gostava de cuidar de crianças e fazia trabalho voluntário em abrigos para animais, porque crianças e animais "valorizam tudo o que você faz e não são cruéis".

Durante a avaliação, Mathilda era uma jovem bem-vestida de baixa estatura, atenciosa, coerente e objetiva. Sorria bastante, especialmente quando falava sobre coisas que deixariam a maioria das pessoas zangada. Quando o psiquiatra fez um comentário experimental, estabelecendo uma conexão entre a ansiedade atual de Mathilda e experiências com seu pai, a paciente não disse nada, mas ficou visivelmente incomodada. Depois de várias ocasiões semelhantes, o psiquiatra ficou preocupado que comentários interpretativos poderiam ser considerados críticas e teve que monitorar a tendência de Mathilda a evitar assuntos delicados. Abordar explicitamente essas preocupações fez tanto a paciente quanto o psiquiatra relaxarem e continuarem a conversa de forma mais produtiva.

Discussão

A timidez da paciente se prolonga a uma esquiva social persistente que reduz sua capacidade de aproveitar a vida. Seu rendimento acadêmico está abaixo de sua capacidade, e ela parece ter escolhido a faculdade (uma faculdade comunitária local) e a carreira (técnica de laboratório) em grande parte para reduzir algum risco percebido e evitar ansiedade. Sente-se solitária, mas não consegue estabelecer conexões com amigos. Suas tentativas de namoro são frustradas. Ela parece ter dois diagnósticos psiquiátricos que são comórbidos com tanta frequência que podem representar conceitualizações diferentes de condições semelhantes: o transtorno da personalidade evitativa e o transtorno de ansiedade social.

O transtorno da personalidade evitativa reflete um padrão persistente de inibição social, sentimentos de inadequação e hipersensibilidade à avaliação negativa. Ele também requer quatro ou mais entre sete critérios, os quais Mathilda preenche com facilidade. Ela evita atividades ocupacionais que envolvam contato interpessoal significativo. Durante a maior parte de sua vida, relutou falar em voz alta, com medo de atrair críticas ou passar vexame, mesmo no ambiente familiar. Ela evita ser o centro das atenções, duvida de suas capacidades e fica ruborizada facilmente. Também evita novas situações. Não tem interesse em se envolver com pessoas a menos que tenha certeza de que gostarão dela. Essas características tiveram um efeito debilitante sobre todos os aspectos de sua vida.

Como a maioria das pessoas com transtorno da personalidade evitativa, Mathilda também se enquadraria no transtorno de ansiedade social do DSM-5-TR. Ela demonstra medo do escrutínio social e de sofrer avaliações negativas. Situações sociais são suportadas com muita dificuldade, e sua ansiedade está quase sempre presente. Ela parece tímida, seleciona trabalhos nos quais a interação social é limitada e prefere conviver com membros da família.

Mathilda descreve apresentar esses sintomas desde muito cedo. Embora a timidez seja relatada com frequência em indivíduos com transtorno da personalidade evitativa e transtorno de ansiedade social, a maioria das crianças tímidas não evolui para um quadro que apresente o tipo de questões prevalentes em pessoas com esses transtornos: redução do rendimento escolar, de chances de emprego, de produtividade, do nível socioeconômico, da qualidade de vida e do bem-estar geral.

Durante a entrevista, o psiquiatra percebeu o sofrimento de Mathilda e sentiu uma restrição atípica nos assuntos que podia abordar. Em outras palavras, ele ficou ciente de uma reação de contratransferência na qual ficou com medo de ferir os sentimentos da paciente. Depois de compartilhar seus próprios receios de que ela se sentiria criticada por seus comentários, tanto o psiquiatra quanto a paciente conseguiram investigar a história e aprofundar a aliança terapêutica com maior facilidade. Uma aliança forte ajuda a mitigar o sofrimento e a vergonha e aumenta a probabilidade de uma investigação mais minuciosa para comorbidades frequentes e para uma transição mais suave ao tratamento.

Diagnóstico

- Transtorno da personalidade evitativa.
- Transtorno de ansiedade social.

Leituras recomendadas

Di Giuseppe M, Perry JC, Conversano C, et al: Defense mechanisms, gender, and adaptiveness in emerging personality disorders in adolescent outpatients. J Nerv Ment Dis 208(12):933–941, 2020.
Perry JC: Cluster C personality disorders: avoidant, obsessive-compulsive, and dependent, in Gabbard's Treatments of Psychiatric Disorders, 5th Edition. Edited by Gabbard GO. Arlington, VA, American Psychiatric Association Publishing, 2014, pp 1087–1116.
Sanislow CA, Bartolini EE, Zoloth EC: Avoidant personality disorder, in Encyclopedia of Human Behavior, 2nd Edition. Edited by Ramachandran VS. San Diego, CA, Academic Press, 2012, pp 257–266.

CASO 18.9
Falta de autoconfiança

RAYMOND RAAD, M.D., M.P.H.
PAUL S. APPELBAUM, M.D.

Nate Irvin era um homem branco e solteiro, de 31 anos, que buscou atendimento psiquiátrico ambulatorial devido à "falta de autoconfiança". Ele relatou dificuldades antigas em ter uma postura afirmativa e estava especificamente angustiado por estar "empacado" há dois anos em seu emprego atual "sem perspectivas" como assistente administrativo. Desejava que alguém lhe dissesse que rumo seguir, para não ter de encarar o "fardo" de tomar uma decisão. No trabalho, achava fácil seguir as ordens do chefe, mas tinha dificuldades para tomar decisões independentes, por menos importantes que fossem. A situação era "deprimente", afirmou, mas não era novidade.

Nate também relatou insatisfação em seus relacionamentos com mulheres. Descreveu uma série de relacionamentos que duraram vários meses ao longo dos dez anos anteriores, que terminaram apesar de "fazer tudo o que estava a meu alcance" e "nunca ficar bravo, nem xingar". Seu relacionamento mais recente havia sido com uma cantora de ópera. Ele relatou ter ido a várias óperas e até ter tido aulas de canto para impressioná-la, apesar de nem gostar tanto assim de música, e não ficaram claros para ele os motivos do término. Afirmou que seu humor e sua autoconfiança estavam ligados a seus namoros; ficar solteiro o deixava desesperado, mas o desespero dificultava ainda mais conseguir uma namorada. Disse que se sentia preso nesse ciclo. Desde o último rompimento, havia ficado bastante triste, com choros frequentes, e foi essa depressão que o levou a buscar tratamento. Ele negou todos os outros sintomas de depressão, incluindo problemas com sono, apetite, energia, ideação suicida e capacidade de ter prazer em atividades.

Nate inicialmente negou tomar medicamentos, mas por fim revelou que, um ano antes, seu clínico geral receitou 0,5 mg de alprazolam por dia para "ansiedade". Sua dose aumentou e, no momento da avaliação, o paciente estava tomando 5 mg por dia e obtinha receitas de três médicos diferentes. A redução da dose gerava ansiedade e tremores. Ele negou história psiquiátrica familiar ou pessoal anterior, incluindo consultas psiquiátricas ambulatoriais.

Depois de ouvir a história de Nate, a psiquiatra ficou preocupada com o uso crescente de alprazolam e com suas dificuldades crônicas em ser independente. Ela achou que o diagnóstico mais preciso fosse transtorno por uso de benzodiazepínico comórbido com um transtorno da personalidade. Contudo, estava preocupada com os efeitos negativos não intencionais que esses diagnósticos poderiam ter sobre o paciente, incluindo seu emprego e seu plano de saúde, bem como a forma como ele lidaria com outros clínicos no futuro. No registro médico eletrônico, digitou um diagnóstico de "transtorno de adaptação com humor deprimido". Duas semanas mais tarde, o plano de saúde de Nate perguntou sobre seu diagnóstico, e ela forneceu a mesma informação.

Discussão

O paciente tem uma necessidade excessiva de que alguém cuide e tome decisões por ele. Ele apresenta dificuldade em tomar decisões de forma independente e deseja que outros o façam por ele. Carece de confiança para dar início a projetos ou fazer coisas de forma autônoma, geralmente se sente incomodado por ficar sozinho e evita conflitos de opinião, mesmo sobre questões corriqueiras. Faz de tudo para buscar e manter relacionamentos e obter apoio e incentivo de outros.

Nate, portanto, preenche pelo menos seis dos oito critérios do DSM-5 (apenas cinco são necessários) para transtorno da personalidade dependente. Para preencher os critérios desse diagnóstico, esses padrões também precisam se encaixar nos critérios gerais de um transtorno da personalidade (i.e., os sintomas precisam ser diferentes das expectativas culturais e constantes, inflexíveis, globais e associados a sofrimento e/ou prejuízo do funcionamento). Os sintomas de Nate satisfazem esse padrão. Além disso, eles são persistentes, debilitantes e estão fora das expectativas normais para um homem adulto saudável na sua faixa etária.

Muitos diagnósticos psiquiátricos podem intensificar traços de personalidade dependente ou ser comórbidos com o transtorno da personalidade dependente. No caso desse paciente, é importante levar em consideração um transtorno do humor, porque ele se apresenta com "depressão" que se agravou recentemente. Alguns pacientes com transtornos do humor podem apresentar sintomas que se assemelham a transtornos da personalidade, de forma que se esse paciente estiver no meio de um episódio depressivo maior, seus sintomas de dependência podem estar confinados a esse episódio. Contudo, Nate nega outros sintomas de depressão e não preenche os critérios para nenhum dos transtornos depressivos.

Vale destacar que o paciente usa alprazolam. Ele vem tomando o medicamento em quantidades crescentes ao longo de um período maior do que o pretendido. Para obter um estoque adequado, ele consegue receitas de três médicos diferentes. Desenvolveu tolerância (resultando em aumento da dosagem) e abstinência (conforme demonstrado por ansiedade e tremores). Supondo que uma investigação mais aprofundada confirmaria prejuízo ou sofrimento clinicamente significativos, Nate preenche os critérios para transtorno por uso de benzodiazepínicos. Devido à sua história de uso e à sua tendência a não ser totalmente sincero, será muito importante investigar, com tato, a possibilidade de que ele esteja usando outras substâncias, incluindo álcool, tabaco, drogas ilícitas e fármacos prescritos, como opioides.

A psiquiatra, nesse caso, se depara com um conflito frequente na prática clínica. A documentação dos diagnósticos do paciente em prontuários médicos – e sua divulgação para terceiros – às vezes pode acabar tendo efeitos sobre a cobertura do plano de saúde do paciente ou sobre sua situação de deficiência e pode levar a estigma, tanto dentro como fora do sistema de saúde. Devido a essa realidade, os psiquiatras podem se sentir tentados a registrar apenas o menos grave de vários diagnósticos ou, às vezes, registrar transtornos imprecisos, mas supostamente menos perniciosos. Neste caso, a psiquiatra fez ambos. Embora o paciente tenha humor deprimido, ele não preenche os critérios para o transtorno de adaptação registrado pela psiquiatra. Contudo, ele realmente parece preencher os critérios tanto para transtorno da personalidade dependente como para transtorno por uso de benzodiazepínicos, mas nenhum desses diagnósticos mais graves (e que potencialmente causam maior estigma) foi incluído no prontuário ou informado à companhia de plano de saúde.

Quando os diagnósticos são registrados com imprecisão em prontuários médicos com o propósito de proteger pacientes, o efeito pode acabar sendo o oposto. Os clínicos posteriores que analisarão os registros podem não dispor de informações críticas quanto à apresentação do paciente e ao seu tratamento. Por exemplo, se Nate precisasse com urgência de uma receita de benzodiazepínicos, um psiquiatra de plantão poderia não ter como saber, a partir de seu prontuário, sobre seu padrão de abuso da substância ou de sua dependência fisiológica. Como um médico que "não quer causar problemas", a psiquiatra de Nate tentou protegê-lo de estigma, mas, em vez disso, o expôs a risco médico.

O médico tem outras responsabilidades além do paciente. Quando o médico e o paciente concordam em aceitar pagamento de uma companhia de plano de saúde, o médico pode ser obrigado a fornecer à empresa e às agências governamentais uma quantidade razoável de informações clínicas genuínas. A falta de transparência equivale à fraude e pode ser levada a juízo. Além disso, embora pertencer à profissão médica ofereça vários privilégios, também envolve responsabilidades. O logro no diagnóstico pode parecer um esforço inócuo para proteger o paciente, mas a desonestidade afeta de forma negativa a reputação de toda uma categoria de profissionais, reputação que é fundamental para a capacidade de oferecer tratamento a pacientes futuros.

Diagnóstico

- Transtorno da personalidade dependente.
- Transtorno por uso de benzodiazepínicos.

Leituras recomendadas

Appelbaum PS: Privacy in psychiatric treatment: threats and responses. Am J Psychiatry 159(11):1809–1818, 2002.

Beauchamp TL: The philosophical dimension, in Psychiatric Ethics, 5th Edition. Edited by Bloch S, Green SA. Oxford, UK, Oxford University Press, 2021, pp 41–76.

Disney KL: Dependent personality disorder: a critical review. Clinical Psychology Review 33(8):1184–1196, 2013.

CASO 18.10
Controle do relacionamento

MICHAEL F. WALTON, M.D.

Ogden Judd, um advogado de 24 anos, e seu namorado, Peter Kleinman, um *designer* gráfico autônomo de 22 anos, se apresentaram para terapia de casais a fim de lidarem com o conflito crescente envolvendo a questão de morarem juntos. Peter descreveu uma busca por apartamento que durou vários meses e que considerou "angustiante" devido ao rígido horário de trabalho de Ogden e à sua lista "interminável" de requisitos para o apartamento. Eles não conseguiam tomar uma decisão e, por fim, resolveram simplesmente compartilhar o apartamento de Ogden. Na conclusão de Peter, "Ogden venceu".

Ogden se recusou a contratar uma empresa de mudanças para levar os pertences do namorado e insistiu em embalá-los pessoalmente e documentá-los em um inventário. O que deveria ter durado dois dias levou uma semana. Assim que os objetos foram transportados para o apartamento, Peter começou a reclamar das "regras malucas" de Ogden sobre onde os objetos poderiam ser colocados na prateleira, para qual direção os cabides do armário deveriam ficar voltados, e se suas roupas podiam se misturar. Além disso, Peter queixou-se de que mal havia espaço para seus pertences porque Ogden nunca jogava nada fora. "Tenho pavor de perder alguma coisa importante", acrescentou Ogden.

Nas semanas seguintes, houve brigas todas as noites à medida que esvaziavam as caixas e guardavam os pertences. Para piorar a situação, Ogden, com frequência, voltava para casa depois das 21 ou 22h, porque seguia uma regra pessoal de sempre "zerar" sua lista de tarefas no final do dia. Peter frequentemente acordava cedo de manhã e encontrava Ogden organizando prateleiras ou armários, ou ainda limpando o chão. Durante todo o processo, Ogden parecia se esforçar para fazer tudo enquanto se divertia cada vez menos e obtinha menos resultados. Peter via-se cada vez mais distante de seu namorado quanto mais viviam juntos.

Ogden negou sintomas de depressão e de ansiedade flutuante. Afirmou que nunca havia experimentado cigarros ou álcool e acrescentou: "Não gostaria de sentir que perdi o controle". Negou história familiar de doença mental. Foi criado em um ambiente familiar com ambos os pais e havia sido um aluno de ensino médio e estudante universitário acima da média. Ele era filho único e dividiu um quarto pela primeira vez quando entrou na faculdade. Descreveu a experiência como difícil, devido a "estilos conflitantes – ele era bagunceiro e eu sabia que as coisas devem se manter organizadas". Ele tinha se mudado na metade do ano para um apartamento de um dormitório e nunca havia morado com ninguém até a chegada de Peter. Ogden era admirado pelo chefe, sendo reconhecido como "empregado do mês" por três vezes em dois anos. A opinião de colegas e subordinados não era tão entusiástica, indicando que ele era um microgerente em projetos compartilhados e costumava criticar os esforços dos colegas. Além disso, parecia que ele tinha uma reputação de chato desde um evento de *happy hour* em que repetidamente questionou as respostas fornecidas pelos colegas.

Durante o exame, a aparência de Ogden era a de um homem magro com óculos e gel no cabelo, sentado no sofá, ao lado do namorado. Estava vestido de forma meticulosa. Esteve cooperativo durante a entrevista e sentou-se em silêncio enquanto o namorado falava, interrompendo-o apenas em algumas ocasiões para contestá-lo. Seu discurso tinha velocidade e tom normais. O afeto era irritável. Não havia evidências de depressão. Negou fobias específicas e achava que nunca havia vivenciado um ataque de pânico. No final da consulta, Ogden comentou: "Sei que sou uma pessoa difícil, mas realmente quero que nosso relacionamento dê certo".

Discussão

Um tratamento para casais provavelmente seria orientado para o relacionamento em vez de para um dos dois homens, mas o relato de caso claramente se concentra na contribuição de Ogden para as dificuldades no relacionamento. Ele é visto como uma pessoa "viciada em trabalho", controladora, inflexível e motivada pela perfeição. Ele se apega a pertences de forma exagerada e acha difícil integrar novos objetos em seu apartamento, passando horas organizando sozinho livros que, de outra forma, poderiam simplesmente ser colocados em uma prateleira. É motivado e não consegue delegar; embora essas qualidades possam ser adaptativas em algumas circunstâncias, elas lhe estão causando sofrimento e disfunção no que se refere à situação com o namorado e com os colegas de trabalho. Ogden parecer preencher os critérios, portanto, para um diagnóstico do DSM-5 de transtorno da personalidade obsessivo-compulsiva (TPOC).

O TPOC e o TOC podem ser comórbidos, mas as duas condições normalmente existem de forma distinta. O fator importante de diferenciação é que, enquanto o TPOC é considerado um padrão mal-adaptativo do comportamento caracterizado por controle excessivo e inflexibilidade, o TOC se caracteriza pela presença de obsessões e compulsões verdadeiras.

Contudo, pode haver sobreposições comportamentais significativas entre o TOC e o TPOC. Por exemplo, comportamentos de acumulação podem ser comuns a ambos os diagnósticos. No TPOC, a causa do transtorno de acumulação é a necessidade de ordem e completude, e Ogden relata que tem "pavor de perder alguma coisa importante". Para compensar o fato de que seu apartamento agora é dividido com o namorado – e está cheio demais –, ele trabalha a noite inteira, implacavelmente, para que suas estantes e armários mantenham o padrão habitual de organização excessiva. No TOC, a causa para a acumulação tende a ser ou a esquiva de rituais compulsivos onerosos ou temores obsessivos e frequentemente irracionais de incompletude, dano e contaminação. Os comportamentos em geral não são desejados, causam sofrimento e provavelmente levam ao acúmulo de entulhos, como unhas cortadas ou comida podre. No transtorno de acumulação, um novo diagnóstico do DSM-5, o enfoque é exclusivamente na dificuldade persistente em descartar ou separar-se de possessões em vez de em uma necessidade de ordem ou em obsessões e compulsões.

A fim de avaliar Ogden para uma possível acumulação, seria útil explorar a extensão de seus acúmulos e se este comportamento acumulador atenua um pensamento específico particularmente perturbador ou intrusivo. Para que seu hábito de fazer listas e o comportamento de rearrumação preencham os critérios para compulsões do TOC, eles devem consumir tempo, ser perturbadores, muito repetitivos e ritualistas, além de serem acompanhados por tensão e dificuldade de relaxar. Embora o DSM-5 incentive um esforço para fazer a distinção entre TPOC, TOC e transtorno de acumulação, esses três transtornos podem ocorrer em conjunto.

Conforme discutido na introdução deste capítulo (ver a Tabela 18-1), o Modelo Alternativo do DSM-5 para Transtornos da Personalidade fornecido na Seção III inclui cinco domínios de traços de transtornos da personalidade: afetividade negativa, desvinculação, antagonismo, desinibição (vs. conscienciosidade) e psicoticismo. Vários desses fatores são pertinentes para um diagnóstico de TPOC. Por exemplo, o estilo interpessoal de Ogden tanto com seu namorado como com seus colegas de trabalho parece ser caracterizado por uma desvinculação rígida e níveis restritos de intimidade. Ele manifesta uma quantidade significativa de afetividade negativa, como se reflete na persistência implacável de se ater a tarefas que perderam sua utilidade. Por fim, a compulsividade de Ogden permeia toda a história, caracterizada por escrupulosidade extrema e perfeccionismo rígido.

Diagnóstico

- Transtorno da personalidade obsessivo-compulsiva.

Leituras recomendadas

Cain NM, Ansell EB, Simpson HB, Pinto A: Interpersonal functioning in obsessive-compulsive personality disorder. J Pers Assess 97(1):90–99, 2015.

Hays P: Determination of the obsessional personality. Am J Psychiatry 129(2):217–219, 1972.

Liggett J, Sellbom M: Examining the DSM-5 alternative model of personality disorders operationalization of obsessive-compulsive personality disorder in a mental health sample. Personal Disord 9(5):397–407, 2018.

Pozza A, Starcevic V, Ferretti F, et al: Obsessive-compulsive personality disorder co-occurring in individuals with obsessive-compulsive disorder: a systematic review and meta-analysis. Harv Rev Psychiatry 29(2):95–107, 2021.

CAPÍTULO 19

Transornos parafílicos

Introdução

JOHN W. BARNHILL, M.D.

Parafilias são definidas como interesses sexuais intensos e persistentes não voltados para as carícias e estimulação genital consentidos, entre adultos fenotipicamente normais. Um *transtorno* parafílico exige a presença de parafilia e a existência de sofrimento, disfunção e/ou tomada de ação a partir desses anseios (conforme descrição detalhada mais adiante nesta introdução). A definição de *parafilia* é ampla a ponto de existirem dezenas, e mesmo centenas, de parafilias e transtornos parafílicos identificados, sendo que todos carregam ambiguidade e controvérsia; mas o DSM-5 identifica especificamente apenas oito: transtornos voyeurista, exibicionista, frotteurista, do masoquismo sexual, do sadismo sexual, pedofílico, fetichista e transvéstico.

As parafilias podem ser divididas entre as que apresentam atividades anômalas (p. ex., masoquismo sexual) e as que apresentam objetos anômalos (p. ex., fetiches). Elas também podem ser divididas entre as que não apresentam vítimas (p. ex., transvestismo) e as que são definidas de tal maneira que, quando realizadas, inevitavelmente incluem uma vítima (p. ex., transtornos pedofílico e do sadismo sexual).

Por exemplo, um indivíduo poderia indicar que tem excitação sexual recorrente e intensa por meio do uso de objetos inanimados (p. ex., sapatos) ou por focalizar uma parte não genital do corpo (p. ex., pés). Se as fantasias, os impulsos ou os comportamentos associados transcendem os seus interesses e comportamentos sexuais "normofílicos", então pode-se dizer que ele tem uma parafilia específica – ou seja, um fetiche. Se, no entanto, o fetiche não for intenso ou persistente, mas é usado como parte eventual de um repertório sexual amplo na busca de estimulação genital, então o indivíduo provavelmente não preenche os critérios para uma parafilia. Caso o fetiche leve o indivíduo a ter uma disfunção (p. ex., dificuldades sexuais clinicamente relevantes com um parceiro) ou sofrimento (p. ex., vergonha clinicamente relevante), então ele – pessoas com fetiches são quase sempre homens – justificaria o estabelecimento de um diagnóstico de transtorno fetichista.

Algumas parafilias incluídas no DSM-5 foram selecionadas porque sua execução inevitavelmente gera vítimas. Dessas, a mais comum é o voyeurismo. O voyeurismo do

DSM-5 não se refere a alguém que casualmente olha com desejo para alguém passando na rua ou que fica sexualmente excitado "espiando" pessoas em uma praia onde roupas são opcionais. O transtorno voyeurísta do DSM-5 envolve pessoas que não ofereceram seu consentimento e, dessa forma, consiste em atividade criminosa. O transtorno é diagnosticado quando os anseios voyeurísticos são executados repetidamente, levando a sofrimento ou prejuízo significativo no funcionamento social, ocupacional ou em outras áreas importantes na vida do indivíduo. Como ocorre com todas as parafilias associadas à atividade criminosa, um transtorno também é diagnosticado mesmo quando o indivíduo nega sofrimento e disfunção, contanto que exista um padrão de comportamento parafílico de relevância criminal. Assim como as outras parafilias com potencial criminoso, o transtorno voyeurísta também pode ser diagnosticado se um indivíduo não age a partir desses desejos, mas seus anseios ou fantasias causam sofrimento ou prejuízo clinicamente significativos no funcionamento social, ocupacional ou em outras áreas importantes da sua vida.

Algumas dessas parafilias estão associadas a crimes hediondos. Do ponto de vista forense, o transtorno pedofílico identifica pessoas – quase sempre homens – que agem motivadas por seu interesse sexual persistente em crianças pré-púberes; no entanto, o diagnóstico não é geralmente destinado a homens que, entre suas várias fantasias sexuais, consideram adolescentes atraentes, mas não violam leis, não se deparam com dificuldades interpessoais e não são perturbados por suas fantasias. O DSM-5 também esclarece que a criança deve ter menos de 13 anos e que o transgressor deve ter, no mínimo, 16 anos e ser cinco anos mais velho do que a vítima. O principal interesse forense está em comportamentos que transcendem a noção típica de sexualidade e se degeneram em sociopatia e predação. Contudo, o DSM-5 permite que o diagnóstico de transtorno pedofílico seja estabelecido em situações nas quais o interesse sexual em crianças pré-púberes não é levado à ação, mas os anseios e as fantasias causam sofrimento acentuado ou dificuldade interpessoal.

De modo semelhante, o diagnóstico de transtorno do sadismo sexual parece identificar duas populações clínicas diferentes. Em ambos os grupos, o indivíduo sente uma excitação sexual intensa e recorrente gerada pelo sofrimento de outra pessoa, conforme manifestado por fantasias, anseios ou comportamentos. O interesse forense principal volta-se para indivíduos que forçam crianças e adultos, sem o consentimento, a experimentarem sofrimento físico e psicológico como parte da busca do transgressor por excitação sexual. Nesses cenários, o transtorno do sadismo sexual se aplica com mais frequência a homens com transtorno da personalidade antissocial comórbido que aguardam julgamento. O diagnóstico de transtorno do sadismo sexual também pode ser usado para descrever pessoas que não agem a partir de seus impulsos sádicos e/ou não envolvem vítimas que não ofereceram consentimento em seus comportamentos, mas vivenciam sofrimento ou prejuízo. O transtorno do sadismo sexual não se aplica à vasta maioria de pessoas cujos comportamento e fantasias sexuais se encontram agrupados sobre a égide BDSM (*bondage*, dominação/disciplina, sadismo/submissão e masoquismo), para as quais o consentimento e o acordo mútuo são fundamentais. Embora a fantasia e o comportamento específico possam incluir controle, dor e/ou humilhação, os indivíduos envolvidos são adultos em comum acordo, e a maioria não parece exibir sofrimento ou prejuízo associados.

Os critérios para um diagnóstico de parafilia diferem um pouco dos outros diagnósticos no DSM-5. Por exemplo, voyeurismo, pedofilia e sadismo sexual podem ser diagnosticados quando o indivíduo nega sofrimento, disfunção, excitação sexual ou mesmo qualquer tipo de envolvimento na atividade, contanto que haja evidências de envolvimento que indiquem uma probabilidade de excitação sexual persistente relacionada à parafilia. Essa definição vale para todas as parafilias com tendência a levar a comportamento criminoso, incluindo frotteurismo (tocar ou esfregar-se em um indivíduo sem seu consentimento) e exibicionismo (expor os genitais a uma pessoa sem seu consentimento). A ideia de que se pode chegar a conclusões com base em evidências externas independentemente de avaliação psiquiátrica (incluindo uma combinação de história do paciente, observação clínica e exame de estado mental) é comum no sistema legal, mas é atípica na maioria das avaliações psiquiátricas. A inclusão de evidências externas também não faz parte da definição para as parafilias que não se caracterizam por envolver o sistema judiciário.

As parafilias inspiram questões interessantes. A primeira é se a nomenclatura psiquiátrica deve ser incluída em comportamentos sexuais que são fortemente influenciados por normas culturais e podem levar a pouco ou nenhum sofrimento ou disfunção no indivíduo. Por exemplo, um diagnóstico que identifica um grupo de pessoas que abusa sexualmente de crianças pré-púberes (pedofilia) pode ser útil tanto para o sistema judiciário quanto para clínicos que criam programas de tratamento. Se extrapolada para incluir um interesse sexual focalizado em adolescentes (conhecido como hebefilia, o qual foi considerado para inclusão, mas por fim não foi discutido no DSM-5), a parafilia se depara com as amplas variações que existem quanto à maturidade humana e o que é legal e culturalmente aceitável em estados, países e épocas diferentes.

A nosologia das parafilias desperta a importante questão de qual, exatamente, é o fator que transforma um comportamento em um transtorno. É sua qualidade de ser atípico? É o sofrimento do indivíduo (p. ex., culpa, se alguém se machuca)? No caso das parafilias com vítima, é o efeito dos atos (p. ex., a pessoa machucada), independentemente das reações ou do propósito do transgressor? É a natureza compulsiva e proposital do comportamento? Historicamente, a área da psiquiatria teve bastante confiança sobre os comportamentos e referenciais que poderiam ser considerados parte do desenvolvimento sexual humano normal. No século XXI, as definições de normalidade sexual são contestadas acaloradamente. As parafilias do DSM não incluem mais, por exemplo, a homossexualidade, mas incluem outros comportamentos sexuais em que não há nem vítimas, nem disfunção ou sofrimento (p. ex., fetiches e transvestismo). Os limites de comportamentos parafílicos estão mudando, e deve-se esperar para ver como a área vai incorporar a noção de que muitos padrões atípicos de desenvolvimento e comportamentos sexuais estão sendo vistos, cada vez mais, como variações normais tanto dentro da profissão como na cultura como um todo.

O DSM-5-TR atualizado não trouxe alterações substanciais nos critérios para nenhum dos transtornos parafílicos. As mudanças na seção de discussão envolvem, em grande medida, alertas sobre a variabilidade cultural e atualizações sobre as evidências.

Quanto ao relativismo cultural, o DSM-5-TR lembra o leitor da diferenciação entre os comportamentos autolesivos que ocorrem durante práticas espirituais e sociais coletivamente aceitas e aqueles que acontecem nas práticas sociais de comportamento sadomasoquista conduzidas para excitação sexual. Como exemplos, o DSM-5-TR cita os rituais que incluem a autoflagelação e a suspensão por ganchos.

As pesquisas continuam a melhorar nossa base de conhecimento. Por exemplo, há muito se reconhece que entre as pessoas aprisionadas com um transtorno do sadismo sexual, a grande maioria é formada por homens. No entanto, as amostragens populacionais mais recentes parecem indicar que os homens têm chance apenas modestamente maior do que as mulheres de relatarem comportamento sexual sádico (diferentemente de um transtorno).

Outra evidência discutida no DSM-5-TR reflete uma expansão de compreensão. Por exemplo, o grupo de pessoas com transtorno pedofílico é heterogêneo e inclui um subgrupo de pessoas que sentem uma afinidade emocional e cognitiva particular com crianças, também chamada de congruência emocional com crianças. Elas podem preferir a companhia de crianças, sentir que têm mais em comum com crianças do que adultos e escolher empregos ou atividades voluntárias que as permitam passarem tempo com as crianças.

Apesar das constantes mudanças e discussões, a abordagem diagnóstica atual aos transtornos parafílicos é razoavelmente clara e pode ser considerada a partir de dois ângulos. Um deles é predominantemente de ordem legal. Se uma vítima sofrer dano devido ao padrão não normativo de comportamento sexual de outra pessoa, há, provavelmente, um transtorno parafílico subjacente (bem como uma provável comorbidade, como transtorno da personalidade antissocial, por exemplo). O segundo ângulo não envolve o sistema judiciário. Caso um indivíduo indique um padrão persistente e não normativo de comportamento, anseios ou fantasias sexuais, então há probabilidade de se identificar uma parafilia. Se essa parafilia causar, diretamente, sofrimento ou disfunção, então pode-se estabelecer um diagnóstico. E, por meio dessa complexidade, segue sendo uma questão de julgamento clínico decidir se o diagnóstico merece atenção profissional.

Leituras recomendadas

Balon R: Controversies in the diagnosis and treatment of paraphilias. J Sex Marital Ther 39(1):7–20, 2013.
De Block A, Adriaens PR: Pathologizing sexual deviance: a history. J Sex Res 50(3–4):276–298, 2013.
Joyal CC: Defining "normophilic" and "paraphilic" sexual fantasies in a population-based sample: on the importance of considering subgroups. Sex Med 3(4):321–330, 2015.
Seto MC: The motivation-facilitation model of sexual offending. Sex Abuse 31(1):3–24, 2019.

CASO 19.1

Sadomasoquismo

J. PAUL FEDOROFF, M.D.

Raven Lundquist (feminina, preferindo Raven) era uma estudante de 24 anos formada em filosofia e que se apresentou para avaliação psiquiátrica por insistência do irmão, com quem ela vivia. Ele ameaçava retirar dela o direito a uma pequena herança se ela não "buscasse ajuda".

Raven explicou que seu irmão estava preocupado por ela ser "sadomasoquista". Em público, talvez ele diria apenas que está preocupado por ela ser uma alcoolista descontrolada, mas ela acredita que ele não gosta de seus interesses em "BDSM" (*bondage*, dominação/disciplina, sadismo/submissão e masoquismo).

Ela disse que estava em um relacionamento com Lilly há cerca de um ano, e as duas se autoidentificavam como *queer*, um rótulo que consideravam ser menos estigmatizante do que "lésbica". Uma noite, após beberem com seu irmão, Raven contou a ele que ela e Lilly gostavam de festas de servidão (*bondage*), nas quais desempenhavam o papel de "escrava e senhora" vestindo roupas justas de couro e saltos altos, com Lilly batendo em Raven e a chamando por nomes depreciativos e humilhantes. Raven não via problemas em ser vista em público como masoquista, mas, na vida privada, ela geralmente gostava de estar no comando.

Raven perguntou ao psiquiatra se ele era "o tipo de psiquiatra que patologiza tudo?. Certamente, você não é como meu irmão, que fica enjoado ao ouvir qualquer coisa fora do normal. Mas isso é problema dele, não é doutor? Você não concorda que suas preocupações não passam de homofobia?" Ela perguntou se o psiquiatra tinha lido *Justine,* do Marquês de Sade, "o qual não é tão bem escrito como *Lolita*, mas é muito bom. A propósito, Lilly ri das minhas escolhas literárias, me chamando de 'velha pervertida'."

Ao ser questionada sobre outras atividades de BDSM, Raven disse que algumas vezes drogava Lilly sem ela saber. Ela achava que o senso de controle era extremamente excitante sob o ponto de vista sexual e que a namorada não se importaria caso descobrisse, pois se identificava como sadomasoquista e com frequência permitia que Raven a amarrasse. Raven admitiu que já tinha drogado secretamente as parceiras sexuais anteriores; somente uma delas reclamou, "apenas ao encontrar fotos na minha câmera", e rompeu a relação imediatamente, dizendo que teria ido à polícia se as "fotos não fossem tão embaraçosas".

Ao ser questionada sobre a preocupação de seu irmão com o uso de álcool, Raven disse imediatamente que "não usava drogas ilegais, não fumava nem mesmo maconha". Ao ser questionada mais a fundo, afirmou que poderia ter algum problema com o álcool. Disse que muitas vezes planejava tomar apenas uma dose, mas acabava ficando significativamente intoxicada. Em geral, ela se relacionava bem com Lilly e seu irmão, mas costumava haver discussões quando alguém "ficava realmente bêbado". Ela disse que geralmente gostava de seus "excessos"; o único problema era que costumava perder as aulas do início da manhã em razão das ressacas. Não tinha antecedentes criminais.

A história da infância de Raven chamava a atenção por ela ter sido abandonada pela mãe quando era jovem. Ela e seu irmão tinham morado com familiares e em casas de apoio antes de serem adotados por uma mulher a quem ela se referia como "nossa pseudomãe intrusiva, mas bem-intencionada". Essa mulher tinha morrido no ano anterior, deixando uma pequena herança para os dois. Raven tinha lacunas de memória da infância e achava que podia ter sido sexualmente molestada. "A narrativa de abuso faria sentido, não é? Mas, realmente, não consigo me lembrar". A história clínica de Raven era pertinente pela presença de escoliose; na infância, ela foi tratada com a inserção de um bastão de Harrington e uma hospitalização prolongada.

Raven descreveu atração sexual por homens e mulheres, mas preferia mulheres porque "normalmente são mais submissas". Quando se masturbava, e quando drogava suas parceiras sexuais, ela fantasiava sobre "poder e controle", particularmente sobre molestar parceiros que não a queriam.

Ela disse se sentir tranquila quando estava no comando sexual e quando estava intoxicada; caso contrário, se sentia "muito ansiosa". Os psiquiatras anteriores a tinham diagnosticado com transtorno de ansiedade generalizada, para o qual havia sido prescrito um benzodiazepínico – e era este o medicamento que ela usava para drogar as parceiras sexuais.

Raven disse que às vezes se sentia triste e deprimida, mas não acreditava que alguma vez tivesse apresentado uma "depressão clínica". Embora fosse com frequência ansiosa, negava ter fobias ou pânico. Ela negava ideias suicidas, mas havia pensado algumas vezes em matar as parceiras sexuais drogadas, o que, "como você deve saber, eu nunca faria de verdade". Ela negou obsessões, compulsões, delírios e alucinações. Era inteligente e sua cognição estava preservada.

Discussão

A paciente se apresentou para uma avaliação psiquiátrica por insistência do irmão, o qual estava preocupado que suas atividades sexuais e o uso de álcool estavam fora de controle e causando danos.

Raven gosta de desempenhar o papel de masoquista em festas de BDSM. Ela preenche os critérios para o transtorno do masoquismo sexual do DSM-5? Ela parece ficar excitada com o ato de ser humilhada, apanhar, ser amarrada e/ou sofrer e tem agido assim por pelo menos seis meses. Ela parece preencher o primeiro critério. No entanto, como acontece em todos os diagnósticos do DSM, um transtorno exige a presença de disfunção, e suas atividades masoquistas não parecem causar sofrimento, nem prejuízo em relação ao funcionamento social, ocupacional ou de outras áreas. Como ela não preenche esse segundo critério, não seria diagnosticada com transtorno do masoquismo sexual.

As atividades sádicas de Raven são um pouco diferentes. Em geral, as pessoas que apreciam o BDSM enfatizam o consenso. As atividades tendem a ser claramente explicadas de antemão e incluir um combinado para encerrarem imediatamente (p. ex., palavras de segurança). No entanto, no caso de Raven, ela droga suas parceiras sem dizer a elas, e seus comportamentos já levaram a repercussões significativas (uma namorada prévia encontrou fotos, rompeu a relação e ameaçou ir à polícia).

Raven preenche os critérios para o transtorno do sadismo sexual do DSM-5? Ela preenche o primeiro dos dois critérios: a pessoa deve ter experimentado excitação sexual pelo sofrimento (psicológicos ou físico) de outros por pelo menos seis meses. O segundo critério vai além do interesse parafílico (sadismo) e se concentra em saber se a excitação deve ser considerada como um transtorno psiquiátrico. O DSM-5 esclarece que, para preencher os critérios, ou a pessoa deve ter agido com base nesses impulsos com alguém que não tenha consentido ou esses impulsos e fantasias devem ter causado sofrimento ou prejuízo significativos. Raven tem agido de acordo com esses impulsos com uma pessoa relutante, e isso tem causado sofrimento, tanto na namorada anterior como em si mesma. Assim, ela preenche o segundo critério. É importante observar que a maioria dos tribunais considera a atividade sexual com vítimas inconscientes como ilegal mesmo que a vítima tenha concordado antecipadamente; aos olhos do tribunal, o consentimento deve ser revogável, e uma vítima inconsciente não é capaz de revogá-lo.

Costuma ser difícil desenvolver uma compreensão sólida sobre como alguém desenvolve interesses sadomasoquistas. Raven relata o tratamento cirúrgico para escoliose, o qual levou a uma hospitalização prolongada durante a infância. Será que essa experiência contribuiu para o seu interesse em *bondage* e/ou controle? Possivelmente. Da mesma forma, morou em vários lares quando criança e se pergunta se pode ter bloqueado memórias de ter sido sexualmente molestada. Como ela diz, "a narrativa do abuso faria sentido, não acha?" É possível. Ao trabalharmos com todos os pacientes – incluindo aqueles com um transtorno parafílico –, pode ser útil observar essas ligações, mas sem buscarmos exclusivamente uma equação simples que explique a complexidade do adulto.

O DSM-5 oferece dois especificadores para o transtorno do sadismo sexual. O primeiro especificador, "em um ambiente controlado", se aplica a situações em que a pessoa vive em um ambiente, como uma prisão, em que há oportunidades limitadas de participar de comportamentos sexuais sádicos. O segundo especificador, "em remissão completa", se refere a situações em que a pessoa não preencheu os critérios durante cinco anos em um ambiente não controlado. Em outras palavras, uma pessoa em confinamento solitário por cinco anos não preencheria o critério para "remissão completa", pois as oportunidades para o comportamento sádico teriam sido limitadas. Nenhum desses especificadores se aplica a Raven.

Em relação a outros diagnósticos, Raven relata beber álcool em excesso com frequência, sendo incapaz de controlar seu consumo; em razão disso, perde aulas matinais devido aos efeitos posteriores do álcool e tem conflitos interpessoais que parecem estar diretamente relacionados à intoxicação. Ela preenche os critérios diagnósticos do DSM-5 para o transtorno por uso de álcool. Ela também descreve ter sido diagnosticada com transtorno de ansiedade generalizada. Os médicos que a atenderam antes prescreveram benzodiazepínicos, os quais ela aparentemente usa para ansiedade, bem como para a sedação das parceiras sexuais. Seria necessária uma avaliação adicional para esclarecer o diagnóstico de transtorno de ansiedade.

Diagnóstico

- Transtorno do sadismo sexual.
- Transtorno por uso de álcool.
- Transtorno de ansiedade generalizada (provisório).

Leituras recomendadas

Fedoroff JP: The Paraphilias: Changing Suits in the Evolution of Sexual Interest Paradigms. Oxford, UK, Oxford University Press, 2019.
Nabokov V: Lolita. New York, Knopf, 1992.
Rosner J: Looking for Mr. Goodbar. New York, Simon & Schuster, 1975.
The Marquis De Sade: The Complete Justine, Philosophy in the Bedroom, and Other Writings. Translated and compiled by Seaver R, Wainhouse A. New York, Grove Press, 1990.

CASO 19.2
Problemas de relacionamento

RICHARD BALON, M.D.

Terry Najarian, 65 anos, vendedor em uma empresa de grande porte, buscou uma avaliação psiquiátrica após sua esposa ameaçar deixá-lo. Embora ele afirmasse ter vergonha de falar sobre essas questões com um estranho, descreveu seu interesse sexual em roupas íntimas femininas de modo prosaico. Esse interesse surgiu vários anos antes e não havia se tornado um problema até a esposa flagrá-lo se masturbando seis semanas antes da avaliação. Ao vê-lo vestindo calcinhas e sutiã, ela inicialmente "ficou doida", achando que ele estava tendo um caso extraconjugal. Depois de esclarecer que não estava se relacionando com outra pessoa, ela o "excluiu" e dificilmente falava com ele. Quando discutiam, ela o chamava de "pervertido" e deixou claro que estava pensando em divórcio, a menos que ele "buscasse ajuda".

O hábito do sr. Terry começou junto com a artrite grave e provável depressão da esposa, sendo que as duas condições reduziram, de modo significativo, o nível de atividade geral da esposa e, especificamente, o interesse dela em sexo. O "fetiche" do sr. Terry era a melhor parte de suas viagens frequentes de negócios que, fora isso, eram bastante tediosas. Ele também se masturbava em casa, mas geralmente esperava a esposa sair. O padrão específico era se masturbar cerca de duas vezes por semana, usando sutiãs e calcinhas que havia adquirido ao longo de vários anos. Afirmou que as relações sexuais com a esposa haviam decaído para "uma vez a cada um ou dois meses", mas satisfaziam a ambos.

O paciente estava casado há mais de 30 anos, e o casal tinha dois filhos adultos. O sr. Terry planejava ter uma aposentadoria confortável em alguns meses, o que não ocorreria se tivesse que escolher entre "ficar pobre após dividir os bens ou ficar em casa e ser chamado de pervertido o dia inteiro".

Ficou visivelmente ansioso ao discutir seus problemas conjugais. Descreveu um pouco de dificuldade recente em dormir e se "preocupava constantemente" com o casamento, mas negou outros problemas psiquiátricos. Jogou meia dúzia de roupas íntimas femininas no lixo na frente da esposa, o que pareceu tranquilizá-la, mas guardou suas "favoritas" e "sempre poderia comprar mais". Disse que se sentia dividido. Não queria terminar seu casamento, mas não via nada de errado nessa nova maneira de se masturbar. "Não sou infiel, nem estou fazendo nenhum mal", afirmou. "Simplesmente me sinto excitado, e minha esposa decididamente não quer fazer sexo algumas vezes por semana".

O sr. Terry negou dificuldades relacionadas ao funcionamento sexual e acrescentou que conseguia manter ereções e atingir o orgasmo sem as roupas íntimas femininas. Ele evocou a lembrança de se sentir excitado quando tocava roupas íntimas femininas na adolescência e de ter se masturbado várias vezes pensando na experiência. Essa fantasia havia desaparecido quando se tornou sexualmente ativo com a esposa. Negou história pessoal ou familiar de doença mental.

Discussão

O paciente apresenta uma história de vários anos de excitação sexual com roupas íntimas femininas. Seu comportamento se encaixa na definição de fetiche, que se caracteriza por excitação sexual persistente e intensa decorrente do uso de objetos inanimados (p. ex., roupas íntimas femininas) ou um foco extremamente específico em uma parte não genital do corpo (p. ex., pés). As parafilias normalmente são divididas de acordo com a atividade ou o objeto da atividade, de forma que o fetichismo seria considerado um exemplo de comportamento com "objeto anômalo", junto de parafilias como pedofilia e transvestismo.

Contudo, as parafilias não se enquadram em um diagnóstico de transtorno parafílico do DSM-5 até que causem sofrimento, envolvam riscos ou tenham o potencial de causar dano a outros. No caso do sr. Terry, seu comportamento parece ter sido egossintônico e não lhe causou dificuldades até ser flagrado pela esposa vestindo roupas íntimas femininas. A partir desse momento, ele começou a sentir angústia, o que o levou à avaliação psiquiátrica que provavelmente conduziria a um diagnóstico de transtorno fetichista do DSM-5. Se sua esposa aceitasse ou adotasse seu fetiche e sua própria angústia desaparecesse, não se consideraria mais um transtorno.

Seria importante investigar mais aspectos da situação do sr. Terry. Em primeiro lugar, ele parece buscar a avaliação de um psiquiatra não porque deseja ajuda, mas porque não quer se divorciar. É possível, portanto, que ele esteja reduzindo a importância de suas questões. Ele afirma que seu interesse adolescente em roupas íntimas femininas foi retomado a partir da doença da esposa, mas as parafilias – que, com frequência, iniciam durante a adolescência, como no caso do sr. Terry – têm propensão a persistir; ele pode ter tido um hiato que durou décadas, mas também pode querer distorcer a história a fim de que faça sentido para sua esposa. Além disso, muitas pessoas com parafilia têm mais de uma. Ele escolhe roupas íntimas de alguma faixa etária específica (p. ex., usadas por jovens ou por mulheres maduras)? Ele não apenas se excitava com as roupas, mas também as vestia. Ele se veste ou se excita com roupas femininas fora do contexto de masturbação? Em caso positivo, seu comportamento se encaixaria em transvestismo. Também seria útil saber mais sobre suas fantasias masturbatórias quando veste os itens femininos. Por exemplo, ele pode se imaginar fazendo sexo com outro homem. Se for este o caso, ele poderia estar hesitante em discutir seus sentimentos (ou comportamentos) homossexuais por vergonha ou porque sua esposa (ainda) não sabe sobre esse outro aspecto de sua sexualidade.

Não está totalmente evidente se o comportamento do sr. Terry preenche o critério do DSM-5 de excitação sexual recorrente e intensa. Ele dá a entender que tem boas experiências sexuais com a esposa e se interessou em roupas íntimas femininas apenas depois que ela ficou mais debilitada fisicamente. Poderia ser útil investigar se seu interesse em roupas íntimas femininas é maior do que seu interesse em atividades e comportamentos sexuais "normofílicos".

O sr. Terry relata um longo período com bom funcionamento e ausência de perturbação psiquiátrica além de ansiedade e das preocupações específicas da situação, o que sugere que ele apresenta essa única parafilia sem outra comorbidade. Mesmo que ele tente enquadrar sua história dessa forma, seria importante explorar outras possibilidades. Por exemplo, ele tem transtornos depressivos, de ansiedade ou por uso de substância que não mencionou de forma espontânea? Como ele se sente em estar na metade da faixa dos 60 anos, próximo da aposentadoria, com uma esposa que sofre de uma doença crônica? O estresse do envelhecimento pode fazer surgirem diversas questões psiquiátricas, e a parafilia pode ser apenas a mais óbvia.

Diagnóstico

- Transtorno fetichista.

Leituras recomendadas

Balon R (ed): Practical Guide to Paraphilia and Paraphilic Disorders. Switzerland, Springer International Publishing, 2016.

Balon R, Segraves RT (eds): Clinical Manual of Sexual Disorders. Arlington, VA, American Psychiatric Publishing, 2009.

Seto MC, Curry S, Dawson SJ, et al: Concordance of paraphilic interests and behaviors. J Sex Res 58(4):424–437, 2021.

CASO 19.3

Ofensas sexuais

NANCY J. NEEDELL, M.D.

Vance Orren era um homem de 28 anos que se autodefinia como heterossexual cisgênero e que foi preso depois de empurrar um estranho na frente do metrô. Disse à polícia que acreditava que o homem fosse "dizer a todo mundo que eu era bicha" e que estava tentando se proteger da "conspiração homossexual".

Ele tinha uma história de transtorno psicótico, transtorno por uso de estimulantes (cocaína) e falta de adesão a medicamentos e psicoterapia no momento do incidente. Ele estava desempregado. No tribunal, Vance pleiteou inocência devido à doença mental ("defesa por insanidade") e passou por uma avaliação psiquiátrica completa, incluindo uma verificação de história e desejos sexuais.

Como parte do processo legal, Vance foi submetido a uma avaliação estruturada de agressor sexual. Ele relatou que seu primeiro contato sexual ocorreu aos 12 anos, quando seu tio e um primo de 18 anos "fizeram coisas" com ele enquanto estava em um lar temporário. Eles o levavam ao McDonald's depois disso e "então estava tudo bem". Quando tinha 14 ou 15 anos, fazia sexo regularmente com indivíduos do sexo masculino e do sexo feminino com idades que variavam de "uns 10 anos até a faixa dos 30".

Não conseguia responder se o contato sexual sempre havia sido consentido e afirmou que "jamais alguém chamou a polícia". Já adulto, disse que preferia fazer sexo com "meninas jovens, porque não brigam tanto". Afirmou que normalmente só fazia sexo com adultos quando pagava por prostitutas ou se prostituía por dinheiro ou drogas, embora tenha dito que, às vezes, quando estava sob efeito de drogas, "posso ter feito coisas de que não me lembro".

A avaliação estruturada de agressor sexual incluiu pletismografia peniana e avaliação de tempo de reação visual usando *Viewing Time* (tempo de reação visual, uma medida da quantidade de tempo que uma pessoa olha para uma foto ou outra representação visual específica de uma situação sexualmente estimulante). Essa avaliação concluiu que sua atração sexual principal era voltada para meninas dos 8 aos 13 anos de idade.

A história pessoal de Vance era relevante na forma de múltiplos distúrbios na infância que o levaram ao sistema de lares temporários aos 7 anos de idade. Aos 9, sua primeira mãe adotiva o pegou várias vezes em flagrante roubando brinquedos e intimidando outras crianças. Quando o repreendeu, ele a agrediu com um tijolo e ela perdeu a consciência. O incidente levou à realocação em um segundo lar temporário. Ele começou a usar drogas e álcool aos 11 anos. Sua primeira prisão foi aos 13 anos, por furtar objetos em uma loja de eletrônicos para obter dinheiro e comprar maconha. Naquele momento, voltou a morar com a avó materna que, desde então, passou a lhe oferecer moradia ocasionalmente. Durante esses 15 anos, ele foi preso pelo menos uma dúzia de vezes, em geral por posse de entorpecentes.

Vance abandonou a escola no 9º ano, mais ou menos na mesma época em que foi internado pela primeira vez em uma unidade psiquiátrica. Essa internação foi resultado do episódio em que bateu a cabeça contra uma parede "para calar as vozes". Recebeu um diagnóstico de psicose sem outra especificação do DSM-IV, foi tratado com risperidona e, uma semana depois, teve alta, descontinuando a medicação antipsicótica.

Dos 15 aos 28 anos, Vance abusou de cocaína e álcool regularmente, mas também costumava usar outras substâncias quando estavam disponíveis. No momento em que foi preso, já contava com um mínimo de sete internações psiquiátricas, sempre devido a alucinações auditivas e delírios de perseguição (geralmente de natureza sexual). Não ficou claro quais substâncias ele estava usando antes e durante esses episódios de psicose e se elas tinham contribuído para o desenvolvimento de seus sintomas psiquiátricos. Ele também havia sido internado duas vezes para desintoxicação de álcool, depois de sofrer abstinência por não conseguir adquirir a bebida. Sua falta de adesão a qualquer tipo de tratamento ambulatorial era sistemática. Ele mantinha a sobriedade apenas durante o tempo passado em hospitais e prisões. Quanto contatada pelo psiquiatra, sua avó indicou que Vance sempre havia sido "imprudente, desonesto e raivoso. Acho que nunca o ouvi pedir desculpas. Adoro ele, mas provavelmente o lugar dele é na cadeia, por vários motivos".

Discussão

Embora este breve relato de caso não investigue totalmente a longa história de perturbação psiquiátrica do paciente, ele parece preencher os critérios para vários transtornos comórbidos do DSM-5. Ele abusa de múltiplas substâncias, por exemplo, e quase certamente preenche os critérios para transtornos por uso de álcool e de cocaína. Ele tem uma história de psicose, em geral rotulada como "transtorno esquizoafetivo" por clínicos anteriores. Delírios e alucinações auditivas parecem ser os sintomas mais proeminentes, e sintomas de depressão e mania não são mencionados. Não está claro se Vance preencheu os critérios clínicos para transtorno esquizoafetivo do DSM-IV, muito menos se preenche os critérios mais restritos do DSM-5. Também não se sabe se sua história de alucinações e delírios pode ser atribuída, pelo menos em parte, a seu uso de substâncias. Até que se obtenham mais informações, os sintomas psicóticos de Vance provavelmente são mais bem conceitualizados como um transtorno do espectro da esquizofrenia e outro transtorno psicótico não especificado.

O paciente também preenche os critérios para transtorno da personalidade antissocial (TPA). De acordo com seu próprio relato e o relato de sua avó, ele é cronicamente enganador, raivoso, imprudente e não tem remorsos. Também parece violar a lei repetidamente no que se refere a comportamento sexual com menores, prostituição e drogas e, dessa forma, preenche facilmente a quantidade exigida de três entre sete critérios para TPA. Vance também preenche a exigência de sintomas para um transtorno da conduta antes dos 15 anos. Por fim, o DSM-5 dita que o comportamento antissocial não deve ocorrer exclusivamente durante o curso de transtorno bipolar ou esquizofrenia. Vance foi diagnosticado anteriormente com transtorno esquizoafetivo, mas esse diagnóstico é duvidoso, e grande parte de seu comportamento antissocial parece não estar relacionada à mania ou à psicose. O DSM-5 também adverte que o diagnóstico de TPA não deve ser estabelecido quando o comportamento-índice estiver relacionado à aquisição de drogas ilícitas. Embora parte do comportamento antissocial de Vance possa ser atribuível à aquisição de substâncias ilícitas e muitas vezes caras, ele tem vários outros comportamentos que não têm relação com a aquisição de drogas, incluindo a acusação que levou à sua prisão mais recente (empurrar alguém para fora da plataforma do metrô).

Além de seus outros diagnósticos psiquiátricos, o paciente tem um forte interesse sexual em crianças. Como costuma ser o caso no transtorno pedofílico, ele nunca identificou seu interesse sexual persistente como um problema até ser preso, por isso nunca buscou tratamento e apresenta diversas comorbidades.

A avaliação diagnóstica do comportamento sexual de Vance em relação a crianças apresenta vários componentes. Primeiro, deve-se determinar se ele tem uma parafilia pedofílica, que se caracteriza por um padrão de fantasias, impulsos ou comportamentos de excitação sexual envolvendo crianças pré-púberes (critério A). Como esse tipo de informação normalmente não é fornecido por vontade própria – sobretudo por alguém que está na prisão –, Vance passou por uma avaliação estruturada de agressor sexual. O objetivo da avaliação é determinar o objeto das fantasias de uma pessoa. Ferramentas para essa avaliação incluem a pletismografia peniana (uma técnica que mede as alterações de excitação peniana quando o indivíduo é exposto a determinadas deixas visuais, auditivas ou emocionais), bem como o tempo de reação visual (que mede quanto tempo uma pessoa olha para imagens visuais diferentes, com o propósito de provocar estimulação sexual). No caso de Vance, esses testes mostraram que ele obteve o máximo de estimulação sexual quando exposto a imagens de meninas entre 8 e 13 anos de idade.

A segunda parte da avaliação se concentra em determinar se a parafilia pedofílica de Vance preenche os critérios para um transtorno pedofílico: ele precisa ou ter agido a partir de seus anseios sexuais ou ter vivenciado sofrimento acentuado ou dificuldade interpessoal secundária aos impulsos ou fantasias sexuais (critério B). Embora pareça não sentir sofrimento ou culpa decorrente de seu comportamento sexual, o paciente realmente parece ter feito sexo com meninos e meninas menores de idade, desde quando ele próprio era menor de idade. Como afirmou sobre seu comportamento, já adulto, ele prefere sexo com "meninas jovens, porque elas não brigam muito". O relato de caso não deixa claro se essas "meninas jovens" são realmente pré-púberes, embora pareça sugerir que esse seja o caso. O tratamento de homens que agem a partir de seus impulsos e não sentem remorso ou sofrimento costuma ser extremamente difícil, porque sua única preocupação mais séria, com frequência, é a possibilidade de punição.

A terceira parte da avaliação se concentra nas exigências de exclusão, de forma que o diagnóstico de transtorno pedofílico não seja aplicado a uma pessoa com menos de 16 anos ou que seja menos de cinco anos mais velha que a criança ou as crianças pré-púberes (critério C). Essa exceção ajuda a reduzir a probabilidade de "patologizar" um comportamento relativamente comum, que é considerado normal em diversas partes do mundo. Vance parece ter começado a fazer sexo com crianças de 10 anos quando ele próprio tinha 14 ou 15 anos. Embora problemático, esse comportamento, na época, não teria preenchido os critérios para transtorno parafílico. No entanto, se ele tiver continuado a fazer sexo com crianças pré-púberes depois de completar 16 anos, ele passaria então a preencher os critérios.

Às vezes, argumenta-se que o transtorno parafílico deve ficar de fora do escopo da psiquiatria e que compete à justiça penal lidar com agressores sexuais. Uma preocupação é que recorrer a um diagnóstico psiquiátrico proporciona uma justificativa para pessoas que estupram crianças e, possivelmente, leva a uma defesa bem-sucedida de alegação de insanidade (o que não é verdade). Como ocorre com outros diagnósticos que frequentemente se caracterizam por comportamento danoso, o transtorno pedofílico pretende sistematizar o diagnóstico de um grupo reconhecível de pessoas que sofrem de angústia e/ou disfunção com comportamentos, impulsos, pensamentos e sentimentos semelhantes. A resposta da sociedade a pessoas com transtorno pedofílico – incluindo possíveis tratamentos e punições – não compete ao DSM-5.

Diagnóstico

- Transtorno do espectro da esquizofrenia e outro transtorno psicótico não especificado.
- Transtorno por uso de estimulantes (cocaína).
- Transtorno por uso de álcool.
- Transtorno da personalidade antissocial.
- Transtorno pedofílico, tipo não exclusivo, sexualmente atraído por ambos.

Leituras recomendadas

Blanchard R: The DSM diagnostic criteria for pedophilia. Arch Sex Behav 39(2):304–316, 2010.

Gerwinn H, Weiss S, Tenbergen G, et al: Clinical characteristics associated with paedophilia and child sex offending–differentiating sexual preference from offence status. Eur Psychiatry 51:74–85, 2018.

CASO 19.4

Algumas perversões

JOHN W. BARNHILL, M.D.

Wallace Pickering era um homem de 29 anos que se apresentou para psicoterapia com a seguinte queixa principal: "Nunca me consultei com um psiquiatra antes, mas acabei de ler o DSM-5 e tenho 10 diagnósticos, incluindo seis parafilias, dois transtornos da personalidade, um transtorno por uso de substância e, talvez, alguma coisa mais". O paciente descreveu a si mesmo como um advogado que "é *gay* cisgênero típico com algumas perversões". Ele estava namorando um antigo colega de faculdade havia dois anos. Nascido em uma cidade de porte médio na região Centro-Oeste dos Estados Unidos, Wallace foi criado em um ambiente familiar com características políticas e religiosas conservadoras, composto pelos pais e dois irmãos mais novos. O pai e o avô comandavam um negócio próspero, e a família era bastante envolvida na comunidade. Wallace frequentou uma faculdade de direito conceituada e cara; desde a formatura, trabalhava em um grande escritório de advocacia. Acrescentou que estava interessado em seus diagnósticos parcialmente por causa de seu namorado, o qual estava em seu último ano da formação em psiquiatria.

Wallace descreveu seus problemas como "sexo e drogas; nunca fui muito de *rock and roll*". Relatou que, desde o ensino médio, tinha interesse em encontros sexuais casuais. "Não é para ser narcisista – embora este seja um de meus diagnósticos –, mas sou gostoso", afirmou, "e tiro proveito disso". Essa atitude o levou a frequentar saunas e bares, onde conseguia rapidamente parceiros atraentes e anônimos. Descreveu sentir-se excitado ao ver outras pessoas fazendo sexo e acrescentou que, embora tivesse abandonado o hábito quando ingressou na faculdade de direito, costumava ficar empolgado se alguém o observasse fazendo sexo. Ele afirmou que "descolava alguém" , pelo menos uma vez por mês, desde os 20 anos. Disse que nunca havia praticado sexo sem proteção com ninguém além do namorado, o que o levou a mencionar outro de seus "diagnósticos": um interesse fetichista em látex. Wallace achava que preservativos eram fantásticos: eram à prova de vírus, retardavam a ejaculação e tinham um cheiro ótimo. Seu interesse em preservativos o levou a comprar uma roupa feita totalmente de látex. Disse que foi a sensação, em um clube de *bondage,* ao usar a roupa; mas ela o fez suar tanto, que a vestiu apenas uma vez e a descartou antes que seu namorado a encontrasse. Ele mencionou que a covid-19 havia sido isoladora e terrível, mas "pelo menos ele conseguiu usar luvas de látex durante algum tempo em público, o que de certa forma era excitante".

O paciente relatou também que gostava de amarrar o namorado durante o sexo e sentir que tinha controle total. Ele disse que gostava de ser um "*top* sádico" a cada um ou dois meses, mas que algumas vezes gostava de "não estar no topo" e outras vezes nem se sentia sensual.

Wallace afirmou que, durante suas buscas ocasionais por sexo anônimo, tinha alguns "hábitos tóxicos". Sempre que saía para festas à noite, cheirava algumas carreiras de cocaína e bebia cerca de quatro a seis cervejas. Ele disse que sempre programava essas "viagens ao submundo" para os períodos em que seu namorado estava fora da cidade, a fim de ter tempo de se recuperar. Acrescentou que a abstinência da cocaína "é realmente terrível" por um ou dois dias, dizendo que provavelmente tinha "um transtorno do humor relacionado com a abstinência de cocaína".

Continuando o relato, mencionou que o planejamento havia ficado mais complicado e que, na realidade, só havia ido a um clube duas vezes no ano anterior. De modo geral, sua "vida social é bem chata. Temos muitos amigos, mas somos, tipo, um casal de velhos. Meu único vício mesmo é o cigarro. Há anos que tento reduzir, mas não consegui baixar de meia carteira por dia. Que tédio."

Quando indagado para falar mais sobre si mesmo, Wallace respondeu: "Claro... quase esqueci. Sou obcecado pela quantidade de horas que trabalho. Controlo tudo minuciosamente, a ponto de ser um dos melhores cobradores na firma todos os meses, e sempre acabo meus projetos no prazo, mesmo que tenha que sacrificar meu sono. Tenho a teoria de que isso faz parte da necessidade de me sentir invulnerável e perfeito, apesar de estar todo bagunçado por dentro". Wallace fez uma pausa, sorriu e continuou: "Isso me fez pensar se sou obsessivo-compulsivo ou narcisista além de todas essas parafilias diferentes. Ah, e se a hipersexualidade for um diagnóstico, então aí sim estou perdido."

No final da entrevista inicial, o psiquiatra afirmou: "Não tenho certeza se algum desses comportamentos justifica um diagnóstico, mas estou muito interessado em como você se sente". Com isso, Wallace começou a chorar e disse que se sentiu triste e sozinho toda a vida. Acrescentou que sua família não sabia de praticamente nada sobre ele, e que só uma prima lésbica – que também havia se mudado para Nova York – sabia que ele era *gay*.

Durante o exame, Wallace tinha a aparência de um jovem atraente e bem-arrumado; mostrou-se coerente e objetivo. Sorria prontamente, mas demonstrou uma gama afetiva adequada. Negou ideação suicida, confusão e psicose. Do ponto de vista cognitivo, era bastante inteligente. Seu *insight* e julgamento foram considerados preservados.

Discussão

A apresentação de Wallace suscita tantas indagações quanto as respostas que fornece. Ele se apresenta para sua primeira consulta psiquiátrica porque "leu o DSM-5". Por que isso o faria buscar uma consulta nesse momento específico? Discute seus interesses sexuais, uso de substância e estilo de personalidade aberta e divertidamente e quer que sejam classificados como transtornos, embora não o incomodem de verdade. Por que ele buscaria diagnósticos quando nega sofrimento e disfunção? Várias afirmações de Wallace proporcionam um pouco de *insight*, mas sua apresentação carece de uma doença evidente e de uma história transparente.

Wallace realmente oferece algumas teorias sobre o porquê de sentir a necessidade de consultar um terapeuta. Ele cogita a possibilidade de ter uma "parafilia", que é definida no DSM-5 como "qualquer interesse sexual superior ou igual a interesses sexuais normofílicos". Ele realmente apresenta interesses eróticos que foram ligados a parafilias (látex, *bondage*, voyeurismo, exibicionismo) e, com uma história mais aprofundada, poderia se dizer que ele tem uma ou duas parafilias. Uma parafilia, no entanto, não é um transtorno. Assim como é válido para transtornos em todo o DSM-5, um transtorno parafílico exige sofrimento ou prejuízo ao indivíduo e/ou envolve dano a si ou a outros. O DSM-5 mantém a diferença entre comportamento sexual normativo e não normativo, mas destaca que um comportamento sexual não normativo não é necessariamente patológico. Embora os clínicos possam ficar tentados a inserirem seu próprio viés na avaliação, o DSM-5 deixa claro que se a parafilia não é problemática, ela não constitui transtorno.

Wallace realmente usa uma substância ilícita – cocaína – e, possivelmente, passa por momentos de ingestão compulsiva de álcool. Ele relata que usa ambos, todos os meses, sem efeitos prejudiciais significativos; conscientemente, reduz a frequência tanto do uso de substância quanto das aventuras sexuais. Sem disfunção, seu uso não se qualifica para transtorno por uso de substância. Contudo, antes de descartar seu uso de substância como irrelevante, o clínico deve investigar a capacidade do paciente de separar seus "hábitos tóxicos" do restante de sua vida. O uso de substância pode ser relatado como tendo uma importância menor do que a real, portanto indagações durante o acompanhamento devem revelar a extensão de seu uso de cocaína e de álcool, bem como investigar um possível transtorno do humor induzido por substância ("abstinência de cocaína é horrível"). Se Wallace realmente usa cocaína em casas noturnas, não seria de se estranhar caso ele também faça uso de outras "drogas de clube", como MDMA (*ecstasy*), metanfetamina (cristal meta), cetamina (ketamina, ou K) e nitrito de amila (*poppers*, lança-perfume). O álcool pode ser usado para ajudá-lo a aliviar os efeitos de um estimulante, assim como os benzodiazepínicos e os opiáceos. As anfetaminas podem melhorar a baixa energia, o humor e/ou atenção que pode acompanhar uma ressaca de cocaína, sobretudo para alguém com um trabalho exigente. Ele realmente usa tabaco e, apesar de algum esforço, não conseguiu parar. Embora não haja detalhes, e fumar cigarros não seja uma das principais preocupações de Wallace, ele provavelmente preenche os critérios para transtorno por uso de tabaco.

O paciente também conjectura se tem um transtorno da personalidade narcisista ou obsessivo-compulsiva. Como evidências, sugere seu forte interesse em desempenhar bem seu trabalho e controlar sua posição hierárquica no escritório de advocacia. Avaliar psicopatologia requer atenção a normas culturais e subculturais. Wallace pertence a várias subculturas, uma das quais é sua profissão. Embora possa se dedicar excessivamente ao trabalho, em comparação à média das demais pessoas, ele seria discrepante no escritório de advocacia se não fosse um pouco "obcecado" pela cobrança mensal de horas extras trabalhadas. Mais informações seriam úteis; contudo, Wallace não parece preencher os critérios para nenhum dos transtornos da personalidade do DSM-5.

Outra consideração é se ele tem transtorno depressivo maior. Ele descreve disforia, mas não menciona sintomas depressivos vegetativos. Relata passar a noite acordado com frequência, o que poderia refletir hipomania, abuso de substância e/ou um transtorno do sono, mas trabalhar além do horário é a regra em seu ambiente de trabalho. Sem mais informações, nenhum desses diagnósticos parece provável.

Apesar da ausência de um diagnóstico evidente do DSM-5 além do transtorno por uso de tabaco, Wallace tem uma imagem de si mesmo como uma pessoa com defeitos, isolada e triste. Um indício possível para essa curiosa situação é que ele não mencionou sua homossexualidade a ninguém de sua família "conservadora" de origem, com exceção de uma prima lésbica. Isso pode fazer surgirem perguntas sobre suas próprias visões a respeito da homossexualidade, que avanços fez quanto a assumir-se *gay* e até que ponto ele pode ter incorporado as perspectivas negativas da sociedade sobre homens e mulheres *gays*. Wallace conjectura se sofre de "transtorno de hipersexualidade", mas não menciona assumir um comportamento sexual que seja particularmente frequente, compulsivo ou danoso. Talvez ele veja todo o tipo de comportamento homossexual como hipersexual e anormal. Em caso positivo, ele pode se sentir constantemente inadequado, independentemente de todas as suas conquistas.

O humor triste, os comportamentos sexuais e o uso de quase todas as substâncias de Wallace não parecem atingir um limiar de estabelecimento de um diagnóstico. Sua possível ambivalência sobre sua orientação sexual também não é um diagnóstico do DSM-5. O paciente pode estar apresentando, de modo dramático, um caso de diagnósticos múltiplos em um esforço para distrair o entrevistador de investigar a experiência de toda uma vida de tristeza e solidão. Seria importante investigar essas questões em sessões futuras. Mesmo que o único diagnóstico do DSM-5 de Wallace seja um transtorno por uso de tabaco leve, ainda assim ele seria um excelente candidato para psicoterapia.

Diagnóstico

- Transtorno por uso de tabaco, leve.

Leituras recomendadas

Goldsmith SJ: Oedipus or Orestes? Homosexual men, their mothers, and other women revisited. J Am Psychoanal Assoc 49(4):1269–1287, 2001.

Levounis P, Drescher J, Barber ME: The LGBT Casebook. Washington DC, American Psychiatric Publishing, 2012.

Lyonga F: Shades of homophobia: a framework for analyzing negative attitudes toward homosexuality. J Homosex 68(10):1664–1684, 2021.

Índice de assuntos

As categorias diagnósticas do DSM-5-TR são destacadas em negrito. *As inscrições para casos clínicos por categorias diagnósticas são destacadas em itálico.* Para obter informações detalhadas sobre casos clínicos de transtornos específicos e combinações de transtornos, consulte o **Índice de casos clínicos.**

A

"Abordagem de três janelas" de Bancroft para avaliação de disfunções sexuais, 256-257
Abstinência de álcool, 275, 279-281, 299-301
Abstinência. *Ver também* Abstinência alcoólica; Transtorno por uso de opioides
   cocaína e sintomas depressivos, 102-103
   transtorno por uso de benzodiazepínicos e, 351
   transtornos relacionados a substâncias e aditivos e, 275
Abuso de álcool. *Ver também* Abstinência de álcool
   fobia específica e, 128-129
   transtorno bipolar tipo I e, 55-56-57
   transtorno do interesse/excitação sexual feminino e, 254-257
   transtorno esquizofreniforme e, 32-33
   transtorno por uso de estimulantes (cocaína) e, 101, 283-284
   transtorno por uso de tabaco e, 371-373
Abuso de substâncias. *Ver também* Abuso de álcool; Transtornos por uso de substâncias
   grupos de sintomas, 276
   TDAH e, 2-3
   TEPT e, 166-167
   transtorno bipolar e devido à infecção pelo HIV, 66
   transtorno bipolar tipo II e, 56-59
   transtorno da personalidade antissocial e, 335-336, 368-369
   transtorno de adaptação com ansiedade e, 290-293
   transtorno de sintomas somáticos e, 197-199
   transtorno delirante e, 36-37
   transtorno dismórfico corporal e, 145-146
   transtorno esquizoafetivo e, 37-39
   transtorno por uso de tabaco e, 371-373
   transtornos bipolares e relacionados e frequência de, 47-49
Abuso infantil. *Ver também* Abuso sexual
   transtorno de despersonalização/desrealização e, 189-191
   transtorno depressivo persistente e, 97-98
Abuso sexual. *Ver também* Abuso infantil
   amnésia dissociativa e, 185-188
   transtorno pedofílico e, 367
Acatisia e síndrome das pernas inquietas, 250-251
Acessos de raiva
   desregulação afetiva em crianças e, 80
   diagnóstico diferencial de incongruente com a idade, 83
   enurese e, 236-238
   TEPT e, 164-168
   transtorno do espectro autista e, 7-10
Acidente automobilístico e transtorno de estresse agudo, 162-165
Action on Postpartum Psychosis, 74-75
Adoção e transtorno de interação social desinibida, 157
Adolescentes. *Ver também* Idade
   disforia de gênero em, 265-266
   limites de diagnóstico para TEPT em, 155-156
   transtorno alimentar restritivo/evitativo e, 217-218
   transtorno ciclotímico e, 62-65
   transtorno de adaptação e comportamento suicida em, 173-176
   transtorno de ansiedade social, TEPT e agorafobia em, 125-128
   transtorno de estresse agudo em, 162-165
   transtorno disruptivo da desregulação do humor e, 84

transtorno do espectro autista e, 2-6
transtorno neurocognitivo leve devido a lesão cerebral traumática em, 318-321

Adultos. *Ver também* Idade; Idosos
TDAH em, 1-2
transtorno de ansiedade de separação em, 118, 121-122
transtornos disruptivos, do controle de impulsos e da conduta em, 267-268

Afetividade negativa, desenvolvimento de sintomas de ansiedade e, 118, 123-124
no Modelo Alternativo do DSM-5 para Transtornos da Personalidade, 325-326, 354-355
no transtorno de sintomas somáticos, 201-202
transtorno da personalidade obsessivo-compulsiva e, 354-355

Afro-americanos, casos clínicos envolvendo. *Ver também* Cultura
esquizofrenia, 28-31
transtorno bipolar tipo I, 50-53
transtorno de adaptação com ansiedade, 290-293
transtorno de adaptação com humor deprimido, 167-170
transtorno depressivo maior com características melancólicas, 92-96
transtorno do luto prolongado e transtorno depressivo maior, 176-181

Agitação e *delirium*, 301-304
Agorafobia, 118, 124-130
Agressão
transtorno da conduta e, 270
transtorno explosivo intermitente e, 274

Alcoólicos Anônimos, 38-39, 279
Aliança terapêutica. *Ver também* Contratransferência
transtorno da personalidade esquiva e transtorno de ansiedade social, 347-349
transtorno da personalidade narcisista e, 344

Alimentação e transtornos alimentares. *Ver também* Anorexia nervosa; Transtorno alimentar restritivo/evitativo; Transtorno de compulsão alimentar periódica; Bulimia nervosa; Pica
casos clínicos de, 219-233
leituras recomendadas em, 219, 221, 224, 227-228, 232-233
visão geral de, 217-218

Alprazolam, 75, 133-134, 174, 318, 350, 351
Alucinações
em transtorno neurocognitivo leve e transtorno psicótico devido à doença de Huntington, 314-317
hipnopômpicas, no transtorno de hipersonolência, 245-246
na esquizofrenia, 23-27
no transtorno esquizoafetivo, 37-40
no transtorno esquizofreniforme, 30-34
táteis, no transtorno de escoriação, 152-153
visuais, em transtorno neurocognitivo maior com corpos de Lewy, 312-313

Amenorreia e anorexia nervosa, 217, 226
Americans with Disabilities Act, 335-336
Amnésia dissociativa, 184-188, 190-191
Amnésia dissociativa generalizada, 187-188
Amnésia e outro transtorno dissociativo especificado, 192-193. *Ver também* Amnésia dissociativa; Amnésia pós-traumática
Amnésia pós-traumática, 318-321
Anedonia e transtorno depressivo devido à doença de Parkinson, 103-107
Anfetaminas, 67, 68, 372-373
Animais e fobia específica, 128-130
Anorexia nervosa, 217-218, 223-228
Anorexia nervosa sem fobia de gordura, 227-228
Ansiedade. *Ver também* Transtornos de ansiedade
abstinência de opioides e, 288-289
catatonia e, 71-72
fatores psicológicos que afetam outras condições médicas e, 212-216
sensibilidade e desenvolvimento dos sintomas, 118, 123-124
TDAH e, 12-14
transtorno bipolar e transtorno relacionado não especificado, 75-77
transtorno de acumulação e transtorno depressivo não especificado, 148-151
transtorno de adaptação e, 171-172
transtorno de tique transitório e, 19-20
transtorno específico da aprendizagem e, 2-3, 15-17
transtorno esquizoafetivo e, 37-38
transtorno por uso de álcool e induzido por medicamento, 132-136

Ansiedade mista e humor deprimido (especificador de transtorno de adaptação), 171-173
Antidepressivos tricíclicos, 259, 302-304
Aparência, preocupação no transtorno dismórfico corporal, 145-148
na tricotilomania e no transtorno de escoriação, 152-153

Apatia
e desnutrição na demência, 300-301
na doença de Parkinson, 105-106
no transtorno depressivo maior, 111-112, 305, 306
no transtorno neurocognitivo maior com corpos de Lewy, 310-312
no transtorno neurocognitivo maior devido à doença de Alzheimer, 306

Apego
fatores psicológicos que afetam outras condições médicas e, 214

Índice de assuntos

transtorno de ansiedade generalizada e, 131-132
transtorno de interação social desinibida e, 158-159
Apneia e hipopneia obstrutivas do sono, 239-240, 246-249
Apresentação "caleidoscópica", da psicose pós-parto, 73-74
Aquisição excessiva e transtorno de acumulação, 149-150
Aripiprazol, 344
Asma e transtorno de insônia, 241, 242
Assertividade e transtorno da personalidade dependente, 349
Ataque de nervos, 11-14, 193-194
Ataques de *Khyâl* (vento), 118
Ataques de pânico. *Ver também* Transtorno de pânico
   doença, transtorno de ansiedade e, 203-205
   e diagnóstico de transtorno de pânico, 117-118, 122-125
   e reações ao trauma, 160-161
   TDAH e, 12
   transtorno bipolar tipo II e, 57-59
   transtorno de despersonalização/desrealização e, 189-190
   transtorno esquizoafetivo e, 37-38
Atenção. *Ver também* Distratibilidade em transtornos bipolares e relacionados
   delirium e, 299-303
   esquizofrenia e disfunção em, 27-28
   TDAH e, 1-2, 17-18
   transtorno da personalidade histriônica e busca de, 341-342
   transtorno de ansiedade de separação e, 18-19
   transtorno de tique transitório e, 18-19
Atorvastatina, 307
Autoconfiança e transtorno da personalidade dependente, 349-352
Autoestima e transtorno específico da aprendizagem com transtorno de ansiedade generalizada, 15-16
Autolesão
   amnésia dissociativa e, 186
   "Lapsos de memória" e transtorno neurocognitivo leve, 297-298
   não suicida e, 175
   transtorno da personalidade *borderline* e, 338-339
   transtorno de ansiedade social e, 125-126
   transtorno disfórico pré-menstrual e, 98, 100-101
   transtorno do espectro autista e, 3-4
   transtorno esquizoafetivo e, 37-38
   transtornos parafílicos e, 359
Autolesão não suicida, 58-59, 99-100, 152-153, 185
   adição de códigos no DSM-5-TR em "Outras condições que podem ser foco da atenção clínica", 175
   Critérios propostos pelo DSM-5 para transtorno, em "Condições para estudos posteriores", 175
Avaliação estruturada de agressor sexual, 367-369

B

BDSM (*bondage* [escravidão], dominação/disciplina, sadismo/submissão e masoquismo), 358, 361-363
Benzodiazepínicos
   catatonia e, 71-72
   delirium e, 300--304
   transtorno da personalidade antissocial e, 335-336
   transtorno de ansiedade induzido por medicamento e, 134-136
   transtorno de hipersonolência e, 246
   transtorno do sadismo sexual e transtorno de ansiedade generalizada, 362-363
Biomarcadores
   para abstinência de álcool, 300-301
   para transtorno de sintomas neurológicos funcionais, 209
Bleuler, Eugen, 330-331
Bulimia nervosa, 217-218, 228-232
Bullying
   transtorno da personalidade antissocial e, 335-336
   transtorno de ansiedade de separação com ataques de pânico e, 120-121
   transtorno de ansiedade social e TEPT, 125-127
   transtorno da conduta e, 269, 270
   transtorno do espectro autista e, 9-10
Buprenorfina, 288-289
Bupropiona, 230-231, 258, 344
Burnout (esgotamento)
   classificação como fenômeno ocupacional na CID-11, 178
   em profissionais médicos, 176-181
Buspirona, 258, 259

C

Câncer
   transtorno bipolar induzido por esteroides e transtornos relacionados, 69, 70
   transtorno de adaptação e, 171-173
Características mistas (especificador de transtorno do humor)
   após exposição a antidepressivos, 76-77
   no transtorno bipolar, 48-49, 55-57
   no transtorno depressivo maior, 107-111
Cataplexia, 240, 246
Catatonia
   critérios diagnósticos para esquizofrenia e, 23-24
   no transtorno bipolar induzido por esteroides e transtornos relacionados, 69-72
Catatonia maligna, 71-72
Catatonia não especificada, 24-25
Cefaleia. *Ver também* Enxaqueca

anorexia nervosa e, 224-228
pica e, 2011
transtorno esquizofreniforme e, 31-32
Ciclagem rápida, na mania bipolar, 55-57
Ciclobenzaprina, 301-304
CID. Ver Classificação Internacional de Doenças
Cirrose e transtorno de ansiedade induzido por medicamento, 132-136
Citalopram, 97, 139
Classificação Internacional de Doenças (CID)
    CID-10 – códigos Z de modificação clínica no DSM-5-TR, 288-289
    CID-11, classificação do *burnout* (esgotamento) em, 178
Clínicas de atenção primária e transtorno de sintomas somáticos, 197-199
Clomipramina, 258-259
Clonazepam, 53, 55-57, 114, 174, 203-204, 244, 246
Clozapina, 26-27, 38-39
Códigos Z (CID-10-MC), em "Outras condições que podem ser foco da atenção clínica" no DSM-5-TR, 175, 288-289
Columbia Columbia Suicide Severity Rating Scale, 174
Comorbidade de diagnósticos. *Ver também transtornos específicos*
    alimentação e transtornos alimentares, 217-218, 220, 232-233
    Compulsões e transtorno obsessivo-compulsivo, 137, 140-144, 354-355
    enurese e, 238
    esquizofrenia e, 32-33
    TDAH e, 13-14
    TEPT e, 32-33, 166-167
    transtorno da personalidade *borderline* e, 338-340
    transtorno da personalidade dependente e, 351
    transtorno da personalidade histriônica e, 342-343
    transtorno da personalidade obsessivo-compulsiva e, 353-355
    transtorno da personalidade paranoide e, 327-328
    transtorno de interação social desinibida e, 159-160
    transtorno de pânico e, 124-125
    transtorno disfórico pré-menstrual e, 100-101
    transtorno disruptivo da desregulação do humor e, 84
    transtorno do jogo e, 294-295
    transtorno específico da aprendizagem e, 13-14
    transtorno por uso de estimulantes (cocaína) e, 283-284
    transtornos bipolares e, 58-59, 61-62, 76-77
    transtornos de ansiedade e, 9-10, 117, 119, 129-130
    transtornos de sintomas somáticos e, 196-197, 205
    transtornos disruptivos, do controle de impulsos e da conduta e, 267, 270, 273-274
    transtornos relacionados a trauma e a estressores e, 155-156

Comportamento. *Ver também* Agressão; Agitação e *delirium*; Apatia; Evitação; Comportamento criminoso; Preocupação; Comportamentos repetitivos; Timidez
    esquizofrenia e estranheza, 28-31
    grupos de sintomas e variações do normal, 261
    TDAH e 83
    transtorno bipolar tipo I e alterações pós-parto em, 72-75
    transtorno ciclotímico e, 63-64
    transtorno da conduta e, 270
    transtorno de interação social desinibida e, 157-160
    transtorno disruptivo da desregulação do humor e, 83
    transtorno neurocognitivo leve e transtorno de, 318-321
Comportamento antissocial de adultos, 288-289
Comportamento criminoso. *Ver também* Polícia; Roubo
    transtorno da conduta e, 269
    transtornos parafílicos e, 358, 367-369-370
Comportamento suicida, 175-176, 185, 339-340
    critérios propostos pelo DSM-5 para transtorno, em "Condições para estudos posteriores", 175-176
    DSM-5-TR e adição de códigos em "Outras condições que podem ser foco da atenção clínica", 175
Comportamentos repetitivos
    TOC e, 141-142
    transtorno dismórfico corporal e, 137, 146-147
    transtorno do espectro autista e, 7-8, 9-10
Comprometimento, como requisito para o diagnóstico. *Ver* Sofrimento e deficiência como requisitos para o diagnóstico
Comprometimento da memória
    em TEPT, 164-168
    na amnésia dissociativa, 185-188
    no transtorno neurocognitivo maior com corpos de Lewy, 310-313
Compulsão alimentar e bulimia nervosa, 229-230
Conceitualização dimensional (*versus* categórica)
    da esquizofrenia, 29-31
    de traços de personalidade, 323-326, 339-340, 354-355
Condições médicas. *Ver também* Câncer; Doença cerebrovascular e transtorno neurocognitivo maior com corpos de Lewy; Fibrose cística e fatores psicológicos que afetam outras condições médicas; Epilepsia; Fratura de quadril e *delirium* não especificado; Infecção por HIV; Doença de Huntington; Doença de Lyme; Enxaqueca; Esclerose múltipla; Doença de Parkinson; Exame físico
    abordagem inclusiva para o diagnóstico de depressão no contexto de, 134-135
    bulimia nervosa e, 229-230
    catatonia e, 70
    disfunções sexuais e, 254, 259

Índice de assuntos

doença, transtorno de ansiedade e, 205
enurese e, 236, 238
fatores psicológicos que afetam outras condições médicas e, 214-216
psicose e, 32-33
síndrome das pernas inquietas e, 250-251
transtorno bipolar e transtorno relacionado devido à infecção pelo HIV e, 67
transtorno de ansiedade induzido por medicamento e transtorno por uso de álcool, 132-136
transtorno depressivo devido a outra condição médica e, 105-106
transtornos dos sintomas somáticos e, 196, 201-202
tricotilomania e transtorno de escoriação, 152-153
"Condições para estudos posteriores" (capítulo na Seção III do DSM-5/DSM-5-TR)
    autolesão não suicida em, 175
    comportamento suicida em, 175-176
    síndrome de psicose atenuada em, 24-25, 334-335
    transtorno do luto complexo persistente no DSM-5, 80, 89-90, 155, 178
Confusão e *delirium*, 301-304
Consciência e *delirium*, 299-300, 302-303
Constipação e pica, 219, 220
Contaminação, fobias de, 43-44, 140-141
Contraceptivos orais e transtorno disfórico pré-menstrual, 98
Contratransferência. *Ver também* Aliança terapêutica
    transtorno da personalidade esquiva e transtorno de ansiedade social e, 347
    transtorno factício e, 211
Controle mental e transtorno delirante, 34-37
Convulsões. *Ver também* Epilepsia
    abstinência de álcool e, 279-280
    transtorno de sintomas neurológicos funcionais e, 207-209
Corpos de Lewy. *Ver* Transtorno neurocognitivo com corpos de Lewy
Creatinofosfoquinase (CPK) e transtorno bipolar induzido por esteroides e transtornos relacionados, 69-72
Crescimento e transtorno alimentar restritivo/evitativo, 222-224
Crianças. *Ver também* Adoção e transtorno de interação social desinibida; Idade; Abuso infantil; História do desenvolvimento; Estilo parental
    acessos de raiva e desregulação afetiva em, 80-81
    enurese em, 236-238
    limites de diagnóstico para TEPT em, 155-156
    mudança de gênero em, 263-266
    pica em, 219-221
    timidez em, 348-349
    transtorno alimentar restritivo/evitativo e, 217-218, 222-224
    transtorno de apego reativo em, 155-156
    transtorno de ansiedade de separação com ataques de pânico em, 119-122
    transtornos de ansiedade e humor em, 16-17
    transtorno de interação social desinibida em, 157-160
    transtorno de tique transitório e transtorno de ansiedade de separação em, 18-21
    transtornos disruptivos, do controle de impulsos e da conduta em, 267-271
    transtorno disruptivo da desregulação do humor e TDAH em, 82-84
    transtorno dissociativo de identidade em, 184
    transtorno específico da aprendizagem e transtorno de ansiedade generalizada em, 14-18
    transtorno do espectro autista em, 7-10
Crise psicogênica não epiléptica, 196-197
Cultura. *Ver também* Afro-americanos; Minorias étnicas; Hispano-americanos
    anorexia nervosa e, 224-228
    ansiedade e orientação sexual, 11-14
    doença, transtorno de ansiedade e, 206
    expressão emocional e, 342-343
    fatores psicológicos que afetam outras condições médicas e, 215-216
    importância no DSM-5-TR, 118, 155-156, 193-194, 206, 323-326, 359
    outro transtorno depressivo especificado em imigrantes e, 114-116
    outro transtorno dissociativo especificado e, 193-194
    síndrome das pernas inquietas e, 250-252
    transtorno depressivo maior e transtorno do luto prolongado e, 179-180
    transtorno dissociativo de identidade e "possessão", 183-184
    transtorno do jogo e, 293-295
"Cultura e diagnóstico psiquiátrico" (capítulo na seção III do DSM-5-TR), 193-194

D

Deficiência de hipocretina e critérios diagnósticos do DSM-5 para narcolepsia, 240, 246
Deficiência intelectual. *Ver* Transtorno do desenvolvimento intelectual
    outro transtorno depressivo especificado e, 115
    transtorno bipolar tipo I e, 73-74
    transtorno comportamental do sono REM e, 104-105
    transtorno da personalidade antissocial e, 335-336
    transtorno da personalidade obsessivo-compulsiva e, 326-329
    transtorno da personalidade paranoide e, 326-329
    transtorno de sintomas somáticos e, 200-202
    transtorno depressivo devido a outra condição médica e, 104-105

transtorno depressivo maior e, 85-86, 91, 94
transtorno disfórico pré-menstrual e, 99-100
transtorno neurocognitivo leve devido à doença de Huntington e, 314-315
transtorno neurocognitivo maior devido à doença de Alzheimer e, 305
transtorno por uso de opioides e, 285-286
Deficiências motoras
no transtorno depressivo devido a outra condição médica, 105-106
no transtorno do desenvolvimento intelectual, 3-4
no transtorno do espectro autista, 3-4
Delírios persecutórios e transtorno delirante, 35-36
Delírios. Ver também Transtorno delirante
doença, transtorno de ansiedade e, 205
esquizofrenia e, 29-30
transtorno bipolar tipo I e, 50, 73-74
transtorno depressivo maior com características psicóticas e, 91
transtorno dismórfico corporal e, 146-147
transtorno esquizoafetivo e, 37-38
transtorno pedofílico e, 367-369
transtorno psicótico breve e, 44-45
transtorno psicótico induzido por *cannabis* e, 41-43
Delirium. Ver também Delirium não especificado
abstinência de álcool e, 275, 279-280,
caracterização e etiologia de, 297
pacientes hospitalizados e, 299-300
Delirium não especificado, 310-313
Demência frontotemporal, 149-150, 306, 309-310
Demência. Ver também Transtornos neurocognitivos
depressão grave em idosos e, 309-310
doença de Alzheimer e, 300-301
uso do termo, 297-298
Dependência comportamental e transtorno do jogo, 276
Depressão. Ver também Transtornos depressivos;
Transtorno depressivo maior; Tristeza
abuso de substâncias e, 276
amnésia dissociativa e, 185-188
apneia e hipopneia obstrutivas do sono e, 247-248
delirium não especificado e, 298-301
doença de Alzheimer e idade avançada, 309-310
doença médica e abordagem inclusiva para o diagnóstico de, 134-135
luto e, 87-90
síndrome das pernas inquietas e, 250-251
TDAH e dificuldades acadêmicas, 13-14
TOC e, 139-142
transtorno bipolar tipo I e ciclos de, 53-57
transtorno bipolar tipo II e, 56-62
transtorno bipolar e transtorno relacionado não especificado, 75-77
transtorno da personalidade *borderline* e, 338-340
transtorno da personalidade dependente e, 350
transtorno da personalidade narcisista e, 344

transtorno de acumulação e transtorno depressivo não especificado, 148-151
transtorno de adaptação e, 167-170
transtorno de hipersonolência e, 246
transtorno de pânico e, 122-123
transtorno de sintomas somáticos e, 197-200
transtorno depressivo persistente e, 96-98
transtorno esquizoafetivo e, 37-38-39-40
transtorno neurocognitivo maior devido à doença de Alzheimer, 303-307
transtorno por uso de álcool e, 276-278
transtorno por uso de opioides e, 284-289
uso do termo, 79
"Depressão dupla", 97
Depressão pré-menstrual, 200-201
"Depressão psicótica" e síndrome das pernas inquietas, 250-251
Desatenção. Ver Atenção
Desidratação e anorexia nervosa, 226
Desnutrição
na anorexia nervosa, 226
na demência, 300-301
Despersonalização e transtorno bipolar tipo II, 57-59
Desrealização e transtornos dissociativos, 184.
Ver também Transtorno de despersonalização/ desrealização
Dexmetilfenidato, 269
Diabetes e síndrome das pernas inquietas, 250
Diagnóstico diferencial
acessos de raiva e, 83
da esquizofrenia, 30-31
de fatores psicológicos que afetam outras condições médicas, 214
de outro transtorno bipolar relacionado especificado, 76-77
de pica, 220
de transtorno de sintomas neurológicos funcionais, 208
de transtorno depressivo maior e transtorno neurocognitivo leve, 309-310
de transtorno neurocognitivo maior devido à doença de Alzheimer, 306
de transtorno psicótico breve, 44-45
de transtornos do neurodesenvolvimento, 2-3
do transtorno alimentar restritivo/evitativo, 223-224
do transtorno ciclotímico, 64-65
do transtorno de ansiedade de separação, 121-122
do transtorno do espectro autista, 5
do transtorno esquizofreniforme, 31-34
do transtorno factício, 209
do transtorno por uso de opioides, 285-286
transtorno bipolar e "características mistas", 55
Diagnóstico incorreto
de transtornos bipolares como transtornos de ansiedade, 76-77

Índice de assuntos

de transtornos do espectro da esquizofrenia, 51-52
Diagnóstico "não especificado", critérios para uso de, 137-138
Diagnóstico "Outro especificado", critérios para uso de, 137-138
Diagnóstico provisório
    da "variante atípica da enxaqueca", 200-201
    de transtorno de ansiedade generalizada, 363-364
    de transtorno depressivo maior e transtorno do luto prolongado, 179-180
    do transtorno disfórico pré-menstrual, 100-101
    do transtorno esquizofreniforme, 24, 33-34
Diagnóstico. *Ver também* Comorbidade de dignósticos; Diagnóstico diferencial; Sofrimento e deficiência como requisitos para o diagnóstico; DSM-5; DSM-5-TR; Duração dos sintomas; Diagnóstico incorreto; Diagnóstico "Outro especificado", critérios para uso de; Especificadores; Sintomas; Subdiagnóstico; *transtornos específicos*
    de catatonia, 71-72
    de demência no DSM-5, 306
    de transtorno depressivo maior, 79-80
    de transtornos bipolares tipos I e II, 61-62
    do "espectro da esquizofrenia e outro transtorno psicótico não especificado", 50-51
    documentação no prontuário clínico, 351
    doença clínica e abordagem inclusiva da depressão, 134-135
    fatores complicadores para transtornos bipolares e relacionados, 47-48
    importância da precisão para transtornos bipolares e relacionados, 49
    limiares no DSM-5, 373-374
    transtorno da conduta e evolução ao longo do tempo, 271
    transtornos psicóticos com apresentações atípicas ou incompletas, 24-25
Diálise e síndrome das pernas inquietas, 250-251
Diário, sono-vigília, 242
Diazepam, 287-289
Difenidramina, 50
Dificuldade respiratória e fatores psicológicos que afetam outras condições médicas, 212-216
Disforia, 63-64, 298-301
    com irritabilidade, 38-39, 55, 63-64, 166-167, 276-277
Disforia de gênero
    caso clínico de, 263-266
    leituras recomendadas em, 262-266
    visão geral de 261-263
Disfunção erétil, 254, 258
Disfunção sexual induzida por medicamento, 258-259
Disfunção sexual induzida por substância/medicamento, 254

Disfunções sexuais. *Ver também* Transtorno do interesse/excitação sexual feminino; Disfunção sexual induzida por medicamento
    casos clínicos de, 254-259
    leituras recomendadas em, 254, 256-257, 259
    visão geral de, 253-254
Dislexia, 3-4
Dismorfia muscular, 146-148
Dispareunia, 254
Distratibilidade em transtornos bipolares e relacionados, 47-48, 73-74, 109-110
Doença cerebrovascular e transtorno neurocognitivo maior com corpos de Lewy, 313
Doença de Alzheimer, transtorno neurocognitivo devido a, 297-298, 300-301, 303-307, 309-310, 312-313
Doença de Crohn e transtorno factício, 209-212
Doença de Huntington, transtorno neurocognitivo devido a, 314-317
Doença de Lyme e transtorno de ansiedade por doença, 202-206
Doença de Parkinson, 103-107, 309-310, 313, 315
Doença hepática e transtorno por uso de álcool, 132-136
Doença renal em estágio terminal e síndrome das pernas inquietas, 250-251
Dor
    delirium e, 302-303
    transtorno da personalidade histriônica e, 340-343
    transtorno por uso de opioides e, 284-287
    transtornos de sintomas somáticos e, 196-200, 209-212
DSM-5
    agorafobia, desvinculação do transtorno de pânico em, 124-125
    anorexia nervosa, alterações em, 226-228
    catatonia, uso do termo em, 70
    "Condições para estudo mais aprofundado" em, 24-25
    demência, abordagem diagnóstica em, 306
    diagnóstico de esquizofrenia e descrições de texto, mudanças em, 23-27, 29-30
    exclusão do luto, remoção de, 80-90
    hipocondria, remoção de, 196, 203-205
    jet lag, remoção como subtipo de transtornos do sono-vigília do ritmo circadiano em, 36-37
    Modelo Alternativo do DSM-5 para Transtornos da Personalidade, 323-326, 339-340, 354-355
    obsessões, descrição em, 140-141
    psicose, desvinculação da gravidade do transtorno depressivo maior em, 80
    reclassificação do transtorno de ajustamento em, 173
    transtorno de compulsão alimentar periódica em, 231-232
    transtorno de ansiedade de separação, realocação para transtornos de ansiedade em, 121-122

transtorno de estresse agudo, formulação diagnóstica revisada em, 163-164
transtorno de insônia, alterações em, 243
transtorno esquizoafetivo, alterações em, 24, 39-40
transtornos bipolares e depressivos, separação em, 79
transtornos de ansiedade, alterações em, 117-118
transtornos do sono, alterações em, 239-240
transtornos de sintomas somáticos em, 195-196, 201-202, 206
transtornos neurocognitivos, abordagem em, 297-298
transtornos relacionados a substâncias e transtornos aditivos em, 275-276
transtornos relacionados a trauma e a estressores como novo capítulo em, 155

DSM-5-TR
Capítulo "Cultura e diagnóstico psiquiátrico" em, 193-194
códigos, adição de para comportamento suicida e autolesão suicida em "Outras condições que podem ser foco da atenção clínica", 175
cultura, importância de em, 118, 155-156, 193-194, 323-324, 359
deficiência intelectual, uso do termo no, 3-4
entrevista sobre formulação cultural básica em, 11, 95-96, 193-194
subtipos de narcolepsia em, 240
transtorno depressivo maior, avaliação no contexto do luto em, 80, 89-90
transtorno do luto prolongado em, 80, 89-90

DSM-III
diagnóstico de transtorno distímico em, 97
homossexualidade e, 261-263

DSM-IV
critérios de pesquisa sobre transtorno de compulsão alimentar periódica (Apêndice B) no, 217, 231-232
critérios diagnósticos de anorexia nervosa no, 217, 226
critérios diagnósticos de transtorno esquizofreniforme no, 36-37
diagnóstico de disforia de gênero no, 262-263
diagnóstico de hipocondria no, 196, 203-204
diagnóstico de transtorno de dor no, 195, 196
exclusão do luto no, 88-90
fobia social no, 120-121, 123-124
transtorno alimentar da infância ou diagnóstico na primeira infância no, 217-218
transtorno factício no, 211
transtornos somatoformes no, 195
tricotilomania como transtorno do controle de impulsos no, 151-152

Duloxetina, 344
Duração dos sintomas
de disfunções sexuais, 254
de episódio hipomaníaco no transtorno bipolar tipo II, 61-62
de TEPT e transtorno de estresse agudo, 155-156
do transtorno esquizofreniforme, 32-33, 35-36
espectro bipolar e, 48-49-49

E

Ejaculação prematura (precoce), 254
Ejaculação retardada, 254, 258-259
Eletroencefalograma (EEG) e transtorno de sintomas neurológicos funcionais, 207, 208
"Emoções pró-sociais limitadas" e transtorno da conduta, 267-271
Encefalopatia hepática, 134-136
Encoprese, 235, 236
Entrevista de formulação cultural básica (DSM-5-TR), 11, 95-96, 193-194
Enurese, 235-238
noturna primária, 238
secundária, 238
Enxaqueca. *Ver também* Cefaleia
transtorno de hipersonolência e, 245
transtorno esquizofreniforme e, 31-32
Epilepsia
transtorno de sintomas neurológicos funcionais e, 207
transtorno neurocognitivo leve devido à doença de Huntington e, 315
Episódio depressivo maior. *Ver também* Episódio hipomaníaco; Episódio maníaco
doença de Parkinson com episódio depressivo maior, 105-107
no transtorno bipolar tipo I, 72-74
no transtorno bipolar tipo II, 48-49, 56-62
Episódio hipomaníaco. *Ver também* Episódio maníaco, como característica dos transtornos bipolares, 47-48
outro transtorno bipolar e transtorno relacionado especificado, 76-77
requisitos para o diagnóstico de, 48-49
sintomas depressivos do transtorno bipolar tipo II e, 57-58, 61-62
transtorno ciclotímico e, 64-65
transtorno depressivo maior com características mistas e, 108-110
Episódio maníaco. *Ver também* Episódio hipomaníaco
características mistas de depressão e, 54-55
requisitos para o diagnóstico de, 48-49
transtorno da personalidade *borderline* e, 339-340
transtorno depressivo maior com características mistas e, 108-110
transtorno do jogo e, 294-295
transtorno psicótico induzido por *cannabis* e, 41-42

Índice de assuntos

transtornos bipolares e, 47-48, 51-52, 61-62, 67, 69, 72
Escala Breve de Avaliação da Cognição na Esquizofrenia, 27-28
Escala de 7 itens de transtorno de ansiedade generalizada (GAD-7), 243
Escala de avaliação de crenças de Brown, 144-145
Escala de depressão de Hamilton, 113
Escala de coma de Glasgow, 173
Escala de depressão geriátrica, 103-104
Escala Yale-Brown de obsessões e compulsões, 144-145
Escitalopram, 107-108, 284-285, 341-342, 344
Esclerose múltipla, 315
Escola. *Ver também* Fobia escolar e transtorno de ansiedade de separação
    TDAH e, 82
    transtorno ciclotímico e, 63-64
    transtorno de ansiedade generalizada e, 14-8
    transtorno da conduta e, 269
    transtorno de tique transitório e transtorno de ansiedade de separação, 19-20
    transtorno disruptivo da desregulação do humor e, 82
    transtorno do espectro autista e, 7
    transtorno específico da aprendizagem e, 14-18
    transtorno esquizoafetivo e, 37-38
Especificador de "*insight* ausente/crenças delirantes"
    para transtorno dismórfico corporal, 137-138, 143-144, 146-147
    para TOC, 141-145
    para transtorno de acumulação, 143-144
Especificador de "tipo misto", para transtorno delirante, 35-37
Especificadores. *Ver também* Gravidade dos sintomas ou dos transtornos
    ataques de pânico como, 117-118, 121-124
    fuga dissociativa como, 184
    para disforia de gênero, 265-266
    para esquizofrenia, 29-30
    para fobia específica, 129-130
    para TDAH, 1-2
    para transtorno de adaptação, 155-156
    para transtorno da conduta, 267-268, 270, 271
    para transtorno do sadismo sexual, 363-364
    para transtorno depressivo devido a outra condição médica, 105-107
    para transtorno do espectro autista, 9-10
    para transtorno específico da aprendizagem, 1-2
    para transtorno neurocognitivo maior, 320-321
    para transtornos bipolares e relacionados, 51-52, 70, 74-75, 80, 109-110
    para transtornos de ansiedade, 117-118, 121-124
    para transtornos depressivos, 80, 86, 94, 97
    para transtornos obsessivo-compulsivos e relacionados, 137-138, 141-147, 149-150
    para transtornos relacionados a substâncias e aditivos, 275, 281
    para transtornos somáticos e transtornos relacionados, 196, 198-199, 208
Espectro da esquizofrenia não especificado e outros transtornos psicóticos, 24-25, 50-51, 314-316, 367-370
Esquizofrenia
    catatonia e, 23-24, 70
    como transtorno psicótico prototípico, 23
    critérios diagnósticos para, 24
    diagnóstico em excesso de em afro-americanos, 51-52
    sintomas comportamentais de, 28-31
    TEPT e, 32-33
    transtorno da personalidade antissocial e, 336-337
    transtorno da personalidade esquizotípica e transtorno da personalidade paranoide, 333-334
    transtorno da personalidade obsessivo-compulsiva e, 324
    transtorno da personalidade paranoide e transtorno da personalidade obsessivo-compulsiva, 328-329
    transtorno emocional e, 25-28
Esquizofrenia de início na infância, 25-27
Estados de fuga e amnésia dissociativa, 184
Estereotipia e transtorno bipolar induzido por esteroides e transtornos relacionados, 70
Estereótipo, da subcultura homossexual, 283-284
Esteroides e transtorno dismórfico corporal, 147-148. *Ver também* Prednisona
Estigma
    cuidados de saúde mental na cultura afro-americana e, 94
    documentação do diagnóstico em prontuário clínico e, 351
Estilo parental
    transtorno de ansiedade de separação e, 121-122
    transtorno de ansiedade social em adolescentes e, 127-128
Estresse. *Ver também* Transtorno de estresse agudo; Transtornos relacionados a trauma e a estressores
    desenvolvimento da esquizofrenia e, 24
    pica e, 2013
    reação normativa a, 160-163
    transtorno de adaptação com ansiedade e, 290-293
    transtorno de ansiedade de doença e, 203-204
    transtorno de insônia e, 242
    transtorno depressivo induzido por substâncias e, 101-104
    transtorno depressivo maior e, 308
    transtorno neurocognitivo leve e, 308
    transtorno por uso de estimulantes (cocaína) e, 101-104
    transtorno psicótico breve e, 44-45

transtornos parafílicos e, 367
Estupor e transtorno bipolar induzido por esteroides e transtornos relacionados, 70
Evitação
   no TEPT, 33-34, 166-167
   no transtorno de estresse agudo, 161-162
Exame do estado mental, transtorno por uso de álcool e transtorno de ansiedade induzido por medicamento, 133-134
   amnésia dissociativa e, 186
   apneia e hipopneia obstrutivas do sono e, 247
   delirium e, 298-299, 301-302
   enurese e, 236-237
Exame físico
   abstinência de álcool e, 279-280
   apneia e hipopneia obstrutivas do sono e, 247
   pica e, 220
   transtorno bipolar tipo I e, 50-51
   transtorno bipolar induzido por esteroides e transtornos relacionados, 69-70
   transtorno de hipersonolência e, 245
   transtorno depressivo maior e, 91, 91-92
   transtorno esquizofreniforme e, 31-32
Excitação. *Ver também* Hiperexcitação e medo como sintoma de ansiedade
   no TEPT, 166-167
   no transtorno de estresse agudo, 161-162
Exercício e transtornos alimentares, 224-225, 231-233
Exibicionismo, 359
Experiência de vida e desenvolvimento da esquizofrenia, 24
Experiência militar e transtorno esquizofreniforme, 31-34
Exposição ao chumbo e pica, 220, 221

F

Fadiga
   anorexia nervosa e, 224-228
   depressão e dia, 54
   transtorno por uso de álcool e transtorno de ansiedade induzido por medicamento, 133-134
Fairchild, W.R.D., 330-331
Fatores genéticos na enurese, 238. *Ver também* História familiar de transtornos psiquiátricos
Fatores psicológicos que afetam outras condições médicas (FPAOCM), 173, 195-196, 212-216
Fibrose cística e fatores psicológicos que afetam outras condições médicas, 212-216
Fissura no transtorno por uso de opioides, 284-288
Flashbacks e TEPT, 32-33
Fluoxetina, 55, 92-93, 139, 200-201, 230-231, 258, 341-342, 344

Fobia escolar e transtorno de ansiedade de separação, 123-124
Fobia específica, 128-130
Fobia social. *Ver* Transtorno de ansiedade social
Fratura de quadril e *delirium* não especificado, 298-301
Frotteurismo, 359
Fuga dissociativa, 187-188
Funcionamento cognitivo
   delirium e declínio de longo prazo em, 297
   esquizofrenia e, 26-30
   reações ao trauma e, 161-162
   transtorno de sintomas somáticos e, 201-202
   transtorno depressivo devido a outra condição médica e transtorno comportamental do sono REM, 104-107
   transtorno depressivo maior e transtorno neurocognitivo leve, 307
   transtorno neurocognitivo leve devido à lesão cerebral traumática e, 320-321
   transtorno neurocognitivo maior com corpos de Lewy e, 311-313
   transtorno neurocognitivo maior devido à doença de Alzheimer e, 305, 306
   transtorno por uso de álcool e transtorno de ansiedade induzido por medicamento, 134-136
Funcionamento executivo
   comprometimento em transtornos disruptivos, do controle de impulsos e da conduta, 267
   em transtorno depressivo maior e transtorno neurocognitivo leve, 308-310
   transtornos neurocognitivos e avaliação de, 297-298

G

Gabapentina, 200-201
Ganho secundário e transtorno de ansiedade de doença, 206
Gatilhos e transtorno explosivo intermitente, 273
Gênero
   disfunções sexuais e, 254
   identidade e, 262-263
   mudança de, 263-266
   papéis na cultura afro-americana, 94, 169-170
Grandiosidade
   transtorno da personalidade narcisista e, 346
   transtorno delirante e, 35-36
Gravidade dos sintomas ou dos transtornos
   da apneia e hipopneia obstrutivas do sono, 247
   de abstinência de álcool, 281
   do transtorno da conduta, 271
   do transtorno depressivo maior, 80
   do transtorno do espectro autista, 1
   do transtorno por uso de estimulantes (cocaína), 281-282

Índice de assuntos

do transtorno de oposição desafiante, 267-268
dos transtornos relacionados a substâncias e
 aditivos, 275
Gravidez
 pica e, 217-218
 síndrome das pernas inquietas e, 250-251
 transtorno bipolar tipo I com características
  psicóticas e, 72-75
 transtorno depressivo maior com início no
  periparto e, 85
Guntrip, Harry, 330-331

H

Habilidades de enfrentamento
 fatores psicológicos que afetam outras condições
  médicas e, 214
 transtorno de adaptação e, 174
 transtorno depressivo e transtorno comportamental
  do sono REM, 106-107
 transtorno do jogo e, 294-295
Haloperidol, 50, 69, 298-301
Hepatite associada ao álcool, 132-133
Heroína, 28-29, 288-289
Hidroclorotiazida, 307
Hidrocodona/paracetamol, 114, 284-285
Hiperatividade
 no TDAH, 1-2
 no transtorno depressivo maior com características
  mistas, 109-110
Hiperexcitação e medo como sintoma de ansiedade, 117.
 Ver também Excitação
Hipersexualidade
 em episódios hipomaníacos de transtorno bipolar
  tipo II, 60-61
 em episódios maníacos de transtorno bipolar e
  transtorno relacionado devido à infecção pelo
  HIV, 66, 67
Hipertensão e disfunção sexual, 259
Hipocondria (diagnóstico do DSM-IV), 195, 196, 203-205
Hipoxemia e ansiedade, 171-172
Hispano-americanos, casos clínicos envolvendo. *Ver
 também* Cultura
 apneia e hipopneia obstrutivas do sono, 247-249
 outro transtorno dissociativo especificado, 191-194
 transtorno da personalidade *borderline*, 337-340
 transtorno da personalidade histriônica, 340-343
 transtorno depressivo maior com início no
  periparto, 85-87
 transtorno do jogo, 293-295
História do desenvolvimento
 no transtorno de interação social desinibida,
  159-160
 no transtorno do espectro autista, 3-4

transtorno específico da aprendizagem e transtorno
 de ansiedade generalizada, 15-17
História familiar de transtornos psiquiátricos. *Ver
 também* Fatores genéticos na enurese
 apneia e hipopneia obstrutivas do sono e, 247-248
 esquizofrenia e, 29-30
 psicose pós-parto e, 74-75
 transtorno ciclotímico e, 63-65
 transtorno da conduta e, 269, 271
 transtorno da personalidade esquizotípica e, 332-333
 transtorno da personalidade paranoide e, 332-333
 transtorno de adaptação e, 171, 174, 291, 292-293
 transtorno de ansiedade de separação com ataques
  de pânico e, 120-122
 transtorno de ansiedade generalizada e, 15-16
 transtorno de déficit de atenção/hiperatividade e,
  12, 13-14, 83
 transtorno de pânico e, 122-124
 transtorno disfórico pré-menstrual e, 99-100
 transtorno dismórfico corporal e, 146-148
 transtorno disruptivo da desregulação do humor
  e, 83
 transtorno do desenvolvimento intelectual e
 transtorno do espectro autista, 3-4
 transtorno do jogo e, 293-295
 transtorno comportamental do sono REM e,
  104-105
 transtorno específico da aprendizagem e, 15-16
 transtorno explosivo intermitente e, 273
 transtorno neurocognitivo leve devido à doença de
  Huntington e, 314, 316
 transtorno neurocognitivo maior e, 305, 306, 311-312
 transtorno por uso de álcool e, 279
 transtorno psicótico induzido por *cannabis* e, 41-43
 transtornos bipolares e, 54-57, 60-61, 67, 70, 73-77
 transtornos depressivos e, 85, 86, 89-90, 104-105,
  111-112
 tricotilomania e, 152-153
Histórico do paciente. *Ver também* História do
 desenvolvimento; História familiar de transtornos
 psiquiátricos; *transtornos específicos*
 diagnóstico de transtornos bipolares e relacionados
  e, 47-49
 transtornos disruptivos, do controle de impulsos e
  da conduta e, 267-268
Hospitalização parcial e transtorno disruptivo da
 desregulação do humor, 82, 83
Humor. *Ver também* Irritabilidade; Transtornos do
 humor
 outro transtorno bipolar e transtorno relacionado
  especificado e, 75
 TDAH e, 82-84
 transtorno ciclotímico e, 63-65
 transtorno de estresse agudo e, 161-162
 transtorno disfórico pré-menstrual e, 98-101

385

transtorno disruptivo da desregulação do humor e, 82-84

I

Idade. *Ver também* Adolescentes; Adultos; Idade no início; Crianças; Idosos
    acessos de raiva e, 83
    apneia e hipopneia obstrutivas do sono e, 247-248
    diagnóstico de transtorno da personalidade antissocial e, 336-337
    diagnóstico de transtornos da eliminação e, 235, 236-237
    disforia de gênero e, 264
    envelhecimento como fonte de estresse, 367
    TDAH e, 1-2, 13-14
    transtorno pedofílico e, 369-370
    transtornos de tique e, 19-20
    transtornos disruptivos, do controle de impulsos e da conduta e, 267-268
Idade no início
    do transtorno da conduta, 270
    do transtorno bipolar, 57-59
    do transtorno de ansiedade de separação, 118
    do transtorno por uso de opioides, 289-290
Identidade. Ver também *Self*
    gênero e, 262-263
    transtorno da personalidade *borderline* e, 339-340
    transtornos dissociativos e, 184, 187-188
    transtorno esquizofreniforme e, 33-34
    transtorno de ansiedade de separação e, 121-122
    transtorno de pânico e, 123-124, 202-206
Idosos. *Ver também* Idade
    delirium não especificado em, 298-301
    TEPT em, 164-168
    transtorno da personalidade esquizoide em, 329-332
    transtorno depressivo maior e transtorno neurocognitivo leve em, 307-310
    transtorno neurocognitivo maior com corpos de Lewy em, 310-313
    transtorno neurocognitivo maior devido à doença de Alzheimer em, 303-307
Imagem corporal e anorexia nervosa, 224-225
Impulsividade
    no TDAH, 1-2
    nos transtornos disruptivos, do controle de impulsos e da conduta, 267
    no transtorno depressivo maior com características mistas, 109-110
Índice de apneia e hipopneia (IAH), 247-249
Índice de gravidade de insônia (ISI), 242
Índice de massa corporal (IMC) e anorexia nervosa, 226
Índice de qualidade do sono de Pittsburgh (PSQI), 242

Indivíduos lésbicos, gays, bissexuais, transgêneros, homossexuais e de minorias de gênero (LGBTQ+) e estereótipo da subcultura homossexual, 283-284. *Ver também* Transgênero, não binário, agênero e outros indivíduos
Infecção por HIV
    transtorno bipolar e transtorno relacionado devido a, 66-68
    transtorno por uso de estimulantes (cocaína) e, 281-282
Infecções do trato urinário e transtorno do espectro autista, 3-4, 6
Informações colaterais e transtorno da personalidade esquizotípica com transtorno da personalidade paranoide, 332-333
Inibidores seletivos da recaptação da serotonina (ISRSs)
    apneia e hipopneia obstrutivas do sono, 247
    outro transtorno bipolar e transtorno relacionado especificado e, 76-77
    TOC e, 142-143
    transtorno de ansiedade social e, 244
Início no periparto, do transtorno bipolar tipo I, 72-75
Insight. *Ver também o especificador* "*Insight* ausente/crenças delirantes"
    TOC e, 137-138, 141-142
    transtorno da conduta e, 270
    transtorno da personalidade antissocial e, 335-336
    transtorno de acumulação e, 149-150
    transtorno dismórfico corporal e, 146-147
    transtorno psicótico breve e, 44-45
Insônia. *Ver também* Transtorno de insônia
    em TDAH, 10
    luto e, 88
    outro transtorno depressivo especificado e, 114-116
    transtorno depressivo induzido por substâncias e, 102-103
    transtorno depressivo maior com características mistas e, 109-110
    transtorno por uso de estimulantes (cocaína) e, 102-103
Interações sociais. *Ver também* Relações interpessoais
    luto e retraimento de, 88
    transtorno ciclotímico e, 63-64
    transtorno da personalidade esquiva e transtorno de ansiedade social, 347-349
    transtorno da personalidade esquizoide e isolamento, 329-332
    transtorno da personalidade esquizotípica e abstinência de, 333-334
    transtorno do espectro autista e, 7-8
    transtorno neurocognitivo maior e retraimento de, 303-307
Intoxicação e transtornos por uso de substâncias, 102-103, 275
Irritabilidade

associação com episódios bipolares ou depressivos com características mistas, 54
TEPT e 166-167
transtorno ciclotímico e, 62-65
transtorno depressivo maior com características melancólicas e, 94
transtorno depressivo maior com características mistas e, 109-110
transtorno disruptivo da desregulação do humor e TDAH, 82-84

J

Jet lag
  como gatilho para mania/psicose, 31-32, 73-74
  remoção como subtipo de transtornos do sono-vigília do ritmo circadiano no DSM-5, 36-37

K

Kernberg, Otto, 339-340, 339-340

L

La belle indifférence e transtorno de sintomas neurológicos funcionais, 208
Lavagem das mãos e transtorno obsessivo-compulsivo, 139
Lesão cerebral traumática
  declínio cognitivo e, 297-298
  transtorno de estresse agudo e, 162-163
  transtorno neurocognitivo leve devido a, 318-321
Lesão por injeção de sangue e fobia específica, 129-130
Levotiroxina, 344
Lisinopril, 305
Lista de verificação de TEPT para DSM-5, 31-32
Lítio, 56-57, 344
Lorazepam, 50, 69-72, 203-204, 207
Lúpus neuropsiquiátrico, 48-49
Luto e transtorno depressivo maior, 87-90. *Ver também* Transtorno do luto prolongado
Luto e transtornos depressivos, 80, 88-90

M

Mania induzida por estimulantes, 67
Medicamentos antidepressivos. *Ver também* Inibidores seletivos da recaptação da serotonina; Antidepressivos tricíclicos
  e transtornos bipolares, 60-61, 67, 110-111
  transtorno esquizoafetivo e, 37-40
Medicamentos antipsicóticos
  esquizofrenia e, 27-28
  síndrome das pernas inquietas e, 250-251
  transtorno esquizoafetivo e, 39-40
  transtorno neurocognitivo maior com corpos de Lewy e, 312-313
  transtorno psicótico breve e, 44-45
Medicamentos antirretrovirais, 66, 67, 68
Medo
  como fator complicador no diagnóstico de transtornos de ansiedade, 117
  fobia específica e, 128-130
  TEPT e, 166-167
  transtorno alimentar restritivo/evitativo e, 222-223
  transtorno de ansiedade de separação com ataques de pânico e, 119-122
"Medo expresso de ganho de peso" (critério do DSM-IV para anorexia nervosa), 217
Meio ambiente
  como fator no transtorno delirante, 36-37
  fobia específica e, 129-130
Metadona, 287-289
Metanfetamina, 66, 67, 281-282
Metilfenidato, 62-63
Metoprolol, 301-302
Miniexame do Estado Mental, 302-303, 308, 315, 333-334
Minorias étnicas. *Ver também* Cultura
  taxas de esquizofrenia em, 24
  transtorno de ansiedade social em adolescentes, 125-126
Modelo Alternativo do DSM-5 para Transtornos da Personalidade, 323-326, 339-340, 354-355
Modelo categórico de transtornos da personalidade, 324-326
Modelo de cinco fatores de traços de personalidade, 324
Modelo híbrido categórico-dimensional de transtornos da personalidade, 323-326
Monitoramento por vídeo-EEG (vEEG) e transtorno de sintomas neurológicos funcionais, 207, 208
Montreal Cognitive Assessment, 133-135, 171-172
Motivação, para transtorno factício, 211
Mudanças de personalidade
  após lesão cerebral traumática, 320-321
  após o serviço militar, 165-166
Mulheres. *Ver também* Gênero; Gravidez; Transtorno disfórico pré-menstrual; Disfunções sexuais
  diagnóstico de transtorno da personalidade histriônica em, 342-343
  prevalência de transtorno depressivo maior em, 80
Mutismo na catatonia, 70-72

N

Naloxona, 288-289
Narcolepsia, 240, 246
Narcóticos Anônimos, 38-39, 66, 287-288
National Epidemiologic Survey on Alcohol and Related Conditions, 89-90
Negação de doenças médicas em fatores psicológicos que afetam outras condições médicas, 215-216
Neuropatia periférica e síndrome das pernas inquietas, 250-251

O

Obesidade
  apneia e hipopneia obstrutivas do sono e, 247-248
  em "Outras condições que podem ser foco da atenção clínica", 245
  transtorno de compulsão alimentar periódica e, 231-233
  transtorno de hipersonolência e, 245
Obsessões, definição de, 140-141
Olanzapina, 50-52
Olmesartana, 307
Opioides. Ver também Transtorno por uso de opioides
  delirium e, 301-304
  transtorno de sintomas somáticos e, 197-200
Organização Mundial da Saúde, 226
Orientação sexual
  em DSM-III, DSM-IV e DSM-5, 261-263
  episódio depressivo maior e, 12-14
"Outras condições que podem ser foco da atenção clínica" (capítulo DSM)
  comportamento antissocial de adultos em, 288-289
  comportamento suicida e autolesão suicida, adição de códigos no DSM-5-TR para, 175
  fatores psicológicos que afetam outras condições médicas (no DSM-IV), 196
  sobrepeso ou obesidade em, 245
Outro sintoma somático especificado e transtorno relacionado, 196
Outro transtorno bipolar e transtorno relacionado especificado, 49, 76-77
Outro transtorno da personalidade especificado, 325-326
Outro transtorno depressivo especificado, 110-116
Outro transtorno dismórfico corporal especificado, 137-138
Outro transtorno dissociativo especificado, 33-34, 191-194
Outro transtorno do espectro da esquizofrenia e outro transtorno psicótico especificado, 24-25
Oxicodona, 174, 287-288, 301-302

P

Padrões de fala. Ver também Mutismo na catatonia
  desorganizado, como critério para esquizofrenia, 24, 26-27
  em depressão, 54, 85-86, 111-112, 115
  em episódios hipomaníacos ou maníacos, 47-48, 51-52, 54, 57-61, 66, 72-74
Pandemia de covid-19-20, 44-45, 139, 142-144, 177, 370-371
Paranoia
  transtorno bipolar tipo II e, 57-58
  transtorno neurocognitivo leve e transtorno psicótico devido à doença de Huntington, 314-317
  transtorno psicótico induzido por cannabis e, 40-42
Parasitose delirante, 152-153
Parent-rated anxiety scale for ASD (PRAS-ASD), 9-10
Paroxetina, 341-342
"Party and play" (PNP), subcultura e abuso de substâncias, 281-284
Perda de interesse e transtorno depressivo maior com características psicóticas, 91-92
Peregrinação entre vários médicos e transtorno de sintomas somáticos, 201-202
Perfeccionismo e transtorno da personalidade obsessivo-compulsiva, 327-328, 354-355
Pesadelos e reações ao trauma, 160-161
Pica, 217-218, 219-221
Planos de saúde e documentação do diagnóstico em prontuário clínico, 351
Pletismografia peniana, 367-369
Polícia. Ver também Comportamento criminoso
  caso de delirium e, 301-302
  caso de transtorno bipolar e, 50
  casos de esquizofrenia e, 25-26, 28-29
  transtorno pedofílico e, 367
  violência contra homens negros por, 290, 292-293
Polissonografia e transtornos do sono, 106-107, 240, 245, 246, 247-249
Pós-transição, como especificador para disforia de gênero, 265-266
Prednisona, 48-49, 132-134
Preocupação
  no transtorno da personalidade pranoide, 332-335
  no transtorno de ansiedade de separação com ataques de pânico, 119-122
  no transtorno da personalidade esquizotípica, 332-335
Preocupação com simetria e transtorno dismórfico corporal, 147-148
Prevalência de transtorno psicótico breve, 45
  da apneia e hipopneia obstrutivas do sono, 247-248
  de outro transtorno dissociativo especificado, 193-194

Índice de assuntos

de transtorno de ansiedade generalizada, 131-132
Pródromo/fase prodrômica
    da esquizofrenia, 328-329
    do transtorno esquizofreniforme, 32-34
Programa de assistência ao funcionário, 96, 176
Propranolol, 258, 259
Pseudociese, 196-197
Pseudodemência, 309-310
Psicose. Ver também Depressão psicótica; Transtorno psicótico devido à doença de Huntington; Espectro da esquizofrenia não especificado e outros transtornos psicóticos
    período pós-parto e, 72-75
    transtorno depressivo maior e, 91-92
    transtorno esquizoafetivo e, 37-40
    transtorno pedofílico e, 367-369
    transtorno psicótico induzido por *cannabis* e, 40-43
"Psicose esteroide", 48-49
Psicossomático, uso indevido do termo, 250-251
Psicoterapia de apoio
    para TOC e transtorno depressivo maior, 139
    para transtorno depressivo persistente e, 97
Psicoterapia. Ver também Terapia cognitivo-comportamental; Terapia de casais; Psicoterapia de apoio
    transtorno bipolar tipo II e, 60-61
    transtorno de ansiedade de separação e, 120-121
    transtorno por uso de tabaco e, 373-374
Psychotic Depression Assessment Scale (PDAS), 91

Q

Qualidade de vida e apneia e hipopneia obstrutivas do sono, 248-249
Questionário de nove itens sobre a saúde do paciente (PHQ-9), 242-243
Questões legais e transtornos parafílicos, 360-361
    Ver também Comportamento criminoso
Quetiapina, 107-108, 269, 344
Quimioterapia e transtorno bipolar induzido por esteroides e transtornos relacionados, 70-72

R

Rastreio toxicológico
    transtorno bipolar e transtorno relacionado devido à infecção pelo HIV e, 68
    transtorno ciclotímico e, 64-65
Recusa alimentar e transtorno alimentar restritivo/evitativo, 223
Redes sociais, 290, 338-339
Referência, delírios de
    transtorno delirante e, 35-36

transtorno dismórfico corporal e, 146-147
transtorno esquizofreniforme e, 32-33
Regime de profilaxia pré-exposição (PrEP) e HIV, 281-282
Registro Diário de Gravidade de Problemas, 100-101
Relações interpessoais. Ver também Interações sociais
    reações ao trauma e, 161-162
    transtorno da personalidade *borderline* e, 342-343
    transtorno da personalidade obsessivo-compulsiva e, 352-355
    transtorno fetichista e, 364-367
Religião
    anorexia nervosa e, 224-225
    transtorno bipolar e transtorno relacionado devido à infecção pelo HIV e, 66-68
    transtorno bipolar tipo I e delírios relacionados a, 72
    transtorno esquizofreniforme e, 30-34
Requerentes de asilo e taxas de esquizofrenia, 24
Resposta ao susto e transtorno de estresse agudo, 164-165
Risperidona, 40-41, 367-368
Ronco e apneia e hipopneia obstrutivas do sono, 247-248
Roubo. Ver também Comportamento criminoso
    transtorno da conduta e, 269,
    transtorno da personalidade antissocial e, 335-336
    transtorno por uso de opioides e, 287-289

S

Sadomasoquismo e transtorno do sadismo sexual, 360-364
Sais de banho, 281-282
Sala de emergência
    ataques de pânico e várias visitas a, 122-123
    diagnóstico de transtornos psicóticos em, 24-25
Segurança e transtorno bipolar tipo I, 50-51. Ver também Autolesão; Suicídio e ideação suicida
Self e transtorno da personalidade *borderline*, 339-340. Ver também Identidade
"Sensibilidade neuroléptica grave", 312-313
Sertralina, 37-38, 56-57, 70-72, 75, 258, 305, 306, 341-342, 344
Simulação, 44-45, 206, 208, 211
Síndrome da fase do sono avançada, 243
Síndrome da serotonina, 71-72
Síndrome das pernas inquietas, 240, 250-252
Síndrome de disfunção executiva da depressão tardia, 309-310
Síndrome de Kleefstra e transtorno do espectro autista, 2-5
Síndrome de psicose atenuada, 24-25, 334-335
Síndrome neuroléptica maligna, 71-72, 313
Síndrome pré-menstrual (SPM), 98-101

Sintoma somático não especificado e transtorno relacionado, 196
Sintomas Ver também Comportamento; Diagnóstico; Duração dos sintomas; Sintomas negativos de esquizofrenia; Sintomas positivos de esquizofrenia; *transtornos específicos*
    de abstinência de álcool, 279-280
    de abuso de substâncias, 276
    de transtorno da personalidade *borderline*, 338-339
    de transtorno de estresse agudo, 161-163
    de transtorno depressivo maior, 91-92
    de transtorno factício, 212
    de transtornos bipolares, 47-48
    de transtornos relacionados a trauma e a estressores, 155-156
    depressão como, 79
    esquizofrenia e requisitos para diagnóstico, 23, 26-27, 29-30
    psicose induzida por *cannabis* e resolução rápida de, 41-42
    TEPT e categorias de, 166-167
Sintomas de intrusão
    em TEPT, 164-167
    no transtorno de estresse agudo, 161-164
Sintomas negativos de esquizofrenia, 23, 24, 26-30, 32-33, 333-334
Sintomas parkinsonianos e transtorno neurocognitivo maior com corpos de Lewy, 312-313
Sintomas positivos de esquizofrenia, 24, 27-28
Sinvastatina, 305
Sistema de telessaúde e transtorno obsessivo-compulsivo, 143-144
Sofrimento e deficiência como requisitos para o diagnóstico
    na enurese, 238
    no TOC, 141-142
    no transtorno de acumulação, 149-150
    no transtorno fetichista, 365-365
    nos transtornos parafílicos, 358, 360-361, 371-372
    nos transtornos relacionados a substâncias e aditivos, 275
    na disforia de gênero, 265-266
    na tricotilomania, 152-153
    no transtorno alimentar restritivo/evitativo, 217-218
    no transtorno bipolar tipo II, 57-58
Sono. Ver também Insônia; Transtornos do sono-vigília
    delirium e, 303-304
    movimento rápido dos olhos, transtorno comportamental do sono REM e, 103-107
    transtorno bipolar e, 54
    transtorno de estresse agudo e, 163-164
    transtorno de insônia e, 241-243
    transtorno delirante e, 35-37

transtorno depressivo devido a outra condição médica e, 103-107
transtorno específico da aprendizagem e transtorno de ansiedade generalizada, 15-16
transtorno neurocognitivo maior com corpos de Lewy e, 311-312
Subdiagnóstico
    de transtorno da personalidade *borderline*, 339-340
    de transtornos de ansiedade, 118-119
Subtipo restritivo de anorexia nervosa, 227-228
Subtipos
    da esquizofrenia, 26-27
    de enurese, 236-238
    de transtorno alimentar restritivo/evitativo, 223
    do transtorno de apego reativo, 158-159
Suicídio e ideação suicida
    amnésia dissociativa e, 186
    ataques de pânico e história familiar de, 122-123
    autolesão não suicida, 175
    comportamento suicida, 175-176
    disforia de gênero e, 263-264
    outro transtorno dissociativo especificado e, 192-193
    TOC e, 139-141
    transtorno da personalidade *borderline* e, 339-340
    transtorno da personalidade histriônica e, 340-343
    transtorno de adaptação e, 175
    transtorno de sintomas somáticos e, 200-203
    transtorno depressivo maior e, 86, 87, 107-108, 139, 140-141
    transtorno dismórfico corporal e, 145-147
    transtorno do espectro autista e, 9-10
    transtorno esquizoafetivo e, 38-39
    transtorno psicótico induzido por *cannabis* e, 41-42
    transtornos bipolares e, 49, 55-60
System for Assessment and Group Evaluation (SAGE), 319-320

T

Terapia cognitivo-comportamental
    para TOC, 142-143
    para transtorno da personalidade narcisista, 344
    para transtorno de adaptação, 174
    para transtorno de ansiedade generalizada, 131-132
Terapia de casais, 254-257, 352
Terapia hormonal, afirmação de gênero, 264
Teste das múltiplas latências do sono (TMLS), 245, 246
Teste de realidade no transtorno bipolar tipo II, 57-58
    no transtorno da personalidade *borderline*, 339-340
Teste de trilhas, 104-105, 133-136
Teste do desenho do relógio, 315
Teste genético
    doença de Huntington e, 316

transtorno do desenvolvimento intelectual e
transtorno do espectro autista, 3-6
Teste Stroop, 308
Testes de aptidão diferencial (DAT), 319-320
Timidez e transtorno de ansiedade social, 125-128, 347-349
Tique, como especificador para transtorno obsessivo-compulsivo, 143-145
Tiroteio em massa e reações ao trauma, 160-163
Traços de personalidade
  associado a transtornos de ansiedade, 118, 123-124
  conceitualização dimensional de, 323-326
  modelo dos cinco fatores de, 324
  no transtorno depressivo persistente, 97-98
  respostas problemáticas aos cuidados médicos e, 214
Transgêneros, não binários, agêneros e outros indivíduos. Ver também indivíduos lésbicos, gays, bissexuais, transgêneros, homossexuais e de minorias de gênero
  disforia de gênero e, 262-266
  disfunções sexuais em, 254
Transtorno alimentar da infância ou primeira infância (diagnóstico do DSM-IV), 217-218
Transtorno alimentar não especificado, 217-218
Transtorno alimentar não especificado de outra forma (diagnóstico do DSM-IV), 217
Transtorno alimentar restritivo/evitativo (TARE), 217-218, 222-224, 226
Transtorno bipolar. Ver também Transtorno bipolar tipo I; Transtorno bipolar tipo II
  ataques de pânico e, 124-125
  ciclos de depressão e, 53-57
  esquizofrenia e, 30-31
  transtorno da personalidade antissocial e, 335-337
  transtorno de sintomas somáticos e, 202-203
  transtorno delirante e, 36-37
  transtorno depressivo maior e, 86, 91-92, 109-111
  transtorno disruptivo da desregulação do humor e, 81
  transtorno do jogo e, 294-295
  transtorno psicótico breve e, 44-45
  transtorno psicótico induzido por *cannabis* e, 41-43
Transtorno bipolar tipo I
  mudanças no comportamento pós-parto e, 72-75
  transtorno ciclotímico e desenvolvimento de, 64-65
  transtorno emocional e, 50-53
Transtorno bipolar tipo I no período pós-parto e, 72-75
  transtorno de sintomas somáticos e depressão em, 200-203
  transtorno depressivo maior e, 85-87
Transtorno bipolar tipo II
  depressão episódica em, 59-62
  hipomania em, 48-49
  preocupação com o suicídio e, 56-59

TEPT e, 166-167
transtorno ciclotímico e desenvolvimento de, 64-65
transtorno de compulsão alimentar periódica e, 232-233
Transtorno bipolar induzido por esteroides e transtornos relacionados, 69-72
Transtorno bipolar e transtorno relacionado devido à infecção pelo HIV, 66-68
Transtorno bipolar e transtorno relacionado não especificado, 75-77
Transtorno bipolar subliminar, 76-77
Transtorno ciclotímico, 62-65
Transtorno comportamental do sono REM, 103-107, 240, 312-313
Transtorno conversivo. Ver Transtorno de sintomas neurológicos funcionais
Transtorno da comunicação social (pragmática), 1-2, 9-10
Transtorno da conduta, 238, 267-271, 336-337, 368-369
Transtorno da dor genito-pélvica/penetração, 254-256
Transtorno da fala, 1-2, 9-10
Transtorno da fluência com início na infância, 1-2, 7-10
Transtorno da linguagem, 1-2
Transtorno da personalidade antissocial
  encaminhamento para avaliação de, 334-338
  transtorno da conduta e, 271
  transtorno da personalidade histriônica e, 342-343
  transtorno do sadismo sexual e, 358
  transtorno explosivo intermitente e, 273
  transtorno pedofílico e, 367-370
  transtorno por uso de opioides e, 285-286, 288-289
  uso de substâncias e diagnóstico de, 368-369
Transtorno da personalidade *borderline*
  comorbidade com transtornos bipolares, 58-59, 64-65, 76-77
  transtorno da personalidade antissocial e, 336-337
  transtorno da personalidade histriônica e, 342-343
  transtorno de compulsão alimentar periódica e, 232-233
  transtorno explosivo intermitente e, 273
Transtorno da personalidade dependente, 342-343, 349-352, 349-352
Transtorno da personalidade esquiva, 98, 347-349
Transtorno da personalidade esquizoide, 329-332
Transtorno da personalidade esquizotípica, 327-329, 331-335
Transtorno da personalidade histriônica, 336-337, 340-343
Transtorno da personalidade não especificado, 325-326
Transtorno da personalidade não especificado de outra forma (diagnóstico do DSM-IV), 325-326
Transtorno da personalidade narcisista, 336-337, 342-343, 344-346
Transtorno da personalidade paranoide, 326-329, 332-337

Transtorno da personalidade obsessivo-compulsivo, 324-329, 352-355
Transtorno de acumulação, 137-138, 148-151, 331-332, 354-355
Transtorno de adaptação
 com ansiedade mista e humor deprimido, 171-173
 com humor deprimido, 167-168-176, 221, 350
 episódio depressivo maior e, 86
 reconceitualização no DSM-5, 155-156
 transtorno da personalidade dependente e, 351
 transtorno de estresse agudo e, 161-162
 transtorno do jogo e, 294-295
 transtorno por uso de álcool e, 290-293
Transtorno de ansiedade de doença
 abordagem do DSM-5 para diagnóstico de, 195-196
 fatores psicológicos que afetam outras condições médicas e, 214
 TOC e, 143-145
Transtorno de ansiedade de separação
 caso de "com ataques de pânico", 119-122
 enurese e, 238
 fobia escolar e, 123-124
 reclassificação no DSM-5, 118
 transtorno de ansiedade generalizada e, 16-17
 transtorno de tique transitório e, 18-21
 transtorno específico da aprendizagem e, 16-17
Transtorno de ansiedade devido a outra condição médica, 214
Transtorno de ansiedade generalizada
 indicações comportamentais de, 130-133
 transtorno de ansiedade de separação e, 121-122
 transtorno do sadismo sexual e transtorno por uso de álcool, 360-364
 transtorno específico da aprendizagem e, 14-18
 transtorno por uso de álcool e induzido por medicamento, 134-135
Transtorno de ansiedade induzido por substâncias, 214
Transtorno de ansiedade não especificado, 56-59, 131-132
Transtorno de ansiedade social, 16-17, 121-122, 147-148, 244-246, 347-349
Transtorno de apego reativo (TAR), 155-156, 158-159
Transtorno de arrancar o cabelo. Ver Tricotilomania
Transtorno de compulsão alimentar periódica, 202-203, 217, 217-218, 230-233
Transtorno de déficit de atenção/hiperatividade (TDAH)
 dimensões dos sintomas de, 1-2
 transtorno ciclotímico e, 62-63
 transtorno da conduta e, 269-271
 transtorno da personalidade antissocial e, 335-337
 transtorno de interação social desinibida e, 159-160
 transtorno de tique transitório e transtorno de ansiedade de separação, 19-20
 transtorno depressivo maior, transtorno de pânico e transtorno específico da aprendizagem, 10-15

transtorno disruptivo da desregulação do humor e, 82-84
transtorno específico da aprendizagem e transtorno de ansiedade generalizada, 15-16
Transtorno de despersonalização/desrealização, 184, 188-192
Transtorno de escoriação (skin picking) 137-138, 146-147, 150-153
Transtorno de estresse agudo, 155-156, 160-165
Transtorno de estresse pós-traumático (TEPT)
 amnésia dissociativa e, 185-188
 caracterização de, 155
 comorbidade com esquizofrenia, 32-33
 requisito para o diagnóstico de, 155-156
 temperamento em idosos e, 164-168
 transtorno de adaptação com ansiedade e, 292-293
 transtorno de ansiedade social em adolescentes e, 125-128
 transtorno de sintomas somáticos e, 196-197
 transtorno do interesse/excitação sexual feminino e, 255-256
 transtorno esquizofreniforme e, 31-34
 transtorno por uso de opioides e, 285-286
Transtorno de hipersonolência, 244-246
Transtorno de insônia, 239, 241-243
Transtorno de interação social desinibida, 155-160
Transtorno de oposição desafiante, 16-17, 84, 238, 267-268, 271
Transtorno de pânico. Ver também Ataques de pânico
 ataques de pânico e diagnóstico de, 117-118, 122-125
 transtorno de ansiedade de doença e, 202-206
 transtorno de ansiedade de separação e, 121-122
 transtorno esquizoafetivo e, 38-39
 transtorno por uso de álcool e transtorno de ansiedade induzido por medicamento, 134-135
 transtornos do neurodesenvolvimento e, 10-15
Transtorno de ruminação, 217-218
Transtorno de sintomas neurológicos funcionais (anteriormente transtorno de conversão), 184, 195-196, 207-209
Transtorno de sintomas somáticos e transtornos relacionados. Ver também Transtorno factício; Transtorno de sintomas neurológicos funcionais; Transtorno de ansiedade de doença; Fatores psicológicos que afetam outras condições médicas; Transtorno de sintomas somáticos
 casos clínicos de, 197-216
 leituras recomendadas em, 196-197, 199-200, 202-203, 206, 209, 212, 215-216
 transtorno da personalidade histriônica e, 342-343
 visão geral de, 195-197
Transtorno de sintomas somáticos, 123-124, 197-203, 214, 286-287
Transtorno de tique transitório, 18-21

Transtorno de tique motor ou vocal persistentes
    (crônico), 19-20
Transtorno de Tourette, 2-3, 19-20
Transtorno delirante, 24, 34-37, 42-45, 144-145
Transtorno depressivo devido a outra condição médica,
    103-107, 214
Transtorno depressivo induzido por álcool, 91-92,
    276-278
Transtorno depressivo induzido por cocaína, 276
Transtorno depressivo induzido por opioides, 285-286
Transtorno depressivo induzido por substâncias,
    101-103-104, 214
Transtorno depressivo maior. *Ver também* Depressão;
    Transtornos do humor
    abuso de substâncias e, 102-103, 276
    amnésia dissociativa e, 185-188
    anorexia nervosa e, 226
    bulimia nervosa e, 228-231
    com características mistas, 107-111
    com características psicóticas, 91-92
    com início no periparto, 85-87
    com traços melancólicos, 92-96
    critérios para diagnóstico de, 79-80, 111-113
    desespero em, 92-96
    disfunção sexual induzida por medicamento e,
        258-259
    doença de Parkinson e, 105-106
    outro transtorno bipolar e transtorno relacionado
        especificado e, 76-77
    síndrome das pernas inquietas e, 250-252
    TDAH e, 10-15
    TOC e, 139-142
    transtorno da personalidade histriônica e, 342-343
    transtorno de acumulação e, 150-151
    transtorno de adaptação e, 168-169, 171-172
    transtorno de compulsão alimentar periódica e,
        230-233
    transtorno de pânico e, 10-15
    transtorno de sintomas somáticos e, 197-200,
        202-203
    transtorno delirante e, 36-37
    transtorno dismórfico corporal e, 147-148
    transtorno do luto prolongado e, 176-181
    transtorno específico da aprendizagem e, 10-15
    transtorno esquizoafetivo e, 37-38
    transtorno neurocognitivo leve e, 307-310
    transtorno neurocognitivo maior devido à doença
        de Alzheimer e, 306
    transtorno por uso de álcool e, 134-135, 278
    transtorno por uso de opioides e, 284-287
    transtorno por uso de tabaco e, 372-373
    transtornos bipolares e relacionados e, 54, 57-58,
        72-74
Transtorno depressivo não especificado,
    113, 148-151

Transtorno depressivo persistente, 96-98, 113, 116, 178,
    338-340
    e transtorno bipolar, 54, 55
    paralelismo com transtorno ciclotímico, 44-45
Transtorno disfórico pré-menstrual (TDPM), 81,
    98-100-101
Transtorno dismórfico corporal (TDC), 24, 137,
    137-138, 145-148, 152-153
Transtorno disruptivo da desregulação do humor
    (TDDH), 81-84, 238
Transtorno dissociativo de identidade (TDI), 183-184,
    187-188, 190-191
Transtorno distímico (diagnóstico de DSM-III/DSM-
    IV), 97. *Ver também* Transtorno depressivo persistente
Transtorno do desejo sexual hipoativo masculino, 253,
    254
Transtorno do desenvolvimento intelectual
    (deficiência intelectual), 1-2, 2-3-6, 219-221
Transtorno do espectro autista (TEA)
    transtorno da personalidade esquizotípica e
        transtorno da personalidade paranoide, 333-334
    comunicação social, comportamentos repetitivos
        e transtorno da fluência com início na infância,
        7-10
    descrição de no DSM-5-TR, 1-3
    reavaliação diagnóstica em adolescentes, 2-6
**Transtorno do espectro da esquizofrenia e outro
    transtorno psicótico.** *Ver também* Transtorno
    psicótico breve; Transtorno delirante; Psicose;
    Transtorno esquizoafetivo; Esquizofrenia; Transtorno
    esquizofreniforme
    casos clínicos de, 25-45
    leituras recomendadas em, 24-25, 27-28, 30-31,
        33-37, 39-40, 42-43, 45
    transtorno da personalidade esquizotípica e,
        327-328
    visão geral de, 23-25
Transtorno do interesse/excitação sexual feminino,
    254-257
Transtorno do jogo, 276, 293-295
Transtorno do luto complexo persistente (no capítulo
    "Condições para estudos posteriores" do DSM-5), 80,
    89-90, 155, 178
    Ver também Transtorno do luto prolongado
Transtorno do luto prolongado
    casos clínicos de, 157-181
    leituras recomendadas em, 155-157, 159-160,
        162-165, 167-171, 173, 176, 180-181
    visão geral de, 155-156
Transtorno do luto prolongado (novo diagnóstico do
    DSM-5-TR), 80, 89-90, 155-156, 176-181
Transtorno do orgasmo feminino, 254, 255-256
Transtorno do sadismo sexual, 358-364
Transtorno do sono-vigília do ritmo circadiano, 243
Transtorno específico da aprendizagem, 1-2, 10-18

Transtorno esquizoafetivo
    depressão e psicose, 37-40
    esquizofrenia e, 30-31
    transtorno bipolar tipo I e, 50-52
    transtorno delirante e, 36-37
    transtorno pedofílico e, 368-369
Transtorno esquizofreniforme, 24, 30-34
Transtorno explosivo intermitente, 84, 272-274, 336-337
Transtorno factício
    abordagem do DSM-5 para diagnóstico de, 195-196
    avaliação de um paciente hospitalizado, 209-212
    doença, transtorno de ansiedade e, 206
    fatores psicológicos que afetam outras condições médicas e, 214
    transtorno de sintomas neurológicos funcionais e, 208
    transtorno psicótico breve e, 44-45
Transtorno fetichista, 358, 364-367
Transtorno global do desenvolvimento sem outra especificação (diagnóstico do DSM-IV), 1, 7-8
Transtorno neurocognitivo associado ao HIV, 68
Transtorno neurocognitivo com corpos de Lewy (NCDLB), 309-313, 315
Transtorno neurocognitivo leve, 297-298, 306, 307-310, 314-317
Transtorno neurocognitivo maior, 297-298, 303-307, 310-313
Transtorno obsessivo-compulsivo (TOC)
    amnésia dissociativa e, 187-188
    caracterização de, 137
    delírios e, 24
    depressão e, 139-142
    fobia de germes e, 142-145
    transtorno da personalidade obsessivo-compulsiva e, 328-329, 353-355
    transtorno da personalidade paranoide e, 328-329
    transtorno de acumulação e, 149-150
    transtornos dos sintomas somáticos e, 196-197, 206
Transtorno pedofílico, 358-361, 367-370
Transtorno por uso de álcool. *Ver também* Abuso de álcool; Abstinência de álcool; Transtornos por uso de substâncias
    abstinência de álcool e, 279-281
    transtorno de adaptação com ansiedade e, 290-293
    transtorno de ansiedade induzido por medicamento e, 132-136
    transtorno depressivo induzido por álcool e, 276-278
    transtorno do interesse/excitação sexual feminino e, 256-257
    transtorno do sadismo sexual e, 360-364
    transtorno esquizoafetivo e, 37-40
    transtorno neurocognitivo leve devido à lesão cerebral traumática e, 318-321
    transtorno pedofílico e, 367-370
    transtorno por uso de opioides e, 284-290
Transtorno por uso de benzodiazepínicos, 349-352
Transtorno por uso de *cannabis*, 37-40, 42-43, 197-200, 290-293
Transtorno por uso de estimulantes, 281-282
Transtorno por uso de estimulantes (cocaína), 101-104, 281-284, 367-370
Transtorno por uso de opioides, 284-290
Transtorno psicótico breve, 24, 35-36, 42-45
Transtorno psicótico devido à doença de Huntington, 314-317
Transtorno psicótico induzido por *cannabis*, 40-43
Transtorno psicótico induzido por substância/medicamento, 41-42
Transtorno psicótico induzido por substâncias, 36-37
Transtorno psicótico não especificado, 40-41, 43-45, 50-51
Transtorno por uso de tabaco, 284-287, 370-374
Transtorno voyeurista, 358
Transtornos alimentares. *Ver* Alimentação e transtornos alimentares
Transtornos bipolares e relacionados. *Ver também* Transtorno bipolar; Transtorno bipolar tipo I; Transtorno bipolar tipo II; Transtorno ciclotímico; Outro transtorno bipolar e transtorno relacionado especificado
    casos clínicos de, 50-77
    leituras recomendadas em, 49, 53, 56-60, 62-65, 68, 72, 74-75, 77
    visão geral dos, 47-49
Transtornos da comunicação, 7-10
Transtornos da eliminação. *Ver também* Enurese
    caso clínico de, 236-238
    leituras recomendadas em, 236, 238
    visão geral dos, 235-236
Transtornos da personalidade. *Ver também* Transtorno da personalidade antissocial; Transtorno da personalidade esquiva; Transtorno da personalidade *borderline*; Transtorno da personalidade dependente; Transtorno da personalidade histriônica; Transtorno da personalidade obsessivo-compulsiva; Transtorno da personalidade paranoide; Traços de personalidade; Transtorno da personalidade esquizoide; Transtorno da personalidade esquizotípica
    "micropsicoses" e, 44-45
    casos clínicos de, 326-355
    leituras recomendadas em, 325-326, 328-329, 331-332, 334-335, 337-338, 340-343, 346, 349, 352, 354-355
    Modelo Alternativo do DSM-5 para Transtornos da Personalidade, 323-325-326, 339-340, 354-355
    transtorno bipolar e comorbidade com, 76-77
    transtorno explosivo intermitente e, 273
    visão geral dos, 323-326

Índice de assuntos

Transtornos de ansiedade. *Ver também* Ansiedade; Transtorno de ansiedade generalizada; Transtorno de ansiedade induzido por medicamento; Transtorno de pânico; Transtorno de ansiedade de separação; Transtorno de ansiedade social; Fobia específica; Transtorno de ansiedade não especificado
  casos clínicos de, 119-136
  diagnóstico incorreto de, 76-77
  enurese e, 238
  leituras recomendadas em, 119, 121-122, 124-125, 127-130, 132-133, 135-136
  sintoma somático e transtornos relacionados e, 196-197
  transtorno alimentar restritivo/evitativo e, 223
  transtorno bipolar e, 58-59
  transtorno do espectro autista e, 9-10
  visão geral de, 117-119
Transtornos de tique, 1-3, 141-142. *Ver também* Transtorno de tique transitório
Transtornos depressivos. *Ver também* Depressão; Transtorno depressivo devido a outra condição médica; Transtorno depressivo maior; Outro transtorno depressivo especificado; Transtorno depressivo persistente
  casos clínicos de, 82-116
  leituras recomendadas em 81, 84, 87, 90-92, 95-96, 98, 100-101, 103-104, 106-107, 110-111, 114, 116
  visão geral dos, 79-81
Transtornos disruptivos, do controle de impulsos e da conduta. *Ver também* Transtorno da personalidade antissocial; Transtorno da conduta; Transtorno explosivo intermitente; Transtorno da oposição desafiante
  casos clínicos de, 269-274
  leituras recomendadas em, 267-268, 271, 274
  visão geral dos, 267-268
Transtornos dissociativos. *Ver também* Transtorno de despersonalização/desrealização; Amnésia dissociativa; Fuga dissociativa; Transtorno dissociativo de identidade; Outro transtorno dissociativo especificado
  casos clínicos de, 185-194
  leituras recomendadas em, 184, 188-189, 191-194
  visão geral dos, 183-184
Transtornos do humor. *Ver também* Transtornos bipolares e relacionados; Transtorno depressivo maior
  ansiedade em crianças e, 16-17
  induzido por substância, 372-373
  transtorno da personalidade dependente e, 351
"Transtornos do movimento induzidos por medicamentos e outros efeitos adversos de medicamentos" (capítulo no DSM-5/DSM-5 TR), 71-72

Transtornos do neurodesenvolvimento. *Ver também* Transtorno do espectro autista; Transtorno de desenvolvimento intelectual
  leituras recomendadas em, 2-3, 6, 9-10, 14-15, 17-18, 20-21
  visão geral dos, 1-3
  casos clínicos de, 2-21, 149-150
Transtornos do sono-vigília. *Ver também* Transtorno de hipersonolência; Insônia; Transtorno de insônia; Narcolepsia; Apneia e hipopneia obstrutivas do sono; Síndrome das pernas inquietas
  casos clínicos de, 241-252
  leituras recomendadas em, 240, 243, 246, 248-249, 251-252
  visão geral do, 239-240
Transtornos motores, 1-3. *Ver também* Transtornos de tique
Transtornos neurocognitivos. *Ver também* Doença de Alzheimer, transtorno neurocognitivo devido a; *Delirium*; Doença de Huntington, transtorno neurocognitivo devido a; Transtorno neurocognitivo maior; Transtorno neurocognitivo leve; Transtorno neurocognitivo com corpos de Lewy; Doença de Parkinson; Lesão cerebral traumática
  associado ao HIV, 68
  casos clínicos de, 298-321
  doença hepática e, 134-135
  leituras recomendadas em, 297-298, 300-301, 303-304, 307, 310, 313, 317, 321
  visão geral dos, 297-298
Transtornos obsessivo-compulsivos e relacionados. *Ver também* Transtorno dismórfico corporal; Transtorno de escoriação; Transtorno de acumulação; Transtorno obsessivo-compulsivo; Tricotilomania
  casos clínicos de, 139-153
  leituras recomendadas em, 137-138, 142-145, 147-148, 150-153
  visão geral dos, 137-138
Transtornos parafílicos. *Ver também* Transtorno fetichista; Transtorno pedofílico; Transtorno do sadismo sexual
  casos clínicos de, 360-374
  leituras recomendadas em, 360-361, 363-364, 367, 369-370, 373-374
  visão geral de, 357-361
Transtornos perceptivos e transtornos relacionados a substâncias e aditivos, 275
Transtornos por uso de substâncias. *Ver também* Transtorno por uso de álcool; Transtorno por uso de *cannabis*; Transtorno por uso de estimulantes (cocaína); Transtorno por uso de opioides; Abuso de substâncias; Transtorno por uso de tabaco
  comorbidade com transtornos bipolares, 77
  transtorno de sintomas somáticos e, 198-199

transtorno depressivo induzido por substâncias, 101-104
transtorno depressivo maior e, 180-181
transtorno dismórfico corporal e, 147-148
transtorno esquizofreniforme e, 31-34

Transtornos relacionados a substâncias e aditivos. *Ver também* Transtorno por uso de álcool; Abstinência de álcool; Transtorno por uso de *cannabis*; Transtorno por uso de estimulantes (cocaína); Transtorno do jogo; Transtorno por uso de opioides; Transtornos por uso de substâncias; Transtorno por uso de tabaco
  casos clínicos de, 276-295
    leituras recomendadas em, 276, 278, 281, 283-284, 286-287, 289-290, 293, 295
    visão geral dos, 275-276

Transtornos relacionados a trauma e a estressores. *Ver também* Transtorno de estresse agudo; Transtorno de adaptação; Transtorno de interação social desinibida; Transtorno de estresse pós-traumático;

Trauma. *Ver também* Transtorno de estresse pós-traumático
  avaliação em adolescentes, 127-128
  reação de estresse normativo em comparação com transtorno de estresse agudo, 160-163
  taxas de esquizofrenia e, 24
  transtorno de adaptação com ansiedade e, 290
  transtornos psicóticos e, 32-33

Travestismo e transtorno fetichista, 365-365
"Trimorbidade", do transtorno de sintomas somáticos, transtornos depressivos e transtornos por uso de substâncias, 198-199
Tricotilomania, 137-138, 150-153

Tristeza. *Ver também* Depressão
  amnésia dissociativa e, 185-188
  luto e, 88
  sintomas depressivos e, 79
  transtorno ciclotímico e, 62-65
  transtorno depressivo maior com início no periparto e, 85-87
  transtorno esquizoafetivo e, 37-40

U

Uso indevido de laxantes, em transtornos alimentares, 227-230

V

Vaginismo, 254
Venlafaxina, 305, 306, 344
Vilazodona, 107-110
Violência. *Ver também* Agressão; Comportamento criminoso; Violência doméstica
  transtorno de adaptação com ansiedade em afro-americanos e, 290
  transtorno explosivo intermitente e, 274
Violência doméstica
  transtorno da personalidade antissocial e, 336-337
  transtorno explosivo intermitente e, 274
Visitas domiciliares e diagnóstico de transtorno de acumulação, 149-150
Voar, fobia específica e medo de, 128-130
Vômitos e bulimia nervosa, 228-230

Índice de casos clínicos

Este índice é um guia para os casos clínicos de doenças específicas. Os transtornos estão listados em Categorias de diagnóstico, que são impressas em negrito. Informações mais detalhadas sobre tópicos específicos podem ser encontradas no Índice de assuntos.

Alimentação e transtornos alimentares
   anorexia nervosa, 224-228
   bulimia nervosa, 208-231
   pica, 219-221
   transtorno alimentar restritivo/evitativo, 222-224
   transtorno de compulsão alimentar periódica, 230-233
Disforia de gênero, 263-266
Disfunções sexuais
   disfunção sexual induzida por medicamento, 258-259
   transtorno do interesse/excitação sexual feminino, 254-257
Espectro da esquizofrenia e outros transtornos psicóticos
   espectro da esquizofrenia não especificado e esquizofrenia, 25-31
   outro transtorno psicótico, 367-370
   transtorno psicótico breve, 43-45
   transtorno delirante, 34-37
   transtorno esquizoafetivo, 37-40
   transtorno esquizofreniforme, 30-34
   transtorno psicótico devido à doença de Huntington, 314-317
   transtorno psicótico induzido por cannabis, 40-43
Transtorno de sintomas somáticos e transtornos relacionados
   transtorno factício, 209-212
   fatores psicológicos que afetam outras condições médicas, 212-216
   transtorno de sintomas neurológicos funcionais, 207-209
   transtorno de sintomas somáticos, 197-203
Transtornos bipolares e relacionados
   transtorno bipolar tipo I, 40-43, 50-57, 72-75

   transtorno bipolar tipo II, 56-62
   transtorno bipolar induzido por esteroides e transtornos relacionados, 69-72
   transtorno bipolar não especificado e relacionado, 75-77
   transtorno bipolar e relacionado devido à infecção pelo HIV, 66-68
   transtorno ciclotímico, 62-65
Transtornos da personalidade
   transtorno da personalidade antissocial, 334-338, 367-370
   transtorno da personalidade borderline, 337-340
   transtorno da personalidade dependente, 349-352
   transtorno da personalidade esquiva, 347-349
   transtorno da personalidade esquizoide, 329-332
   transtorno da personalidade esquizotípica, 332-335
   transtorno da personalidade histriônica, 340-343
   transtorno da personalidade narcisista, 344-346
   transtorno da personalidade obsessivo-compulsiva, 326-329, 352-355
   transtorno da personalidade paranoide, 326-329, 332-335
Transtornos de ansiedade
   agorafobia, 125-128
   fobia específica, 128-130
   transtorno de ansiedade de doença, 202-206
   transtorno de ansiedade de separação, 18-21, 119-122
   transtorno de ansiedade generalizada
      e padrões comportamentais, 130-133
      e transtorno do sadismo sexual e transtorno por uso de álcool, 360-364
      e transtorno específico da aprendizagem, 14-18

transtorno de ansiedade induzido por
  medicamento, 132-136
transtorno de ansiedade não especificado, 56-59
transtorno de ansiedade social
  e transtorno da personalidade esquiva,
    347-349
  e transtorno de estresse pós-traumático,
    125-128
  e transtorno de hipersonolência, 244-246
transtorno de pânico
  e ataques de pânico, 122-125
  e transtorno de ansiedade de doença, 202-206
  e transtorno depressivo maior, transtorno
    de déficit de atenção/hiperatividade e
    transtorno específico da aprendizagem,
    10-15
Transtornos da eliminação
  enurese, 236-238
Transtornos depressivos
  outro transtorno depressivo especificado, 110-116
  transtorno depressivo devido a outra condição
    médica, 103-107
  transtorno depressivo induzido por álcool, 276-278
  transtorno depressivo maior
    com características mistas (TDM-CM),
      107-111
    e amnésia dissociativa e transtorno de estresse
      pós-traumático, 185-188
    e bulimia nervosa, 228-231
    e disfunção sexual induzida por medicamento,
      258-259
    e luto, 87-90
    e síndrome das pernas inquietas, 250-252
    e transtorno de compulsão alimentar
      periódica, 230-233
    e transtorno de sintomas somáticos e
      transtorno por uso de *cannabis*, 197-200
    e transtorno do luto prolongado, 176-181
    e transtorno específico da aprendizagem,
      com história de transtorno de pânico
      e transtorno de déficit de atenção/
      hiperatividade, 10-15
    e transtorno neurocognitivo leve, 307-310
    e transtorno obsessivo-compulsivo, 139-142
    e transtorno por uso de opioides, transtorno
      por uso de tabaco e transtorno por uso de
      álcool, 284-287
    episódio único, gravidade moderada, com
      início no periparto, 85-87
    episódio único, moderado, com características
      psicóticas, 91-92
    moderado, com traços melancólicos, 92-96
  transtorno disruptivo da desregulação do humor,
    82-84

transtorno depressivo induzido por substâncias,
  101-104
transtorno depressivo não especificado, 148-151
transtorno depressivo persistente, 96-98
transtorno disfórico pré-menstrual, 98-101
Transtornos disruptivos, do controle de impulsos e da conduta
  transtorno da conduta, 269-271
  transtorno explosivo intermitente, 272-274
Transtornos dissociativos
  amnésia dissociativa, 185-188
  outro transtorno dissociativo especificado, 191-194
  transtorno de despersonalização/desrealização,
    188-192
Transtornos do neurodesenvolvimento
  transtorno de adaptação, 290-293
  transtorno de déficit de atenção/hiperatividade
    e transtorno da conduta, 269-271
    e transtorno depressivo maior, transtorno
      de pânico, transtorno específico da
      aprendizagem, 10-15
    e transtorno disruptivo da desregulação do
      humor, 82-84
  transtorno da fluência com início na infância, 7-10
  transtorno do desenvolvimento intelectual, 2-6,
    219-221
  transtorno do espectro autista, 2-10
  transtorno específico da aprendizagem, 10-18
Transtornos do sono-vigília
  apneia e hipopneia obstrutivas do sono, 247-249
  síndrome das pernas inquietas, 250-252
  transtorno comportamental do sono REM, 103-107,
    310-313
  transtorno de hipersonolência, 244-246
  transtorno de insônia, 241-243
Transtornos neurocognitivos
  delirium, 301-304
  delirium não especificado, 298-301
  transtorno neurocognitivo leve
    e depressão, 307-310
    devido à doença de Huntington, 314-317
    devido à lesão cerebral traumática, 318-321
  transtorno neurocognitivo maior com corpos de
    Lewy, 310-313
  transtorno neurocognitivo maior devido à doença
    de Alzheimer, 303-307
  transtorno de tique transitório, 18-21
Transtornos obsessivo-compulsivos e relacionados
  transtorno de acumulação, 148-151
  transtorno dismórfico corporal, 145-148
  transtorno obsessivo-compulsivo, 139-145
  tricotilomania e escoriação, 150-153
Transtornos parafílicos
  transtorno do sadismo sexual, 360-364

transtorno fetichista, 364-367
transtorno pedofílico, 367-370
Transtornos relacionados a substâncias e aditivos
abstinência de álcool, 279-281
abstinência de opioides, 286-290
transtorno do jogo, 293-295
transtorno por uso de álcool
  e abstinência de opioides e transtorno por uso de opioides, 286-290
  e transtorno de adaptação com transtorno de ansiedade e por uso de cannabis, 290-293
  e transtorno de ansiedade induzido por medicamento, 132-136
  e transtorno do sadismo sexual e transtorno de ansiedade generalizada, 360-364
  e transtorno depressivo induzido por álcool, 276-278
  e transtorno do espectro da esquizofrenia e outro transtorno psicótico não especificado, transtorno da personalidade antissocial, transtorno por uso de estimulantes (cocaína) e transtorno pedofílico, 367-370
  e transtorno esquizoafetivo e transtorno por uso de cannabis, 37-40
  e transtorno neurocognitivo leve, 318-321
  e transtorno por uso de opioides, transtorno por uso de tabaco e transtorno depressivo maior, 284-287
  episódio grave de, 279-281
transtorno por uso de benzodiazepínicos, 349-352
transtorno por uso de *cannabis*
  e transtorno de adaptação com transtorno de ansiedade e por uso de álcool, 290-293
  e transtorno psicótico induzido por *cannabis* e transtorno bipolar, 40-43
  e transtorno esquizoafetivo e transtorno por uso de álcool, 37-40
  e transtorno de sintomas somáticos e transtorno depressivo maior, 197-200
transtorno por uso de estimulantes (cocaína), gravidade moderada, 281-284
  e transtorno depressivo induzido por substâncias, 101-104
  e transtorno do espectro da esquizofrenia e outro transtorno psicótico não especificado, transtorno por uso de álcool, transtorno da personalidade antissocial e transtorno pedofílico, 367-370
transtorno por uso de opioides, 284-290
transtorno por uso de tabaco, 284-287, 370-374
Transtornos relacionados a trauma e a estressores
transtorno de adaptação
  com ansiedade mista e humor deprimido, 171-173
  com humor deprimido e estressor agudo, 167-170
  e comportamento suicida, 173-176
transtorno de estresse agudo, 160-165
transtorno de estresse pós-traumático e amnésia dissociativa e transtorno depressivo maior, 185-188
  e controle de temperamento, 164-168
  e transtorno de ansiedade social e agorafobia, 125-128
transtorno de interação social desinibida, 157-160
transtorno do luto prolongado, 176-181